Ch. Plumeyer, M.-J. Vogeser

TMS – Simulation Medizinertest

AF761828

Christian Plumeyer, Michael-J. Vogeser

TMS

Simulation Medizinertest

1. Auflage

ELSEVIER

Elsevier GmbH, Bernhard-Wicki-Str. 5, 80636 München, Deutschland
Wir freuen uns über Ihr Feedback und Ihre Anregungen an kundendienst@elsevier.com

ISBN 978-3-437-41228-8

Wichtiger Hinweis für den Benutzer
Die medizinischen Wissenschaften unterliegen einem sehr schnellen Wissenszuwachs. Der stetige Wandel von Methoden, Wirkstoffen und Erkenntnissen ist allen an diesem Werk Beteiligten bewusst. Sowohl der Verlag als auch die Autorinnen und Autoren und alle, die an der Entstehung dieses Werkes beteiligt waren, haben große Sorgfalt darauf verwandt, dass die Angaben zu Methoden, Anweisungen, Produkten, Anwendungen oder Konzepten dem aktuellen Wissensstand zum Zeitpunkt der Fertigstellung des Werkes entsprechen.

Der Verlag kann jedoch keine Gewähr für Angaben zu Dosierung und Applikationsformen übernehmen. Es sollte stets eine unabhängige und sorgfältige Überprüfung von Diagnosen und Arzneimitteldosierungen sowie möglicher Kontraindikationen erfolgen. Jede Dosierung oder Applikation liegt in der Verantwortung der Anwenderin oder des Anwenders. Die Elsevier GmbH, die Autorinnen und Autoren und alle, die an der Entstehung des Werkes mitgewirkt haben, können keinerlei Haftung in Bezug auf jegliche Verletzung und/oder Schäden an Personen oder Eigentum, im Rahmen von Produkthaftung, Fahrlässigkeit oder anderweitig übernehmen.

Für die Vollständigkeit und Auswahl der aufgeführten Medikamente übernimmt der Verlag keine Gewähr.

Geschützte Warennamen (Warenzeichen) werden in der Regel besonders kenntlich gemacht (®). Aus dem Fehlen eines solchen Hinweises kann jedoch nicht automatisch geschlossen werden, dass es sich um einen freien Warennamen handelt.

Bibliografische Information der Deutschen Nationalbibliothek

Die Deutsche Nationalbibliothek verzeichnet diese Publikation in der Deutschen Nationalbibliografie; detaillierte bibliografische Daten sind im Internet über https://www.dnb.de abrufbar.

24 25 26 27 28 5 4 3 2 1

In ihren Veröffentlichungen verfolgt die Elsevier GmbH das Ziel, genderneutrale Formulierungen für Personengruppen zu verwenden. Um jedoch den Textfluss nicht zu stören sowie die gestalterische Freiheit nicht einzuschränken, wurden bisweilen Kompromisse eingegangen. Selbstverständlich sind **immer alle Geschlechter** gemeint.

Planung: Veronika Rojacher, München
Projektmanagement: Elisabeth Märtz, München
Redaktion und Herstellung: Hildegard Graf, Germering
Bildredaktion und Rechteklärung: Andrea Ispan, München
Datenaufbereitung: abavo GmbH, Buchloe
Satz: STRAIVE, Puducherry/Indien
Druck und Bindung: Drukarnia Dimograf Sp. z o. o., Bielsko-Biała/Polen
Umschlaggestaltung: SpieszDesign, Neu-Ulm

Aktuelle Informationen finden Sie im Internet unter **www.elsevier.de**

Vorwort

In einer Zeit, in welcher der Wettbewerb um medizinische Studienplätze anspruchsvoller ist denn je, ist eine gezielte und strukturierte Vorbereitung unerlässlich. Dieses Buch wurde geschrieben, um euch auf eurem Weg zum TMS zu begleiten und euch dabei zu unterstützen, beim TMS euer bestmögliches Ergebnis zu erzielen.

Warum dieses Buch?
Ihr fragt euch vielleicht, warum dieses Buch eine wertvolle Ergänzung für eure Vorbereitung ist. Die Antwort liegt auf der Hand: In diesem Buch findet ihr nicht nur eine realitätsnahe Simulation des TMS, sondern auch wertvolle Ratschläge für eine effektive Vorbereitung. Ihr bekommt Tipps, wann und wie ihr eine Simulation am besten in euren Lernplan einbaut. Darüber hinaus erhaltet ihr detaillierte Anleitungen zur optimalen Auswertung der Simulation, um den größtmöglichen Lernerfolg zu erzielen. Die richtige Nachbereitung ist der Schlüssel zum Erfolg. Zusätzlich gibt es Tipps, wie ihr am Testtag mithilfe der richtigen Ernährung euer volles Potenzial ausschöpft.

Euer Gewinn aus diesem Buch
Dieses Buch bietet euch die optimale Generalprobe vor dem TMS. Unsere Simulation ermöglicht es euch, unter möglichst realistischen Bedingungen zu arbeiten und mithilfe einer Audiodatei der Situation am Testtag so nah wie möglich zu kommen. So seid ihr perfekt auf den TMS vorbereitet.

Aktualität
Die Trends und Entwicklungen der letzten Jahre wurden beim Erstellen der Simulation berücksichtigt und die Aufgaben entsprechend angepasst. Damit bist du optimal auf den TMS vorbereitet und wirst am Testtag nicht von irgendwelchen Neuerungen überrascht.

Abschließende Gedanken
Eure Entscheidung, euch auf den TMS vorzubereiten, zeugt von eurem Ehrgeiz und der Entschlossenheit, eure medizinischen Träume zu verwirklichen. Wir sind davon überzeugt, dass dieses Buch euch dabei unterstützen wird, eure Ziele zu erreichen, und euch dem Medizinstudium näher bringen wird.

Wir wünschen euch viel Spaß bei der Bearbeitung und vor allem viel Erfolg beim TMS!

Die Autoren

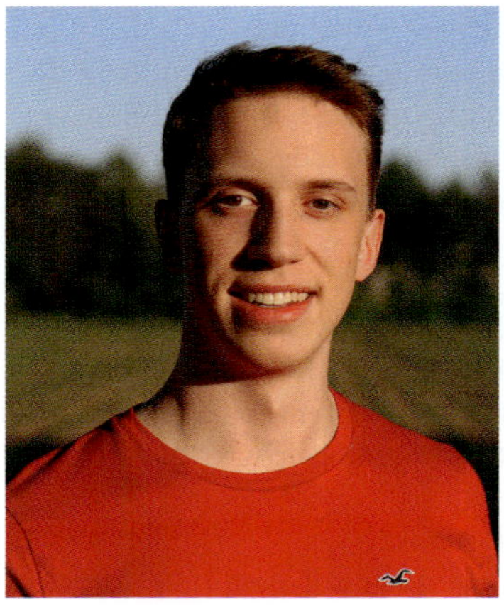

Christian Plumeyer studiert seit 2020 Humanmedizin in München, zunächst an der LMU und nach dem Grundstudium an der TU München. Nachdem er selbst den TMS mit Prozentrang 100 absolvierte, gründete er gemeinsam mit Michael TMS-Together, wodurch unter anderem diese Simulation entstanden ist. Neben dem Studium engagiert er sich bei Aufklärung Organspende München e.V. und der Unicef HSG München.

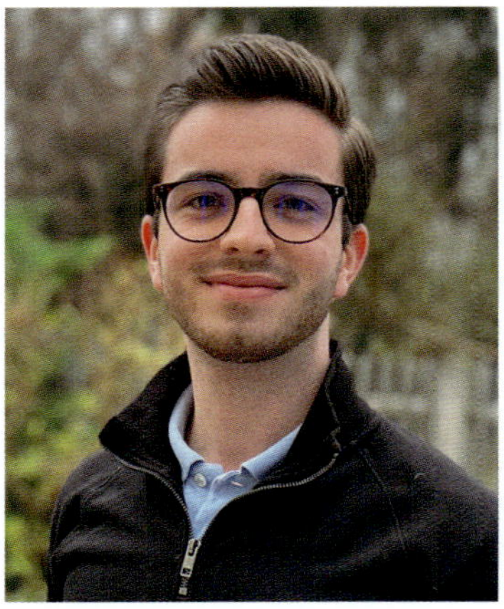

Michael-J. Vogeser absolviert derzeit, nach seinem Grundstudium der Rechtswissenschaften an der LMU München, einen B.Sc. in Betriebswirtschaftslehre. Er ist Stipendiat der Stiftung der Deutschen Wirtschaft und begeistert sich für Entrepreneurship und Technologie. Zusammen mit Christian hat er TMS-Together gegründet und dabei diese Simulation für den Test für Medizinische Studiengänge erarbeitet.

Erfahrungsberichte – und wie geht es dir gerade?

Du willst dich auf den Medizinertest, kurz TMS, vorbereiten? Gleichzeitig steckst du womöglich gerade auch noch im Abiturstress? Angst und Selbstzweifel begleiten viele Schüler und Schülerinnen in dieser Phase, wo nur eines zählt, nämlich den langersehnten Traum vom Medizinstudium zu erreichen. Deine Chancen für die Zulassung zu einer medizinischen Hochschule können sich durch die Kombination deiner Abinote mit dem TMS enorm verbessern.

An manchen Tagen kommt es dir aber so vor, als ob du den Druck kaum noch ertragen kannst? Damit bist du ganz und gar nicht allein, was auch die hohe Zahl an Teilnehmern und Teilnehmerinnen jährlich beweist.
Wir haben einige interessante Erfahrungsberichte gesammelt. Hier erfährst du, wie es anderen in deiner Situation ergangen ist, denn dein Traum vom Studienplatz soll Wirklichkeit werden und hier liest du, wie das funktionieren kann!

Prozentrang 100, das hat der Autor dieser Simulation, Christian Plumeyer, geschafft! Hier erfährst du wie:

https://else4.de/vk9

So lief der TMS im Mai 2023 – ein ausführlicher Bericht von Jonathans Vorbereitungszeit, TMS-Teilnahme und den Prüfungsinhalten:

https://else4.de/exh

Noch vor dem Studium in die Forschung? Das hat Tim Wiegand, Autor unseres TMS-Kompendiums, erlebt:

https://else4.de/94q

Abitur, TMS-Teilnahme und eine Ausbildung im Rettungsdienst vor dem Studium – so hat's Charlotte gemacht:

https://else4.de/5x4

Weitere informative und motivierende Blogbeiträge von TMS-Teilnehmerinnen und -Teilnehmern findest du fortlaufend hier:

https://else4.de/oux

Berichte auch du von deinen Erfahrungen

Wir freuen uns über jeden Hinweis, jede kreative Idee und natürlich auf dich! Wir wären sehr dankbar, wenn du dir fünf Minuten Zeit nehmen würdest, um an dieser kleinen Umfrage teilzunehmen.
Und wenn du zukünftig Interesse an einer Zusammenarbeit hast, geht's ebenso hier lang:

https://else4.de/8gs

Wir wünschen euch viel Erfolg bei der Teilnahme am TMS!
München, im Januar 2024
Euer Autoren- und Elsevier-Team

Abbildungsverzeichnis

Alle hier nicht explizit aufgeführten Abbildungen stammen von den Autoren.

Inhaltsverzeichnis

„Auf die Klappe, los, fertig"
Diese Simulation macht es dir ganz leicht, bei der Bearbeitung der Aufgaben im Buch deine Lösungen in den Antwortbogen einzutragen. Öffne dazu die Umschlagklappen hinten und schon liegt der leere Antwortbogen neben dir.
Möchtest du ihn mit dem Lösungsbogen abgleichen, dann findest du diesen in der vorderen Umschlagklappe.

Fehler gefunden?

An unsere Inhalte haben wir sehr hohe Ansprüche. Trotz aller Sorgfalt kann es jedoch passieren, dass sich ein Fehler einschleicht oder fachlich-inhaltliche Aktualisierungen notwendig geworden sind.

Sobald ein relevanter Fehler entdeckt wird, stellen wir eine Korrektur zur Verfügung. Mit diesem QR-Code gelingt der schnelle Zugriff.
https://else4.de/978-3-437-41228-8

Wir sind dankbar für jeden Hinweis, der uns hilft, dieses Werk zu verbessern. Bitte richten Sie Ihre Anregungen, Lob und Kritik an folgende E-Mail-Adresse: kundendienst@elsevier.com

KAPITEL

1 Einleitung

1.1 Der TMS

Der TMS („Test für medizinische Studiengänge", kurz auch „Medizinertest") ist ein fachspezifischer Studierfähigkeitstest, der die Eignung einer Person für das Medizinstudium bewerten soll. Der Test kann nach der ersten Teilnahme nur einmal innerhalb eines Jahres wiederholt werden. Alle Infos zum Aufbau des Tests findest du unter https://www.tms-info.org/ueber-den-tms/
Viele weitere Informationen rund um den TMS bekommst du auch im „TMS-/EMS-Kursbuch Medizinertest" (Elsevier GmbH, München). Eine Übersicht, welche Universitäten den Medizinertest bei ihrer Studienplatzvergabe berücksichtigen, zeigt ➤ Abb. 1.1.

https://else4.de/4zg

1.2 Warum eine Simulation?

Alle, die schon mal in einem Theater oder einem Orchester gespielt haben, wissen, wie wichtig eine Generalprobe ist. Natürlich übt man zuerst in Ruhe die einzelnen Abschnitte, bis man diese sicher beherrscht. Doch wenn man gut auf den großen Auftritt vorbereit sein möchte, führt am Ende kein Weg an einem kompletten Probedurchlauf vorbei. Und genau so ist es mit dem TMS auch.
Eine der Schwierigkeiten des TMS liegt darin, dass die Teilnehmenden sich über einen Zeitraum von ca. fünf Stunden konzentrieren müssen. Der Untertest „Diagramme und Tabellen" beispielsweise hat einen ganz anderen Schwierigkeitsgrad, wenn es die erste (und einzige) Aufgabe eines Übungstages ist oder wenn man ihn nach vier Stunden geistiger Anstrengung bearbeitet.
Logischerweise kann man sich nur dann auf diese langwierige Belastung vorbereiten, wenn man auch einmal so realistisch wie möglich über den Original-Zeitraum übt. Auf einen Marathon bereitet man sich ja auch nicht nur mit 5-Kilometer-Läufen vor.

> TIPP
>
> Eine Simulation gibt einem eine realistische Einschätzung, an welchem Punkt der TMS-Vorbereitung man sich aktuell befindet. Nach ausgiebiger Reflexion und Nachbearbeitung kann das weitere Vorgehen darauf aufgebaut werden. Man erkennt, welche Untertests noch besser geübt werden müssen und welche schon sehr gut laufen.

1.3 Der richtige Zeitpunkt für eine Simulation

Leider liest man immer wieder, dass schon gleich zum Start der TMS-Vorbereitung eine Simulation gemacht werden soll, um ein Gefühl für die eigenen Stärken und Schwächen zu bekommen. Da man zu diesem Zeitpunkt jedoch noch keine Übung hat, ist das Ergebnis zumeist enttäuschend und kann äußerst demotivierend wirken. Die eigenen Stärken und Schwächen erkennt man aber auch, wenn man die Untertests einzeln trainiert. Und am Anfang der Vorbereitung sollte der Fokus besser erst einmal darauf gelegt werden, sich in Ruhe mit den verschiedenen Untertests vertraut zu machen.
Die erste Simulation empfiehlt sich, wenn man das Gefühl hat, dass man in jedem Untertest die Bearbeitungsstrategien grob verinnerlicht hat. Ab diesem Zeitpunkt ist es sinnvoll, ca. alle ein bis zwei Wochen eine Simulation zu machen, je nachdem, wie viel Zeit noch bis zum TMS ist.

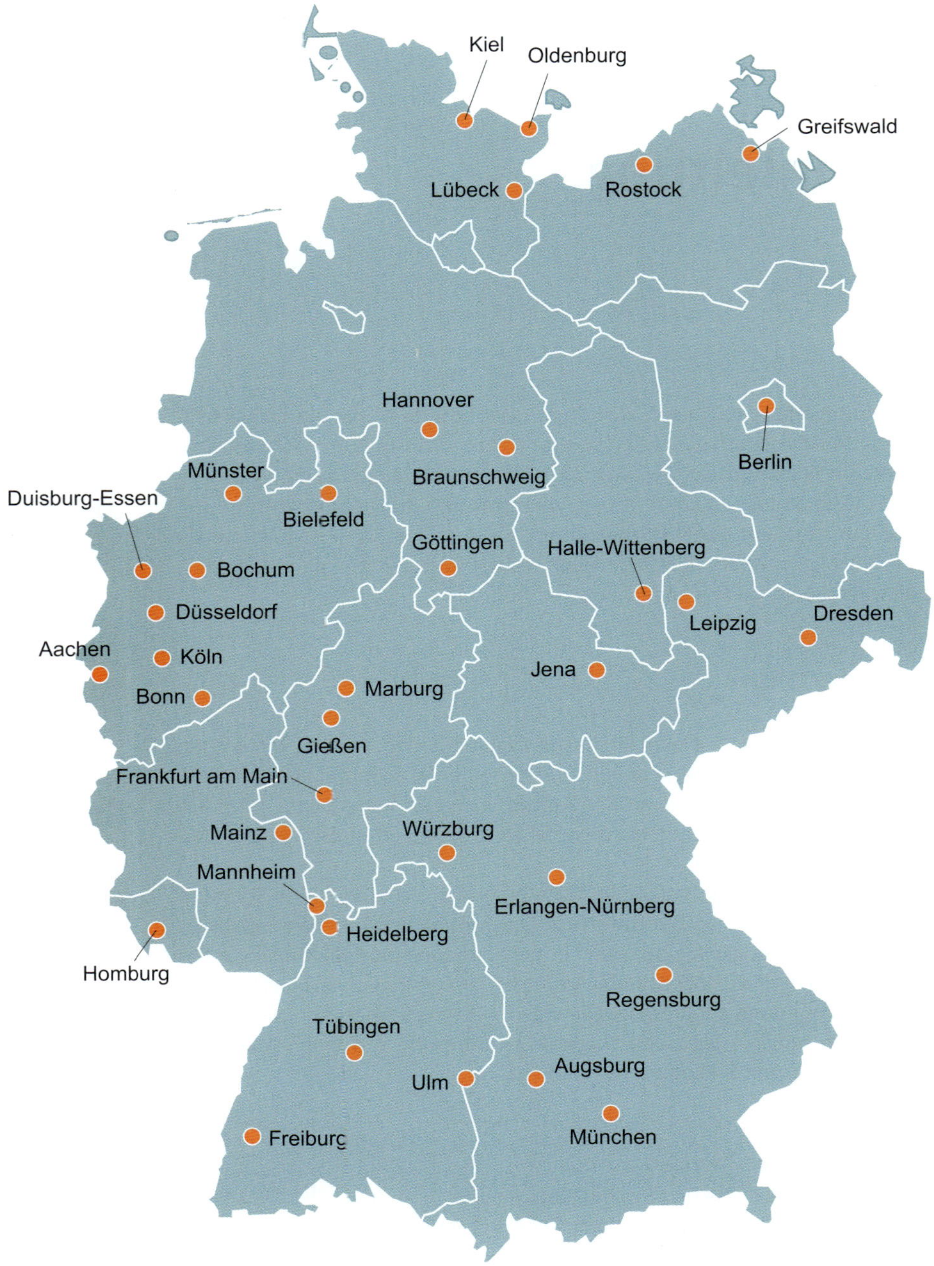

Abb. 1.1 Übersichtskarte der Universitäten, die bei ihrer Studienplatzvergabe den Medizinertest berücksichtigen

> ACHTUNG
>
> Eine Übung ist keine Simulation. Üben kannst du ein einzelnes Thema, um Mitternacht, während du entspannende Musik hörst, mit einer Tüte Gummibären in der Hand. Zu einer Simulation wird deine Übung aber nur, wenn du sie unter möglichst realistischen Bedingungen durcharbeitest – also alle Untertests in der richtigen Reihenfolge in exakt der richtigen Länge.

Die finale Testsimulation sollte ca. eine Woche vor dem Testtag erfolgen. Dadurch hast du immer noch die Möglichkeit, an potenziellen Schwächen zu arbeiten. Wenn du die letzte Simulation zwei Tage vor dem TMS machst und bei einem Untertest schlecht abschneidest, ist keine Zeit mehr, um zu üben. Das kann dann sehr verunsichernd wirken und sollte daher vermieden werden.

1.4 Der Simulationstag – das ideale Setting

Das Ziel sollte sein, bei deiner Simulation der realen Situation am Testtag so nah wie möglich zu kommen. Dementsprechend solltest du das ganze Setting so aufbauen und nur die Materialien (Stifte, Radiergummi etc.) verwenden, welche auch beim TMS erlaubt sind.
Genaueres hierzu ist stets aktuell unter https://www.tms-info.org/wichtiges-am-testtag/ zu finden.

https://else4.de/el4

Die Simulation sollte in einer ruhigen Umgebung an einem Tisch durchgeführt werden. Such dir einen leeren Tisch, ohne deinen PC vor der Nase, ohne Bücherstapel links und Papierstapel rechts von dir. Und es darf natürlich auch nicht zu ruhig sein, da du den realen Test ja in Gesellschaft von vielen anderen Teilnehmenden durchführen wirst.
Damit du dich darauf vorbereiten kannst, haben wir eine Audiodatei erstellt, die eine solche Geräuschkulisse simuliert. Unsere Audiodatei sorgt für ablenkende Geräusche, mit denen auch am Testtag zu rechnen ist. Zusätzlich erhältst du hier die gleichen Bearbeitungshinweise und Anweisungen, wie du sie auch beim echten TMS bekommst. Du wirst immer zum genau richtigen Zeitpunkt von uns auf den Beginn eines neuen Untertests hingewiesen – eben genauso wie im TMS. Damit kommst du mit unserer Simulation der Testsituation so nah wie möglich.

TIPP

Wir empfehlen, Simulationen immer unter möglichst realistischen Bedingungen durchzuarbeiten. Wir haben dazu eine **Audiodatei** erstellt, die dir ein echtes TMS-Hörerlebnis vermittelt. Probiere es gleich aus – der nebenstehende QR-Code führt dich direkt hin.

https://else4.de/4ry

Beim TMS musst du die ausgewählten Lösungsbuchstaben auf einem speziellen Antwortbogen eintragen. Nur dieser wird gewertet. Den Antwortbogen für die vorliegende Testsimulation findest du in der hinteren Umschlagklappe. Gewöhn dir an, deine Antworten gleich im Antwortbogen anzukreuzen – so riskierst du nicht, dass du für richtig gelöste Aufgaben keine Punkte bekommst, weil du die entsprechende Lösung nicht auf dem Antwortbogen markiert hast.
Auch beim zeitlichen Ablauf solltest du dich am TMS orientieren. Das heißt, dass mit der Simulation um ungefähr neun oder zehn Uhr begonnen werden sollte. Mach auch die Pausen exakt nach Vorgabe und nutze die Simulationen, um auszuprobieren, mit welcher Ernährung du diese Stunden am besten durchhältst.
Vor der ersten Simulation ist es sinnvoll, sich mit dem Thema Ernährung auseinanderzusetzen und sich zu überlegen, was man am Testtag essen möchte. Es empfiehlt sich, dies dann auch bei den Simulationen umzusetzen. Für das Frühstück wie auch für das Mittagessen bieten sich Gerichte mit langkettigen Kohlenhydraten an, da diese eine langfristige Energieversorgung für den Körper garantieren. Möglich wären beispielsweise ein Nudelsalat mit Vollkornnudeln oder auch ein belegtes Vollkornbrot. In jedem Fall sollten die Mahlzeiten nicht zu sehr im Magen liegen. Verzichte daher lieber auf fettreiche Nahrungsmittel wie Pizza oder Burger.
Du kannst die Simulationen gut nutzen, um auszuprobieren, was für dich persönlich am besten funktioniert. Das gilt übrigens auch für den Einsatz von Traubenzucker oder Kaffee.
Für mehr Infos zum Thema Ernährung und Leistungsfähigkeit verweisen wir gerne auf das „TMS-/EMS-Kursbuch Medizinertest", das ebenfalls beim Elsevier-Verlag erschienen ist.
Für den genauen Ablauf der Simulation kannst du dich komplett auf das vorliegende Buch und die dazugehörige Audiodatei verlassen. Beides zusammen wird dich verlässlich durch eine realistische Prüfungssituation führen, mit allen Untertests in der richtigen Reihenfolge und der richtigen zeitlichen Länge.

ACHTUNG

Bei der Bearbeitung der Simulation solltest du unbedingt den Antwortbogen verwenden. Hierdurch verinnerlichst du gleich, die Lösung nach jeder Aufgabe auch wirklich auf den Antwortbogen zu übertragen. Wenn du das nämlich nicht machst, sind im echten TMS alle Antworten verloren.

1.5 Die richtige Nachbereitung

ACHTUNG

Die Nachbereitung ist der wichtigste Teil der Simulation. Hierfür wird mindestens so viel Zeit wie für die eigentliche Bearbeitung der Aufgaben benötigt, gerne aber auch etwas mehr.

Bei der Nachbereitung solltest du nicht nur einmal kurz den Lösungsbogen (z.B. in der vorderen Umschlagklappe) überfliegen und schauen, welche Antworten du richtig beziehungsweise falsch beantwortet hast. Vielmehr solltest du bei jeder einzelnen Aufgabe überprüfen, was gut und was schlecht gelaufen ist. Frag dich immer: „Hätte ich irgendetwas anders oder schneller lösen können? Habe ich irgendeinen bestimmten Fehler häufiger gemacht?" Die ausführlichen Lösungen, die wir in ➤ Kap. 3 bereitgestellt haben, sollen dich dabei unterstützen.

Aufgaben, die falsch beantwortet wurden, sind natürlich von ganz besonderer Bedeutung. Bei diesen solltest du versuchen herauszufinden, *warum* du die Aufgabe nicht korrekt beantwortet konntest.

Dieser Schritt fällt vielen Testteilnehmenden schwer, da sich niemand gerne mit seinen Fehlern auseinandersetzt. Das ist verständlich, allerdings kann man sich nur so verbessern. Wenn man immer nur Aufgaben bearbeitet und nicht reflektiert, wird man auf der Stelle treten.

TIPP

Qualität vor Quantität! Du kannst Aufgaben ohne Ende bearbeiten – wenn du das Ergebnis nicht analysierst und etwaige grundsätzliche Probleme herausfindest, wird du nicht weiterkommen.

Wer allerdings gewissenhaft nachbereitet, versteht, wo die eigenen Fehler liegen, und kann diese dann beim nächsten Mal verhindern. Das ist der Weg zu einem guten Ergebnis im TMS.

1.6 Entwicklungen des TMS in den letzten Jahren

➤ Tab. 1.1.

Tab. 1.1 Veränderungen des TMS über die Jahre

Untertest	Neuerung der letzten Jahre	Auswirkungen
Muster zuordnen	• Anhebung der Bearbeitungszeit auf 30 min	• Der Fokus sollte etwas mehr auf Sorgfalt gelegt werden, da Geschwindigkeit durch zusätzliche Zeit nicht mehr so wichtig ist.
Medizinisch-naturwissenschaftliches Grundverständnis	• Texte werden tendenziell länger	• Schnelle Bearbeitung der Aufgaben ist besonders wichtig.
Schlauchfiguren	• Keine Neuerungen	–
Quantitative und formale Probleme	• Mehr Fragen mit Kombinationsantworten • Weniger Mischungsaufgaben • Viele Aufgaben zu physikalischen Formeln	• Beim Üben sollte das Hauptaugenmerk auf den entsprechenden Aufgabentypen liegen.
Figuren lernen	• Nicht ausschließlich „Volleybälle", sondern vier Grundfiguren • Die Grundfiguren enthalten zum Teil nur wenige Unterschiede im Innenmuster	• Durch die sich wiederholenden Grundformen sollte der Fokus bei der Einprägephase besonders auf den Innenmustern beziehungsweise der Form des schwarzen Feldes liegen.
Fakten lernen	• Vermehrte Verwendung medizinischer Fachbegriffe • Viele Doppelungen von Eigenschaften und Krankheiten	• Medizinische Fachbegriffe können phonetisch genutzt werden (Aortendissektion reimt sich auf Mikrofon) • Doppelungen stellen kein Problem dar, wenn die restlichen Eigenschaften gut eingeprägt wurden.
Textverständnis	• Keine Neuerungen	–
Diagramme und Tabellen	• Lange Begleittexte	• Begleittexte sollten auf keinen Fall übersprungen werden, da diese wichtige Informationen enthalten.

ACHTUNG

Keine Sorge, all diese Entwicklungen haben wir beim Erstellen der Aufgaben schon berücksichtigt.

Grundsätzlich solltest du dich aber durch kleine Neuerungen im TMS nicht verrückt machen lassen. Es werden häufiger kleine Details geändert, um die Schwierigkeit zu erhöhen. Wenn du dich gut vorbereitet hast, ist dies allerdings kein Problem, da es in der Regel nichts Essenzielles am Untertest ändert. Zudem sind die Änderungen häufig auch nur Ausreißer und können im Jahr drauf schon wieder anders aussehen oder gestrichen worden sein. Deswegen haben wir uns hier in der Übersicht auch auf Trends der letzten Jahre fokussiert. Wenn du mit der vorliegenden Simulation lernst, bist du auf die neuesten Anpassungen des TMS hervorragend vorbereitet. Du lernst auf absolutem Testniveau.

TIPP

Da die vorliegende Simulation die Trends und relevanten Veränderungen der letzten Jahre berücksichtigt, übst du damit auf absolutem Testniveau. Nutze sie optimalerweise als Generalprobe.

Nun aber viel Spaß und vor allem Erfolg bei der Bearbeitung ☺
Vorne im Buch findest du Erfahrungsberichte von früheren TMS-Tests. Damit erhältst du einen Einblick, wie der Testtag und die einzelnen Untertests von TMS-Teilnehmerinnen und -Teilnehmern empfunden wurden. Wir hoffen, dir damit ein bisschen die Angst vor dem TMS nehmen zu können.

KAPITEL

2 Simulation

Starte hier die Audiospur mit Ansagen der Testleitung für noch realistischere Testbedingungen.

https://e se4.de/4ry

Muster zuordnen — Bearbeitungszeit: 30 Minuten

Im folgenden Untertest wird Ihre Fähigkeit geprüft, Bilder schnell miteinander abzugleichen und eventuelle Unterschiede zu erkennen.
Bei jeder Aufgabe ist auf der linken Seite ein großes „korrektes" Bild zu sehen. Rechts daneben stehen fünf kleinere Abbildungen (A) bis (E), die jeweils Ausschnitte aus dem Hauptbild darstellen.
In vier dieser Bilder ist ein Fehler eingebaut, nur eines zeigt einen fehlerfreien Ausschnitt. Dieses ist als Lösung auszuwählen. Die Musterausschnitte sind nicht vergrößert, verkleinert, gedreht oder gekippt.
Beispiel:

Hauptbild

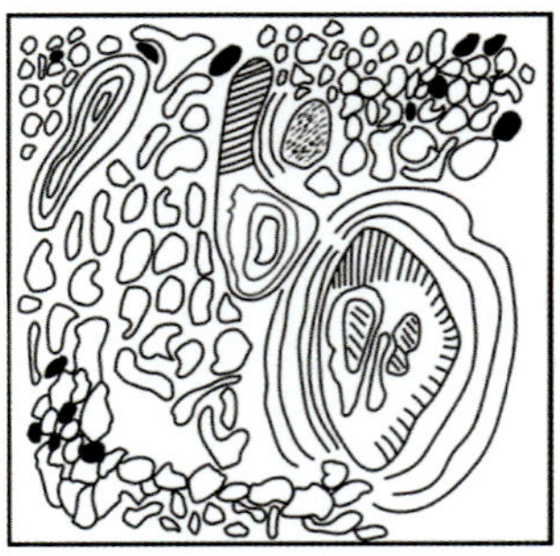

Bildausschnitte

(A)

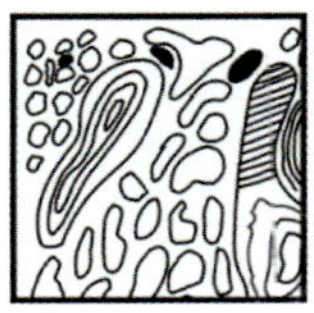

(B)

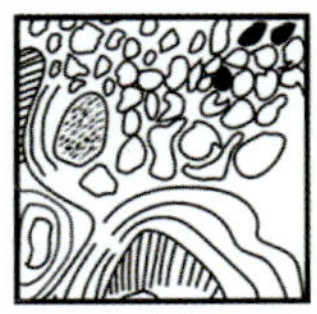

(C)

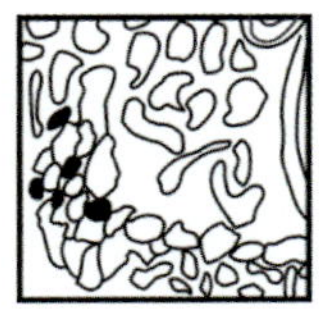

(D)

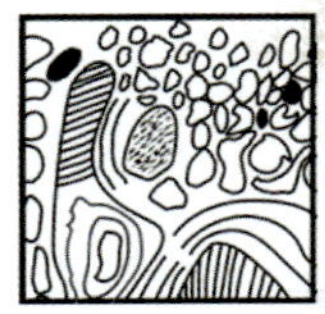

(E)

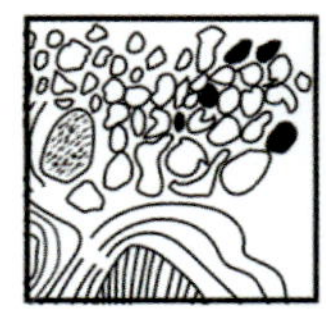

Nur Ausschnitt (B) ist deckungsgleich mit dem Muster. Die vier anderen Ausschnitte weisen alle Unterschiede zum Hauptbild auf. Als Lösung wäre bei dieser Aufgabe also (B) anzugeben.

1)

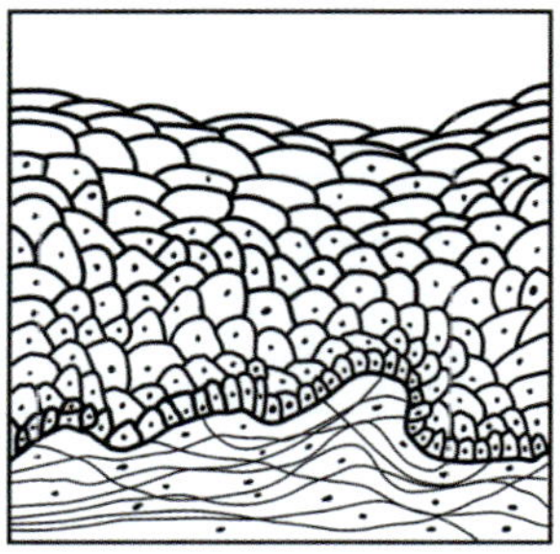

(A)

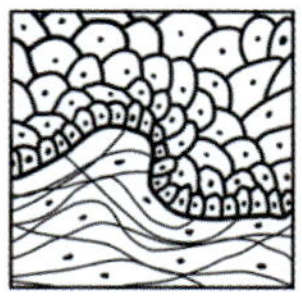

(B)

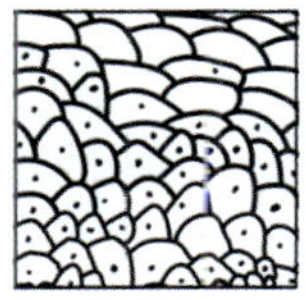

(C)

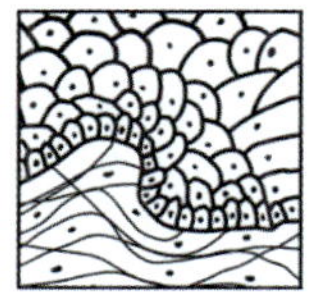

(D)

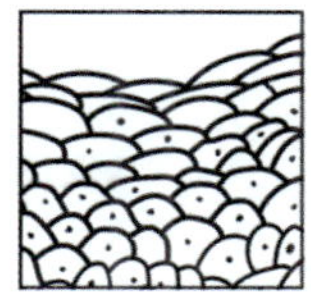

(E)

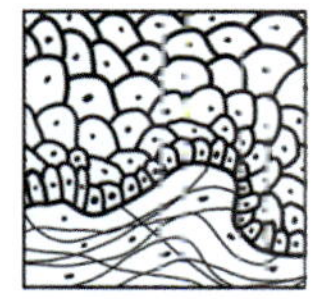

2)

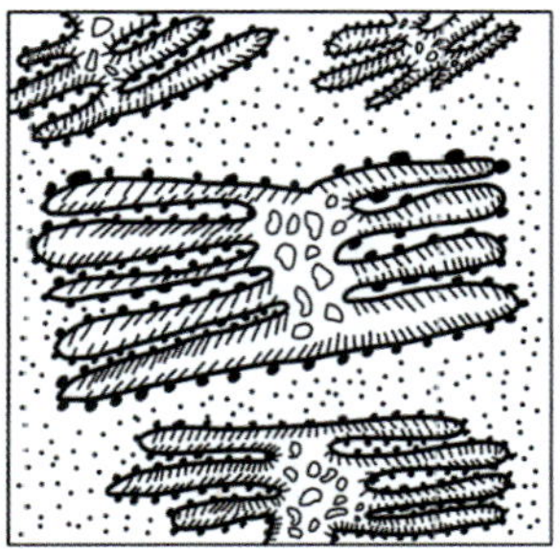

(A)

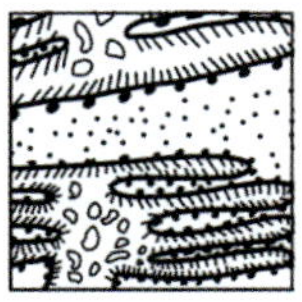

(B)

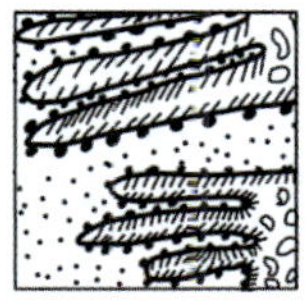

(C)

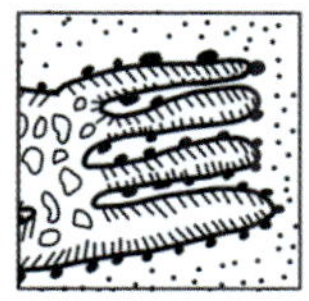

(D)

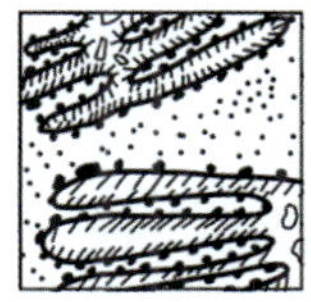

(E)

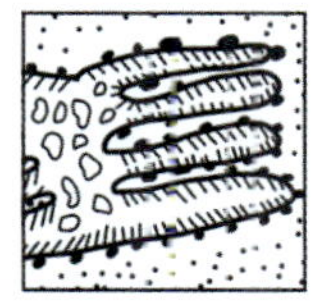

3)

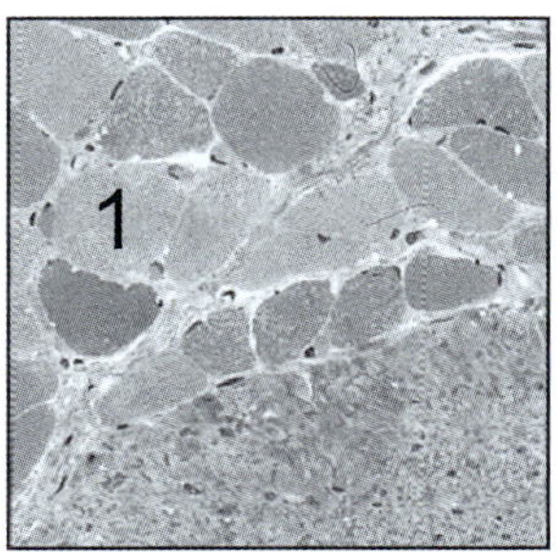

(A)

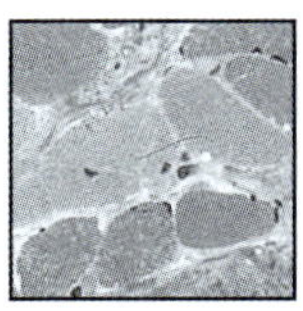

(B)

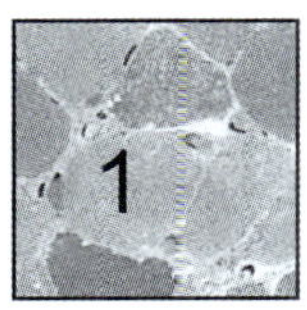

(C)

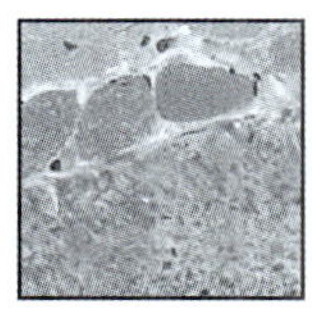

(D)

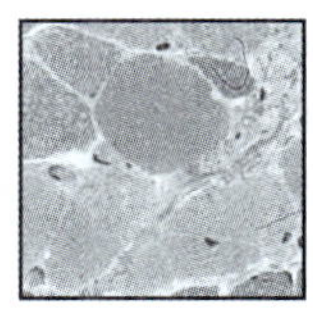

(E)

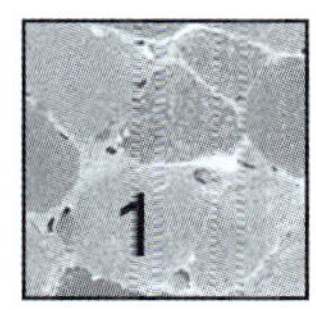

4)

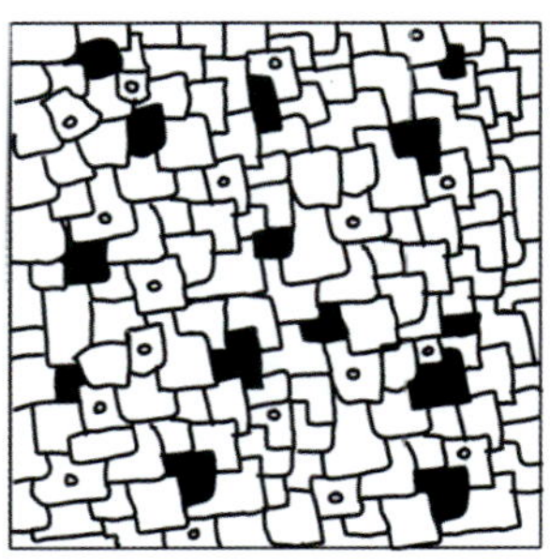

(A)

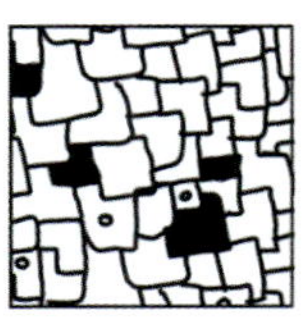

(B)

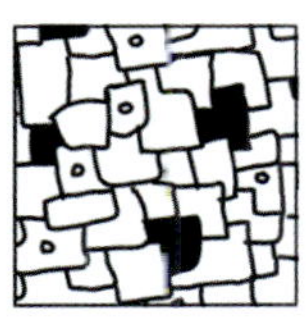

(C)

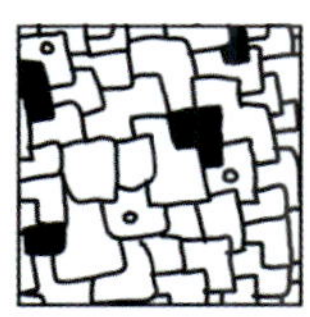

(D)

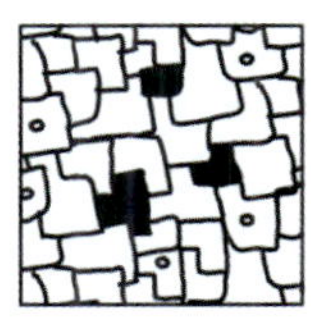

(E)

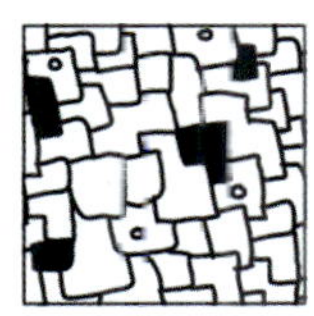

Bitte umblättern und direkt weiterarbeiten

5)

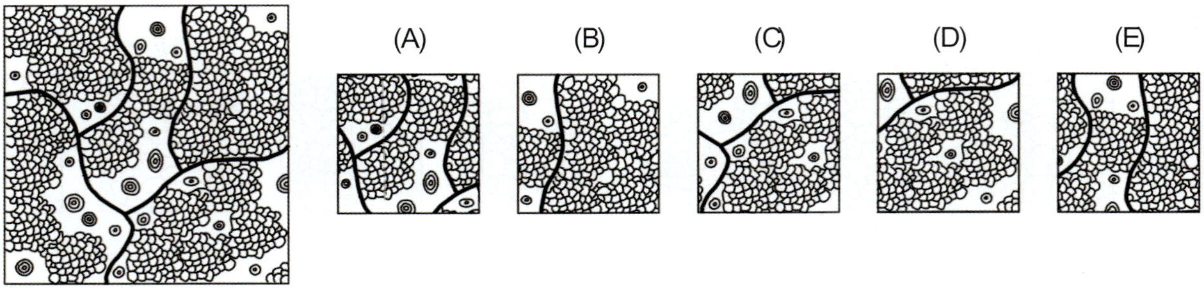

6)

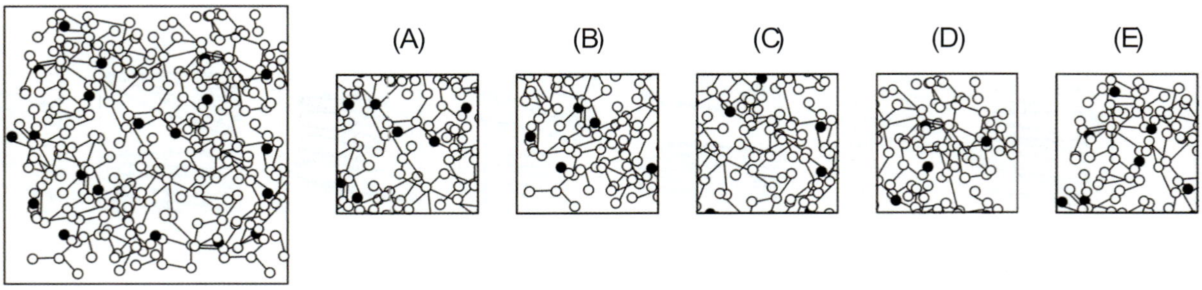

7)

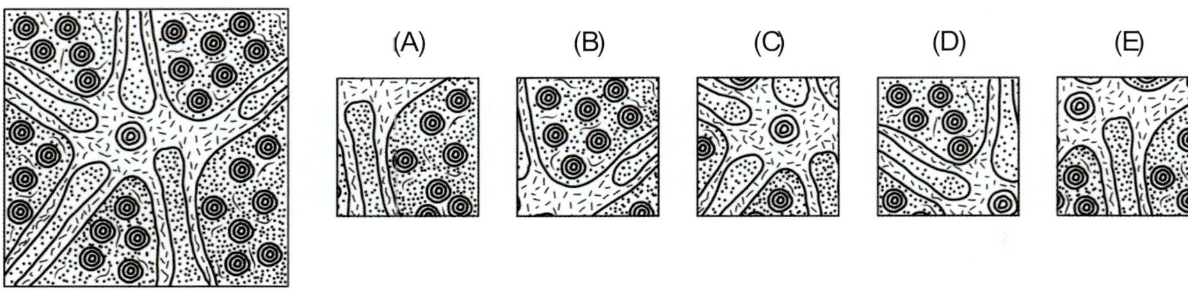

8)

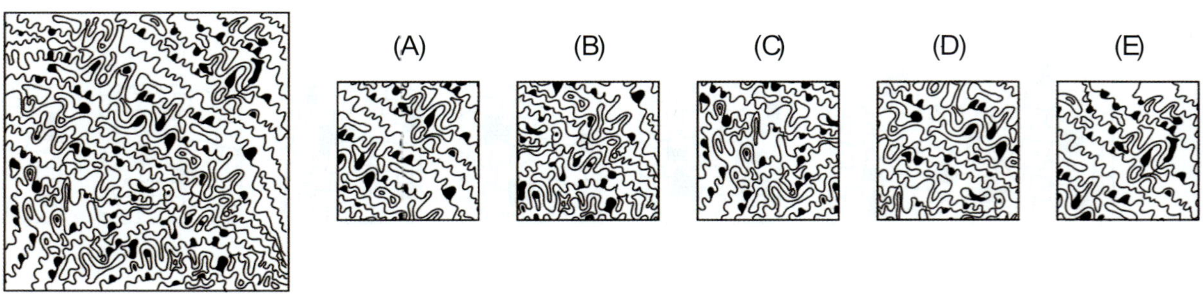

9)

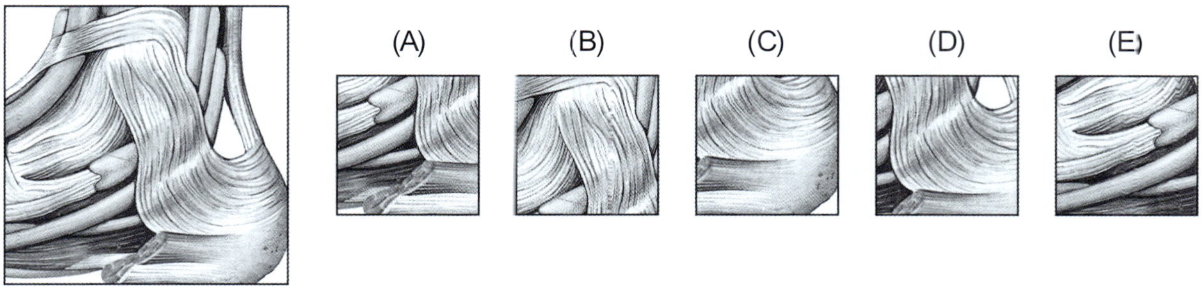

10)

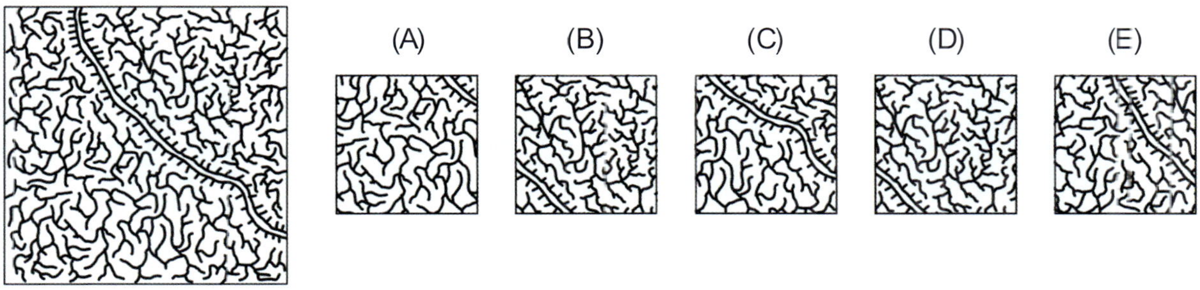

11)

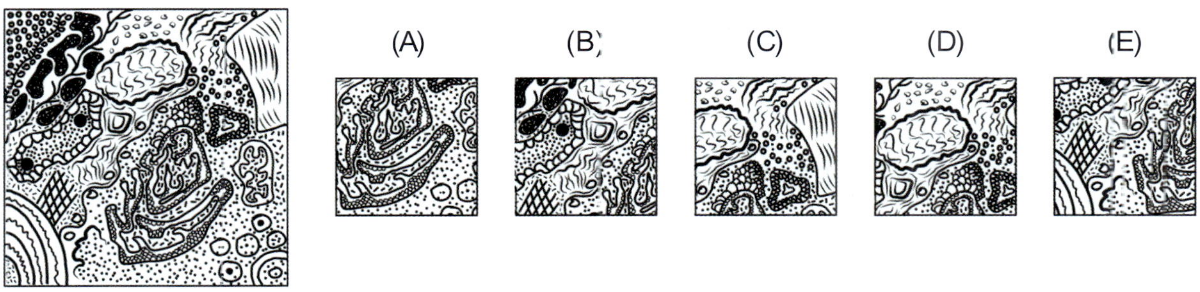

12)

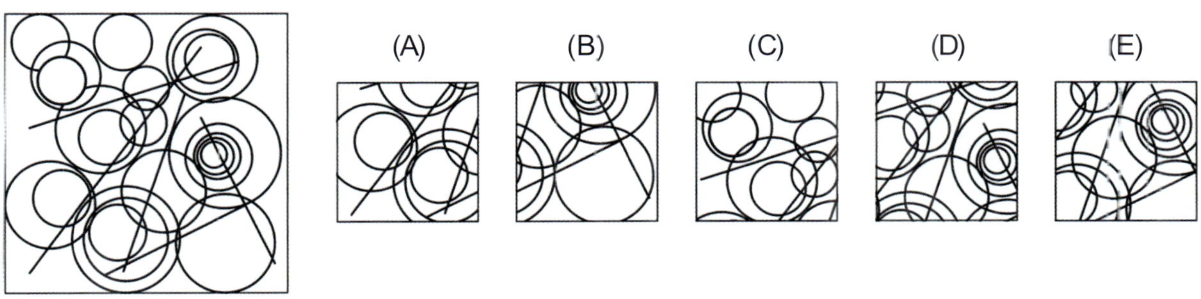

Bitte umblättern und direkt weiterarbeiten

13)

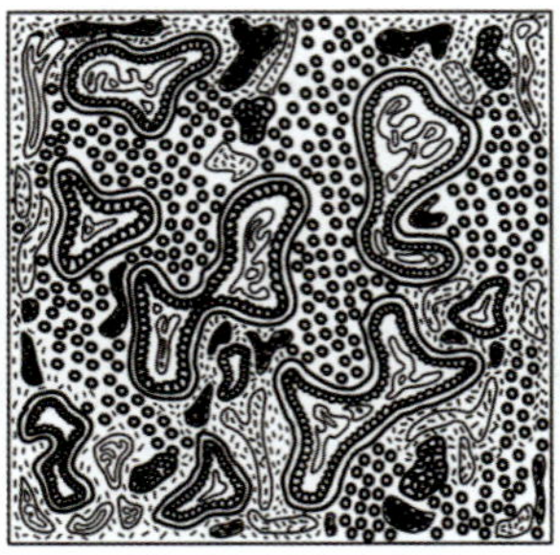

(A) (B) (C) (D) (E)

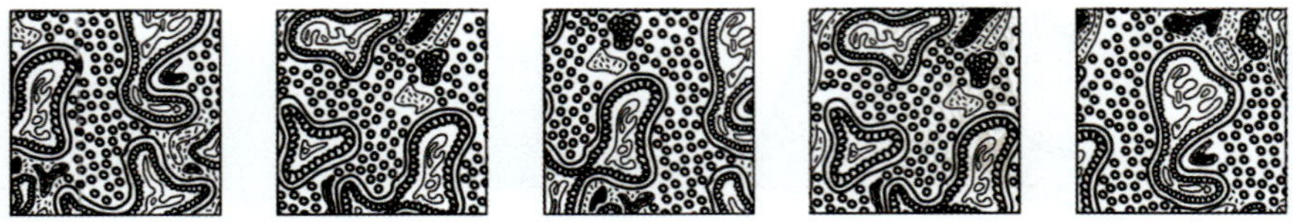

14)

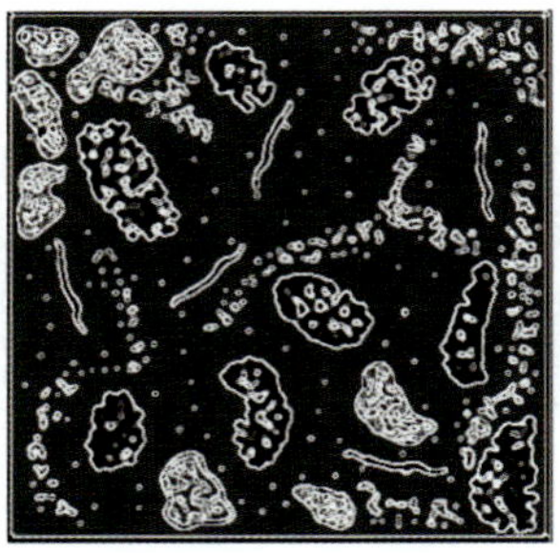

(A) (B) (C) (D) (E)

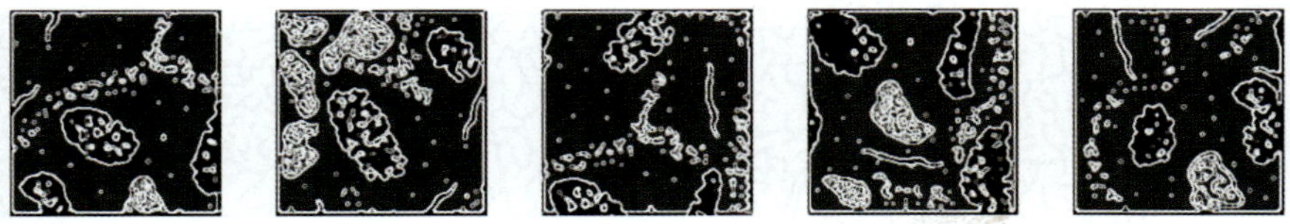

15)

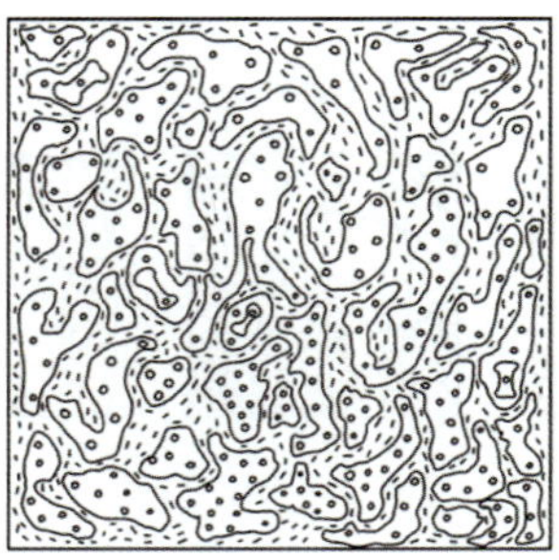

(A) (B) (C) (D) (E)

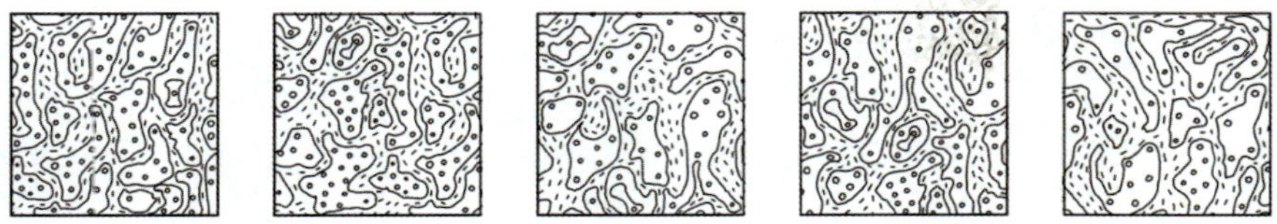

16)

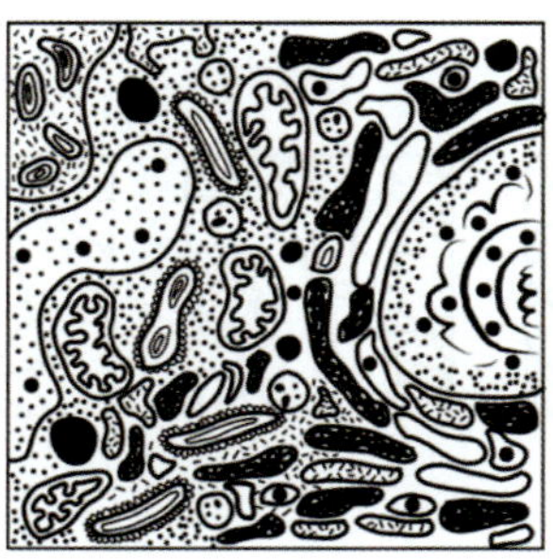

(A) (B) (C) (D) (E)

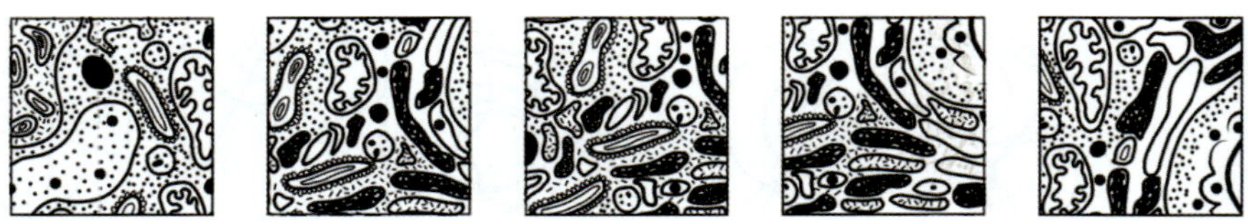

17)

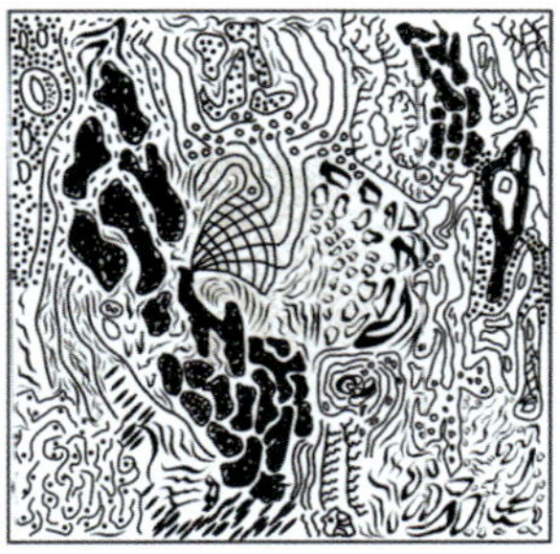

(A)

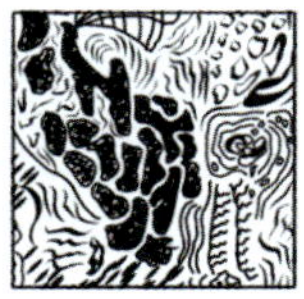

(B)

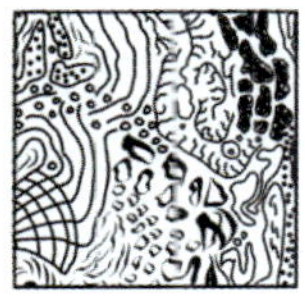

(C)

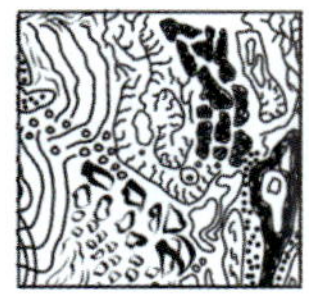

(D)

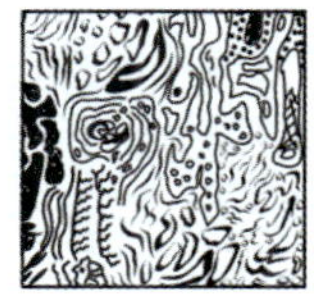

(E)

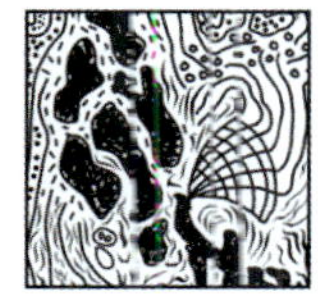

18)

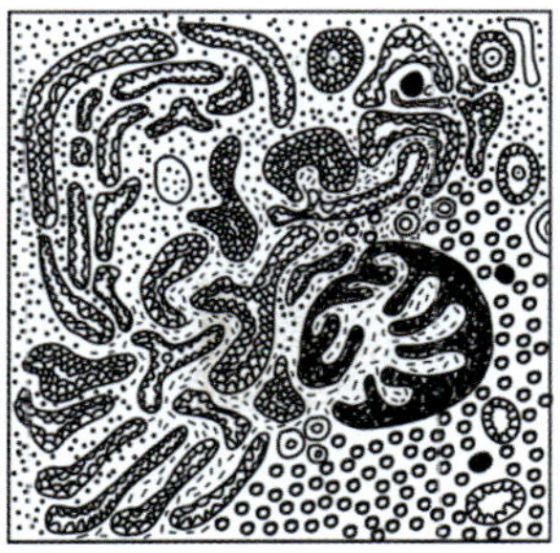

(A)

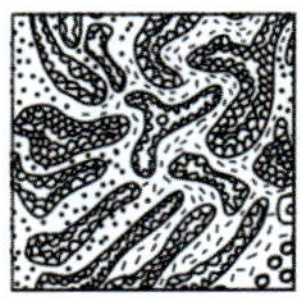

(B)

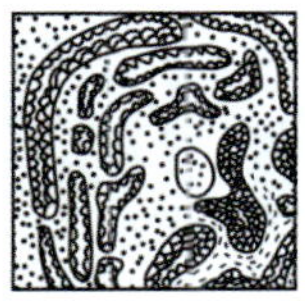

(C)

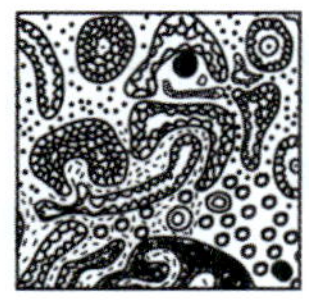

(D)

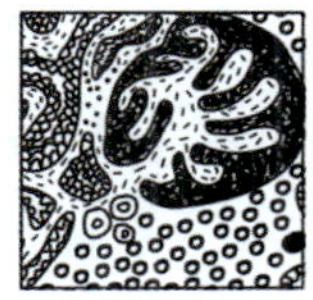

(E)

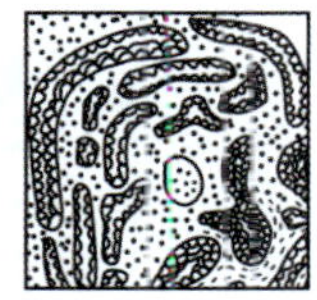

19)

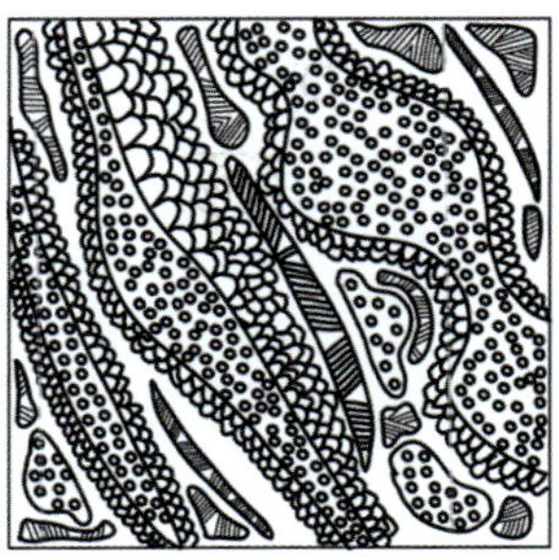

(A)

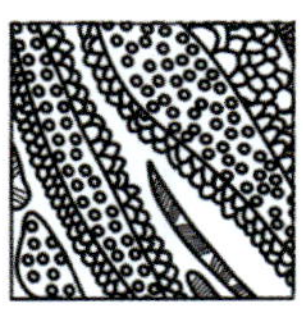

(B)

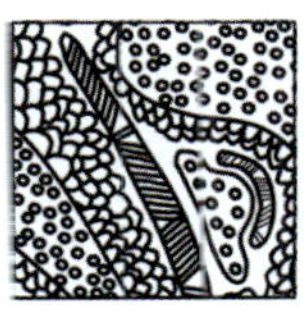

(C)

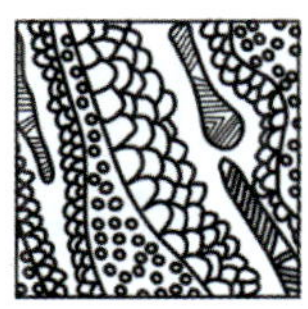

(D)

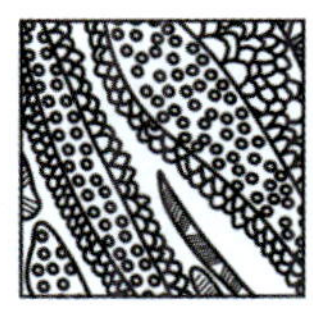

(E)

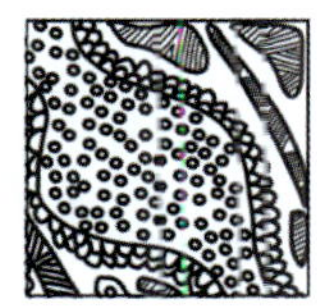

20)

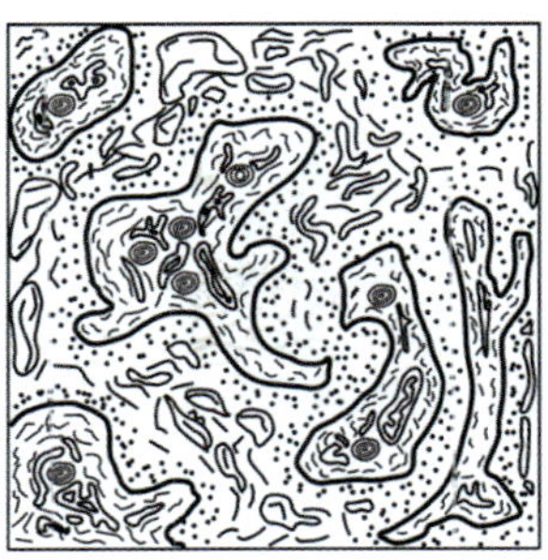

(A)

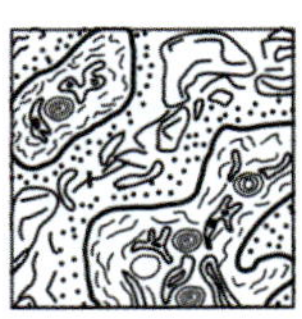

(B)

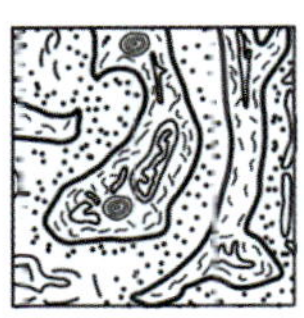

(C)

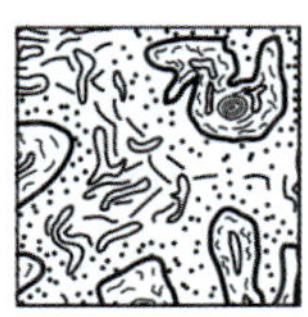

(D)

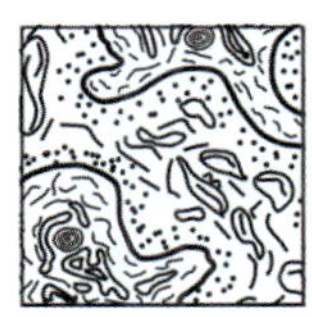

(E)

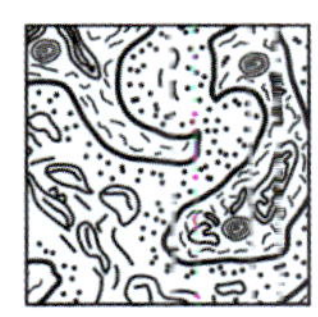

Bitte umblättern und direkt weiterarbeiten

21)

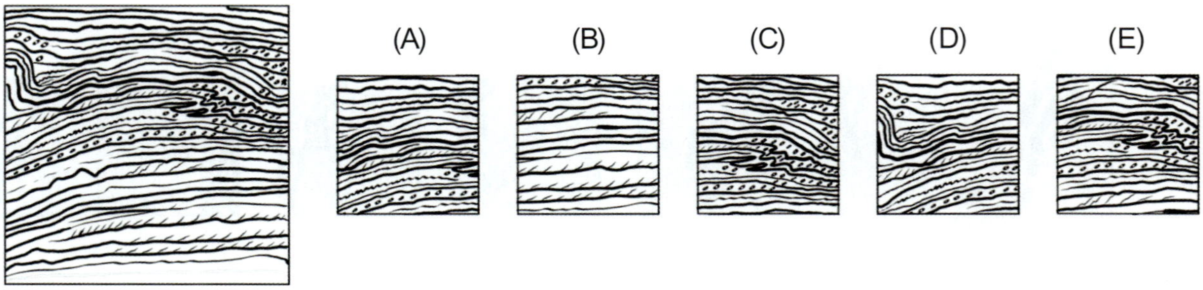

22)

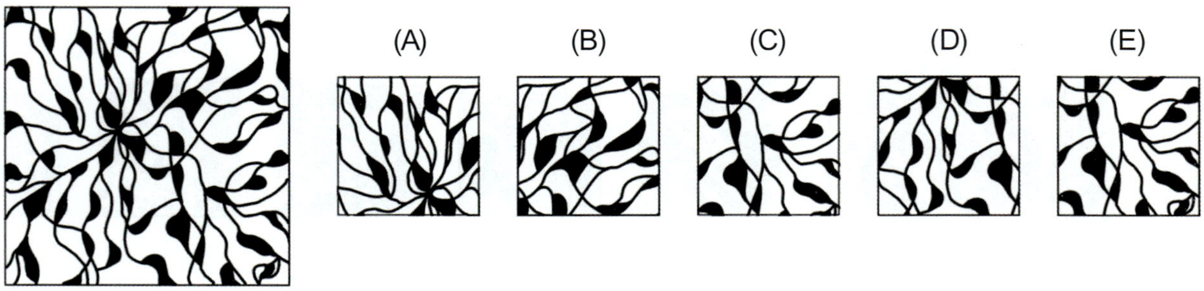

23)

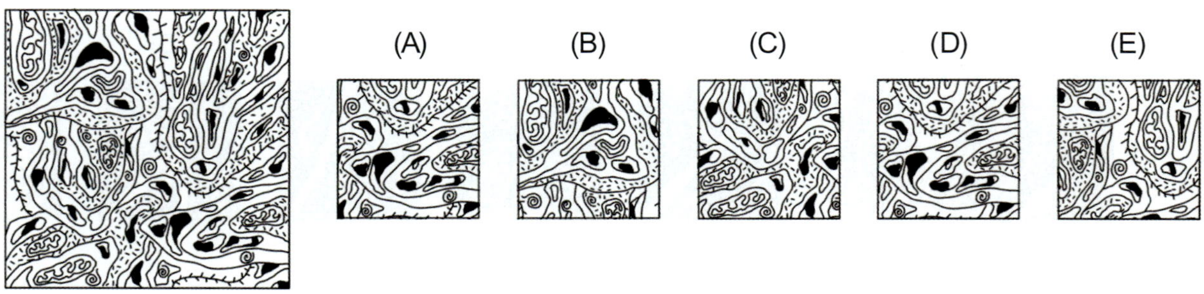

24)

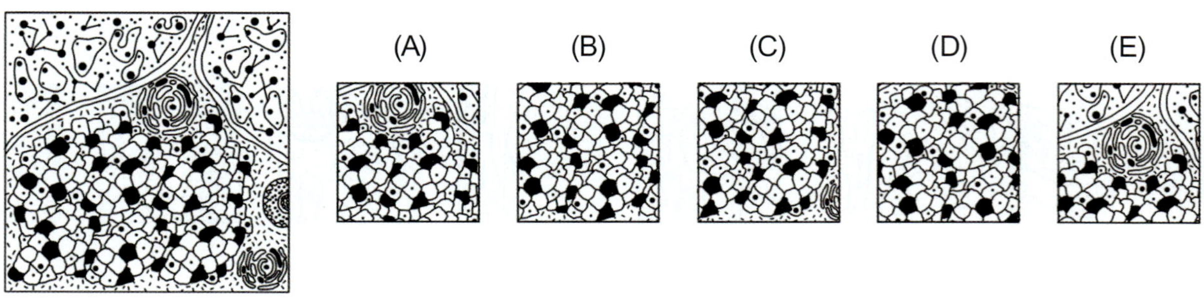

Nicht umblättern! Warten Sie auf ein Zeichen ihres Testleiters!	STOP!

Medizinisch-naturwissenschaftliches Grundwissen

Bearbeitungszeit: 60 Minuten

Die folgenden Aufgaben prüfen die Fähigkeit der Testteilnehmer, unbekannte wissenschaftliche Texte schnell und zielsicher auszuwerten. Markieren Sie auf Ihrem Antwortbogen die korrekte Antwort.

25. Das Nervengewebe ist eines der vier Grundgewebe des menschlichen Organismus. Es lassen sich hier zwei verschiedene Zellklassen unterscheiden, die Nerven- und die Gliazellen. Letztere bilden das Stützgewebe des Nervensystems und sind nicht direkt an der Erregungsleitung beteiligt. Die Gliazellen des zentralen Nervensystems (ZNS) unterscheiden sich von den Gliazellen des peripheren Nervensystems (PNS). Die Gliazellen lassen sich aufteilen in Makroglia (Astrozyten, Oligodendrozyten) und Mikroglia. Der Großteil der Gliazellen im ZNS sind Astrozyten. Diese haben viele verschiedene Funktionen und sind für die Funktionalität des Nervensystems unerlässlich. Astrozyten haben einen eher kleinen Zellkörper. Von diesem aus erstrecken sich ihre langen, teils verzweigten Zellfortsätze. Astrozyten sind maßgeblich an der Bildung der Blut-Hirn-Schranke beteiligt. Zudem können sie infolge einer Gewebeschädigung proliferieren, also sich vermehren und dadurch zur Narbenbildung beitragen. Des Weiteren spielen sie eine entscheidende Rolle für den Stoffwechsel der Neurone. Im Vergleich zu den Astrozyten sind die Oligodendrozyten deutlich schlanker und bilden weniger Zellfortsätze aus. Sie gehören ebenfalls zu den Gliazellen des ZNS. Ihre Zellfortsätze umgeben wie die Schwann-Zellen im PNS spiralförmig die Axone der Nervenzellen und sorgen so für eine höhere Nervenleitungsgeschwindigkeit. Mikroglia, auch Hortega-Zellen genannt, sind multifunktionale Zellen des zentralen Nervensystems (ZNS). Wie man an ihrem Namen schon erkennen kann, handelt es sich hier um die kleinsten Gliazellen. Als Bindeglied zwischen dem Nerven- und dem Immunsystem spielen sie eine wichtige Rolle bei der Entsorgung von Abfallstoffen und Zellresten, welche sie mithilfe von Phagozytose und Pinozytose aufnehmen können. Im infizierten oder verletzten Gewebe dämmen sie Schäden ein, bekämpfen Erreger, locken weitere Immunzellen an und präsentieren ihnen Antigene. Auch in der embryonalen Entwicklung haben sie eine wichtige Funktion, in dem sie apoptotische Neurone und Gliazellen eliminieren können.

Welche der folgenden Aussagen lässt sich nicht aus dem Text ableiten?

A) Oligodendrozyten sind nicht direkt an der Erregungsleitung beteiligt.
B) Es gibt mehr Astrozyten als Mikroglia.
C) Astrozyten können Zellteilung betreiben.
D) Mikroglia können Stoffe sowohl über Phago- als auch über Pinozytose aufnehmen.
E) Astrozyten bilden weniger Zellfortsätze aus als Oligodendrozyten.

Bitte umblättern und direkt weiterarbeiten

26. Bakterien besitzen verschiedene Mechanismen, mit denen sie ihre Genvariabilität erhöhen können. Beispielsweise haben sie eine deutlich höhere Mutationsrate ihrer DNA. Das liegt unter anderem daran, dass sie weniger DNA-Reparaturmechanismen als beispielsweise Menschen haben. Diese erhöhte Mutationsrate ist ein Vorteil für die Bakterien. Wenn durch eine Antibiotikatherapie ein Selektionsdruck entsteht, ist durch die hohe Mutationsrate eine schnelle Ausbildung von Überlebensvorteilen möglich. Es entwickeln sich Mutanten mit Antibiotikaresistenzen, die dann einen Selektionsvorteil gegenüber antibiotikasensiblen Bakterien haben und sich schneller vermehren können. Es gibt allerdings auch Mechanismen zur Erhöhung der Genvariabilität, durch die Bakterien fremde DNA erhalten. Hier unterscheidet man Konjugation, Transduktion und Transformation. Bei der Konjugation wird ein Plasmid von einem Bakterium auf ein anderes übertragen. Ein Plasmid ist ein in vielen Bakterien vorkommendes, kleines, ringförmiges, eigenständiges DNA-Molekül. Es enthält zusätzliche Erbinformationen und wird selbstständig repliziert. Da sich auf den Plasmiden häufig Antibiotikaresistenz-Gene befinden, spielt der Mechanismus der Konjugation eine wichtige Rolle bei der Verbreitung von Antibiotikaresistenzen. Bakterien können auch einfach DNA aus ihrer Umwelt aufnehmen. Diesen Vorgang bezeichnet man als Transformation. Als Transduktion bezeichnet man die Übertragung von DNA-Fragmenten zwischen zwei Bakterien mithilfe einer viralen Infektion.

Welche der folgenden Aussagen lässt sich aus dem Text ableiten?

A) Die Transformation findet zwischen zwei Bakterien statt.
B) Bei der Transduktion wird ein Plasmid zwischen zwei Bakterien übertragen.
C) Bei der Konjugation spielen Viren eine wichtige Rolle.
D) Die erhöhte Mutationsrate in Bakterien liegt unter anderem daran, dass diese eine geringere Anzahl an DNA-Reparaturmechanismen besitzen.
E) Bakterien können keine freie DNA aufnehmen.

27. Das Proteasom ist ein 1.700 kDa schwerer Proteinkomplex und neben dem Lysosom der wichtigste Ort für den Abbau von Proteinen. Es besteht aus einer 20S- und zwei 19S-Untereinheiten. Die 20S-Untereinheit hat die Form eines Zylinders und wird von vier aufeinanderliegenden Proteinringen gebildet. Die beiden äußeren Ringe bestehen aus jeweils 7 α-Untereinheiten. Die beiden inneren Ringe bestehen aus jeweils 7 β-Untereinheiten. Die Untereinheiten β1, β2 und β5 besitzen katalytische Aktivität, wodurch sie spezifische Peptidbindungen zerschneiden können.
Fast alle Proteine, die durch das Proteasom abgebaut werden, müssen zunächst markiert werden. Dies funktioniert mit Hilfe des Ubiquitinsystems. Zu diesem System gehört das hochkonservierte Protein Ubiquitin sowie drei verschiedene Enzymklassen (E1, E2, E3). Da die Enzymklassen aus vielen unterschiedlichen Proteinen bestehen, kann durch das Ubiquitinsystem eine spezifische Substraterkennung gewährleistet werden. Zunächst wird das Ubiquitin unter ATP-Verbrauch durch eine Thioesterbindung kovalent an das E1-Enzym gebunden. Das Ubiquitin wird dann vom E1-Enzym auf das E2-Enzym übertragen, welches dann einen Komplex mit dem E3-Enzym bildet. Das E3-Enzym ist für die Erkennung des abzubauenden Proteins zuständig. Es übernimmt das Ubiquitin von E2 und überträgt es auf das abzubauende Protein. Dieser Ablauf wird mehrmals wiederholt, sodass das abzubauende Protein schlussendlich eine Polyubiquitinkette trägt. Diese wird dann unter Spaltung von ATP vom Proteasom erkannt. Das abzubauende Protein wird entfaltet und im Proteasom proteolytisch abgebaut.

Welche der folgenden Aussagen sind aus dem Text ableitbar?

I. E1 bildet einen Komplex mit E2, um das Ubiquitin zu übertragen.
II. Von den Enzymklassen hat nur E3 direkten Kontakt zum abzubauenden Protein.
III. Mit Ubiquitin markierte Proteine werden im Proteasom und im Lysosom abgebaut.
IV. Das Ubiquitin ist durch eine Thioesterbindung an die Enzyme E1, E2 und E3 gebunden.

A) Keine der Aussagen ist aus dem Text ableitbar.
B) Aussage I, II, III sind aus dem Text ableitbar.
C) Aussage II und IV sind aus dem Text ableitbar.
D) Nur Aussage I und III sind aus dem Text ableitbar.
E) Nur Aussage II ist aus dem Text ableitbar.

Bitte umblättern und direkt weiterarbeiten

28. Extrazelluläre Botenstoffe lassen sich nach ihren chemischen Eigenschaften in lipophil (z. B. Steroide, Retinoide) und hydrophil (z. B. Proteine, Peptide, viele Aminosäurederivat) unterteilen. Die hydrophilen Botenstoffe binden an einen Rezeptor in der Membran, wodurch intrazelluläre Signalkaskaden ausgelöst werden, die einerseits einen schnellen Einfluss auf die Aktivität von Enzymen haben und anderseits einen zeitlich etwas verzögerten Effekt auf die Genexpression. Bei den lipophilen Botenstoffen verhält es sich anders. Diese haben nur einen zeitlich verzögerten Einfluss auf die Genexpression. Die lipophilen Botenstoffe können aufgrund ihrer chemischen Eigenschaften durch die semipermeable Lipiddoppelschicht der Zelle hindurch in das Zellinnere gelangen und dort an intrazelluläre Rezeptoren binden. Diese Rezeptoren bezeichnet man auch als Kernrezeptorfamilie. Diese ähneln sich in ihrem Aufbau sehr und besitzen alle einen Dimerisierungs-, einen ligandenbindenden-, einen DNA-bindenden und einen Transaktivierungs-Bereich. Ein Beispiel für einen solchen Rezeptor ist der Steroidhormonrezeptor. In seinem inaktiven Zustand liegt er an ein Chaperon Hsp. 90 gebunden im Zytoplasma. Dieses Chaperon verhindert, dass der Rezeptor sich mit einem weiteren Rezeptor zusammenlagert oder an die DNA bindet, in dem es dessen finale Faltung verhindert. Wenn nun ein Ligand an die ligandenbindende Domäne des Steroidhormonrezeptors bindet, führt das zu einer Konformationsänderung, wodurch das Chaperon Hsp. 90 nicht mehr binden kann. Dadurch kann der Rezeptor sich nun mit einem weiteren aktivierten Steroidhormonrezeptor zusammenlagern und in den Zellkern wandern. Dort kann er dann über seinen DNA-bindenden Bereich an die DNA binden und so die Transkription beeinflussen.

Welche der folgenden Aussagen ist nicht aus dem Text ableitbar?

A) Retinoide binden an intrazelluläre Rezeptoren.
B) Ohne Chaperon Hsp 90 könnte der Steroidhormonrezeptor auch ohne Ligandenbindung die Transkription beeinflussen.
C) Der Steroidhormonrezeptor besitzt keinen Transaktivierungs-Bereich.
D) Lipophile und hydrophile Signalstoffe haben einen Einfluss auf die Genexpression.
E) Es braucht mindestens zwei aktivierte Steroidhormonrezeptoren, damit diese einen Einfluss auf die Genexpression haben.

29. Das für den Sauerstofftransport im Blut essenzielle Hämoglobin setzt sich aus dem Protein Globin und dem sauerstoffbindenden Häm zusammen. Hämoglobin ist der Hauptbestandteil der roten Blutkörperchen. Da Letztere nur eine Lebensdauer von 120 Tagen haben, muss das Hämoglobin abgebaut werden können. Dafür wird zunächst das Häm vom Globin getrennt. Das Enzym Hämoxygenase spaltet anschließend das Häm in Biliverdin, Eisen und Kohlenmonoxid. Das Biliverdin wird dann von der Biliverdinreduktase zum Bilirubin umgewandelt. Das Bilirubin wird dann mithilfe des Transportproteins Albumin über das Blut zur Leber gebracht. Man spricht hier vom indirekten/unkonjugierten Bilirubin. In der Leber wird es dann mit Glucuronsäure konjugiert, wodurch das Bilirubin wasserlöslich wird und nicht mehr an ein Transportprotein gebunden werden muss. Nun spricht man von einem konjugierten/direkten Bilirubin. Dieses gelangt nun über den Gallengang in den Darm und wird dort weiter abgebaut.
Bei einer erhöhten Konzentration von Bilirubin im Blutplasma (über 2 mg/100 ml) spricht man von einer Gelbsucht (Ikterus). Durch die hohe Konzentration tritt das Bilirubin in das Gewebe ein und färbt die Haut und Augen charakteristisch gelb. Es lässt sich je nach dem Ort der Ursache ein prä- (vermehrt unkonjugiertes Bilirubin), intra- (vermehrt unkonjugiertes Bilirubin und konjugiertes Bilirubin), und ein posthepatischer (vermehrt konjugiertes Bilirubin) Ikterus unterscheiden.

Welche der folgenden Aussagen ist aus dem Text ableitbar?

A) Das Globin wird nicht weiter abgebaut.
B) Bei einem Verschluss des Gallengangs liegt ein prähepatischer Ikterus nahe.
C) Ein Mangel an Glucuronsäure führt wahrscheinlich zu einem intrahepatischen Ikterus.
D) Unkonjugiertes Biliverdin kann nur mithilfe des Albumins zur Leber gelangen.
E) Wenn es durch ein Schlangengift zur Zerstörung von roten Blutkörperchen kommt, handelt es sich zunächst wahrscheinlich um einen prähepatischen Ikterus.

Bitte umblättern und direkt weiterarbeiten

30. Lysosomen sind von einer Membran umschlossene Zellorganellen, die für den Abbau von verschiedensten Stoffen zuständig sind. Diese Fähigkeit erhalten sie durchihre zahlreichen hydrolytischen Enzyme. Die meisten dieser Enzyme werden nach ihrer Herstellung im Zytosol zunächst noch im endoplasmatischen Retikulum und Golgi-Apparat modifiziert. Damit diese dann zu den Lysosomen gelangen, werden die Enzyme durch das Anhängen von Mannose-6-Phosphat markiert. Dieser Vorgang ist essenziell für den Transport in das Lysosom. Bei der I-Zellerkrankung kann diese Markierung durch einen genetisch bedingten Mangel des Enzyms N-Acetylglucosamin-Phosphotransferase nicht stattfinden. Die Enzyme gelangen unkontrolliert über die Plasmamembran in die extrazelluläre Matrix. Da die Lysosomen nicht funktionsfähig sind, bilden sich in gewissen Zellen große intrazelluläre Vesikel mit nicht abgebauten Glykolipiden und Glykoproteinen. Die Symptome der I-Zellerkrankung sind meist sehr vielseitig und können in der Regel schon im Säuglingsalter erkannt werden. Durch eine Bestimmung der Aktivität der lysosomalen Enzyme im Blutserum wird die Diagnose zumeist gestellt. Eine Heilung ist bisher nicht bekannt. Die Behandlung erfolgt rein symptomatisch.

Welche der folgenden Aussagen lassen sich aus dem Text ableiten?

I. Ursache der I-Zellerkrankung ist, dass die lysosomalen Enzyme nicht richtig funktionieren.
II. Patienten mit einer I-Zellerkrankung haben einen Mangel von Mannose-6-Phosphat.
III. Um die Diagnose I-Zellerkrankung stellen zu können, muss die Aktivität der lysosomalen Enzyme im Blutserum erhöht sein.

A) Keine der genannten Aussagen ist richtig.
B) Nur Aussage III ist richtig.
C) Aussage II und III sind richtig.
D) Aussage I und III sind richtig.
E) Aussage II ist richtig.

31. Zu Beginn des viralen Vermehrungszyklus heftet sich das Virus an die Wirtszelle. Dieser Vorgang wird als Adsorption bezeichnet. Einige Viren vermehren sich direkt am Ort der Aufnahme, so zum Beispiel das Coronavirus im oberen Respirationstrakt. Es gibt allerdings auch Arten, die beispielsweise über den Blutstrom an ihr Zielorgan gelangen. Nach der Adsorption erfolgt die Penetration. Unter diesem Vorgang versteht man das Eindringen in die Wirtszelle. Bei den unbehüllten Viren geschieht dies durch Endozytose oder einen Transmembrantransport. Die behüllte Viren hingegen fusionieren entweder mit der Hülle der potenziellen Wirtszelle oder dringen ebenfalls mittels Endozytose in die Wirtszelle ein. Dort angekommen beginnt das Uncoating, bei dem die Nukleinsäure des Virus freigesetzt wird. Diese wird dann durch den Vorgang der Replikation vermehrt. Zudem werden auch virale Proteine hergestellt. Wenn alle Virusbestandteile hergestellt worden sind, werden diese zusammengesetzt (Assembly). Nun werden die neugebildeten Viren wieder freigesetzt. Bei den unbehüllten Viren geschieht dies durch den Tod der Wirtszelle, bei den behüllten Viren durch Knospung.

    Welche der folgenden Aussagen ist <u>nicht</u> aus dem Text ableitbar?

    I. Unbehüllte Viren sind gefährlicher als behüllte Viren, da sie ihre Wirtszelle töten.
    II. Das Uncoating folgt direkt auf die Adsorption.
    III. Das Coronavirus ist ein unbehülltes Virus.
    IV. Viren können über das Blut ihre Wirtszellen erreichen.

    A) Alle vier Aussagen.
    B) Aussage I, II und IV.
    C) Aussage I und II.
    D) Aussage II, III und IV.
    E) Aussage I, II und III.

Bitte umblättern und direkt weiterarbeiten

32. Als Fieber oder auch Pyrexie bezeichnet man eine Erhöhung der Körperkerntemperatur. In den meisten Fällen ist die Ursache dafür eine Immunreaktion des Körpers. Die Erhöhung der Körpertemperatur entsteht durch eine erhöhte Wärmeproduktion bei gleichbleibender oder reduzierter Wärmeabgabe. Einen eindeutigen Wert, ab wann man von Fieber spricht, gibt es nicht. Die Angaben variieren je nach Quelle. Für die Regulation der Körpertemperatur ist der Hypothalamus zuständig. Dieser erhält Signale von Thermorezeptoren der Haut als auch aus dem Körperinneren. Wenn die Körpertemperatur nun erhöht werden soll, gibt es dafür verschiedene Möglichkeiten. Durch die Aktivierung des Stoffwechsels wird mehr Wärme frei. Zudem werden über die Aktivierung des sympathischen Nervensystems die Gefäße enggestellt und die Schweißbildung reduziert. Dadurch soll der Wärmeverlust verringert werden. Zusätzlich kann auch die Muskeltätigkeit zur Wärmeproduktion beitragen. Das erklärt auch das Prinzip hinter dem Begriff Schüttelfrost. Diese Erhöhung der Körpertemperatur geht in der Regel mit einem Kältegefühl einher.
Wenn die Körpertemperatur reduziert werden soll, muss der Wärmeverlust erhöht werden. Dies erfolgt durch eine Hemmung des sympathischen Nervensystems mit der Folge einer Gefäßerweiterung und einer erhöhten Schweißbildung.

Welche der folgenden Aussagen lässt sich <u>nicht</u> aus dem Text ableiten?

A) Das sympathische Nervensystem hat einen großen Einfluss auf die Körpertemperatur.
B) Muskelaktivität kann zur Erhöhung der Körpertemperatur beitragen.
C) Die Körpertemperatur kann verringert werden, indem der Wärmeverlust erhöht oder die Wärmeproduktion reduziert wird.
D) Eine Aktivierung des sympathischen Nervensystems ist mit einer Temperaturerhöhung assoziiert.
E) Der Hypothalamus ist für die Regulation der Körpertemperatur zuständig.

33. Der Begriff Bipolare Störung ist die etablierte Kurzbezeichnung für die bipolare affektive Störung, welche man auch als BAS abkürzt. Hierbei handelt es sich um eine psychische Erkrankung, die zu den Stimmungsstörungen gehört. Bei der BAS schwanken Stimmung, Aktivität und Antrieb zwischen zwei entgegengesetzten Extremen, daher auch der Name. In extremen Hochphasen (Manie) sind Betroffene unter anderem überschwänglich, aktiv, sprunghaft und unruhig. Ist diese Hochphase sehr stark ausgeprägt, können zusätzlich auch Symptome einer Psychose auftreten. Wenn die Manie nicht so stark ausgeprägt ist, spricht man von einer Hypomanie. Die Hochphasen wechseln sich mit extremen Tiefphasen ab (Depression). In diesen fühlen sich Menschen mit einer BAS unter anderem sehr niedergeschlagen, antriebslos, und ihr Selbstwertgefühl nimmt stark ab. Die depressiven Phasen überwiegen gewöhnlich. Es gibt auch Mischformen, bei denen depressive und manische Symptome gleichzeitig auftreten. Häufig treten die ersten Symptome bereits im Jugendalter oder jungen Erwachsenenalter auf. Bei der BAS lassen sich zwei Typen unterscheiden.
Bei Typ I treten sowohl manische als auch depressive Episoden auf. Die manische Episode hält mindestens sieben Tage an und ist häufig stark ausgeprägt. Von dieser Form der bipolaren Erkrankung sind Frauen und Männer gleich häufig betroffen. Schätzungsweise ein bis zwei Prozent der Bevölkerung sind hiervon betroffen.
Typ II beinhaltet eine mindestens 14 Tage andauernde depressive Episode, gefolgt von mindestens einer hypomanischen Phase, welche wiederum mindestens 4 Tage dauert. Wenn die hypomanen Phasen nicht richtig erkannt werden, besteht Verwechslungsgefahr mit rezidivierenden depressiven Störungen. Das sind Depressionen, die nach einem Zwischenzustand des Normalen immer wieder auftreten.

Welche der folgenden Aussagen lässt sich aus dem Text ableiten?

A) Circa ein bis zwei Prozent der Bevölkerung sind von der bipolaren affektiven Störung betroffen.
B) Hypomane Phasen ähneln einer rezidivierenden depressiven Störung.
C) Es ist davon auszugehen, dass Psychosen nicht bei Typ II der BAS auftreten.
D) Männer und Frauen sind von der BAS gleich häufig betroffen.
E) Die bipolare affektive Störung gehört zu den Affektstörungen.

Bitte umblättern und direkt weiterarbeiten

34. Durch das Zytosol erstreckt sich ein dreidimensionales Netz aus Filamenten, welches als Zytoskelett bezeichnet wird. Es ist unter anderem verantwortlich für die Stabilisierung und die Bewegung der Zellen. Auch für Transportvorgänge innerhalb der Zelle spielt es eine wichtige Rolle. Das Zytoskelett erstreckt sich vom Zellkern bis zur Zellmembran. Es besteht aus den Filamenten und den Begleitproteinen. Die Filamente bestehen wiederum aus bestimmten Einzelbausteinen, den Monomeren. Diese können sich dann aneinanderlagern, was als Polymerisierung bezeichnet wird. Anhand des Durchmessers der Filamente lassen sich drei Typen unterscheiden: Aktinfilamente, Intermediärfilamente und Mikrotubuli. Die Aktinfilamente werden auch als Mikrofilamente bezeichnet. Sie haben einen Durchmesser von sieben Nanometern und bilden Zytoskelett der Mikrovilli und Stereozilien. Zudem sind sie wichtig für die Zellwanderung und den intrazellulären Transport. In Muskelzellen sind sie Teil der Myofilamente. Die Intermediärfilamente haben einen Durchmesser von zehn Nanometern. Sie dienen vor allem der mechanischen Stabilität, spielen aber auch eine Rolle bei der Signalübertragung der Zellen. Zudem haben sie praktische Bedeutung in der Tumordiagnostik, da sich die Intermediärfilamente von Zelltyp zu Zelltyp unterscheiden. Manche Krebsgeschwüre haben nur noch sehr wenig histologische Ähnlichkeit mit ihrem Herkunftsgewebe. In solchen Fällen erfolgt die Zuordnung des Tumors zu einem Grundgewebe durch Identifizierung der Intermediärfilamente. Die Mikrotubuli haben einen Durchmesser von 25 Nanometern. Sie dienen der Bewegung von Kinozilien und Geißeln. Bei der Zellteilung bilden sie den Spindelapparat aus.

Welche Aussage lässt sich aus dem Text ableiten?

A) Mikrotubuli werden auch als Mikrofilamente bezeichnet.
B) Tumore können mithilfe des Zytoskeletts einem Grundgewebe zugeordnet werden.
C) Intermediärfilamente sind wichtig für den intrazellulären Transport.
D) Mikrotubuli sind die kleinsten Filamente des Zytoskeletts.
E) Aktinfilamente unterscheiden sich von Zelltyp zu Zelltyp.

35. Das Epithel ist eines der vier Grundgewebearten des menschlichen Körpers, das in fast allen Organen vorkommt. Es entsteht aus allen drei Keimblättern.
Anhand ihrer Funktion kann das Oberflächenepithel vom Drüsenepithel unterschieden werden. Letzteres dient der Produktion von Sekreten aller Art. Das Oberflächenepithel hingegen hat eine Schutz- beziehungsweise Barrierefunktion. Gleichzeitig kann es aber auch dem Stoffaustausch dienen. Das Oberflächenepithel bedeckt die äußeren und inneren Körperoberflächen. Hier gibt es allerdings eine Ausnahme, und zwar die Gelenkschleimhaut, auch Synovialis genannt, welche die Innenflächen von Gelenkkapseln, Schleimbeuteln und Sehnenscheiden auskleidet. Sie wird von Synoviozyten gebildet, die keine Epithelzellen sind.
Das Oberflächenepithel kann anhand der Anzahl seiner Schichten, der Zellform und der Oberflächendifferenzierung weiter klassifiziert werden. Bei der Anzahl der Schichten unterscheidet man zwischen einschichtigem und mehrschichtigem Epithel. Beim einschichtigen gibt es nur eine Zellschicht, sodass alle Zellen Kontakt zur Basalmembran haben. Beim mehrschichtigen Epithel gibt es mehrere Schichten, sodass nur die unterste Schicht mit der Basalmembran verbunden ist. Bei der Zellform können drei Typen unterschieden werden: platt, isoprismatisch und hochprismatisch. Für die Zuteilung zu einer der drei genannten Zellformen ist immer nur die oberste Zellschicht relevant. Bei der Oberflächendifferenzierung unterscheidet man das Epithel anhand des Grades der Keratinisierung in verhornt oder unverhornt.

Welche der folgenden Aussagen lässt sich aus dem Text ableiten?

A) Alle Oberflächen des menschlichen Körpers werden von Oberflächenepithel bedeckt.
B) Ein mehrschichtiges, isoprismatisches Epithel enthält nur Zellen mit einer isoprismatischen Form.
C) Einen hohen Grad der Keratinisierung findet man beim verhornten Epithel.
D) Beim mehrschichtigen Epithel haben alle Zellen Kontakt zur Basalmembran.
E) Ein einschichtiges, hochprismatisches Epithel enthält nur Zellen mit einer hochprismatischen Form.

Bitte umblättern und direkt weiterarbeiten

36. Die Muskelspindel dient der Propriozeption. Unter diesem Begriff versteht man die Wahrnehmung des eigenen Körpers beziehungsweise dessen Lage im Raum. Mit der Muskelspindel kann die aktuelle Länge eines Skelettmuskels erfasst werden. Die Muskelspindel liegt im Muskel, parallel zu den Muskelfasern. Im Inneren der Muskelspindel findet man dünne, intrafusale Muskelfasern, um die sich eine Nervenfaser wickelt. Die Hülle der Muskelspindel wird von einer Perineuralkapsel gebildet, die aus straffem Bindegewebe besteht. Die Kapsel ist fest mit dem Endo- und Perimysium der extrafusalen Fasern verbunden. Bei den intrafusalen Muskelfasern können zwei Typen unterschieden werden: Kernkettenfasern und Kernsackfasern. Bei Letzteren sind die Zellkerne der Muskelfasern haufenförmig in der Mitte der Muskelspindel zu finden. Bei den Kernkettenfasern liegen die Zellkerne in einer Reihe. Die Muskelspindel ist nicht nur sensorisch, sondern auch motorisch über gamma-Motoneurone innerviert. Dadurch kann ihre Empfindlichkeit angepasst werden. Dies ist nötig, da eine Kontraktion eines Muskels auch zu einer Verkürzung der Muskelfasern innerhalb der Muskelspindeln führen. In diesem Zustand sind die Muskelspindeln nicht aktiv und können keine Änderung der Muskellänge messen. Dieses Phänomen wird als Spindelpause bezeichnet. Um dies zu verhindern, kontrahiert die intrafusale Muskulatur.

Welche der folgenden Aussagen lässt sich aus dem Text ableiten?

A) Bei den extrafusalen Muskelfasern können die Kernketten- von den Kernsackfasern unterschieden werden.
B) Die Muskelspindel misst die Spannung eines Muskels.
C) In der Muskelspindel finden sich nur sensorische Nervenfasern.
D) Die Muskelspindel besteht unter anderem aus straffem Bindegewebe.
E) Die Muskelspindel steht senkrecht zu den extrafusalen Muskelfasern.

37. Colitis ulcerosa ist eine chronisch-entzündliche Darmerkrankung. Anders als bei Morbus Crohn ist hier nicht der gesamte Darm betroffen, sondern ausschließlich der Dickdarm. Zudem beschränkt sich die Erkrankung auf die Darmschleimhaut (Mukosa) und die darunterliegende Bindegewebsschicht (Submukosa). Die Ursache der Erkrankung ist nicht genau geklärt. Man nimmt an, dass ähnlich wie beim Morbus Crohn eine genetisch prädisponierte, krankhaft gesteigerte Immunreaktion gegen die Darmflora eine Rolle spielt.
Das Leitsymptom der Erkrankung sind blutige, schleimige Durchfälle, welche häufig mit großen Schmerzen für den Patienten einhergehen. Je nach Schweregrad sind auch Fieber und erhöhte Entzündungsparameter festzustellen.
Für die Diagnostik spielt die Koloskopie (Darmspiegelung) mit Probenentnahme und anschließender histologischer Untersuchung eine wichtige Rolle. Zudem sollte ein Blutbild erstellt werden. Differenzialdiagnostisch sind Erkrankungen mit ähnlichen endoskopischen Befunden abzugrenzen, wie beispielsweise eine ischämische Colitis. Dabei handelt es sich um eine nichtinfektiöse Entzündung des Darms infolge einer Ischämie (diffusen Durchblutungsstörung). In den häufigsten Fällen ist der Grund hierfür Arteriosklerose, wobei die Erkrankung auch als Folge einer intensivmedizinischen Langzeittherapie mit vasokonstriktorischen, also gefäßverengenden Medikamenten auftreten kann.

Welche der folgenden Aussagen ist aus dem Text ableitbar?

A) Sowohl bei der Colitis ulcerosa als auch bei der ischämischen Colitis ist nur der Dickdarm betroffen.
B) Die Diagnose Colitis ulcerosa kann nach einer gründlichen Koloskopie gestellt werden.
C) Morbus Crohn und Colitis ulcerosa haben die gleiche Ursache.
D) Bei der ischämischen Colitis ist wie beim Morbus Crohn immer der gesamte Darm betroffen.
E) Die ischämische Colitis entsteht durch eine Ischämie, welche verschiedene Ursachen haben kann.

Bitte umblättern und direkt weiterarbeiten

38. Vor gut 40 Jahren entdeckte der britische Physiker David Kemp eine erstaunliche Eigenschaft der menschlichen Hörschnecke (Cochlea). Das Ohr strahlt Schall nach außen ab, nachdem es mit einem akustischen Reiz stimuliert wurde. Dieses Phänomen wird heute als otoakustische Emissionen (OAE) bezeichnet. Darunter versteht man Schallenergie, die von der Hörschnecke produziert wird und im äußeren Gehörgang mit einem empfindlichen Mikrofon messbar ist. Kemp ging damals davon aus, dass die cochleären Echos ohne einen aktiven Prozess zu erklären sind. Das gilt allerdings als widerlegt, da man heute weiß, dass die Generierung von OAE eng mit den aktiven Eigenschaften der äußeren Haarzellen zusammenhängt. Diese äußeren Haarzellen liegen im Innenohr und haben dort eine für das Hören essenzielle Funktion. Sie verstärken durch ihre Längenänderung die Schwingungen der Hörschnecke und ermöglichen dadurch eine bessere Schallwahrnehmung durch die inneren Haarzellen. Diese mechanische Verstärkung des Schalls durch die äußeren Haarzellen bezeichnet man als cochleären Verstärker.
Als Nebenprodukt dieser aktiven Verstärkung in der Hörschnecke kommt es also zu OAEs. OAEs sind unabhängig vom Bewusstseinszustand des Patienten und können nicht willentlich beeinflusst werden. Man differenziert zwischen den spontan auftretenden OAE (SOAE) und den evozierten OAE.
SOAE treten spontan, also ohne äußere akustische Stimulation als im Gehörgang messbare Schallsignale auf. Bei den meisten Menschen sind SOAE mit einem empfindlichen Mikrofon messbar, werden jedoch von der Person selbst meist nicht wahrgenommen. Bis heute ist der genaue Entstehungsmechanismus der SOAE im Innenohr noch nicht abschließend geklärt. Da die SOAE nicht bei jedem Menschen messbar sind, bedeutet ihre Abwesenheit nicht zwingend eine Schädigung der Innenohrfunktion. Aufgrunddessen werden sie in der Klinik in der Regel nicht gemessen. Ihre Gegenwart ist jedoch Zeichen eines intakten Innenohrs, da SOAE im beschädigten Innenohr fast nie zu messen sind. Bei den evozierten OAE wird das Ohr gleichzeitig durch zwei Reintöne mit unterschiedlicher Frequenz stimuliert. Aufgrund der nicht linearen Arbeitsweise des cochleären Verstärkers entsteht ein Verzerrungsprodukt, also neue Frequenzen, die im Gehörgang gemessen werden können. Da dieses Phänomen bei jeder Person mit einem gesunden Gehör erzeugt werden kann, findet es in der Klinik Anwendung.
Durch Lärmbelastung, Sauerstoffmangel oder innenohrschädigende Medikamente kann die Funktion der äußeren Haarzellen reduziert sein, wodurch sich auch Schallemissionen des Innenohrs verringern. OAE werden klinisch eingesetzt, beispielweise zur Früherkennung von Innenohrstörungen bei Säuglingen oder auch in der audiologischen Diagnostik.

Welche der folgenden Aussagen lässt sich nicht aus dem Text ableiten?

A) Spontane otoakustische Emissionen geben keine Aussage über die Funktionsfähigkeit des Innenohrs, da ihre Abwesenheit nicht zwingend eine Schädigung bedeutet.
B) OAE können auch bei einem schlafenden Patienten gemessen werden.
C) Ohne äußere Haarzellen wären keine OAE messbar.
D) Durch Medikamente kann die Hörfunktion eingeschränkt sein.
E) Die meisten Menschen nehmen ihre SOAE nicht wahr.

Bitte umblättern und direkt weiterarbeiten

39. Um Krebs zu verstehen, muss man sich mit den Mechanismen des Zellzyklus auseinandersetzen. Dieser lässt sich in vier verschiedene Abschnitte gliedern. Nach der Zellteilung befindet sich die Zelle in der G1-Phase. Die Zelle vergrößert ihr Volumen und produziert viel RNA und Proteine. Unter besonderen Umständen kann die Zelle aus der G1-Phase in eine sogenannte Ruhephase übergehen, die G0-Phase. Der Übergang in eine G0-Phase ist oft reversibel. Manche Zellen können sehr lange Zeit in dieser Phase verbleiben, bevor sie wieder in den regulären Zellzyklus eintreten (z. B. Lymphozyten). Wenn eine Zelle sich dauerhaft beziehungsweise terminal differenziert hat und keine weiteren Zellteilungen geplant sind, verbleibt diese unumkehrbar in der G0-Phase. Dies ist beispielweise bei den Nervenzellen zu beobachten, weshalb man sie auch als postmitotisch bezeichnet.
Nach der G1-Phase folgt die S-Phase, in der die DNA-Replikation stattfindet. Die darauffolgende G2-Phase zeichnet sich durch ihr Zellwachstum und intensive Proteinbiosynthese aus. Die Zelle bereitet sich auf die kommende Mitose vor. Diese Phase ist keine zwingende Voraussetzung für die Zellteilung, da einige Zelltypen (z. B. embryonale Zelltypen) diese auch überspringen können und direkt nach der S-Phase mit der Zellteilung beginnen. Die vierte Phase des Zellzyklus ist die Mitose, in welcher sich der Zellkern teilt und die DNA aufgeteilt wird. In der anschließenden Zellteilung wird so das genetische Material einer Zelle auf zwei Tochterzellen verteilt.
Die Übergänge zwischen den einzelnen Stadien des Zellzyklus sind streng reguliert. Hierfür spielen die Zykline eine entscheidende Rolle. Zykline sind regulatorische Proteine, welche in periodischen Abständen synthetisiert und wieder abgebaut werden. Sie regulieren den Kernimport sowie die Aktivität der verschiedenen zyklinabhängigen Proteinkinasen (CDK). Die CDKs werden dauerhaft exprimiert, also hergestellt, sind jedoch erst einmal inaktiv. Erst durch die Bindung des jeweilig passenden Zyklins entfalten sie ihre Wirkung. In den verschiedenen Phasen des Zellzyklus sind unterschiedliche Zyklin-CDK-Paare aktiv.

Welche der folgenden Aussagen lässt sich <u>nicht</u> aus dem Text ableiten?

I. Zykline und CDKs werden in periodischen Abständen synthetisiert und wieder abgebaut.
II. Der Zellzyklus wird über die periodische Herstellung von Zyklinen reguliert.
III. Die Nervenzellen verbleiben final in der G0-Phase und werden deshalb als postmitotisch bezeichnet.
IV. Eine Zelle, die viele Proteine herstellt, kann sich sowohl in der G1- als auch in der G2-Phase befinden.

A) Nur Aussage I.
B) Nur Aussage I und II.
C) Nur Aussage I und III.
D) Nur Aussage III und IV.
E) Nur Aussage II.

40. Unter Glykogenspeicherkrankheiten versteht man eine Gruppe von Erkrankungen, bei denen der Auf- oder Abbau von Glykogen gestört ist. Glykogen dient als Kohlenhydratspeicher der kurz- und mittelfristigen Bereitstellung von Glucose. Das Glykogen wird in Form von Glykogen-Granula hauptsächlich in Leber und Muskelzellen gespeichert. Diese Granula liegen im Zytosol der Zellen und enthalten auch die für den Auf- und Abbau benötigten Enzyme. Glykogen ist stark verzweigt, was den Vorteil hat, dass es an mehreren Stellen gleichzeitig auf- und abgebaut werden kann. Die Leber kann das von ihr gespeicherte Glykogen zu Glucose abbauen und in das Blut abgeben. Dieser Vorgang spielt eine Rolle bei der Aufrechterhaltung des Blutglucosespiegels. Der Muskel kann das Glykogen nur für sich nutzen, da er Glykogen nur zu Glucose-6-Phosphat abbauen kann. Für die Herstellung von Glucose aus Glucose-6-Phosphat fehlt ihm das dafür benötigte Enzym, die Glucose-6-Phosphatase. Beim Morbus von Gierke, der Glykogenspeicherkrankheit Typ 1, ist genau dieses Enzym nicht ausreichend in der Leber vorhanden. Dadurch kann auch die Leber das Glykogen nicht mehr vollständig zu Glucose abbauen, sondern nur noch zu Glucose-6-Phosphat. Dieses kann nicht ins Blut abgegeben werden. Es kommt zur Ansammlung von Glykogen in der Leber. Infolgedessen vergrößert sich die Leber, was als Hepatomegalie bezeichnet wird. Da die Leber nun auch weniger Glucose an das Blut abgeben kann, kommt es zu einer Unterzuckerung des Körpers (Hypoglykämie).

Welche der folgenden Aussagen lässt sich aus dem Text ableiten?

A) Der Glykogenstoffwechsel der Muskeln ist beim Morbus von Gierke nicht betroffen.
B) Glykogen wird nur in Leber und Muskelzellen gespeichert.
C) Eine Hepatomegalie deutet immer auf eine Glykogenspeicherkrankheit hin.
D) Die Leber kann neben Glucose auch Glucose-6-Phosphat an das Blut abgeben.
E) Bei einer Glykogenspeicherkrankheit kommt es zu einer Hypoglykämie.

Bitte umblättern und direkt weiterarbeiten

41. Die Zellen des menschlichen Körpers bestehen aus mehreren Kompartimenten. Zwischen diesen Kompartimenten bestehen Transportsysteme, damit verschiedene Strukturen wie beispielsweise Proteine oder Nukleinsäuren hin und her transportiert werden können. Proteine, die in den Zellkern hinein oder aus dem Zellkern hinaus transportiert werden müssen, haben in ihrer Aminosäuresequenz gewisse Signalsequenzen, die für den Transport essenziell sind. Diese Signale bezeichnet man für den Import als NLS (Nuclear localization sequenz) und für den Export als NES (Nuclear export sequenz). Beim Kernimport wird das Protein zunächst durch ein Importin gebunden, welches die NLS erkennt. Dieser Komplex wird dann in den Zellkern transportiert. Durch die Bindung des monomeren G-Proteins Ran-GTP an das Importin löst sich dieses von dem transportierten Protein ab, da es in diesem Zustand kein Protein binden kann. Importin wird dann zurück in das Zytoplasma transportiert. Das immer noch an Importin gebundene G-Protein Ran-GTP kann hier nun durch die Anwesenheit des GTPase-activating-Proteins (GAP) das gebundene GTP zu GDP+P spalten. Das nun entstandene RAN-GDP kann nicht mehr an Importin binden, sodass dieses nun ein neues Protein in den Zellkern transportieren kann.

    Welche der folgenden Aussagen ist aus dem Text ableitbar?

    I. Im Zytoplasma ist eine höhere Konzentration an RAN-GDP als im Zellkern.
    II. Proteine mit der Signalsequenz NLS können uneingeschränkt zwischen Zellkern und Zytoplasma hin und her transportiert werden.
    III. Wenn durch eine Mutation das GAP seine Funktion verliert, kann das zu einem verminderten Proteintransport in den Zellkern führen.

    A) Nur Aussage I.
    B) Nur Aussage I, II.
    C) Nur Aussage II.
    D) Nur Aussage I und III.
    E) Nur Aussage III.

42. Die spinale Muskelatrophie (SMA) ist eine vererbbare neurodegenerative Erkrankung der motorischen Motorzellen im Vorderhorn des Rückenmarks. Sie tritt beim Menschen eher selten auf. Die SMA kann anhand von Schweregrad und Manifestationsalter in vier Grade eingeteilt werden. Die SMA Typ I, welche auch als Morbus Werdnig-Hoffmann oder akute infantile SMA bezeichnet wird, tritt bereits in den ersten 6 Lebensmonaten in Erscheinung. Die betroffenen Kinder zeigen eine generalisierte Muskelschwäche in Folge einer muskulären Hypotonie. Die Patienten können nicht selbstständig sitzen und haben aufgrund der schwach ausgeprägten Interkostalmuskulatur Probleme beim Atmen. Ohne Behandlung ist die Lebenserwartung dieser Kinder stark eingeschränkt. Bei SMA Typ II manifestiert sich die Erkrankung meist im Bereich des ersten Lebensjahres. Die Muskelschwäche ist besonders schwer an den unteren Extremitäten ausgeprägt, wobei eine Atrophie der Oberschenkelmuskulatur besonders auffallend ist. Im fortgeschrittenen Alter können die betroffenen Kinder zwar sitzen, jedoch nicht selbstständig stehen oder gehen. Die Lebenserwartung liegt bei etwa 10 bis 20 Jahren. SMA Typ III wird auch als Morbus Kugelberg-Welander oder juvenile SMA bezeichnet. Die Erkrankung tritt zwischen dem 18. Lebensmonat und dem 30. Lebensjahr auf. Hier lässt sich die Erkrankung noch weiter differenzieren. SMA Typ IIIa beginnt vor dem 3. Lebensjahr, Typ IIIb erst danach. Die Muskelschwäche ist bei den Patienten nur leicht ausgeprägt. Die Lebenserwartung ist kaum eingeschränkt. Die SMA Typ IV (adulte SMA) beginnt erst nach dem 30. Lebensjahr. Die Muskelschwäche betrifft zu Beginn vor allem die untere Extremität (Bein- und Hüftmuskulatur), im Verlauf der Erkrankung dann aber auch den Oberkörper. Die Symptomatik ähnelt der SMA Typ III, wobei die Muskelschwäche nochmal geringer ausgeprägt ist. Die Lebenserwartung ist nicht eingeschränkt. Ursächlich für SMA sind Mutationen in verschiedenen Genen. Eines der betroffenen Gene kodiert für das Protein SMN1 (survival motor neuron 1) welches für die Funktion von Motoneuronen im Rückenmark und Hirnstamm von Bedeutung ist. Die Schwere der Krankheit hängt auch von der Anzahl der funktionsfähigen SMN2-Kopien ab, deren Expression wahrscheinlich die fehlende Funktion des defekten SMN1 (teilweise) kompensieren kann. Während Patienten mit schwereren Verläufen (Typ I) meist nur ein bis zwei SMN2-Kopien tragen, lassen sich bei Patienten der milderen SMA vom Typ II und III sehr häufig mehrere SMN2-Kopien finden.

Welche der folgenden Aussage ist dem Text zufolge richtig?

A) Die Erkrankung SMA geht mit einer eingeschränkten Lebenserwartung einher.
B) SMN2-Mutationen sind die Ursache für SMA.
C) Ein Patient kann sowohl von SMA Typ IIIa als auch IIIb betroffen sein.
D) SMA Typ III und Typ IV werden nur durch den Zeitpunkt der Erkrankung unterschieden.
E) Nur bei einem Typ der SMA können die Patienten nicht selbstständig sitzen.

Bitte umblättern und direkt weiterarbeiten

43. Der De-Ritis-Quotient beschreibt das Verhältnis zwischen Aspartat-Aminotransferase (ASAT) und Alanin-Aminotransferase (ALAT). Die Werte werden im Blut gemessen. Mithilfe des De-Ritis-Quotienten kann die Schwere eines Leberschadens bewertet werden. ALAT befindet sich im Zytoplasma der Leberzellen. ASAT befindet sich hingegen in den Mitochondrien der Leberzellen, aber auch der Skelett- und Herzmuskulatur. Der Zytoplasmainhalt einer Zelle wird bereits bei einer leichten Schädigung in das Blut freigesetzt. Der Inhalt der Mitochondrien wird allerdings erst bei einer schwereren Schädigung freigesetzt.

Welche der folgenden Aussagen ist aus dem Text ableitbar?

I. Durch Analyse des De-Ritis-Quotienten kann festgestellt werden, ob ein Patient einen Leberschaden hat oder nicht.
II. Bei einem schweren Leberschaden ist der De-Ritis-Quotient erhöht.
III. Ein Niedergang von Herzmuskelzellen infolge eines Myokardinfekts könnte zu einem erhöhten De-Ritis-Quotienten führen.
IV. Bei einer leichten Schädigung der Leberzellen ist ein erniedrigter De-Ritis-Quotient zu erwarten.

A) Alle vier Aussagen.
B) Nur Aussage III und IV.
C) Nur Aussage I, III und IV.
D) Nur Aussage II, III und IV.
E) Nur Aussage III.

44. Die Haut ist das größte Organ des Menschen. Sie schützt den Organismus vor Krankheitserregern, spielt eine entscheidende Rolle in der Temperaturregulation und ermöglicht den Tastsinn.
Makroskopisch lässt sich die Haut unterteilen in Felderhaut und Leistenhaut. Letztere findet sich nur an den Innenflächen der Hände und den Fußsohlen. Hier kommen nur Schweißdrüsen, jedoch keine Talg- oder Duftdrüsen vor.
Mikroskopisch lässt sich die Haut in verschiedene Schichten einteilen, welche sich in ihrem histologischen Aufbau unterscheiden. Oberflächlich liegt die Kutis, darunter die Subkutis. Die Kutis lässt sich noch weiter untergliedern in die Epidermis (oberflächlich) und Dermis. Der am häufigsten vorkommende Zelltyp innerhalb der Epidermis ist der Keratinozyt, welcher etwa 90 % der Zellen ausmacht. Zudem findet man hier noch Melanozyten, Langerhans-Zellen und Merkel-Zellen. Die Epidermis enthält keine Gefäße. Bei der Dermis lässt sich das Stratum papillare und das Stratum reticulare unterscheiden. Letzteres besteht hauptsächlich aus straffem Bindegewebe. Zudem lassen sich hier Haarfollikel, Tastrezeptoren, Immunzellen sowie Blut- und Lymphgefäße finden. Das Stratum papillare besteht überwiegend aus lockerem Bindegewebe. Auch hier finden sich Abwehrzellen und Tastrezeptoren sowie kleine Blutgefäße.

Welche der folgenden Aussagen lässt sich <u>nicht</u> aus dem Text ableiten?

A) In der Dermis befinden sich Blutgefäße.
B) Die Subcutis liegt unterhalb der Dermis.
C) Stratum reticulare und Stratum papillare sind vom histologischen Aufbau identisch.
D) Die Dermis besteht größtenteils aus Bindegewebe.
E) Stratum reticulare und Stratum papillare gehören zur Dermis.

Bitte umblättern und direkt weiterarbeiten

45. Der Pupillenreflex ermöglicht dem Auge einen schnellen Schutz vor starker Blendung, in dem die Pupille bei Beleuchtung verengt werden kann. Bei der Beleuchtung eines Auges verengt sich nicht nur die beleuchtete Pupille (direkte Lichtreaktion), sondern auch die Pupille der Gegenseite (konsensuelle Lichtreaktion). Die Rezeptoren für den Pupillenreflex sind spezialisierte, lichtempfindliche Ganglienzellen der Netzhaut. Die Axone dieser Ganglienzellen sind Teil des Nervus opticus, welcher durch den Canalis opticus zum Chiasma opticum zieht. An dieser Stelle kreuzen die aus der nasalen Retinahälfte (innen) stammenden Fasern zur Gegenseite. Die aus der temporalen Retinahälfte (außen) stammenden Fasern kreuzen nicht auf die Gegenseite. Aus dem Chiasma opticum tritt dann ein linker und ein rechter Tractus opticus hervor. Der linke Tractus opticus enthält also die ungekreuzten Fasern der linken temporalen Retinahälfte und die gekreuzten Fasern der rechten nasalen Retinahälfte. Die für den Pupillenreflex relevanten Fasern zweigen dann ab in die Area praetectalis, welche im Zwischenhirn liegt. Dort wird die Information verarbeitet. Von dort aus verläuft dann eine pupillenverengende Bahn über den Edinger-Westphal-Kern als Nervus oculomotorius zum M. sphincter pupillae, welcher die Pupille verengt.

Welche Kombination aus Läsion und Ausfallmuster passt zusammen?

A) Schädigung des Nervus opticus auf der linken Seite, Beleuchtung links: keine Pupillenverengung links, aber Pupillenverengung rechts.
B) Schädigung des Nervus oculomotorius auf der rechten Seite, Beleuchtung rechts: Pupillenverengung links, keine Pupillenverengung rechts, Beleuchtung links: Pupillenverengung auf beiden Seiten.
C) Schädigung des Nervus opticus auf der rechten Seite, Beleuchtung links: Pupillenverengung links und rechts.
D) Schädigung des Nervus opticus auf der linken Seite, Beleuchtung rechts: keine Pupillenverengung links und rechts.
E) Schädigung des Nervus opticus auf der rechten Seite, Beleuchtung links: Pupillenverengung links und rechts, Beleuchtung rechts: Pupillenverengung rechts, keine Pupillenverengung links.

46. Die menschliche Zellmembran besteht aus einer Lipiddoppelschicht, in die verschiedene Membranproteine ein- oder angelagert sind. Die Membranlipide lassen sich in drei Gruppen aufteilen: die Phospholipide, die Glykolipide und das Cholesterin. Die Phospholipide machen den Großteil der Membran aus. Wie ihr Name schon vermuten lässt, haben sie alle eine Phosphatgruppe. Diese trägt in der Regel einen weiteren Substituenten, beispielsweise Serin, Ethanolamin oder Cholin. Es können zwei Arten von Phospholipiden unterschieden werden, die jeweils ein unterschiedliches Grundgerüst besitzen.
Die Glycerophospholipide haben als Grundgerüst ein Glycerin, die Sphingophospholipide ein Sphingosin. Glycerin ist ein dreiwertiger Alkohol mit drei Kohlenstoffatomen. Zwei der drei Hydroxygruppen des Glycerins sind mit hydrophoben Fettsäuren verestert, die dritte mit der hydrophilen Phosphatgruppe. Das Sphingosin hingegen ist ein einfach ungesättigter Aminoalkohol, welcher aus 18 Kohlenstoffatomen (Kohlenstoffatom=C-Atom), einer Aminogruppe und zwei Hydroxygruppen besteht. Bei einem Sphingophospholipid hat das Sphingosin über seine Aminogruppe eine Fettsäure gebunden und ist mit einer hydrophilen Phosphatgruppe verestert. Den Verbund aus Sphingosin und Fettsäure bezeichnet man als Ceramid.
Das Cholesterin hat 27 C-Atome und ist nur wenig amphiphil, da es nur eine Hydroxygruppe besitzt. Das starre Ringsystem des Cholesterins behindert den Fluss der Lipidschicht, macht diese also fester und unbeweglicher.

Welche der folgenden Aussagen lässt sich aus dem Text ableiten?

A) Ein Sphingophospholipid hat 18 C-Atome.
B) Glycerophospholipide gehören zu den Glykolipiden.
C) Ein Ceramid, welches mit einer Phosphatgruppe verestert ist, ist ein Sphingophospholipid.
D) Nicht alle Phospholipide haben eine Phosphatgruppe, sie können auch eine Phosphorgruppe haben.
E) Es gibt drei Arten von Phospholipiden.

Bitte umblättern und direkt weiterarbeiten

47. Die DNA ist aus vier verschiedenen Desoxyribonukleotiden aufgebaut. Ein Nukleotid besteht immer aus einer Base, einem Zucker und einer oder mehreren Phosphatgruppen. Anhand der Art ihrer Base können die Nukleotide in Purin- und in Pyrimidinnukleotide unterteilt werden. Adenin und Guanin sind die in der DNA vorkommenden Purine, Cytosin und Thymin die in der DNA vorkommenden Pyrimidine. Die Purine leiten sich von der Stammverbindung Purin ab, die ein heterobicyclisches aromatisches Amin mit vier Stickstoffatomen ist. Die Pyrimidine leiten sich von der Stammverbindung Pyrimidin ab, welche ein sechsgliedriges heterocyclisches aromatisches Amin mit zwei Stickstoffatomen ist.
Da im Organismus ständig DNA auf- und abgebaut werden muss, können auch die einzelnen Nukleotide vom Körper abgebaut werden. Beim Abbau der Purinnukleotide wird zunächst mithilfe eines Enzyms die Phosphatgruppe abgespalten. Dieses Enzym nennt man aufgrund der von ihm katalysierten Reaktion Nukleotidase. Im nächsten Schritt wird dann die Ribose von der Base getrennt durch ein Enzym namens Phosphorylase. Somit hat man nun nur noch die einzelnen Basen übrig. Diese können über weitere Reaktionen alle zur Base Hypoxanthin umgewandelt werden. Das Enzym Xanthin-Dehydrogenase kann dann aus Hypoxanthin Harnsäure herstellen. Diese wird dann über die Niere ausgeschieden. Die Harnsäure ist schlecht wasserlöslich und die physiologische Konzentration im Blut ist nahe der Löslichkeitsgrenze. Wenn im Blut eine zu hohe Konzentration an Harnsäure ist, spricht man von einer Hyperuricämie. Diese kann klinisch unauffällig sein oder zur Ablagerung von Natrium-Monourat-Kristallen in Gelenken, Schleimbeutel oder Sehnenscheiden führen, also dem Krankheitsbild der Gicht. Es lässt sich hinsichtlich der Ursache eine primäre von einer sekundären Hyperurikämie unterscheiden. Bei der primären Hyperurikämie handelt es sich um eine angeborene Störung des Purinstoffwechsels. Dabei können zum Beispiel die Auf- und Abbauwege der Purinnukleotide betroffen sein, aber auch die Harnsäureausscheidung über die Niere kann betroffen sein. Bei einer sekundären Hyperuricämie ist die erhöhte Harnsäurekonzentration Folge einer anderen Grunderkrankung. Als Beispiel ist hier vermehrter Zelltod durch Leukämien oder Chemotherapie zu nennen oder auch eine verringerte Nierenleistung bei chronischen Nierenerkrankung oder Nierenvergiftung.

Welche der folgenden Aussagen lässt sich aus dem Text ableiten?

A) Das Enzym Phosphorylase spaltet die Phosphatgruppe ab.
B) Einer Hyperuricämie führt immer zur Gicht.
C) Ein gestörter Purinnukleotidaufbau ist ein Beispiel für eine primäre Hyperuricämie.
D) Die DNA besteht überwiegend aus Purinen, aber auch aus Pyrimidinen.
E) Beim Purinnukletoidabbau werden Cytosin und Thymin zu Hypoxanthin und dann weiter zu Harnsäure abgebaut.

48. Der Rinne- und der Weber-Versuch sind zwei Standardtests der Hals-Nasen-Ohren-Heilkunde, mit denen sich Hörstörungen genauer untersuchen lassen.
Beim Weber-Versuch wird der Fuß einer schwingenden Stimmgabel dem Patienten auf die Mitte des Schädels gesetzt. Bei normaler oder beidseitig gleich eingeschränkter Hörfähigkeit nimmt der Patient den Ton auf beiden Seiten gleich laut wahr. Bei einer einseitigen Innenohr-Schwerhörigkeit wird der Ton auf der gesunden Seite lauter gehört. Man spricht in so einem Fall von einer Lateralisation. Wenn ein Patient den Ton rechts lauter wahrnimmt als links, handelt es sich um eine Lateralisation nach rechts. Bei einer Innenohr-Schwerhörigkeit handelt es sich um eine Schallempfindungsstörung.
Beim Vorliegen einer Störung der Schallleitung (Mittelohr-Schwerhörigkeit) wird der Ton auf der kranken Seite lauter gehört. Die genauen Gründe hierfür sind nicht geklärt. Eine mögliche Ursache dafür ist, dass der Schall auf der betroffenen Seite nicht so gut entweichen kann. Hierfür spricht, dass, wenn sich normalhörende Personen sich beim Weber-Versuch ein Ohr zuhalten, der Ton auf dieser Seite lauter wahrgenommen wird.
Beim Rinne Versuch wird eine schwingende Stimmgabel auf den Processus mastoideus, einem Knochenfortsatz hinter der Ohrmuschel, aufgesetzt. Der Patient hört dadurch einen Ton. Sobald dieser Ton gerade nicht mehr zu hören ist, wird die Stimmgabel schnell vor den äußeren Gehörgang gehalten. Bei normaler Schallleitung im Mittelohr wird dann die Schwingung der Stimmgabel über Luftleitung wieder wahrgenommen. In diesem Falle spricht man von Rinne-positiv. Wenn die Fortleitung des Schalls im Mittelohr gestört ist, sind die Schwellen für einen Höreindruck über die Knochenleitung und die Luftleitung annähernd gleich. Das heißt, dass nach Verschwinden der Tonempfindung über die Knochenleitung die vor das Ohr gehaltene Stimmgabel vom Patienten nicht mehr gehört werden kann. Man spricht in diesem Falle von Rinne-negativ.

Welche der folgenden Aussagen lässt sich aus dem Text ableiten?

A) Beim Weber-Test lässt sich klären, ob es sich um eine Schalleitungs- oder eine Schallempfindungsstörung handelt.
B) Wenn der Patient beim Weber-Test eine Lateralisation nach rechts und der Rinne-Test rechts positiv ist, spricht das für eine Innenohrschwerhörigkeit links.
C) Wenn der Patient beim Weber-Test eine Lateralisation nach links hat und der Rinne-Test rechts negativ ist, spricht das für eine Störung der Schallleitung rechts.
D) Wenn der Ton beim Weber-Test rechts leiser gehört wird und der Rinne-Test links negativ ist, spricht das für eine Innenohrschwerhörigkeit rechts.
E) Wenn der Ton beim Weber-Test auf beiden Seiten gleich laut gehört wird und der Rinne-Test auf beiden Seiten positiv ist, hat der Patient eine Innenohrschwerhörigkeit auf beiden Seiten.

Nicht umblättern! Warten Sie auf ein Zeichen ihres Testleiters! STOP!

Schlauchfiguren

Bearbeitungszeit: 15 Minuten

Im folgenden Untertest soll Ihr räumliches Vorstellungsvermögen geprüft werden.
Bei jeder Aufgabe finden Sie zwei Fotografien eines Würfels vor. In diesem sind verschiedene Kabel und Drähte enthalten.
Die linke Abbildung zeigt den Würfel in der Frontansicht, also von vorne. Auf dem rechten Bild ist derselbe Würfel erneut abgebildet, jedoch aus einer anderen Perspektive. Zur Auswahl stehen rechts (r), links (l), oben (o), unten (u) oder hinten (h). Ihre Aufgabe ist es zu klären, aus welcher Perspektive das rechte Bild fotografiert worden ist.

Beispielaufgabe:

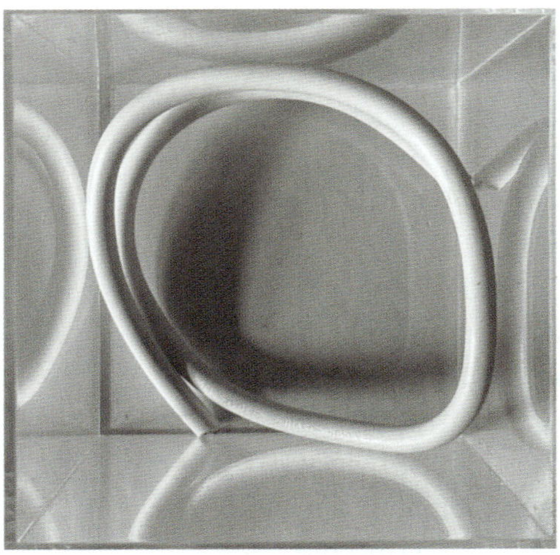

Aufnahme von vorne

(A): **r**
(B): **l**
(C): **u**
(D): **o**
(E): **h**

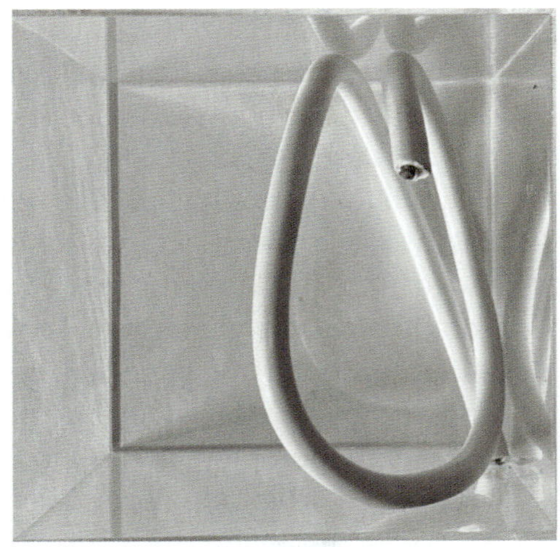

Aufnahme von ...?

Das rechte Bild zeigt den Würfel von rechts, also muss auf dem Antwortbogen (A) markiert werden.

49)

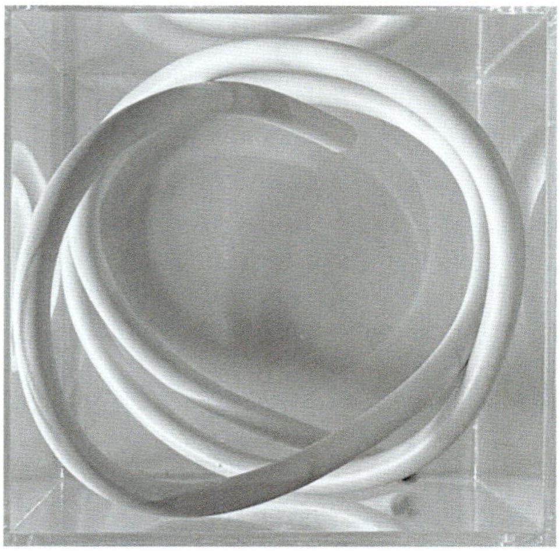

(A): r
(B): l
(C): u
(D): o
(E): h

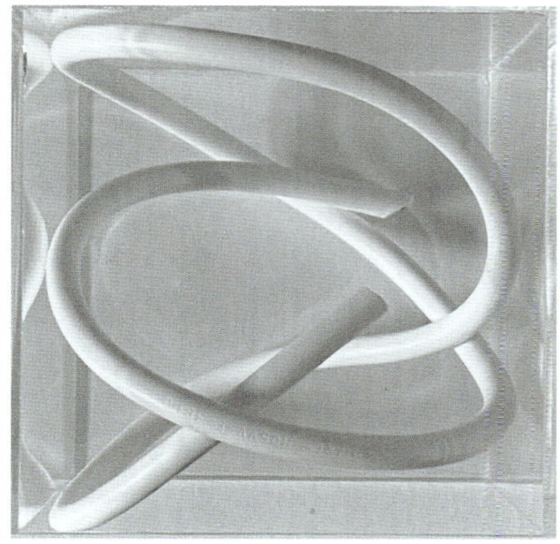

50)

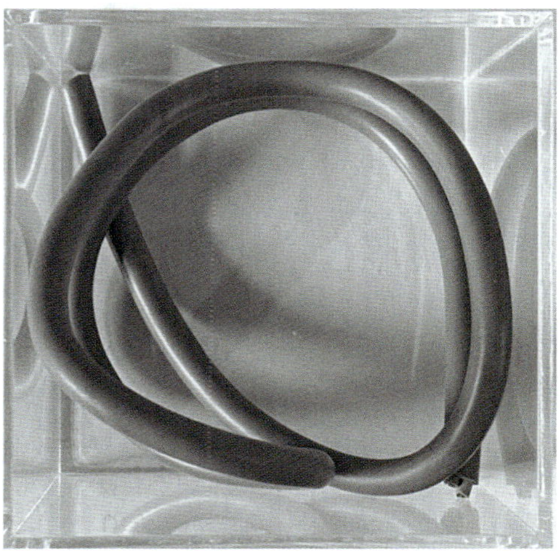

(A): r
(B): l
(C): u
(D): o
(E): h

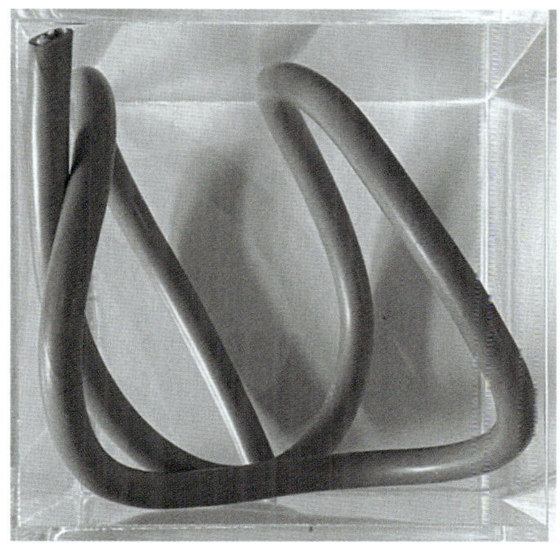

51)

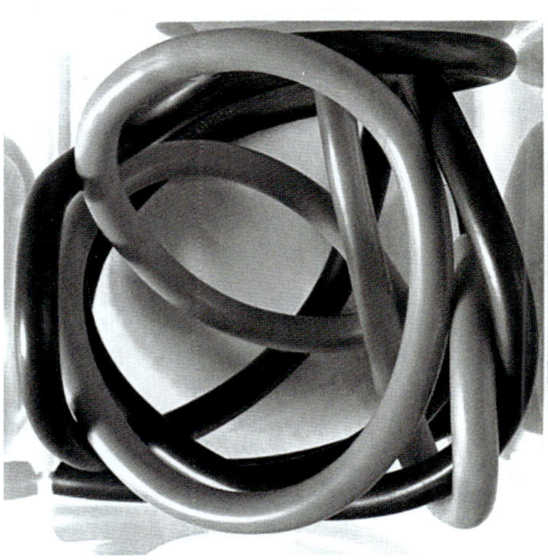

(A): r
(B): l
(C): u
(D): o
(E): h

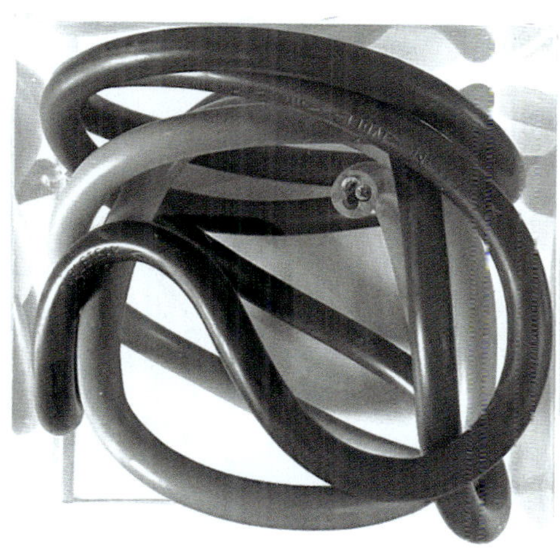

Bitte umblättern und direkt weiterarbeiten

52)

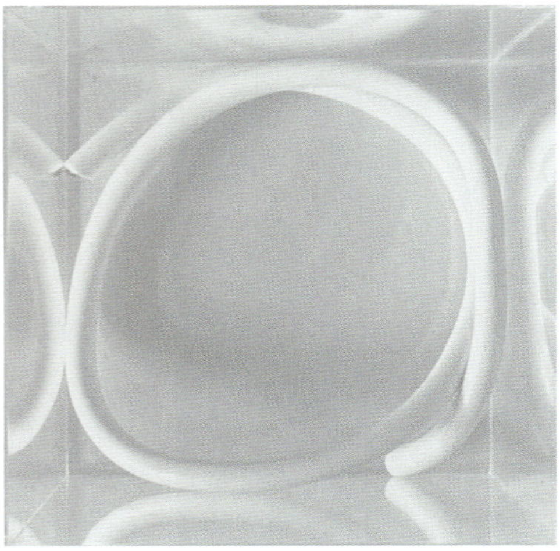

(A): r
(B): l
(C): u
(D): o
(E): h

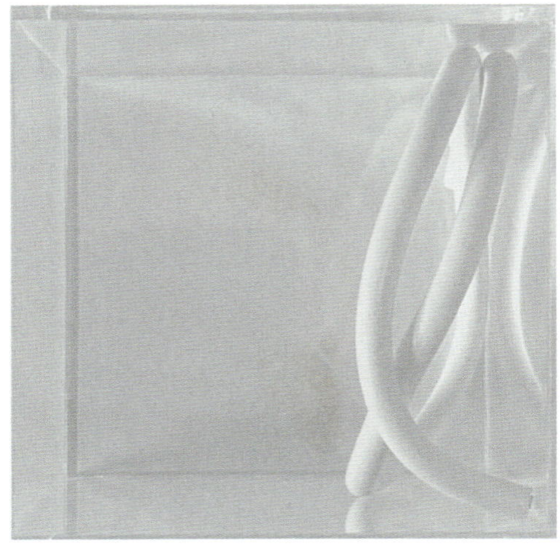

53)

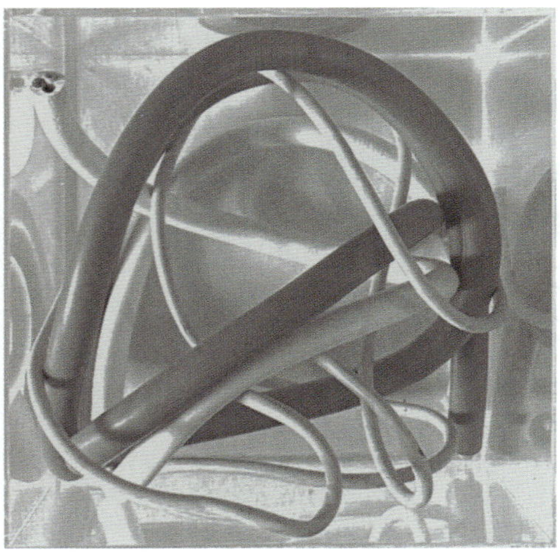

(A): r
(B): l
(C): u
(D): o
(E): h

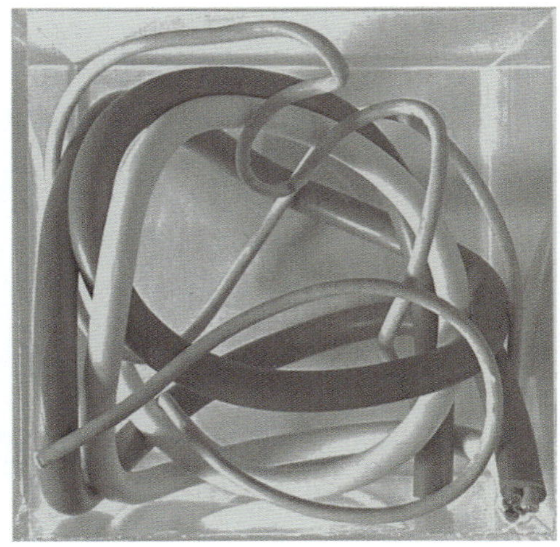

54)

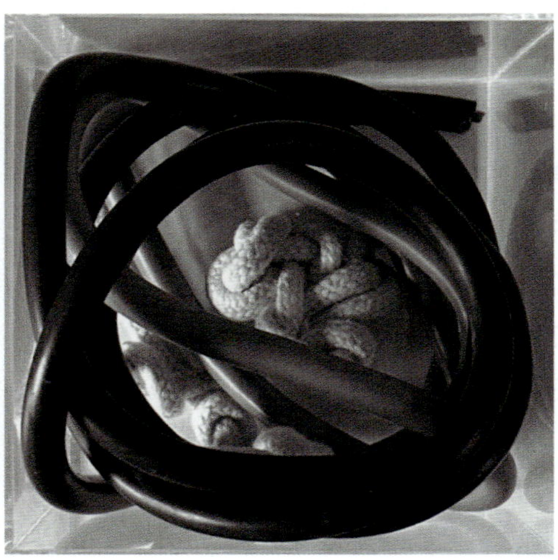

(A): r
(B): l
(C): u
(D): o
(E): h

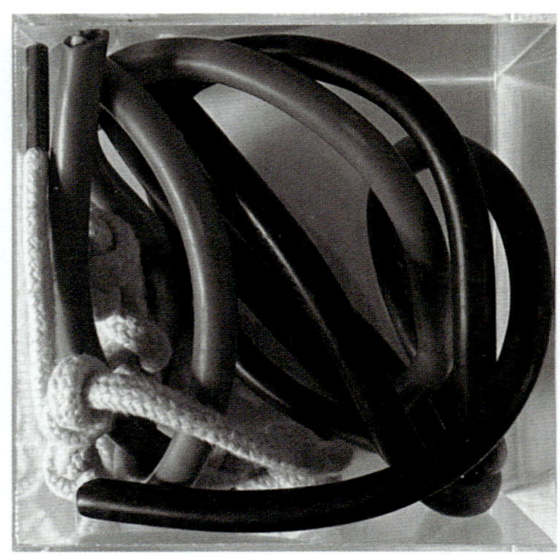

55)

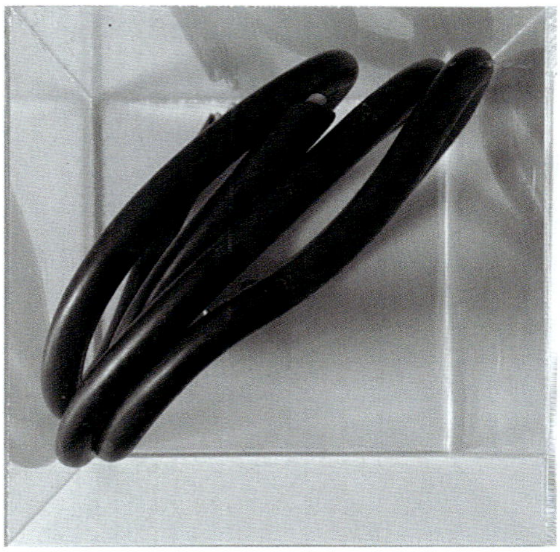

(A): r
(B): l
(C): u
(D): o
(E): h

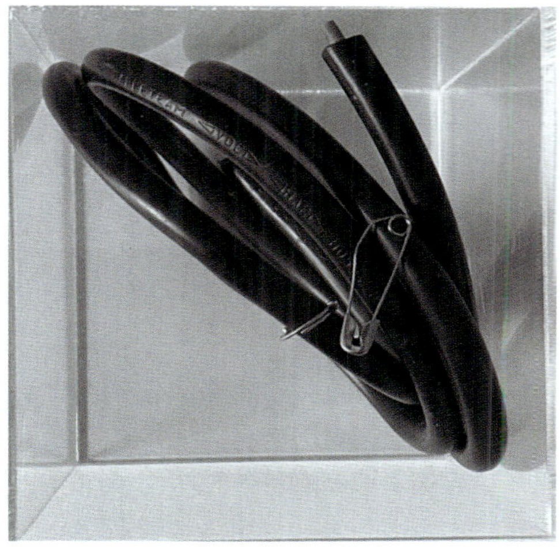

56)

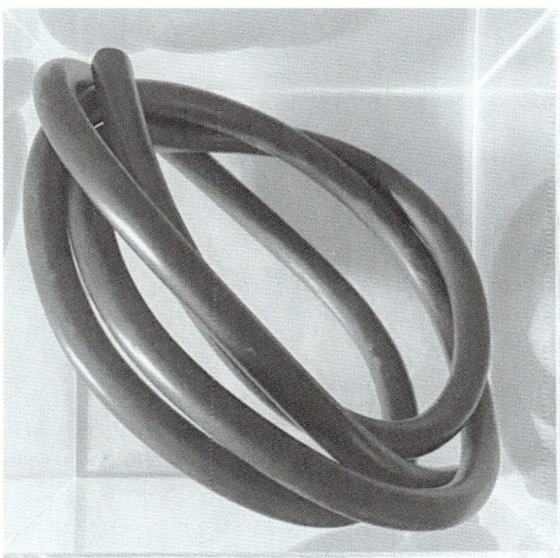

(A): r
(B): l
(C): u
(D): o
(E): h

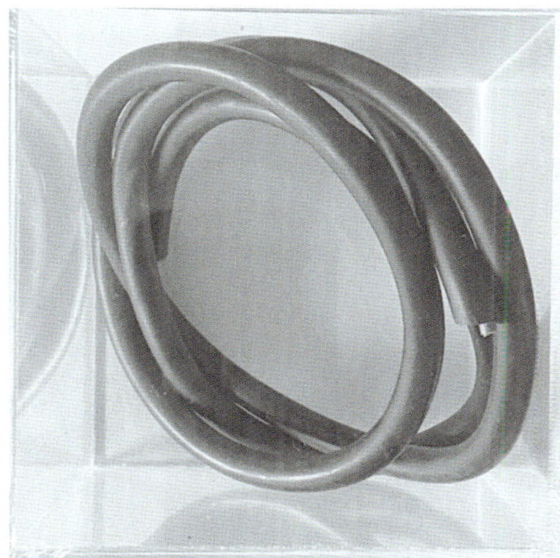

57)

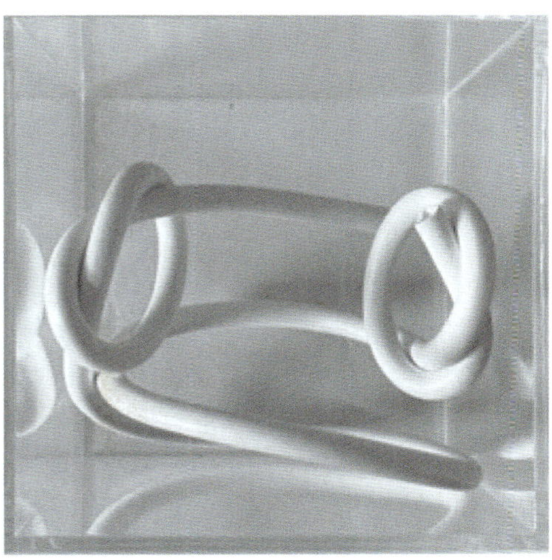

(A): r
(B): l
(C): u
(D): o
(E): h

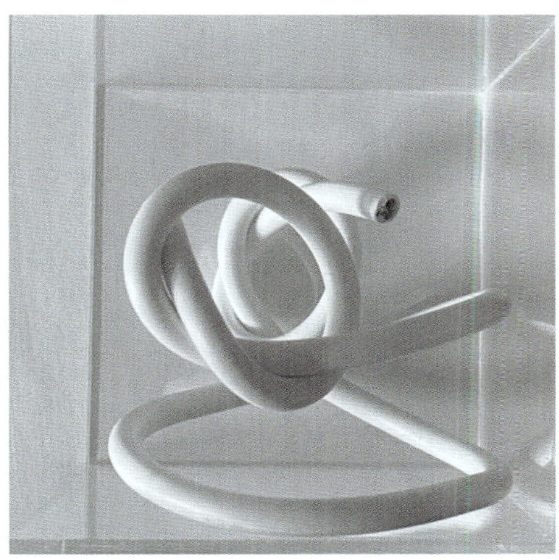

Bitte umblättern und direkt weiterarbeiten

58)

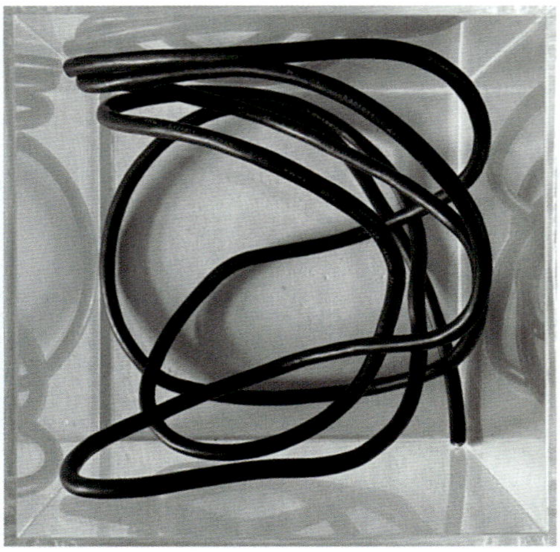

(A): r
(B): l
(C): u
(D): o
(E): h

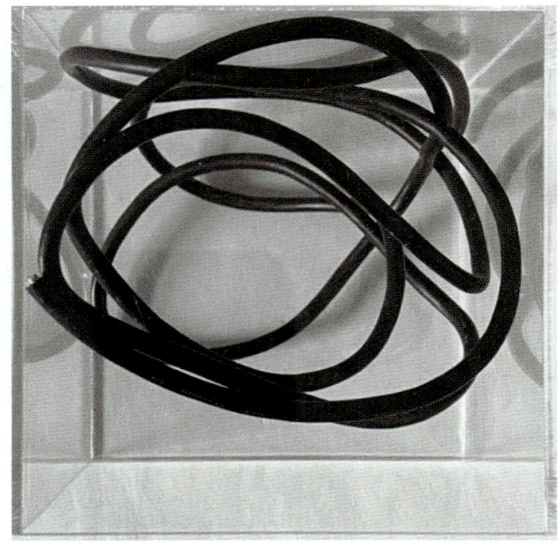

59)

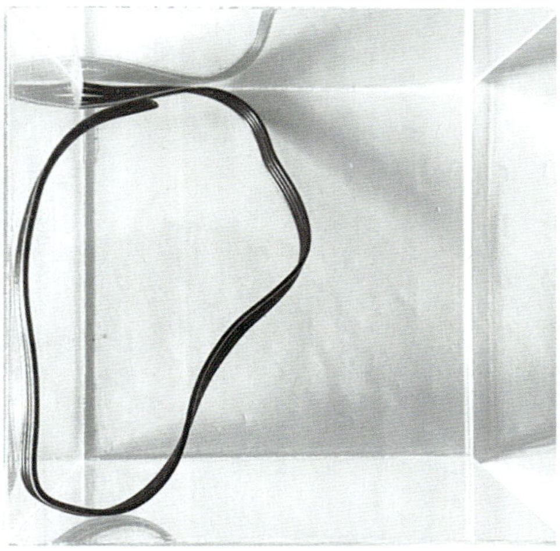

(A): r
(B): l
(C): u
(D): o
(E): h

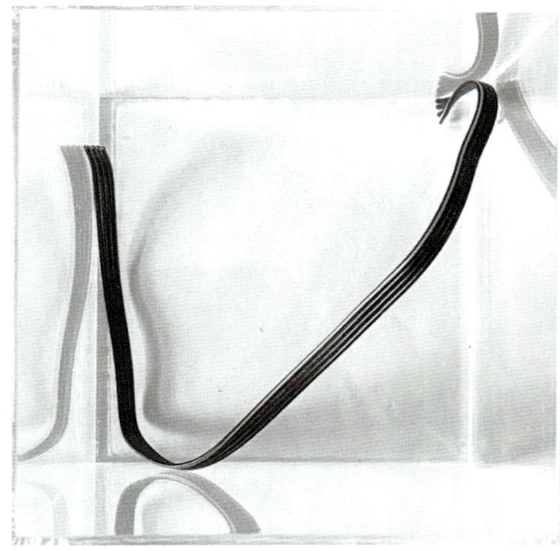

60)

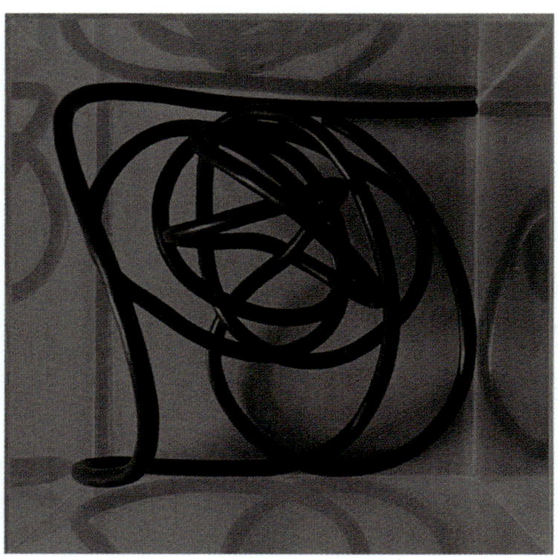

(A): r
(B): l
(C): u
(D): o
(E): h

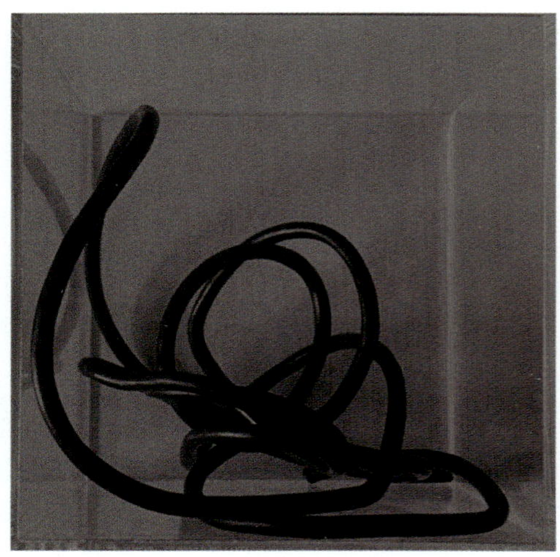

61)

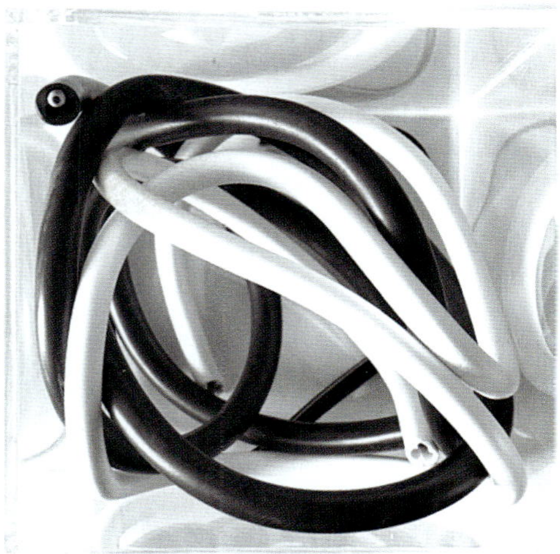

(A): r
(B): l
(C): u
(D): o
(E): h

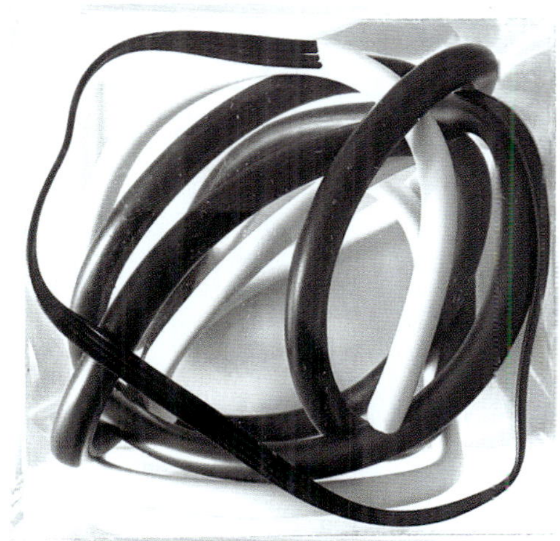

62)

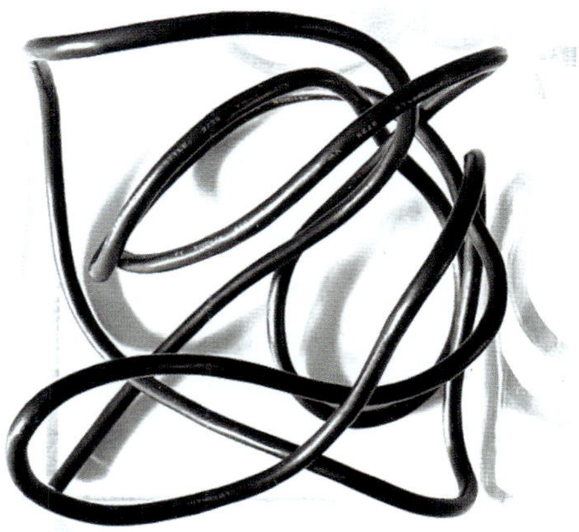

(A): r
(B): l
(C): u
(D): o
(E): h

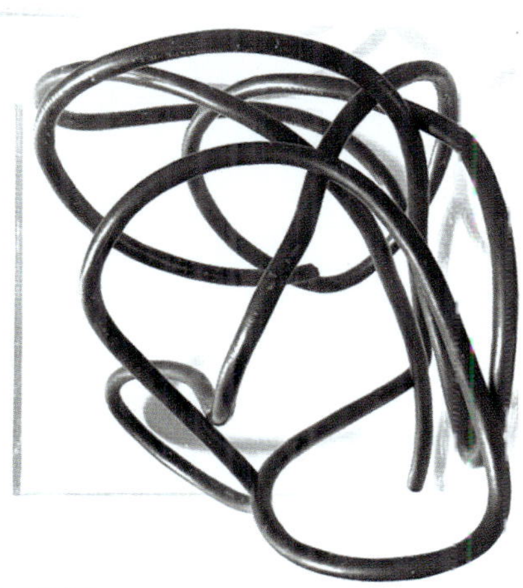

63)

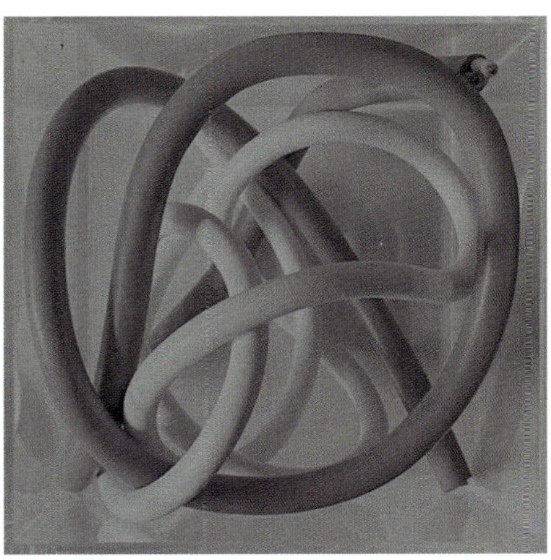

(A): r
(B): l
(C): u
(D): o
(E): h

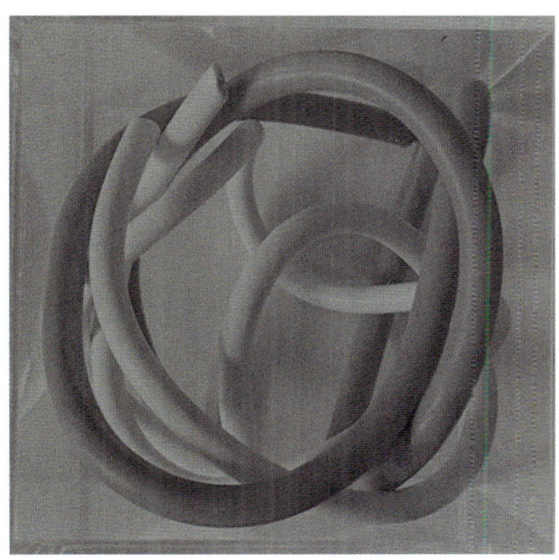

Bitte umblättern und direkt weiterarbeiten

64)

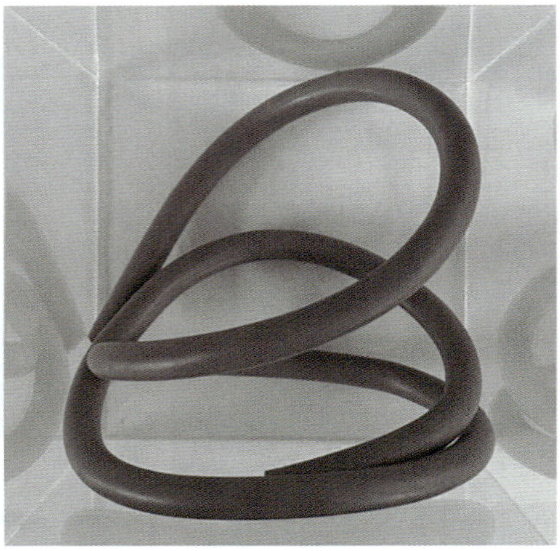

(A): r
(B): l
(C): u
(D): o
(E): h

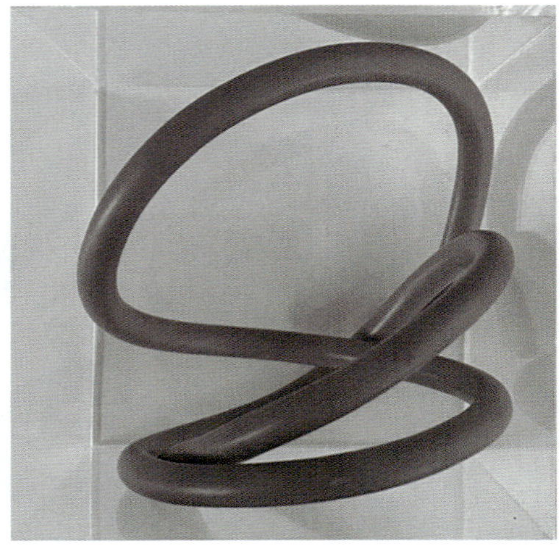

65)

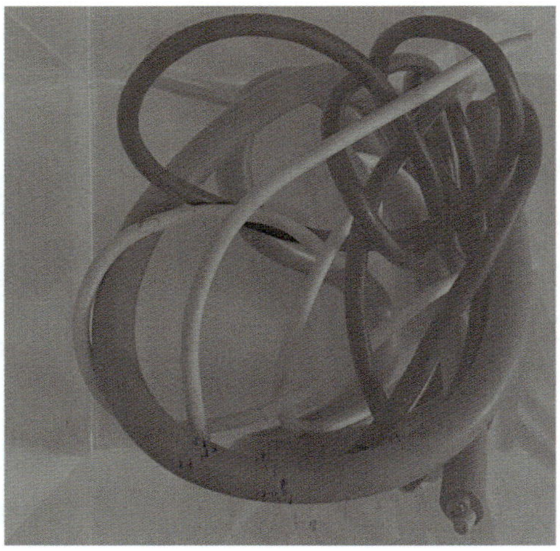

(A): r
(B): l
(C): u
(D): o
(E): h

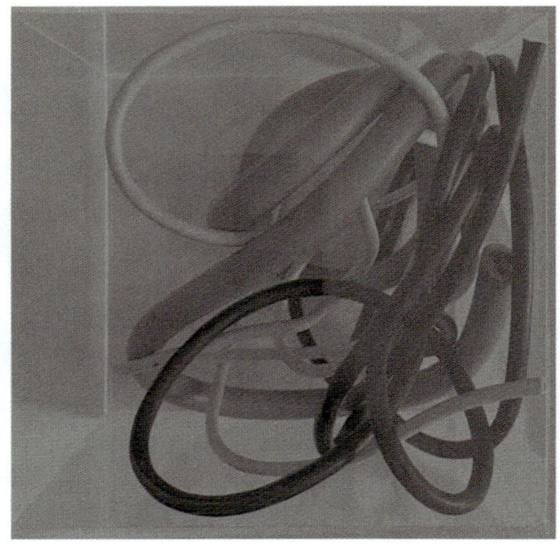

66)

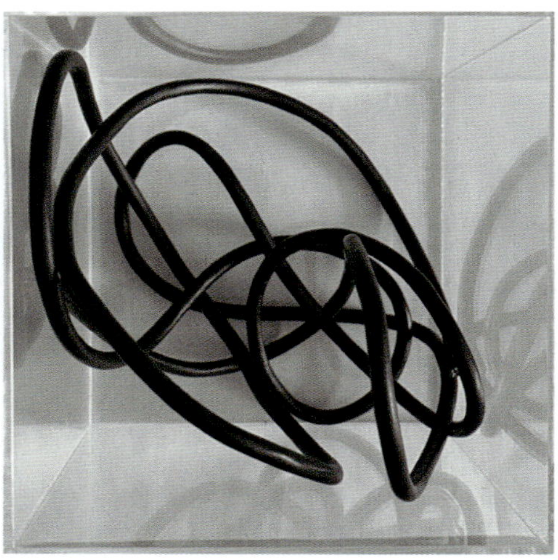

(A): r
(B): l
(C): u
(D): o
(E): h

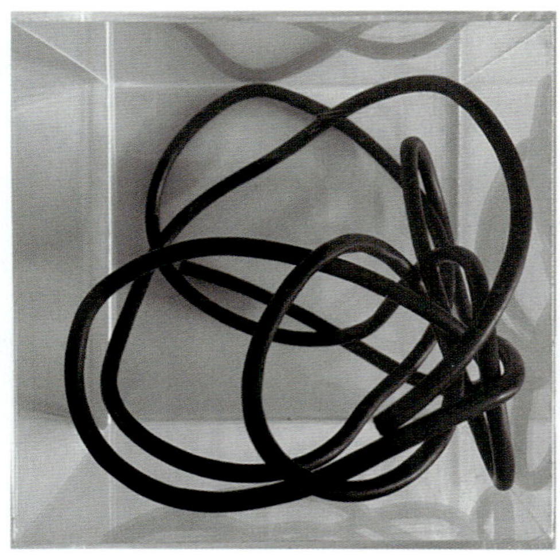

67)

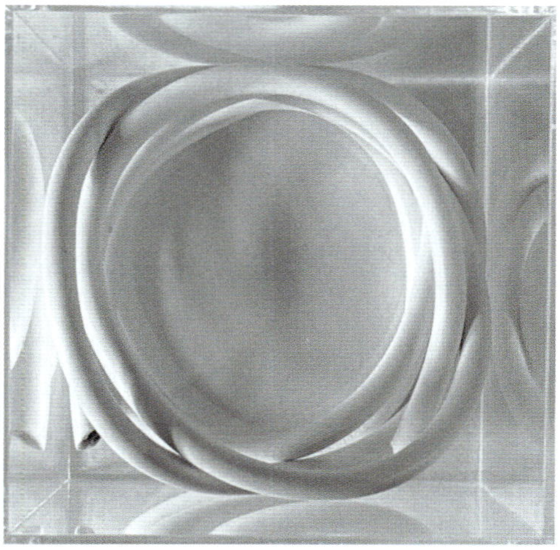

(A): r
(B): l
(C): u
(D): o
(E): h

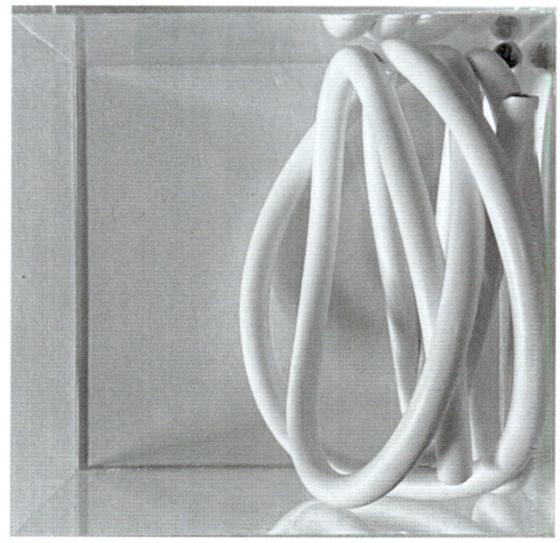

68)

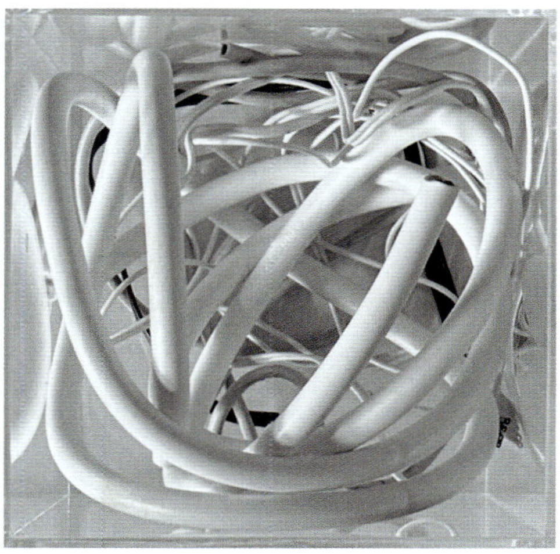

(A): r
(B): l
(C): u
(D): o
(E): h

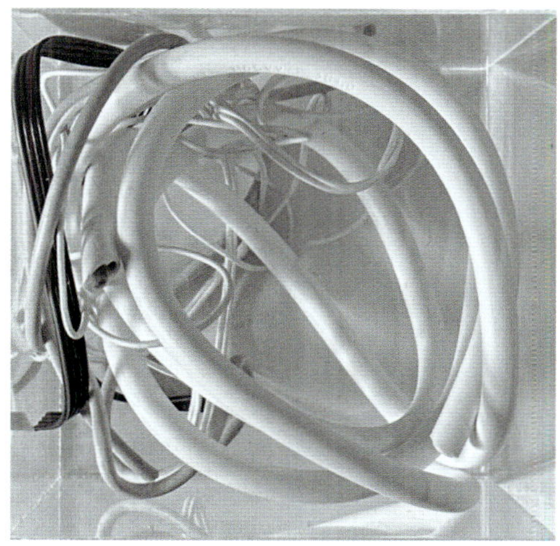

69)

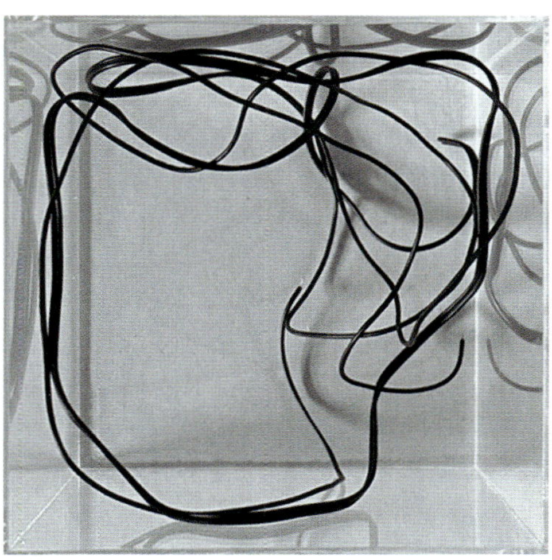

(A): r
(B): l
(C): u
(D): o
(E): h

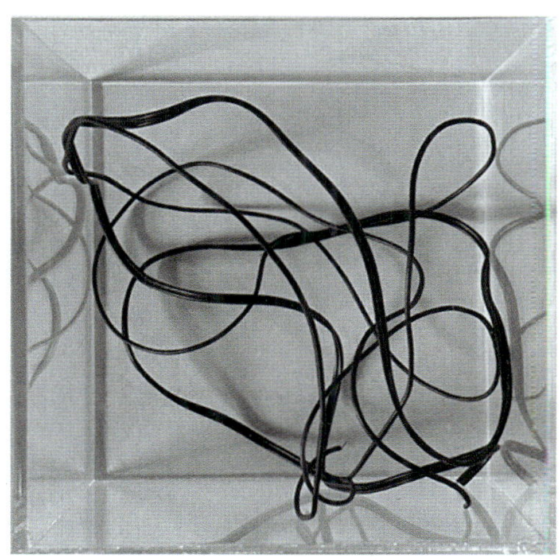

Bitte umblättern und direkt weiterarbeiten

70)

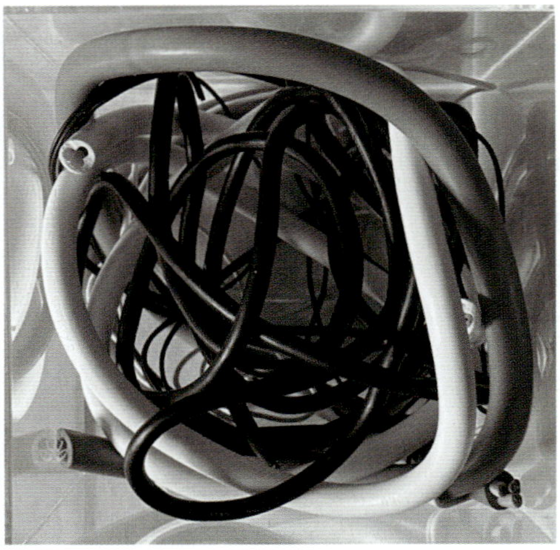

(A): r
(B): l
(C): u
(D): o
(E): h

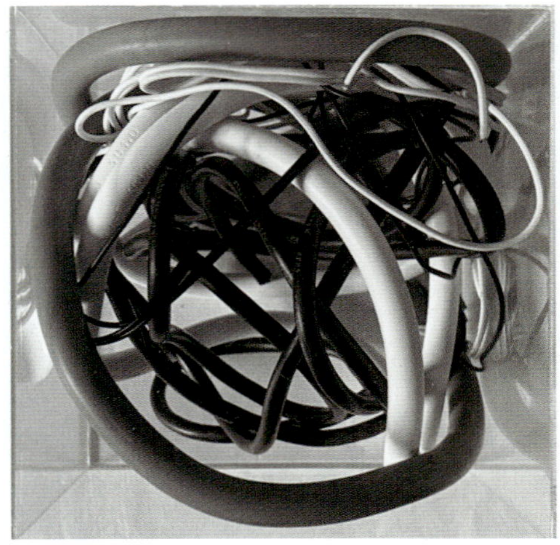

71)

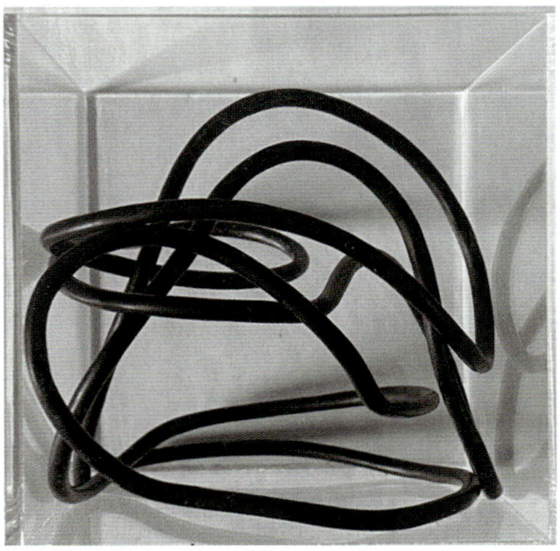

(A): r
(B): l
(C): u
(D): o
(E): h

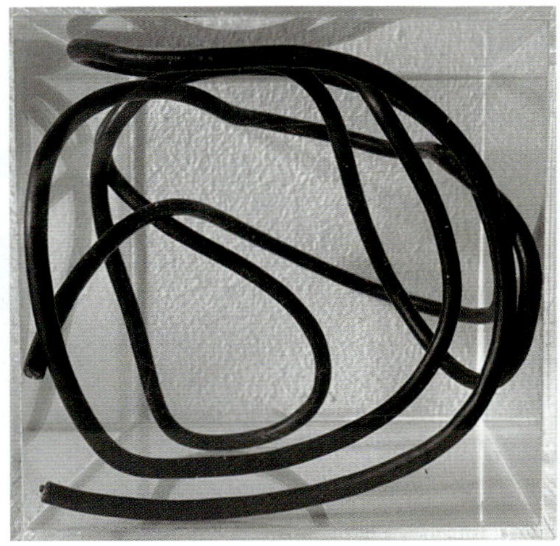

72)

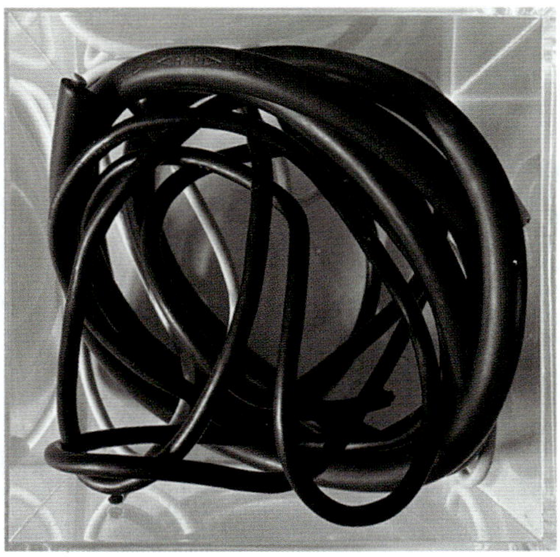

(A): r
(B): l
(C): u
(D): o
(E): h

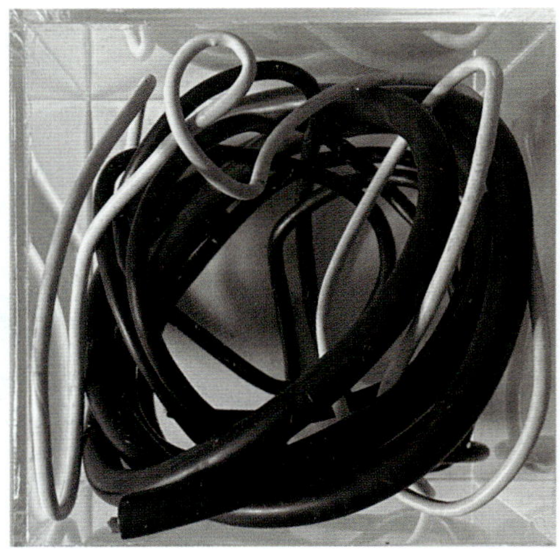

Nicht umblättern! Warten Sie auf ein Zeichen ihres Testleiters!

STOP!

Quantitative und formale Probleme

Bearbeitungszeit: 60 Minuten

Die folgenden Aufgaben werden Ihr logisches Denken sowie Ihre mathematischen Fähigkeiten prüfen.
Markieren Sie für die jeweilige Aufgabe den im Sinne der Aufgabenstellung richtigen Lösungsbuchstaben.

73. Im Labor soll eine 40%-NaCl-Lösung hergestellt werden. Hierfür sollen 1,5 Liter einer 15%-NaCl-Lösung (F1) und 2,5 Liter einer weiteren NaCl-Lösung (F2) verwendet werden.

Welche Konzentration muss F2 haben?

A) 50 %
B) 60 %
C) 55 %
D) 65 %
E) 62,5 %

74. Das Coulomb-Gesetz ist die Grundlage der Elektrostatik. Es beschreibt die Kraft zwischen zwei kugelsymmetrisch verteilten elektrischen Ladungen.

$$F = \frac{1}{4 \cdot \pi \cdot \epsilon_0} \cdot \frac{Q_1 \cdot Q_2}{r^2}$$

$F = \text{Kraft}\left[N = \frac{kg \cdot m}{s^2} = \frac{V \cdot A \cdot s}{m}\right]$; Q_1 = Ladung 1 [C = A · s]; Q_2 = Ladung 2 [C = A · s];
ϵ_0 = Elektrische Feldkonstante; r = Entfernung [m]

Welche Einheit hat die elektrische Feldkonstante?

A) $\frac{A \cdot s}{V \cdot m}$
B) $\frac{A \cdot s \cdot m}{V}$
C) $\frac{C \cdot m}{V \cdot A}$
D) $\frac{kg \cdot m}{As}$
E) Dimensionslos

Bitte umblättern und direkt weiterarbeiten

75. Ein physikalisches Gesetz mit den Variablen a, b, c und d weist folgende Zusammenhänge auf:
    I. Wenn man d verdoppelt, halbiert sich a.
    II. Wenn man b verachtfacht, halbiert sich c.
    III. Wenn man c verdoppelt, achtelt sich d.

    Bei welcher Gleichung sind alle drei Zusammenhänge erfüllt?

    A) $d \cdot c^3 = \frac{1}{a \cdot b}$
    B) $\frac{d}{a} = \frac{1}{c \cdot b^2}$
    C) $d^2 \cdot c^3 \cdot b = \frac{1}{a^2}$
    D) $\frac{d}{c^3} = \frac{1}{a \cdot b^2}$
    E) $d^2 \cdot c = \frac{1}{a \cdot b}$

76. Zwei Freunde treffen sich zum Radfahren. Da Freund 1 seine Trinkflasche vergessen hat, lässt er Freund 2 schon mal starten. Dieser fährt für die erste Stunde mit einer Geschwindigkeit von 40 km/h. Da er sich etwas übernommen hat, fährt er danach nur noch mit 20 km/h. Freund 1 startet eine Stunde später und fährt mit 32,5 km/h.

    Wie lange muss Freund 1 fahren, bis er Freund 2 eingeholt hat?

    A) 3 h und 20 min
    B) 3 h
    C) 3 h und 12 min
    D) 2,5 h
    E) 2 h 40 min

77. Auf einer Agarplatte (Fläche = 7,5 cm^2) befinden sich verschiedene Arten von Bakterien, welche gleichmäßig auf der Platte verteilt sind. Durch eine Stichprobe ist bekannt, dass sich eine Milliarde E. Coli (gramnegativ) und eine Milliarde Streptokokken (grampositiv) auf einem cm^2 der Platte befinden. Nun werden 7,5 Milliarden Pseudomonas (gramnegativ) Bakterien auf der Platte verteilt.

    Wie viele gramnegative Bakterien befinden sich auf einem mm^2 der Agarplatte?

    A) $0,2 \cdot 10^8$
    B) $1 \cdot 10^6$
    C) $7,5 \cdot 10^7$
    D) $15 \cdot 10^8$
    E) $2 \cdot 10^8$

78. Ein Blumenladen verkauft täglich 32 Blumensträuße. Der Laden bestellt pro Lieferung 480 Blumensträuße, die immer genau bis zur nächsten Lieferung ausreichen. Durch ein neues Kaufhaus in der Nähe verkauft der Blumenladen jetzt 25 % mehr Blumen.

Wie viele Tage früher als bisher muss er bei diesem gesteigerten Verkauf die neue Lieferung erhalten? Die Lieferung soll ankommen, wenn der Blumenladen keine Blumen mehr hat.

A) 12 Tage früher
B) 6 Tage früher
C) 2 Tage früher
D) 9 Tage früher
E) 3 Tage früher

79. Ein Lkw-Fahrer möchte wissen, wie lange er schon fährt. Er weiß, dass seine Fahrt insgesamt 12 h dauert und er noch doppelt so lange braucht wie 2/3 der Zeit, die er bereits fährt.

Seit wie vielen Stunden ist der Lkw-Fahrer unterwegs?

A) $5\frac{1}{7}$ h
B) 9 h
C) $5\frac{6}{7}$ h
D) 5 h
E) $4\frac{1}{3}$ h

80. In 200 ml einer Lösung befinden sich x-Teilchen Glucose. Hieraus werden 0,1 l entnommen und mit 200 ml Wasser gemischt. In diese Mischung werden nun 2x-Teilchen Glucose gegeben.

Wie viele Teilchen Glucose befinden sich in 15 ml der Lösung?

A) $\frac{x}{2}$ Teilchen

B) $\frac{x}{4}$ Teilchen

C) $\frac{x}{8}$ Teilchen

D) $\frac{x}{80}$ Teilchen

E) $\frac{x}{40}$ Teilchen

Bitte umblättern und direkt weiterarbeiten

81. Im menschlichen Körper befinden sich ca. vier bis fünf Gramm Eisen. Dieses hat eine molare Masse $\left[\frac{g}{mol}\right]$ von 55,9 g/mol. Mol ist eine Einheit für die Stoffmenge. Ein Mol entspricht $6{,}022 \cdot 10^{23}$ Teilchen.

Wie viele Teilchen Eisen befinden sich im menschlichen Körper?

A) ca. $4,3 \cdot 10^{22}$ bis $5,4 \cdot 10^{22}$
B) ca. $4 \cdot 10^{23}$ bis $5 \cdot 10^{23}$
C) ca. $12 \cdot 10^{23}$ bis $15 \cdot 10^{23}$
D) ca. $24 \cdot 10^{4}$ bis $24 \cdot 10^{5}$
E) ca. $6{,}022 \cdot 10^{22}$ bis $12{,}044 \cdot 10^{22}$

82. Pro Jahr werden auf der Welt 20 Billionen Kilowattstunden (KWh) an Strom benötigt. Heutige Photovoltaik-Anlagen können circa 200 KWh pro m^2 pro Jahr erzeugen. Dabei haben sie einen Wirkungsgrad von 20 %. Wirkungsgrad bedeutet hier, wie viel Prozent der Sonnenenergie zu nutzbarer Energie umgewandelt werden kann.

Die Oberfläche der Erde ist 500 Millionen km^2 groß.

Wie hoch muss der Wirkungsgrad von Photovoltaik-Anlagen sein, wenn der weltweite Energiebedarf mit dieser Technologie gedeckt werden soll und gleichzeitig aber nicht mehr als 0,01 % der Erdoberfläche mit Photovoltaik-Anlagen bedeckt sein darf?

A) 20 % sind ausreichend.
B) 30 %
C) 35 %
D) 40 %
E) 45 %

83. Die Induktivität einer Spule lässt sich wie folgt berechnen:

$$L = \mu_0 \cdot \mu_r \cdot \frac{A \cdot N^2}{l}$$

L = Induktivität; μ_0 = magn.Feldkonstante; μ_r = Permeabilitätszahl;
A = Fläche; N = Anzahl der Windungen; l = Länge der Spule

Welche der folgenden Aussagen über die Beziehungen zwischen den Variablen stimmt nicht?

I. Wenn eine längere Spule verwendet wird, sinkt die Induktivität.
II. Wenn sowohl die Länge der Spule als auch die Fläche verdoppelt wird, bleibt die Induktivität unverändert.
III. Wenn die Anzahl der Windungen verdoppelt wird, verdoppelt sich die Induktivität.

A) Aussage I und III.
B) Keine der drei Aussagen.
C) Aussage I und II.
D) Alle drei Aussagen.
E) Nur Aussage III.

84. Gegeben ist folgende Gleichung:

$$c^2 - \frac{1}{2}y = \sqrt[2]{d^3} \cdot 8x^3$$

Wie lautet die Gleichung, aufgelöst nach x?

A) $x = \sqrt[3]{\frac{c^2 - \frac{1}{2}y}{16} \cdot d}$

B) $x = \sqrt[2]{\frac{c^2 - \frac{1}{2}y}{16} \cdot \sqrt{d}}$

C) $x = \frac{c^2 - \frac{1}{2}y}{16} \cdot d$

D) $x = \left(c^2 - \frac{1}{2}y\right)^{\frac{1}{3}} \div \left(2\sqrt{d}\right)$

E) $x = \sqrt[3]{c^2 - \frac{1}{2}y} \div 2d$

Bitte umblättern und direkt weiterarbeiten

85. Ein Kfz-Mechaniker soll bei einem Fahrzeug die Steuerkette wechseln. Hierfür benötigt er normalerweise drei Arbeitstage (1 Arbeitstag = 8 Stunden). Jedoch helfen ihm diesmal seine beiden Auszubildenden. Da der Mechaniker den beiden Anweisungen geben muss, fällt seine Arbeitsleistung um 30 %. Die Arbeitsleistung eines Auszubildenden beträgt 40 % der eigentlichen Leistung des Kfz-Mechanikers.

In wie vielen Stunden ist die Steuerkette gewechselt?

A) 16 h
B) 12 h
C) 14 h
D) 20 h
E) 10 h

86. Der Energieerhaltungssatz ist das vermutlich wichtigste Prinzip aller Naturwissenschaften. Er besagt, dass Energie nie erzeugt oder vernichtet werden kann, sondern nur in andere Formen umgewandelt wird (z. B. von Bewegungsenergie in Wärmeenergie). Das heißt, dass die Gesamtenergie eines abgeschlossenen Systems sich nicht mit der Zeit ändert.
Mithilfe des Energieerhaltungssatzes lässt sich die Wurfhöhe eines senkrecht nach oben geworfenen Steins berechnen. Die Anfangsenergie des Steins berechnet sich aus dem Produkt der halben Masse mal dem Quadrat der Anfangsgeschwindigkeit. Die Energie des Steins an seinem höchsten Punkt berechnet sich aus dem Produkt von Masse, Ortsfaktor (ca. 10 $\frac{m}{s^2}$) und Höhe.

Wie hoch wird ein senkrecht nach oben geworfener Stein fliegen, wenn er 14,65 kg wiegt und mit einer Geschwindigkeit von 13 $\frac{m}{s}$ die Wurfhand verlässt?

A) 8,45 m
B) 8 m
C) 7,55 m
D) 9 m
E) 8,65 m

87. Glucose hat die Summenformel $C_6H_{12}O_6$. Das heißt, es besteht aus sechs Kohlenstoffatomen (C), zwölf Wasserstoffatomen (H) und sechs Sauerstoffatomen (O). Im Bezug zu einem H-Atom ist ein O-Atom 16-mal so schwer und ein Kohlenstoffatom 12-mal so schwer.

    Was entspricht dem Gewicht eines Stücks Glucose?

    A) 1224 O-Atome
    B) 204 C-Atome
    C) 76,5 C-Atome
    D) 12,24 O-Atome
    E) 180 H-Atome

88. In einem Labor werden zwei verschiedene Bakterienkulturen gezüchtet. Die Bakterien der Kultur A teilen sich alle 8 Stunden, während die Bakterien von Kultur B sich alle 6 h teilen. Beide Kulturen starten mit derselben Anzahl an Bakterien. Kultur B wird allerdings erst 20 h später als Kultur A auf den Nährboden gesetzt und kann somit auch erst später mit der Vermehrung beginnen.

    Nach wie vielen Stunden gibt es gleich viele Bakterien in der Kultur B wie in der Kultur A?

    A) 66 h
    B) 60 h
    C) 88 h
    D) 72 h
    E) 80 h

89. Das menschliche Herz hat im Vergleich zu anderen Organen des Körpers einen auffällig hohen Sauerstoffverbrauch. Es benötigt etwa 80 ml pro min. Dieser Verbrauch entspricht in etwa 10 % des Körpergesamtverbrauchs. Das Gewicht des Herzens macht allerdings nur 0,4 % des Körpergewichts aus.

    Angenommen, der ganze Körper benötigt so viel Sauerstoff wie das Herz, wie viel höher wäre dann der Gesamtverbrauch?

    A) 25-mal so groß
    B) 30-mal so groß
    C) 0,5-mal so groß
    D) 100-mal so groß
    E) 20-mal so groß

Bitte umblättern und direkt weiterarbeiten

90. Ein Unternehmen stellt Corona-Schnelltests her. Die Fixkosten, welche unabhängig von der Anzahl der produzierten Schnelltests sind, betragen 80.000 Euro im Jahr. Die Herstellung eines einzelnen Schnelltests kostet 35 Cent. Die Schnelltests werden zu einem Preis von je 1 € verkauft.

Welche der folgenden Antwortmöglichkeiten gibt die Funktion an, mit der sich der Jahresgewinn des Unternehmens in Abhängigkeit der verkauften Schnelltests berechnen lässt?

A) $f_x = 135\ ct \cdot x - 960000 \cdot 10^2 ct$
B) $f_x = 65\ ct \cdot x - 96000 \cdot 10^2 ct$
C) $f_x = 135\ ct \cdot x - 80000 \cdot 10^3 ct$
D) $f_x = 100\ ct \cdot x$
E) $f_x = 65\ ct \cdot x - 80000 \cdot 10^2 ct$

91. Das Newton'sche Gravitationsgesetz ist ein Gesetz der klassischen Physik. Es besagt, dass alle Körper aufgrund ihrer Massen aufeinander anziehende Kräfte ausüben. Diese werden als Gravitationskräfte bezeichnet. Die Richtung dieser Kräfte verläuft auf der Verbindungslinie der Schwerpunkte der beiden Körper. Der Betrag dieser Kräfte ist (wegen des Wechselwirkungsgesetzes) gleich groß. Die Gravitationskraft lässt sich wie folgt berechnen:

$$F = G \cdot \frac{m_1 \cdot m_2}{r^2}$$

$F = \text{Kraft}\,[N]$; $G = \text{Gravitationskonstante}\left[\frac{N \cdot m^2}{kg}\right]$; $m_1 = \text{Masse 1}\,[kg]$;
m_2 = Masse 2 [kg]; r = Abstand der Massen [m]

Wie verändert sich die Kraft, wenn der Abstand zwischen den Massen verdoppelt wird?

A) Steigt um 300 %
B) Sinkt um 75 %
C) Steigt um 1500 %
D) Sinkt um 50 %
E) Steigt um 1600 %

92. Mithilfe der Nernst-Gleichung lässt sich feststellen, welche Spannung zwischen zwei Halbzellen eines galvanischen Elements herrscht. In biologischen Systemen finden sich intra- und extrazellulär unterschiedliche Ionenkonzentrationen. Ist die trennende Membran für ein bestimmtes Ion selektiv permeabel, wird es entlang des Konzentrationsgradienten diffundieren. Da das Ion aber gleichzeitig geladen ist, entsteht eine Spannung. Mit der Nernst-Gleichung lässt sich die Gleichgewichtslage dieses Vorgangs beschreiben. Bei dieser Spannung fließen gleich viele Ionen in die Zelle hinein wie aus der Zelle heraus, weil sich der elektrische und der chemische Gradient ausgleichen. Tipp: Der ln von 1 ist gleich 0.

Die Nernst-Gleichung:

$$E = \frac{R \cdot T}{z \cdot F} \cdot \ln \frac{c_{außen}}{c_{innen}}$$

E = Gleichgewichtspotenzial; R = universelle Gaskonstante;
T = absolute Temperatur; z = Ionenladung; F = Faraday Konstante;
$c_{außen}$ = Ionenkonzentration außen; c_{innen} = Ionenkonzentration innen

Welche der folgenden Aussagen ist richtig?

I. Das Gleichgewichtspotenzial ist abhängig von der Temperatur.
II. Wenn die Ionenkonzentration innen und außen gleich groß ist, ist das Gleichgewichtspotenzial null.
III. Bei einer Verdopplung der Ionenkonzentration sowohl innen als auch außen bleibt das Gleichgewichtspotenzial unverändert.

A) Aussage I und III.
B) Keine der drei Aussagen.
C) Aussage I und II.
D) Alle drei Aussagen.
E) Nur Aussage III.

93. Die Leitgeschwindigkeit einer Nervenfaser ist unter anderem von der Kapazität, dem Membranwiderstand, der Temperatur und auch dem Innenwiderstand abhängig. Letzterer berechnet sich aus dem Produkt des spezifischen Widerstands p und der Länge der Nervenfaser im Verhältnis zur Querschnittsfläche. Die Querschnittsfläche berechnet sich aus dem Produkt von π und dem Quadrat des Radius.

Wie verändert sich der Innenwiderstand einer Nervenfaser, wenn der Radius halbiert wird?

A) Er halbiert sich.
B) Er verdoppelt sich.
C) Er viertelt sich.
D) Er vervierfacht sich.
E) Er bleibt unverändert, da die Werte unabhängig voneinander sind.

Bitte umblättern und direkt weiterarbeiten

94. Ein junger Mann möchte einen Marktstand eröffnen. Damit er seine Ware auch abwiegen kann, möchte er sich eine Balkenwaage und dazugehörige Gewichte kaufen. Er weiß, dass er alle ganzzahligen Gewichte zwischen 1 und 40 kg abwiegen können sollte.

Welche Gewichte sollte er für seinen Stand kaufen?

A) 1 kg, 2 kg, 5 kg, 20 kg
B) 2 kg, 3 kg, 13 kg, 22 kg
C) 1 kg, 2 kg, 9 kg, 28 kg
D) 2 kg, 4 kg, 17 kg, 24 kg
E) 1 kg, 3 kg, 9 kg, 27 kg

95. Ein Fliesenleger soll auf einer 43,5 qm^2 großen, rechteckigen Terrasse (eine Seite 6 m, die andere 7,25 m) Fliesen verlegen. Er hat dabei verschiedene Typen an Fliesen zur Auswahl. Typ 1 hat die Form eines rechtwinkligen Dreiecks, bei dem zwei Seiten eine Länge von 0,5 m haben. Typ 2 hat die Form eines Quadrats mit einer Seitenfläche von 25 cm. Typ 1 kostet 10 € pro Stück. Typ kostet 2 kostet 30 € pro Stück. Dem Auftraggeber ist es wichtig, dass die Materialkosten so gering wie möglich sind.

Wie viel muss der Auftraggeber mindestens zahlen, damit die komplette Terrasse mit Fliesen bedeckt ist?

A) 3360 €
B) 3960 €
C) 4080 €
D) 4120 €
E) 2210 €

96. Ein Tischler hat sich auf die Herstellung von zwei verschiedenen Tischen spezialisiert: Tisch 1 für 2200 € und Tisch 2 für 600 €. In seiner Arbeitszeit von 8 h 15 min kann er genau fünfmal Tisch 1 und viermal Tisch 2 bauen. Tisch 1 benötigt 20 % mehr Zeit in der Herstellung.
Durch einen neuen Kleber kann Tisch 2 nun innerhalb von 15 min gebaut werden.

Wie viele Tische kann der Tischler jetzt an einem Tag maximal herstellen, wenn er trotzdem noch mindestens einen Tisch von Typ 1 bauen will?

A) 36
B) 8
C) 12
D) 28
E) 30

Nicht umblättern! Warten Sie auf ein Zeichen ihres Testleiters!

STOP!

Mittagspause

Mittagspause

Nicht umblättern! Warten Sie auf ein Zeichen ihres Testleiters!

STOP!

Figuren lernen (Einprägephase)

Zeit der Einprägephase: 4 Minuten

In diesem Untertest wird Ihre visuelle Merkfähigkeit geprüft.
Es werden Ihnen hier 20 Figuren mit je fünf Teilflächen präsentiert. Jeweils eine dieser Teilflächen ist geschwärzt.
Beispiel:

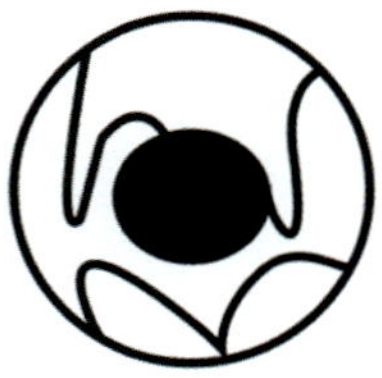

Ihre Aufgabe ist es, sich die schwarze Fläche so zu merken, dass Sie in der Reproduktionsphase angeben können, welche Teilfläche geschwärzt war. Die Figuren werden Ihnen dort in einer anderen Reihenfolge präsentiert.
Ein Beispiel aus der Reproduktionsphase:

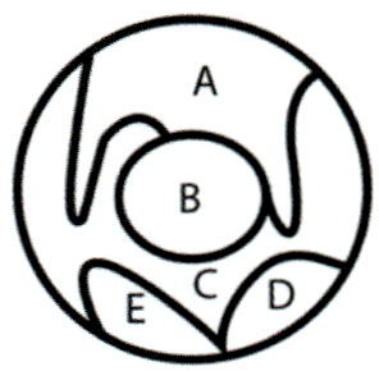

Hier wäre der richtige Lösungsbuchstabe also (B).

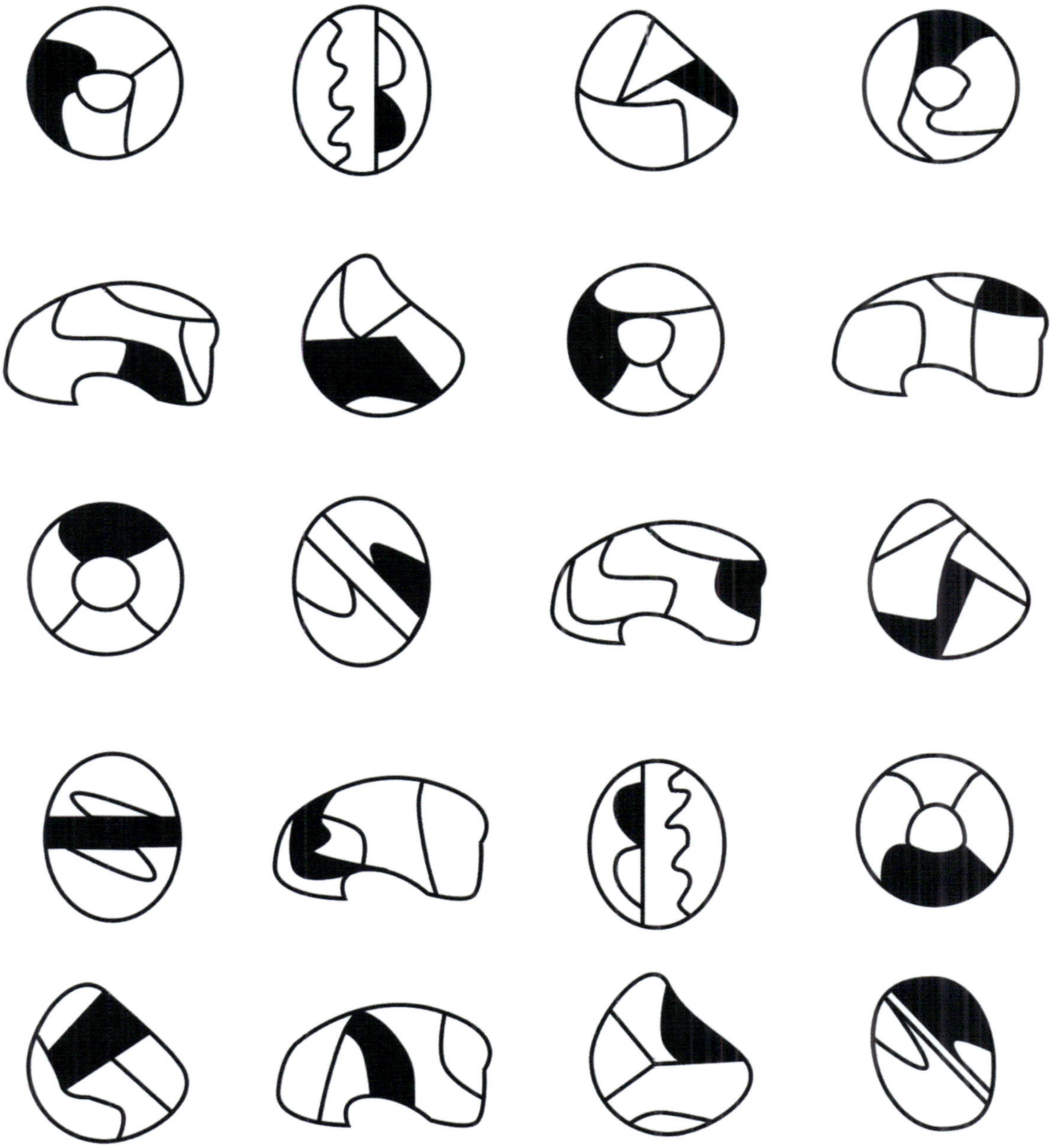

Nicht umblättern! Warten Sie auf ein Zeichen ihres Testleiters!

STOP!

Fakten lernen (Einprägephase)

Zeit der Einprägephase: 6 Minuten

Im folgenden Untertest wird geprüft, wie effektiv Sie sich Fakten einprägen können.
Es werden Ihnen hier 15 Patienten präsentiert. Es ist jeweils Name, Alter, Beruf, Geschlecht, Diagnose sowie eine weitere Eigenschaft gegeben.
Hier ein Beispiel:

Müller: ca. 20 Jahre Polizist, ehrgeizig Schienbeinbruch

Ihre Aufgabe ist es, sich diese Informationen so zu merken, dass Sie in der Reproduktionsphase Fragen dazu beantworten können.
Beispielfrage:

1. Der Polizist ist ...
   A) ehrgeizig
   B) schüchtern
   C) traurig
   D) groß
   E) seriös

Der richtige Lösungsbuchstabe bei dieser Aufgabe wäre (A). Dieser muss nun noch im Antwortbogen ausgewählt werden.

Götz:	ca. 40 Jahre	Bauzeichner, schüchtern	Grauer Star
Schumann:	ca. 40 Jahre	Ingenieurin, witzig	Erkältung
Fiedler:	ca. 40 Jahre	Kranführer, unreif	Gerstenkorn
Nowak:	ca. 20 Jahre	Fotografin, aufrichtig	Schnupfen
Kowalski:	ca. 20 Jahre	Designerin, ängstlich	Sonnenbrand
Lewandowski:	ca. 20 Jahre	Maskenbildner, seriös	Gicht
Marx:	ca. 50 Jahre	Managerin, ambitioniert	Krebs
Fritz:	ca. 50 Jahre	Politikerin, faul	Karzinom
Arndt:	ca. 50 Jahre	Richter, elegant	Depression
Garcia:	ca. 60 Jahre	Physiotherapeutin, ambitioniert	Demenz
Perez:	ca. 60 Jahre	Zahnarzthelfer, vergesslich	Asthma
Rodriguez:	ca. 60 Jahre	Krankenpfleger, diskret	Brandwunde
Förster:	ca. 30 Jahre	Richter, unsicher	Nierentransplantation
Jäger:	ca. 30 Jahre	Rechtsanwältin, geizig	Übelkeit
Holzner:	ca. 30 Jahre	Staatsanwalt, überheblich	Grippe

Nicht umblättern! Warten Sie auf ein Zeichen ihres Testleiters!

STOP!

Textverständnis

Bearbeitungszeit: 60 Minuten

Dieser Untertest prüft Ihre Fähigkeit, unbekannte wissenschaftliche Texte schnell und zielsicher auszuwerten. Sie bekommen vier Texte präsentiert, zu denen jeweils sechs Fragen zu beantworten sind. Diese beziehen sich ausschließlich auf den vorangegangenen Text.
Markieren Sie auf dem Antwortbogen den richtigen Lösungsbuchstaben im Sinne der Fragestellung.

Text zu den Aufgaben 97–102

Unter Anämien, auch Blutarmut genannt, versteht man einen verminderten Hämoglobingehalt im Blut und/oder einen verminderten Hämatokriten. Letzterer gibt den Volumenanteil der zellulären Elemente im Blut an. Da die roten Blutkörperchen (Erythrozyten) 96% der Zellen im Blut ausmachen, entspricht der Hämatokrit näherungsweise dem Anteil der Erythrozyten am Blutvolumen.
Der Hämoglobingehalt gibt den Gehalt von Hämoglobin pro Volumeneinheit Blut an. Hämoglobin dient in den roten Blutkörperchen dem Sauerstofftransport und ist für deren rote Färbung verantwortlich.
Infolge einer Anämie ist die Transportkapazität des Blutes für Sauerstoff reduziert. Das kann bei Betroffenen beispielsweise zu Blässe und Abgeschlagenheit führen, insbesondere bei Anstrengung und Belastung. Bei einer langsam entstehenden, chronischen Blutarmut können Adaptationsvorgänge dazu führen, dass die Patienten trotz zum Teil deutlich verschlechterten Laborwerten lange keine Beschwerden empfinden. In solchen Fällen wird eine Diagnose häufig erst durch Zufall bei einer Routineuntersuchung entdeckt. Bei einer akuten Blutung sind die Laborwerte häufig noch unverändert. Erst mit der Zeit kommt es durch kompensatorische Flüssigkeitsretentionen, die zur Verdünnung des Blutes führen, zu einem Abfall der Blutwerte.
Da die möglichen Ursachen einer Anämie zu charakteristischen Veränderungen der Erythrozyten führen, werden diese im klinischen Alltag häufig analysiert. Darauf basierend können dann Rückschlüsse auf die Krankheitsursache geschlossen werden.
Man betrachtet hierfür die Größe der Erythrozyten (MCV), ihren Hämoglobingehalt (MCH), ihre Hämoglobinkonzentration (MCHC) und die Erythrozytenverteilungsbreite (EVB). Das mittlere korpuskuläre Volumen (MCV) berechnet sich aus dem Verhältnis des Hämatokriten zur Erythrozytenzahl. Ein MCV von 90 fl entspricht normozytären, also normalgroßen Erythrozyten. Weicht dieser Wert um mindestens 10 % nach oben oder nach unten ab, so spricht man von makrozytären beziehungsweise mikrozytären Erythrozyten. Das mittlere korpuskuläre Hämoglobin (MCH) berechnet sich aus dem Verhältnis von Hb-Konzentration zur Erythrozytenzahl. Ein MCH von 30 pg entspricht normochromen Erythrozyten. Wenn dieser Wert um mindestens 10 % nach oben oder nach unten abweicht, so spricht man von hyperchromen beziehungsweise hypochromen Erythrozyten. Die mittlere korpuskuläre Hämoglobinkonzentration (MCHC) berechnet sich aus dem Verhältnis von MCH zu MCV. Die MCHC ändert sich selten, da MCV und MCH sich bei den meisten Anämien in die gleiche Richtung bewegen. Dementsprechend wird dieser Wert als deutlich weniger wichtig angesehen als das MCV und das MCH. Die Erythrozytenverteilungsbreite zeigt an, wie groß die Schwankungsbreite bei der Erythrozytengröße ist. Die Berechnung der EVB erfolgt aus der Standardabweichung des Volumens der Erythrozyten und dem Mittelwert des Erythrozytenvolumens (MCV). Der Referenzbereich der EVB liegt bei ca. 11,5 % bis 14,5 %. Eine erniedrigte EVB hat keine klinische Relevanz.
Da gewisse Veränderungen der Erythrozyten häufig gemeinsam auftreten, lassen sich drei Hauptgruppen der Anämien unterscheiden: die mikrozytär hypochrome Anämie; die normozytär normochrome Anämie und die makrozytär hyperchrome Anämie.

Bitte umblättern und direkt weiterarbeiten

Sowohl ein Eisenmangel als auch eine Thalassämie führen zu einer mikrozytären hypochromen Anämie. Um diese beiden Krankheitsbilder dennoch unterscheiden zu können, wird häufig der Mentzer-Index betrachtet. Dieser berechnet sich aus dem Quotienten von MCV und Erythrozytenzahl. Das Prinzip dahinter ist, dass bei einer Eisenmangelanämie die Synthese der Erythrozyten im Knochenmark reduziert ist und die gebildeten Zellen kleiner sind. Bei einer Thalassämie kommt es ebenfalls zur Bildung von kleineren Erythrozyten. Die Syntheseleistung des Knochenmarks ist jedoch unverändert.

(Raum für Skizzen/Notizen)

97. Welche der folgenden Aussagen lässt sich aus dem Text ableiten?

A) Die Schwere einer akuten Blutung lässt sich direkt mithilfe von Laborparametern feststellen.
B) Bei einem verringerten Volumenanteil der zellulären Elemente im Blut spricht man von einer Anämie.
C) Bei einem MCHC von 33 pg spricht man von einer hyperchromen Anämie.
D) Die weißen Blutkörperchen machen den Großteil der Zellen im Blut aus.
E) Eine erhöhter EVB spricht für eine mikrozytäre Anämie.

98. Welche Blutwerte würden in das Bild einer Thalassämie passen?

I. MCV = 70 fl
II. MCH = 27 pg
III. Mentzer-Index erniedrigt

A) Alle drei Aussagen.
B) Aussage I und II.
C) Aussage I und III.
D) Keine der Aussagen.
E) Nur Aussage I.

99. Welche der folgenden Aussagen lässt sich aus dem Text ableiten?

I. Bei einem Patienten mit einem MCH von 19 pg ist zu erwarten, dass seine Erythrozyten weniger stark rotgefärbt sind.
II. Bei einer makrozytären hypochromen Anämie ist ein erhöhter MCHC zu erwarten.
III. Anämien können symptomlos sein.

A) Aussage I und III.
B) Keine der drei Aussagen.
C) Aussage I und II.
D) Alle drei Aussagen.
E) Nur Aussage III.

100. Welche der folgenden Aussagen lässt sich aus dem Text ableiten?

A) Ein EVB von 11 % spricht für eine Anämie.
B) Bei einer Anämie sind die Erythrozyten immer verändert.
C) Mithilfe der Analyse von MCV, MCH und MCHC kann festgestellt werden, ob ein Patient eine Anämie hat.
D) Das MCV beeinflusst sowohl MCHC als auch EVB.
E) Der Hämatokrit gibt den Volumenanteil der Erythrozyten im Blut an.

Bitte umblättern und direkt weiterarbeiten

101. Ein Patient weist folgende Blutwerte auf:

MCV: 80 fl
MCH: 27 pg
Erythrozytenzahl: normal
Hämatokrit: stark vermindert

Welche der folgenden Aussagen lässt sich aus dem Text ableiten?

I. Der Patient leidet an einer mikrozytären hypochromen Anämie.
II. Der Mentzer-Index des Patienten ist wahrscheinlich erhöht.
III. Der Patient könnte an einem Eisenmangel leiden.
IV. Der Patient weist wahrscheinlich keine Symptome auf.

A) Alle vier Aussagen sind richtig.
B) Aussage I ist richtig.
C) Aussage I, II und III sind richtig.
D) Aussage I und IV sind richtig.
E) Aussage II und III sind richtig.

102. Welche der folgenden Aussagen lässt sich aus dem Text ableiten?

A) MCV und MCH sind unabhängig von der Erythrozytenzahl.
B) Das MCV kann gleichzeitig hypochrom und hyperchrom sein.
C) Die MCHC lässt sich auch durch das Verhältnis von Hämoglobinkonzentration und Hämatokrit berechnen.
D) Der Hämatokrit hat keinen Einfluss auf die EVB.
E) Anhand des MCHC lässt sich feststellen, ob es sich um eine mikrozytäre hypochrome oder um eine makrozytäre hyperchrome Anämie handelt.

Text zu den Aufgaben 103–108

Eisen gehört zu den essenziellen Spurenelementen. Essenziell bedeutet, dass es vom Körper nicht selbst hergestellt werden kann, sondern durch die Nahrung aufgenommen werden muss. Das im Körper zu findende Eisen lässt sich in drei Klassen aufteilen: Das Funktions-, das Speicher- und das Transporteisen. Zum Funktionseisen zählt man das Eisen, das sich in biologisch aktiven Verbindungen befindet, also beispielsweise als Teil des Hämoglobins oder Myoglobins. Dem gegenüber steht das Speichereisen, welches nicht biologisch aktiv ist. Dieser Teil dient also als Reserve. Das wichtigste Speichermaterial für Eisen ist das Ferritin, jedoch kann es bei einem Eisenüberschuss auch als Hämosiderin gespeichert werden. Das Transporteisen wird mithilfe des Proteins Transferin zu seinen Verwendungsorten gebracht. Der Körper eines durchschnittlichen Erwachsenen enthält insgesamt circa 3,5 bis 4,5 g Eisen. Der Großteil hiervon (ca. 65 %) ist im Hämoglobin verbaut. Da freies Eisen toxisch ist, ist es im Körper immer an irgendetwas gebunden.

Pro Tag sollte jeder Mensch etwa 10 mg Eisen über die Nahrung zu sich nehmen. Jedoch werden nur etwa 10 % davon wirklich vom Körper aufgenommen (resorbiert). Das Eisen in der Nahrung liegt entweder als Häm-Eisen (Fe2+) oder als Nicht-Häm-Eisen vor (Fe3+). Das Häm-Eisen ist leichter aufzunehmen. Bevor das Fe3+ aufgenommen werden kann, muss es zunächst zum Fe2+ reduziert werden. Dies geschieht durch das körpereigene Enzym Ferrireduktase. Dieser Schritt ist nötig, da das Fe3+, anders als das Fe2+, beim im Dünndarm vorliegenden pH-Wert nur schlecht löslich ist. Das Fe2+ kann dann über den DMT1-Transporter in die Darmzellen aufgenommen werden. Einige Lebensmittel haben einen positiven beziehungsweise negativen Effekt auf die Aufnahme von Eisen. Vitamin C beispielsweise unterstützt die Aufnahme, in dem es selbstständig Fe3+ zu Fe2+ reduzieren kann. Im Gegensatz dazu wirkt sich Kaffee negativ aus, in dem es das Fe3+ komplexiert, was die Resorption erschwert.

Wenn das Fe2+ in die Darmzelle aufgenommen wurde, wird es an intrazelluläre Transportproteine (Mobilferrin oder PCBP1/2) gebunden. Nun kann es entweder gespeichert werden in Form des Ferritins oder in die Blutbahn abgegeben werden. Für die Speicherung muss das Fe2+ erst durch die Ferrioxidase I zu Fe3+ oxidiert werden. Das bedeutet im Umkehrschluss auch, dass, wenn das Eisen aus der Speicherform Ferritin freigesetzt werden soll, es zunächst zu Fe2+ reduziert werden muss. Dies wird durch das Enzym Ferritin-Reduktase katalysiert. Diese ständigen Oxidations- und Reduktionschritte wirken etwas umständlich, jedoch gibt es dafür einen guten Grund. Das Fe2+ ist nicht als dauerhafte Speicherform geeignet, da es sehr leicht oxidiert. Bei dieser Oxidation entsteht ein Sauerstoffradikal, welches sehr reaktiv ist und dadurch großen Schaden in der Zelle anrichten kann.

Für die Abgabe des Eisens in das Blut wird das Transportprotein Ferroportin benötigt. Bei diesem Transport wird das Fe2+ durch das Protein Hephaestin zu Fe3+ oxidiert. Im Blut angekommen, wird das Eisen an das Apotransferrin gebunden und abtransportiert. Da die Darmepithelzellen alle paar Tage erneuert werden, geht das in ihnen gespeicherte Ferritin verloren. Durch diesen Vorgang verliert man circa ein Milligramm Eisen pro Tag. Abgesehen davon verlieren Frauen auch bei der Menstruation oder Entbindung Eisen. Da es allerdings keine weitere physiologische

Bitte umblättern und direkt weiterarbeiten

Möglichkeit der Eisenabgabe gibt, kann die Eisenausscheidung nicht gesteigert werden.
Um die Eisenmenge im Körper dennoch beeinflussen zu können, wird die Eisenaufnahme reguliert. Bei Bedarf kann der Anteil des Eisens, der vom Körper resorbiert wird, erhöht werden.

(Raum für Skizzen/Notizen)

103. Welche der folgenden Aussagen lässt sich aus dem Text ableiten?

A) Der Großteil des Eisens im Körper zählt zum Funktionseisen.
B) Der Körper resorbiert am Tag 10 mg Eisen.
C) Komplexiertes Fe3+ kann leichter vom Körper aufgenommen werden.
D) Eisen kann ohne Transporter aus den Darmzellen in das Blut abgegeben werden.
E) Fe3+ ist bei einem niedrigen pH-Wert schlecht löslich.

104. Welche der folgenden Aussagen lässt sich aus dem Text ableiten?

A) Das in Myoglobin befindliche Eisen ist Teil des Speichereisens.
B) Sauerstoffradikale sind nicht reaktiv.
C) Apotransferrin bindet Fe2+.
D) Der Körper kann maximal 10 % des aufgenommenen Eisens resorbieren.
E) Im Ferritin liegt das Eisen als Fe3+ vor.

105. Welche der folgenden Aussagen lässt sich nicht aus dem Text ableiten?

A) Mobilferrin ist ein intrazelluläres Transportprotein für Eisen.
B) Hephaestin reduziert das Fe2+ zu Fe3+.
C) Die Eisenaufnahme kann reguliert werden
D) Freies Eisen ist toxisch.
E) Über den DMT1-Transporter wird Eisen in die Darmzellen aufgenommen.

106. Welche der folgenden Aussagen lassen sich aus dem Text ableiten?

I. Die Einnahme eines Vitamin-C-haltigen Getränks kann die Eisenaufnahme erhöhen.
II. Bei einer Oxidation entsteht immer ein Sauerstoffradikal.
III. Vitamin C kann dasselbe Produkt erzeugen wie die Ferri-Reduktase.

A) Aussage I und III.
B) Keine der drei Aussagen.
C) Aussage I und II.
D) Alle drei Aussagen.
E) Nur Aussage III.

Bitte umblättern und direkt weiterarbeiten

107. Welche der folgenden Aussagen lässt sich aus dem Text ableiten?

A) Wenn das Enzym Ferrioxidase I gehemmt wird, könnte weniger Eisen als Ferritin gespeichert werden.
B) Die Ferritinreduktase reduziert das Eisen im Darm zu Fe2+.
C) Eisen wird normalerweise als Ferritin und Hämosiderin gespeichert.
D) Frauen und Männer verlieren über einen Monat gesehen gleich viel Eisen.
E) Eisen wird im Blut an Mobilferrin gebunden transportiert.

108. Welche der folgenden Aussagen lässt sich aus dem Text ableiten?

I. Kaffee komplexiert das Fe3+, was die Resorption erschwert.
II. Ferrioxidase I und Ferrioxidase II sind für die Speicherung von Eisen als Ferritin wichtig.
III. Wird das Ferroportin gehemmt, würde weniger Eisen in das Blut gelangen.

A) Aussage I und II.
B) Keine der drei Aussagen.
C) Aussage I und III.
D) Alle drei Aussagen.
E) Nur Aussage I.

Text zu den Aufgaben 109–114

Das Blut muss im Körper viele verschiedene Funktionen erfüllen. Es ist beispielsweise wichtig für den Stoff- und Gastransport, das Immunsystem oder auch die Wärmeregulation. Zusätzlich muss es verhindern, dass es bei einer Verletzung zu einem unkontrollierten Austritt von Blut kommt. Die Blutung muss also schnell wieder zum Stillstand kommen. Man bezeichnet diesen Vorgang als Blutgerinnung oder auch Hämostase. Dieser darf jedoch nicht unkontrolliert ablaufen, weshalb es hier einen Gegenspieler braucht, welchen man als Fibrinolyse (Blutgerinnselauflösung) bezeichnet. Diese beiden Antagonisten müssen sich im Gleichgewicht befinden. Überwiegt die Hämostase, kommt es zur Bildung von Thrombosen oder Infarkten. Wenn dagegen die Fibrinolyse dominiert, können Blutungen nicht richtig gestillt werden.

Die Blutgerinnung lässt sich in vier Phasen aufteilen, wobei betont werden sollte, dass diese nicht streng zeitlich aufeinander folgen, sondern durchaus auch gleichzeitig ablaufen können. Zu Beginn steht die vaskuläre Phase, in der es zur Kontraktion der glatten Gefäßmuskulatur kommt. Diese wird durch die aufgrund der Gefäßverletzung freigesetzten vasokonstriktorischen (gefäßverengenden) Substanzen aktiviert. Ein Beispiel hierfür wäre das von den Gefäßzellen freigesetzte Thromboxan. Durch die Verengung der Blutgefäße wird der Blutstrom verlangsamt.

In der zweiten Phase (zelluläre Phase) kommt es zur Verklumpung bzw. Aggregation der Thrombozyten. Diese Aktivierung der Thrombozyten findet in drei Stufen statt: Anlagerung (Adhäsion); Formänderung; Aggregation. Durch die Verletzung des Gefäßes kommen die Thrombozyten in Kontakt mit dem darunterliegenden Bindegewebe. Sie können dort mithilfe spezifischer Rezeptoren an gewisse Bestandteile des Gewebes binden. Hier spielt auch der von den Gefäßzellen freigesetzte von-Willebrand-Faktor eine Rolle, der zwischen den Thrombozyten und dem Bindegewebe vermittelt. Durch diese Rezeptorbindungen kommt es in den Thrombozyten zur Aktivierung der Phospholipase A2, welche die Arachidonsäure aus der Zellmembran herausschneidet. Diese wird dann von dem Enzym Cyclooxygenase weiter zum Gewebshormon Thromboxan verarbeitet, welches dann freigesetzt wird. Das Thromboxan bindet dann an die Thromboxan-Rezeptoren anderer Thrombozyten, wodurch bei diesen die Phospholipase C aktiviert wird. Diese wird außerdem auch durch das aus der plasmatischen Phase stammende Thrombin aktiviert. Die Phospholipase C setzt eine Kaskade in Gang, an dessen Ende es zur Formänderung der Thrombozyten kommt. Es bilden sich sogenannte Pseudopodien, was armförmige Ausstülpungen sind. Durch diese Formänderung wird der Fibrinogen-Rezeptor freigelegt, sodass die Thrombozyten an Fibrinogen binden können. Man spricht zu diesem Zeitpunkt noch von einem reversiblen oder auch weißen Thrombus (da noch keine roten Blutkörperchen beteiligt sind).

Das bereits erwähnte Thromboxan entsteht aus der Arachidonsäure durch das Enzym Cyclooxygenase. Jedoch kann aus Arachidonsäure nicht nur Thromboxan hergestellt werden, sondern zum Beispiel auch Leukotriene.

Die Blutgerinnung kann bei der Herstellung des Thromboxan medikamentös beeinflusst werden.

Die nicht-steroidalen Entzündungshemmer konkurrieren mit der Arachidonsäure um die Interaktion mit der Cyclooxygenase. Die durch diese Art

Bitte umblättern und direkt weiterarbeiten

der Medikamente hervorgerufene Hemmung ist reversibel. Es gibt jedoch eine Ausnahme, und zwar die Acetylsalicylsäure, welche die Cyclooxygenase über einen anderen Weg beeinflusst. Sie interagiert mit dem Enzym und verändert es dabei dauerhaft, sodass es irreversibel gehemmt ist.
Die steroidalen Entzündungshemmer können die Gerinnung auch an diesem Punkt beeinflussen. Cortisol gehört zu dieser Gruppe. Es hemmt indirekt die Phospholipase A2 und sorgt dafür, dass weniger Cyclooxygenase produziert wird. Diese Medikamente werden in der Klinik häufig eingesetzt.

(Raum für Skizzen/Notizen)

109. Welche der folgenden Aussagen lässt sich aus dem Text ableiten?

A) Die zelluläre Phase beginnt, wenn die vaskuläre Phase abgeschlossen ist.
B) Thrombozyten können über unspezifische Rezeptoren an das Bindegewebe binden.
C) Acetylsalicylsäure gehört zu den steroidalen Entzündungshemmern.
D) Thromboxan spielt sowohl eine Rolle in der vaskulären als auch in der zellulären Phase.
E) Die Aktivierung der Thrombozyten lässt sich in vier Phasen aufteilen.

110. Überprüfen sie die folgende Aussage, einschließlich ihrer Verknüpfung, auf Richtigkeit.

I. Cortisol hemmt die zelluläre Phase der Blutgerinnung.
Denn
II. Nicht-steroidale Entzündungshemmer konkurrieren mit der Arachidonsäure um die Interaktion mit der Cyclooxygnease.

A) Aussage I ist richtig, Aussage II ist richtig, die Verknüpfung ist falsch.
B) Aussage I ist richtig, Aussage II ist richtig, die Verknüpfung ist richtig.
C) Aussage I ist richtig, Aussage II ist falsch.
D) Aussage I ist falsch, Aussage II ist richtig.
E) Aussage I ist falsch, Aussage II ist falsch.

111. Welche der folgenden Aussagen lässt sich aus dem Text ableiten?

A) Cortisol hemmt die Synthese von Leukotrienen.
B) Die Gefäßzellen spielen nur eine Rolle bei der vaskulären Phase.
C) Blutgerinnung und Hämostase sind Gegenspieler.
D) Der von-Willebrand-Faktor wird von den Thrombozyten freigesetzt.
E) Wenn die Fibrinolyse überwiegt, kann es zum vermehrten Auftreten von Herzinfarkten und Schlaganfällen kommen.

Bitte umblättern und direkt weiterarbeiten

112. Welche der folgenden Aussagen lässt sich <u>nicht</u> aus dem Text ableiten?

I. Thromboxan wird sowohl von den Gefäßzellen als auch von den Thrombozyten freigesetzt.
II. Der Fibrinogenrezeptor der Thrombozyten wird erst infolge der zellulären Phase zugänglich.
III. Cortisol hat einen stärkeren Einfluss auf die Blutgerinnung, da es diese über zwei verschiedene Wege beeinflusst.

A) Nur Aussage I und II.
B) Keine der drei Aussagen.
C) Nur Aussage II.
D) Alle drei Aussagen.
E) Nur Aussage III.

113. Welche der folgenden Aussagen lässt sich aus dem Text ableiten?

A) Cortison hemmt indirekt die Phospholipase A2.
B) Pseudopodien führen zur Formänderung der Thrombozyten.
C) Die Cyclooxygenase ist ein Vorläufermolekül des Thromboxans.
D) Durch die Erweiterung der Blutgefäße in der vaskulären Phase wird der Blutfluss verlangsamt.
E) Cortisol hemmt die Freisetzung von Arachidonsäure aus der Zellmembran.

114. Welche der folgenden Aussagen lässt sich aus dem Text ableiten?

I. Gefäßzellen können die Formänderung der Thrombozyten stimulieren.
II. Die Cyclooxygenase katalysiert die Herstellung von Leukotrienen aus der Arachidonsäure.
III. Die Interaktion eines nicht-steroidalen Entzündungshemmers mit der Cyclooxygenase sorgt für eine irreversible Hemmung.
IV. Neben dem Thromboxan gibt es noch weitere vasokonstriktorische Substanzen, welche bei einer Gefäßverletzung ausgeschüttet werden.

A) Nur Aussage I und IV.
B) Alle vier Aussagen.
C) Nur Aussage II.
D) Nur Aussage III und IV.
E) Nur Aussage I und II.

Text zu den Aufgaben 115–120

Die Hypophyse, auch Hirnanhangsdrüse genannt, ist an der Ausschüttung einer Reihe wichtiger Hormone beteiligt. Sie besteht aus der Neurohypophyse und der Adenohypophyse. Dabei synthetisiert die Adenohypophyse ihre sechs Hormone selbst und ist somit eine endokrine Drüse. Die Neurohypophyse hingegen speichert die zwei vom Hypothalamus produzierten Hormone ADH und Oxytocin und kann diese bei Bedarf ins Blut abgeben.
Die Sekretion der von der Adenohypophyse produzierten Hormone wird durch den Hypothalamus reguliert. Dieser sezerniert (setzt frei) verschiedene regulatorische Hormone, welche die Adenohypophyse über die hypophysären Pfortadern erreichen. Hier wird unterschieden zwischen den Releasing-Hormonen, die die Sekretion der Hypophysenhormone stimulieren, und den Inhibiting-Hormonen, die diese hemmen. Die Freisetzung der hypothalamischen Steuerhormone erfolgt stoßweise und wird durch übergeordnete Hirnzentren und Regelkreisläufe reguliert.
Die adenohypophysären Hormone lassen sich nach ihrem Wirkungsort in glandotrope (ACTH, LH, FSH, TSH) und nicht-glandotrope (GH, Prolactin) Hormone unterteilen.
Erstere entfalten ihre Wirkung an peripheren endokrinen Drüsen, bei denen sie die Freisetzung von gewissen Hormonen beeinflussen. Im Gegensatz dazu wirken die nicht glandotropen Hormone direkt am Zielorgan.
Eines der vom Hypothalamus ausgeschütteten Steuerhormone ist das CRH. Dieses Hormon wird vermehrt bei Stress, Angst, Schmerz, psychischer Belastung und Unterzuckerung ausgeschüttet. Es bewirkt eine vermehrte ACTH-Ausschüttung der Hypophyse. ACTH stimuliert dann die Cortisolproduktion und -ausschüttung in der Nebenniere. Das freigesetzte Cortisol hemmt nun die ACTH und die CRH-Ausschüttung. Da sich hier Hypothalamus, Hypophyse und Nebennierenrinde alle gegenseitig beeinflussen, spricht man hier auch von der Hypothalamus-Hypophysen-Nebennierenrinden-Achse. Das Cortisol ist ein Steroidhormon, welches in der Zona fasciculata der Nebennierenrinde gebildet wird. Es hat zahlreiche Wirkungen auf verschiedenste Organe und Gewebe, z. B. mobilisiert es Energiereserven und unterdrückt das Immunsystem. Im Bereich des Stoffwechsels dient es insbesondere der Erhöhung der Blutglucosekonzentration durch Fettabbau und vermehrte Neubildung von Glucose.
Beim Morbus Addison besteht, zum Beispiel durch eine Autoimmunerkrankung oder eine Infektionskrankheit, ein vollständiger Funktionsverlust aller drei Zonen der Nebennierenrinde. Das bedeutet, dass die Rindenhormone nicht mehr ausreichend produziert werden können. Der durch die Krankheit ausgelöste Mangel an Cortisol kann zu niedrigem Blutdruck und/oder zu niedrigem Blutzuckerspiegel führen. Patienten leiden auch häufig unter einem Leistungsabfall, Gewichtsverlust und einem allgemeinen Schwächegefühl. Da die negative Rückkopplung durch Cortisol wegfällt, kommt es zu einer verstärkten Ausschüttung von ACTH. Dieses wird aus der Vorstufe Proopiomelanocortin (POMC) gespalten, wobei neben dem ACTH noch weitere Spaltprodukte anfallen. Zu diesen gehört auch das MSH (Melanozyten-stimulierendes Hormon), welches auch im Hypothalamus gebildet wird. Da MSH die Melanozyten der Haut zur Produktion von Melanin anregt, ist bei Patienten mit Morbus Addison häufig eine Hyperpigmentierung beziehungsweise Bronzefärbung der Haut zu beobachten.

Bitte umblättern und direkt weiterarbeiten

(Raum für Skizzen/Notizen)

115. Welche der folgenden Aussagen lässt sich aus dem Text ableiten?

A) Die Nebennierenrinde ist eine endokrine Drüse.
B) Prolactin gehört zu den glandotropen Hormonen.
C) Die Neurohypophyse ist eine endokrine Drüse.
D) CRH ist ein Inhibiting-Hormon.
E) Glandotrope und nicht-glandotrope Hormone unterscheiden sich grundsätzlich in ihrem Aufbau.

116. Welche der folgenden Aussagen lassen sich aus dem Text ableiten?

I. Aus ACTH und MSH kann Proopiomelanocortin gebildet werden.
II. Beim Morbus Addison ist eine erhöhte CRH-Konzentration zu erwarten.
III. CRH wird nur bei Stress, Angst, Schmerz, psychischer Belastung oder Unterzuckerung ausgeschüttet.

A) Nur Aussage I.
B) Nur Aussage II.
C) Nur Aussage III.
D) Alle drei Aussagen.
E) Keine der drei Aussagen.

117. Bei einem Patienten wird ein Tumor in der Hypophyse diagnostiziert, durch den es zu einer vermehrten ACTH-Produktion kommt. Die physiologischen Rückkopplungsmechanismen funktionieren bei dem Tumor nicht mehr. Welche der folgenden Aussagen ist nicht zu erwarten?

A) Erhöhte Cortisol-Konzentration
B) Erhöhte CRH-Konzentration
C) Erhöhte Infektanfälligkeit
D) Hyperpigmentierung
E) Erhöhter Blutglucosespiegel

118. Welche der folgenden Aussagen ist <u>nicht</u> aus dem Text ableiten?

A) Proopiomelanocortin ist sowohl Vorstufe für ACTH als auch MSH.
B) Die neurohypophysären Hormone lassen sich nach ihrem Wirkungsort in glandotrope und nicht-glandotrope Hormone einteilen.
C) CRH stimuliert die ACTH-Ausschüttung.
D) Cortisol hat einen Einfluss auf den Hypothalamus.
E) CRH erreicht die Adenohypophyse über die hypophysären Pfortadern.

Bitte umblättern und direkt weiterarbeiten

119. Welche der folgenden Aussagen lassen sich aus dem Text ableiten?

I. Die CRH-Ausschüttung wird auch von übergeordneten Hirnzentren gesteuert.
II. Eine Hyperpigmentierung sorgt für einen erhöhten ACTH-Spiegel.
III. Die Zona fasciculata ist eine der drei Zonen der Nebennierenrinde.

A) Nur Aussage I und II.
B) Nur Aussage II und III.
C) Nur Aussage I.
D) Nur Aussage I und III.
E) Alle drei Aussagen.

120. Bei einem Patienten wurden durch einen Tumor in der Hypophyse alle ACTH-produzierenden Zellen zerstört. Was ist bei diesem Patienten zu erwarten?

A) CRH erhöht, Cortisol erhöht, Morbus-Addison-Symptomatik.
B) CRH erhöht, Cortisol erniedrigt, Hyperpigmentierung.
C) CRH erniedrigt, Cortisol erhöht, erhöhter Blutglucosespiegel.
D) CRH erniedrigt, Cortisol erniedrigt, niedriger Blutdruck.
E) CRH erhöht, ACTH erniedrigt, niedriger Blutdruck.

Nicht umblättern! Warten Sie auf ein Zeichen ihres Testleiters!	STOP!

Figuren lernen (Reproduktionsphase)

Bearbeitungszeit: 5 Minuten

Es ist nun danach gefragt, welcher Teil der Figuren in der Einprägephase geschwärzt war. Geben Sie den Buchstaben der ehemals geschwärzten Teilfläche als Lösungsbuchstaben auf dem Antwortbogen an.

121)

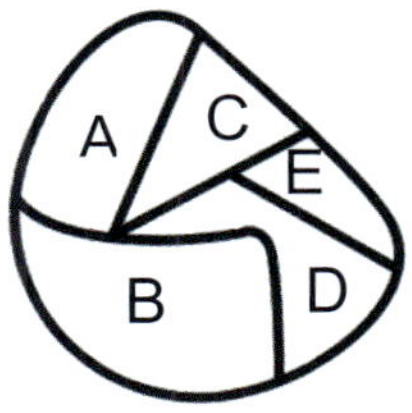

122)

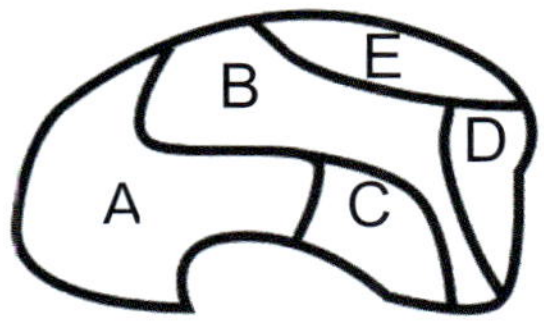

123)

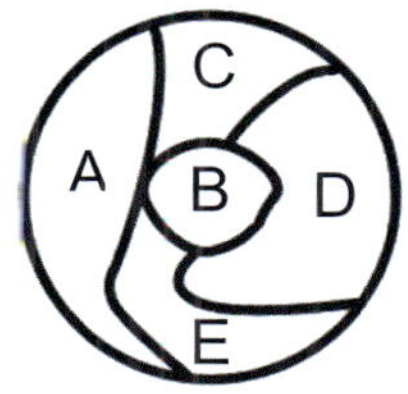

124)

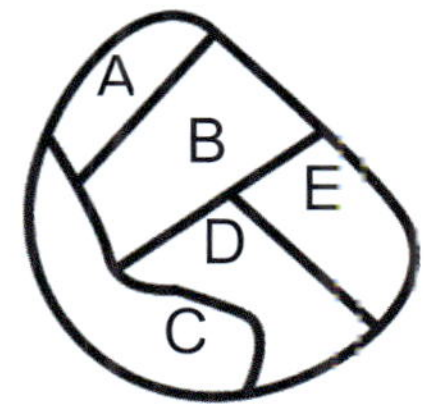

125)

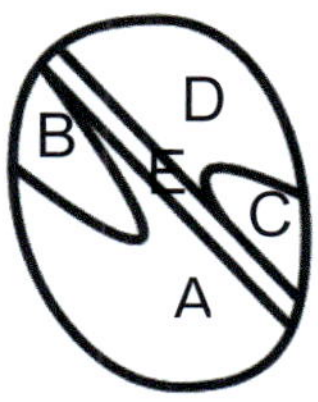

126)

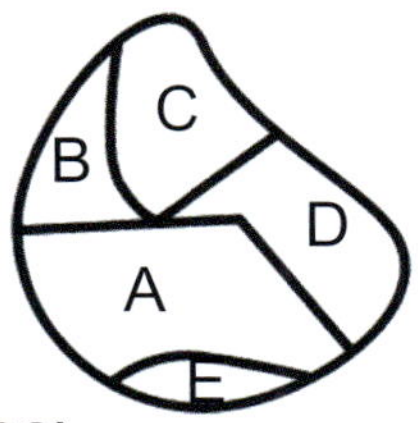

127)

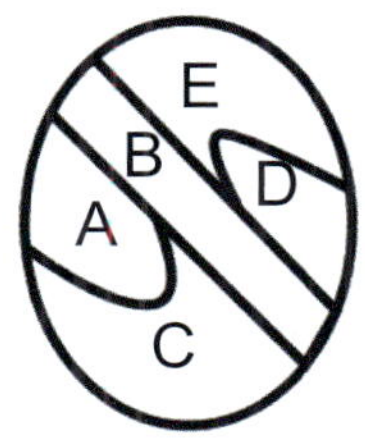

128)

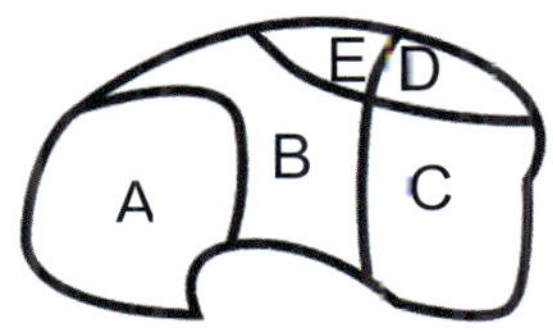

129)

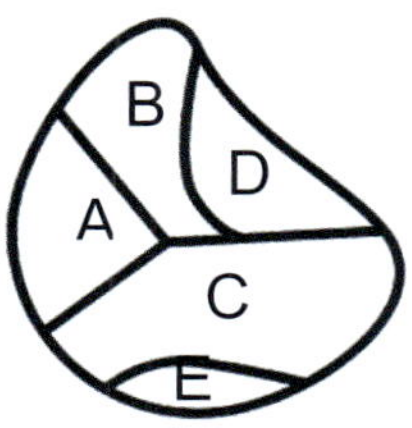

130)

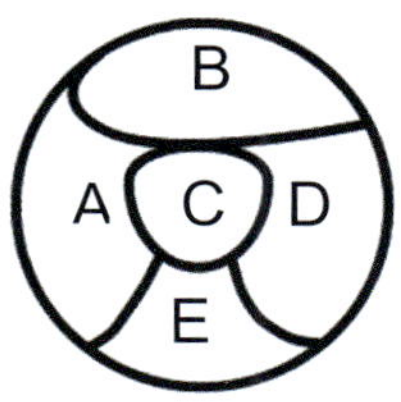

131)

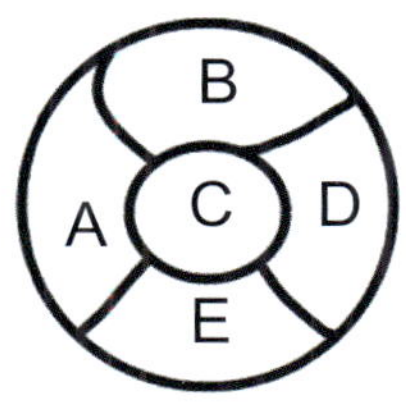

132)

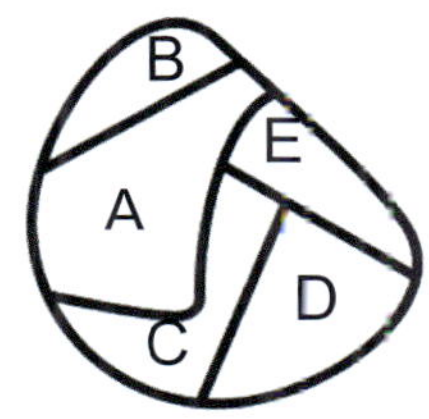

133)

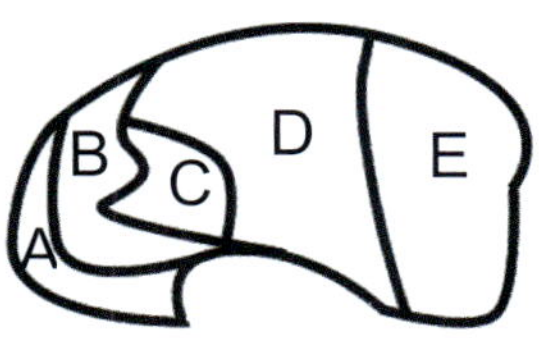

134)

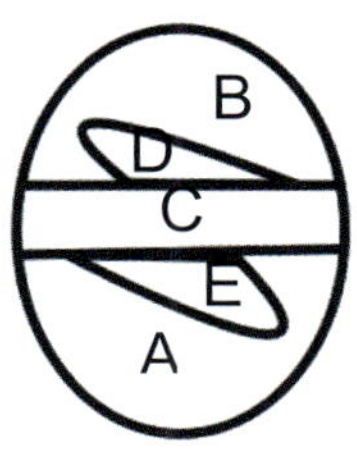

135)

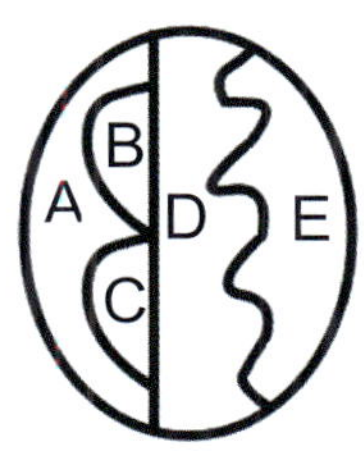

136)

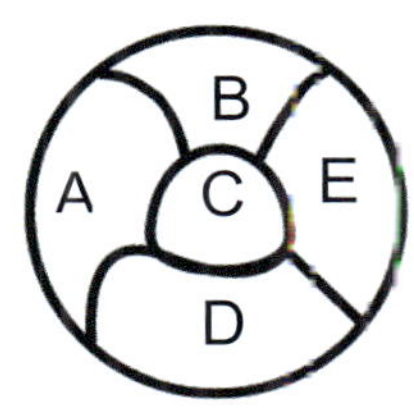

137)

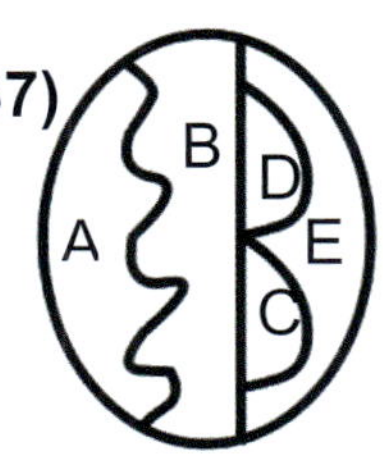

138)

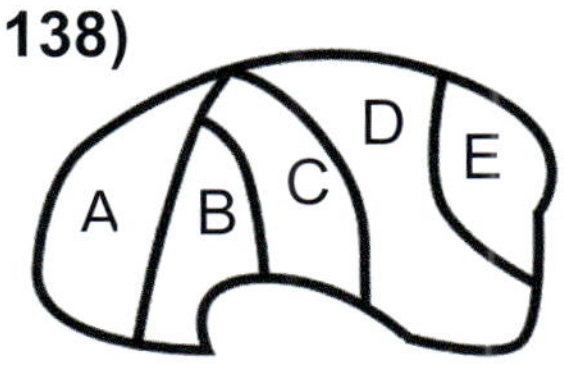

139)

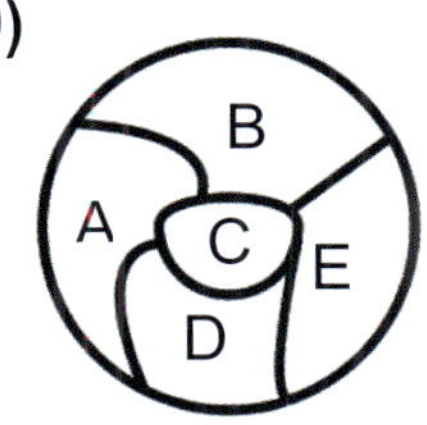

140)

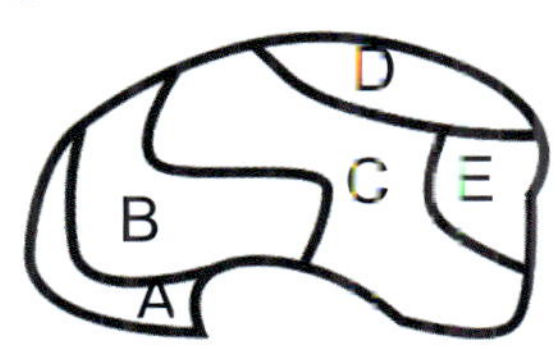

Nicht umblättern! Warten Sie auf ein Zeichen ihres Testleiters!

STOP!

Fakten lernen (Reproduktionsphase)

Bearbeitungszeit: 7 Minuten

Hier werden Ihnen nun Fragen zu den in der Einprägephase präsentierten Patienten gestellt.
Markieren Sie auf dem Antwortbogen den korrekten Lösungsbuchstaben.
Bitte achten Sie hier auf die spaltenweise Reihenfolge der Aufgaben.

141. Die Diagnose von Herr Lewandowski lautet:

A) Schnupfen
B) Sonnenbrand
C) Gicht
D) Depression
E) Brandwunde

142. Der Bauzeichner heißt:

A) Götz
B) Fiedler
C) Marx
D) Fritz
E) Schumann

143. Der Patient mit Krebs ist:

A) geizig
B) unsicher
C) vergesslich
D) ambitioniert
E) elegant

144. Welchen Beruf hat die ambitionierte 60-jährige Person:

A) Physiotherapeutin
B) Politikerin
C) Managerin
D) Rechtsanwältin
E) Ingenieurin

145. Die Person mit Erkältung ist:

A) unreif
B) schüchtern
C) witzig
D) diskret
E) geizig

146. Der Patient mit der Grippe ist:

A) ca. 50 Jahre alt
B) ca. 30 Jahre alt
C) ca. 20 Jahre alt
D) ca. 60 Jahre alt
E) ca. 40 Jahre alt

147. Der unreife Patient ist von Beruf:

A) Bauzeichner
B) Richter
C) Staatsanwalt
D) Kranführer
E) Maskenbildner

148. Die Fotografin ist:

A) aufrichtig
B) ängstlich
C) überheblich
D) vergesslich
E) faul

149. Der ca. 50-jährige Patient ist:

A) witzig
B) elegant
C) seriös
D) diskret
E) unsicher

150. Der Patient mit Gicht ist von Beruf:

A) Krankenpfleger
B) Staatsanwalt
C) Zahnarzthelfer
D) Richter
E) Maskenbildner

Bitte umblättern und direkt weiterarbeiten

151. Die Diagnose der ca. 40-jährigen Patientin lautet:

A) Erkältung
B) Sonnenbrand
C) Karzinom
D) Demenz
E) Übelkeit

152. Der jüngere Richter ist:

A) elegant
B) überheblich
C) diskret
D) unreif
E) unsicher

153. Die Diagnose des Krankenpflegers lautet:

A) Erkältung
B) Demenz
C) Brandwunde
D) Gerstenkorn
E) Grauer Star

154. Die Designerin heißt:

A) Lewandowski
B) Nowak
C) Perez
D) Rodriguez
E) Kowalski

155. Die Politikerin heißt:

A) Arndt
B) Götz
C) Fritz
D) Perez
E) Marx

156. Die Diagnose der ca. 30-jährigen Patientin lautet:

A) Nierentransplantation
B) Übelkeit
C) Sonnenbrand
D) Asthma
E) Erkältung

157. Herr Förster ist von Beruf:

A) Vorstand
B) Kranführer
C) Richter
D) Staatsanwalt
E) Maskenbildner

158. Die Diagnose von Herr Perez lautet:

A) Demenz
B) Asthma
C) Brandwunde
D) Gicht
E) Nierentransplantation

159. Der 20-jährige Patient ist:

A) vergesslich
B) groß
C) seriös
D) diskret
E) ambitioniert

160. Die Patientin mit Krebs ist von Beruf:

A) Managerin
B) Politikerin
C) Rechtsanwältin
D) Ingenieurin
E) Fotografin

Nicht umblättern! Warten Sie auf ein Zeichen ihres Testleiters!

STOP!

Diagramme und Tabellen Bearbeitungszeit: 60 Minuten

In diesem Untertest wird Ihre Fähigkeit geprüft, unbekannte wissenschaftliche Diagramme und Tabellen schnell und zielsicher auszuwerten.
Zur Beantwortung der Fragen sollen nur die gegebenen Informationen betrachtet werden. Wählen Sie dann auf dem Antwortbogen den richtigen Lösungsbuchstaben für die jeweilige Aufgabe aus.

161. Hier ist die Bevölkerung Deutschlands im Jahr 2020 im Bezug zu Alter und Familienstand dargestellt.
Hier ein Beispiel für die Zuordnung der Balken: In der Gruppe „80 und älter“ ist der Anteil „ledig“ ganz rechts aufgetragen, dann „verheiratet / in Lebenspartnerschaft lebend“, dann „verwitwet/ Lebenspartner verstorben“ und ganz links „geschieden/Lebenspartnerschaft aufgehoben“.

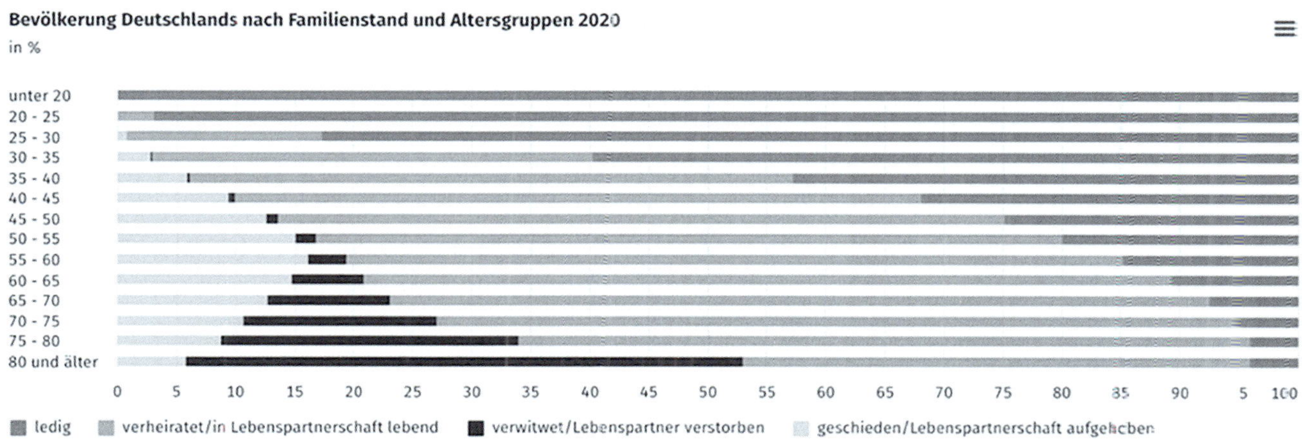

Quelle: Bevölkerung Deutschlands nach Familienstand und Altersgruppen 2020. Statistisches Bundesamt (Destatis), Wiesbaden

Welche der folgenden Aussagen lässt sich aus den gegebenen Informationen ableiten?

A) In der Altersgruppe 55–60 fanden die meisten Scheidungen statt.
B) In Deutschland sind die meisten Menschen verheiratet.
C) In der Altersgruppe der 50–55-Jährigen waren 20 % ledig.
D) Es gibt mehr geschiedene 60–65-Jährige als geschiedene 65–70-Jährige.
E) Der Anteil von „verwitwet/Lebenspartner verstorben“ steigt Altersgruppe für Altersgruppe.

Bitte umblättern und direkt weiterarbeiten

162. Das Auge nimmt Lichtreize über Fotorezeptoren wahr. Eine Fotorezeptorzelle besitzt spezielle Strukturen, die durch Licht verändert werden und so die Zelle lichtempfänglich machen. Diese Molekülstrukturen werden als Sehfarbstoff oder auch Fotopigment bezeichnet. Bei den Fotorezeptoren werden grundsätzlich einmal die Zapfen von den Stäbchen unterschieden. Die Stäbchen ermöglichen ein Hell-Dunkel-Sehen und sind dementsprechend wichtig für das Sehen bei Nacht. Die Zapfen hingegen dienen dem Farbsehen bei Tageslicht, was auch als photopisches Sehen bezeichnet wird. Es gibt drei verschiedene Arten von Zapfen, die sich in ihrer Empfindlichkeit für gewisse Wellenlängen unterscheiden. Im untenliegenden Diagramm sind die relativen Empfindlichkeiten der Zäpfchen und Stäbchen dargestellt. Die Graphen S, M, L bezeichnen die verschiedenen Zapfenarten, R die Stäbchen. Je nachdem, welche Wellenlänge Licht hat, erscheint es für den Menschen in einer anderen Farbe (Blau: 420–480 nm, Grün: ca. 490–575 nm, Rot: ca. 650–750 nm).

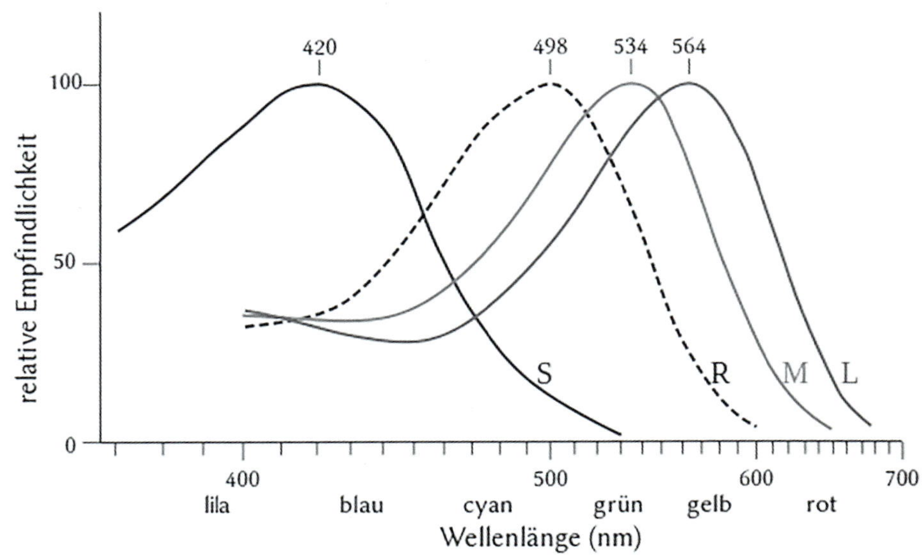

Quelle: Wikimedia Commons/DrBob; Zeismu nach Bowmaker and Dartnall (1980)

Welche der folgenden Aussagen lässt sich aus den gegebenen Informationen nicht ableiten?

A) Das Auge hat nachts eine höhere Empfindlichkeit für grünes Licht als für rotes.
B) Der Zapfentyp S ist am empfindlichsten für Licht von etwa 420 nm.
C) Zapfen Typ S und die Stäbchen nehmen Licht zwischen 450 und 460 nm relativ gesehen gleich stark war.
D) Licht mit einer Wellenlänge von 470 nm kann bei ausreichender Intensität von allen Zapfen und Stäbchen wahrgenommen werden.
E) Zapfentyp M ist für eine Wellenlänge von 534 nm genauso lichtempfindlich wie Stäbchen für eine Wellenlänge von 498 nm.

163. Die hier dargestellte Code-Sonne ist eine schematische Darstellung des genetischen Codes. Hiermit können die Tripletts auf der mRNA in Aminosäuren übersetzt werden. Bei der Proteinbiosynthese lassen sich zwei Hauptprozesse unterscheiden. Bei der Transkription wird ein Abschnitt der DNA kopiert, wodurch die mRNA entsteht. Die mRNA wird dann an den Ribosomen in eine Aminosäuresequenz übersetzt. Die mRNA ist eine Nukleotidkette, in der die Basen Adenin (A), Guanin (G), Cytosin (C) und Uracil (U) vorkommen. Dabei entspricht jeweils eine Abfolge von drei Basen, ein Triplett, dem Codon für eine bestimmte der proteinogenen Aminosäuren oder auch einem Stop-Codon. In der Code-Sonne liest man von innen nach außen die Buchstaben (Abkürzungen für die Basen), um am äußeren Rand die richtige Aminosäure zu finden. Ablesebeispiel: Das Triplett: Guanin, Adenin, Adenin codiert (entspricht) für die Aminosäure Glutaminsäure.

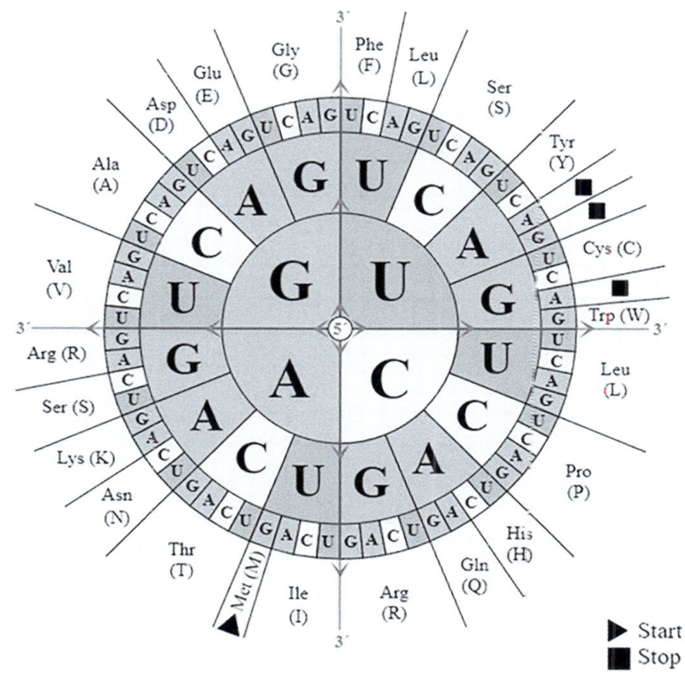

Quelle: Wikimedia Commons/Martin Schönberg: Die genetische Code-Sonne

Welche der folgenden Aussagen lässt sich aus den gegebenen Informationen <u>nicht</u> ableiten?

A) Mehrere Tripletts codieren für die Aminosäure Histidin.
B) Es gibt nur ein Start-Codon.
C) Arginin kann als dritte Base Uracil haben.
D) Da für Prolin vier Tripletts codieren und für Histin nur zwei, kommt es häufiger in Proteinen vor.
E) Sind die ersten beiden Basen eines Tripletts G und C oder C und G, codiert das Triplett sicher für Alanin oder Arginin.

Bitte umblättern und direkt weiterarbeiten

164. Die folgende Tabelle zeigt den Außenhandel (Import & Export) der Bundesrepublik Deutschland im Jahr 2021. Es sind hier sowohl die absoluten Zahlen als auch die Veränderung zum Vormonat angegeben. Alle Aussagen beziehen sich nur auf die dargestellten Monate.

Jahr	Monat	Export				Import			
		Kalender- und saison-bereinigter Wert		Originalwert		Kalender- und saison-bereinigter Wert		Originalwert	
		Wert in Milliarden Euro	Veränderung gegenüber Vormonat in %	Wert in Milliarden Euro	Veränderung gegenüber Vorjahresmonat in %	Wert in Milliarden Euro	Veränderung gegenüber Vormonat in %	Wert in Milliarden Euro	Veränderung gegenüber Vorjahresmonat in %
2021	**Januar**	108,8	1,4	98,4	-7,7	88,0	-2,3	84,2	-9,4
	Februar	109,6	0,8	107,8	-1,3	91,5	4,0	89,9	1,1
	März	111,7	1,9	127,1	16,3	97,9	6,9	106,3	15,4
	April	112,0	0,3	111,9	47,4	96,6	-1,3	96,6	33,7
	Mai	112,6	0,5	109,5	35,9	99,6	3,1	97,2	32,6
	Juni	113,5	0,7	118,7	23,7	100,2	0,6	102,7	27,4
	Juli	114,9	1,3	115,1	12,0	97,9	-2,4	97,3	17,0
	August	113,3	-1,4	104,5	14,6	99,1	1,2	93,0	17,2
	September	112,5	-0,7	118,2	7,5	99,9	0,8	102,1	13,5
	Oktober	116,8	3,8	121,4	8,2	104,2	4,3	108,8	17,6
	November	118,9	1,8	125,9	12,3	107,9	3,6	114,3	19,9
	Dezember	120,3	1,2	116,9	15,5	112,2	4,0	110,3	28,1
2022	**Januar**	116,9	-2,8	109,2	11,0	107,5	-4,2	105,8	25,6

Quelle: Außenhandel (Spezialhandel), Ausfuhr und Einfuhr, Originalwerte/kalender- und saisonbereinigte Werte/Originalwerte. Statistisches Bundesamt (Destatis), Wiesbaden

Welche der folgenden Aussagen lässt sich aus den gegebenen Informationen nicht ableiten?

A) Deutschland hat in jedem der abgebildeten Monate mehr exportiert als importiert.
B) Basierend auf den kalender- und saisonbereinigten Werten hat der Import im März 2021 die größte Veränderung gegenüber dem Vormonat gehabt.
C) Im Dezember 2021 hat Deutschland am meisten exportiert.
D) Im Januar 2022 hat Deutschland mehr Außenhandel betrieben als im Januar 2021, was auf eine Erholung der Wirtschaft nach Corona zurückzuführen ist.
E) Deutschland hat im Jahr 2021 Waren im Wert von mehr als 1,2 Billionen Euro exportiert.

165. Eine ternäre Mischung ist ein Gemisch aus drei verschiedenen Stoffen (A, B, C). Mithilfe eines ternären Mischungsdiagramm kann die Zusammensetzung eines solchen Gemisches graphisch dargestellt werden. Das Diagramm wird wie folgt gelesen: Das Gemisch X besteht zu 60 % aus C, zu 20 % aus B und zu 20 % aus A.

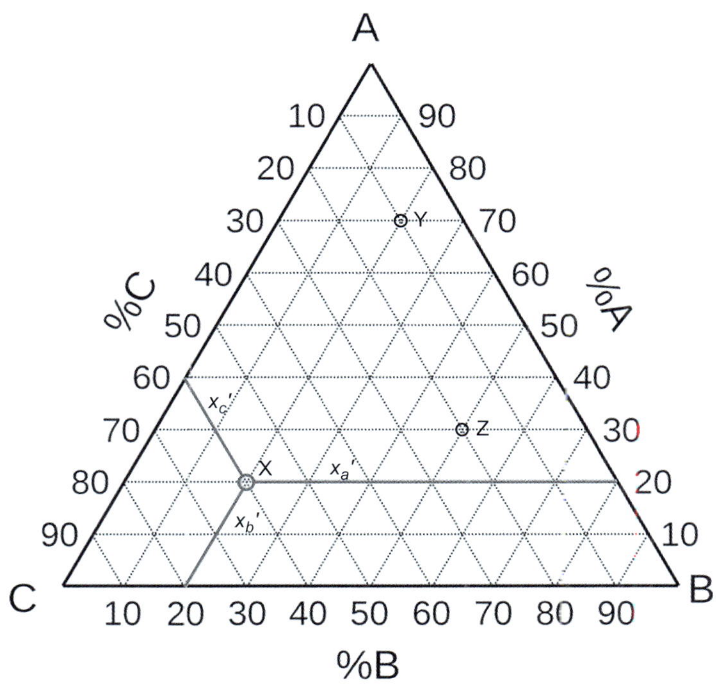

Quelle: Wikimedia Commons/Cdang, Thermodynamics and chemistry

Welche der folgenden Aussagen lässt sich aus den gegebenen Informationen ableiten?

A) Mindestens eines der Gemische (X, Y, Z) besteht zu mindestens 60 % aus B.
B) Ein Gemisch, dass auf der x_a-Linie liegt, besteht zu 20 % aus B.
C) Z besteht zu einem geringeren Teil aus B als Y.
D) Wenn ein Gemisch auf der x_c-Linie liegt, besteht es zu 20 % aus C.
E) Ein Gemisch, dass auf der x_a-Linie liegt, kann einen höheren Anteil an A haben als ein Gemisch auf der x_b-Linie.

Bitte umblättern und direkt weiterarbeiten

166. In einem Krankenhaus wurden verschiedene Stationen von einigen Patienten evaluiert. Die Ergebnisse sind im untenstehenden Diagramm zusammengefasst. Die Patienten konnten bei den einzelnen Teilbereichen der Befragung immer nur zwischen zufrieden oder nicht zufrieden auswählen. Das heißt also, dass beispielsweise bei Station 1 alle befragten Patienten mit dem Patientenfokus zufrieden waren. Neben der Station 1 und 2 ist auch noch der Durchschnitt des Krankenhauses dargestellt.

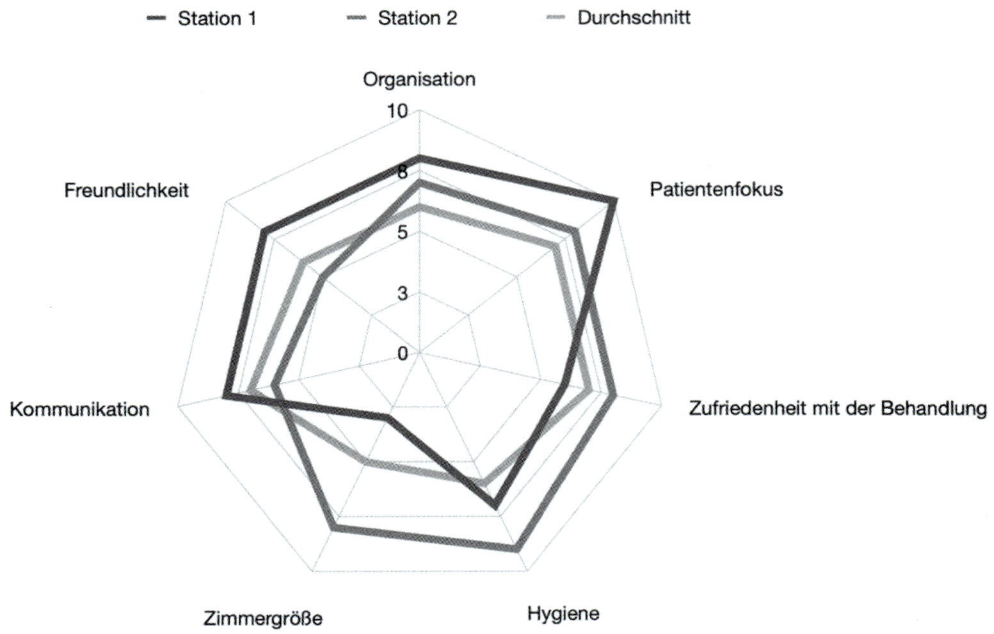

Welche der folgenden Aussagen lässt sich aus den gegebenen Informationen ableiten?

A) Alle Patienten der Station 1 waren mit dem Patientenfokus zufrieden.
B) Station 2 achtet weniger auf Hygiene als Station 1.
C) Station 1 war bei der Zimmergröße die schlechteste Station des Krankenhauses.
D) Es gibt mehr Stationen, die beim Patientenfokus schlechter waren als Station 2, als solche, die besser waren als Station 2.
E) Station 1 war in den meisten Kategorien besser als der Durchschnitt des Krankenhauses.

167. In dem hier vorliegenden Diagramm ist die ausländische Bevölkerung in Deutschland dargestellt, aufgeteilt auf die Bundesländer. Es liegen Zahlen für die Jahre 2015 bis 2020 vor. Die Zahlen sind Stand 29. März 2021.

Ausländische Bevölkerung 2015 bis 2022[1] nach Bundesländern

Bundesländer	2022	2021	2020	2019	2018	2017	2016	2015
Deutschland	13 383 910	11 817 790	11 432 460	11 228 300	10 915 455	10 623 940	10 039 080	9 107 895
Baden-Württemberg	2 089 960	1 885 925	1 840 040	1 821 815	1 777 350	1 719 485	1 665 100	1 544 665
Bayern	2 293 085	2 051 505	1 964 285	1 921 955	1 858 425	1 773 060	1 716 665	1 577 195
Berlin	949 375	848 400	823 985	812 705	795 390	888 555	627 805	572 800
Brandenburg	196 170	149 540	137 640	132 405	124 340	114 830	107 855	88 160
Bremen	154 915	140 330	137 205	135 600	131 365	125 795	120 715	106 695
Hamburg	367 335	328 375	323 450	317 560	310 540	302 125	299 005	275 995
Hessen	1 290 565	1 163 800	1 138 795	1 121 230	1 090 460	1 050 000	1 012 475	929 555
Mecklenburg-Vorpommern	115 865	87 410	81 735	79 640	77 245	73 950	68 955	65 005
Niedersachsen	1 045 140	895 490	857 895	841 165	813 080	776 860	745 185	663 815
Nordrhein-Westfalen	3 139 895	2 815 800	2 753 530	2 710 795	2 648 645	2 572 005	2 512 865	2 270 250
Rheinland-Pfalz	599 755	532 230	512 760	496 890	481 495	459 425	441 410	394 090
Saarland	153 455	134 350	128 425	126 095	123 265	119 330	114 245	104 880
Sachsen	322 230	244 415	222 780	215 715	207 515	195 375	183 200	164 230
Sachsen-Anhalt	169 220	127 670	119 845	116 730	113 365	108 575	102 115	83 050
Schleswig-Holstein	331 105	286 270	272 965	263 360	254 195	243 615	230 180	191 325
Thüringen	165 840	126 270	117 130	114 625	108 785	100 955	91 300	76 190

1: Stichtag: 31.12.
Quelle: Ausländerzentralregister.

Quelle: Ausländische Bevölkerung 2015 bis 2021 nach Bundesländern. Statistisches Bundesamt (Destatis), Wiesbaden/Bundesverwaltungsamt – Ausländerzentralregister (AZR), Köln

Welche der folgenden Aussagen lässt sich aus den gegebenen Informationen ableiten?

A) In Thüringen sind zwischen 2015 und 2020 etwa 40.000 Ausländer zugezogen.
B) Nordrhein-Westfalen hatte den absolut gesehen größten Zuwachs an ausländischer Bevölkerung zwischen 2015 und 2020.
C) Im Jahr 2020 lebten in Deutschland mehr Ausländer als jemals zuvor.
D) Der Anteil der ausländischen Bevölkerung in Deutschland hat Jahr für Jahr zugenommen.
E) Der Anteil der ausländischen Bevölkerung war im Jahr 2020 in Nordrhein-Westfalen am höchsten.

Bitte umblättern und direkt weiterarbeiten

168. Das folgende Diagramm zeigt die Anzahl der stationären Krankenhausbehandlungen bei ausgewählten Krebsdiagnosen in Deutschland. Alle Aussagen beziehen sich auf Deutschland. Das Jahr 2019 ist jeweils der obere Balken.

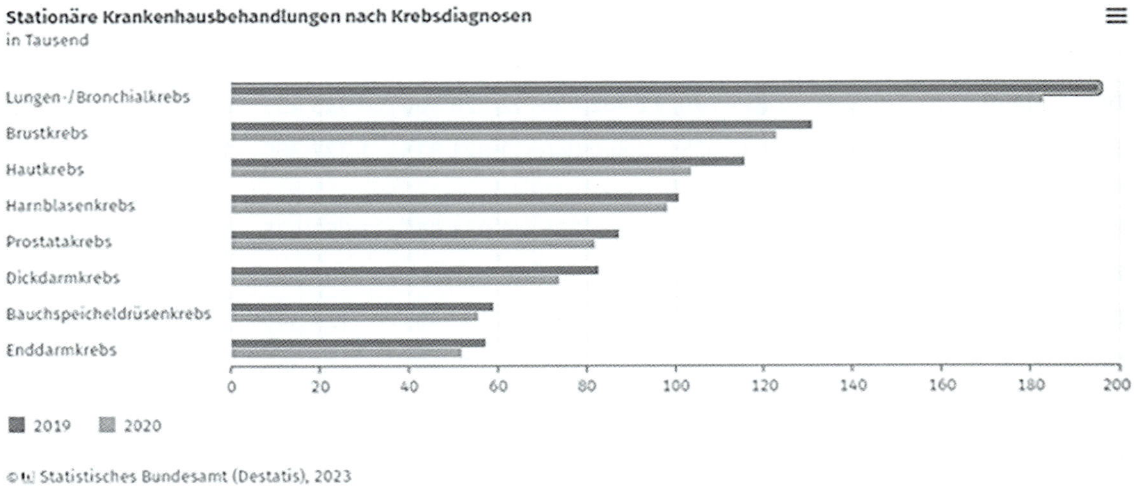

Quelle: Stationäre Krankenhausbehandlungen nach Krebsdiagnosen 2019–2020. Statistisches Bundesamt (Destatis), Wiesbaden

Welche der folgenden Aussagen ist aus den gegebenen Informationen abzuleiten?

A) In Deutschland erkrankten 2020 mehr Mensch an Lungen-/ Bronchialkrebs als an Brustkrebs.
B) 2020 sind mehr Menschen an Krebs erkrankt als 2019.
C) Das Risiko, an Lungen-/Bronchialkrebs zu erkranken, ist am höchsten.
D) 2020 gab es mehr stationäre Krankenhausbehandlungen wegen Krebs als 2019.
E) 2019 gab es 100.000 stationäre Krankenhausbehandlungen wegen Harnblasenkrebs.

169. Das Immunsystem spielt eine wichtige Rolle bei der Entstehung beziehungsweise Verhinderung von Krebs. Selbst wenn es die Entstehung eines Tumors nicht verhindern kann, ist die Aktivität des Immunsystems sehr wichtig für den Verlauf einer Krebserkrankung. Im dargestellten Diagramm ist das Ergebnis einer Studie dargestellt. Es wurden Proben von Pankreaskarzinom entnommen und analysiert, ob darin T-Zellen zu finden sind (Graph intratumorale T-Zellen) oder nicht (Graph ohne intratumorale T-Zellen).

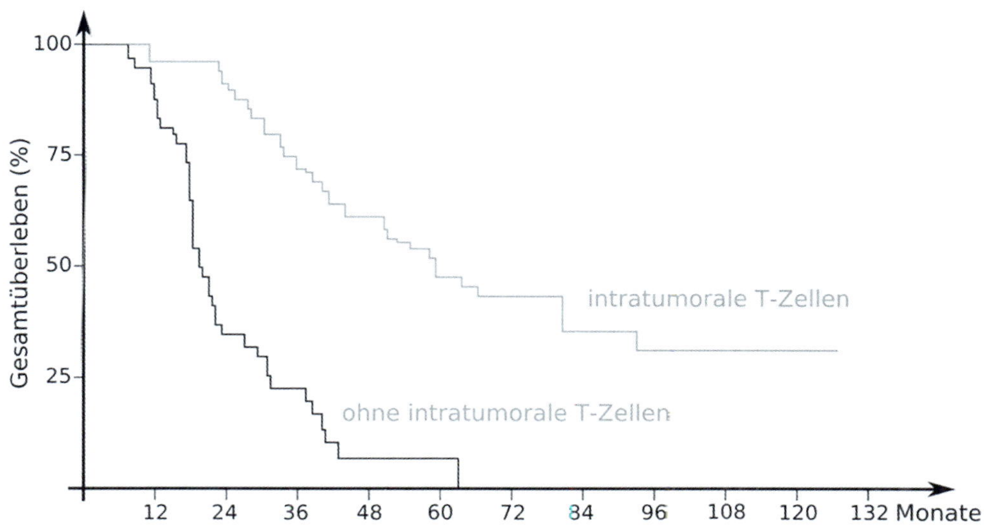

Quelle: Wikimedia Commons/ Kuebi nach L. Zhang u. a.: Intratumoral T Cells, Recurrence, and Survival in Epithelial Ovarian Cancer. In: NEJM, 2003

Welche der folgenden Aussagen ist aus den gegebenen Informationen abzuleiten?

I. Intratumorale T-Zellen sorgen für eine höhere Gesamtüberlebensrate.
II. In der Studie sind mehr Patienten ohne intratumorale T-Zellen gestorben als mit.
III. Nach 60 Tagen sind etwa 40 % der Patienten mit intratumoralen T-Zellen gestorben.

A) Keine der drei Aussagen.
B) Nur Aussage I und II.
C) Nur Aussage II und III.
D) Nur Aussage I.
E) Nur Aussage I und III.

Bitte umblättern und direkt weiterarbeiten

170. Das folgende Diagramm zeigt den Anteil der Teilzeitbeschäftigten ab 15 Jahren, die keine Vollzeitstelle gefunden haben. Die Werte beruhen auf den Angaben der Befragten zum Hauptgrund für ihre Teilzeitbeschäftigung. Es sind hier alle 28 EU-Staaten abgebildet. Alle Aussagen beziehen sich auf das Jahr 2019.

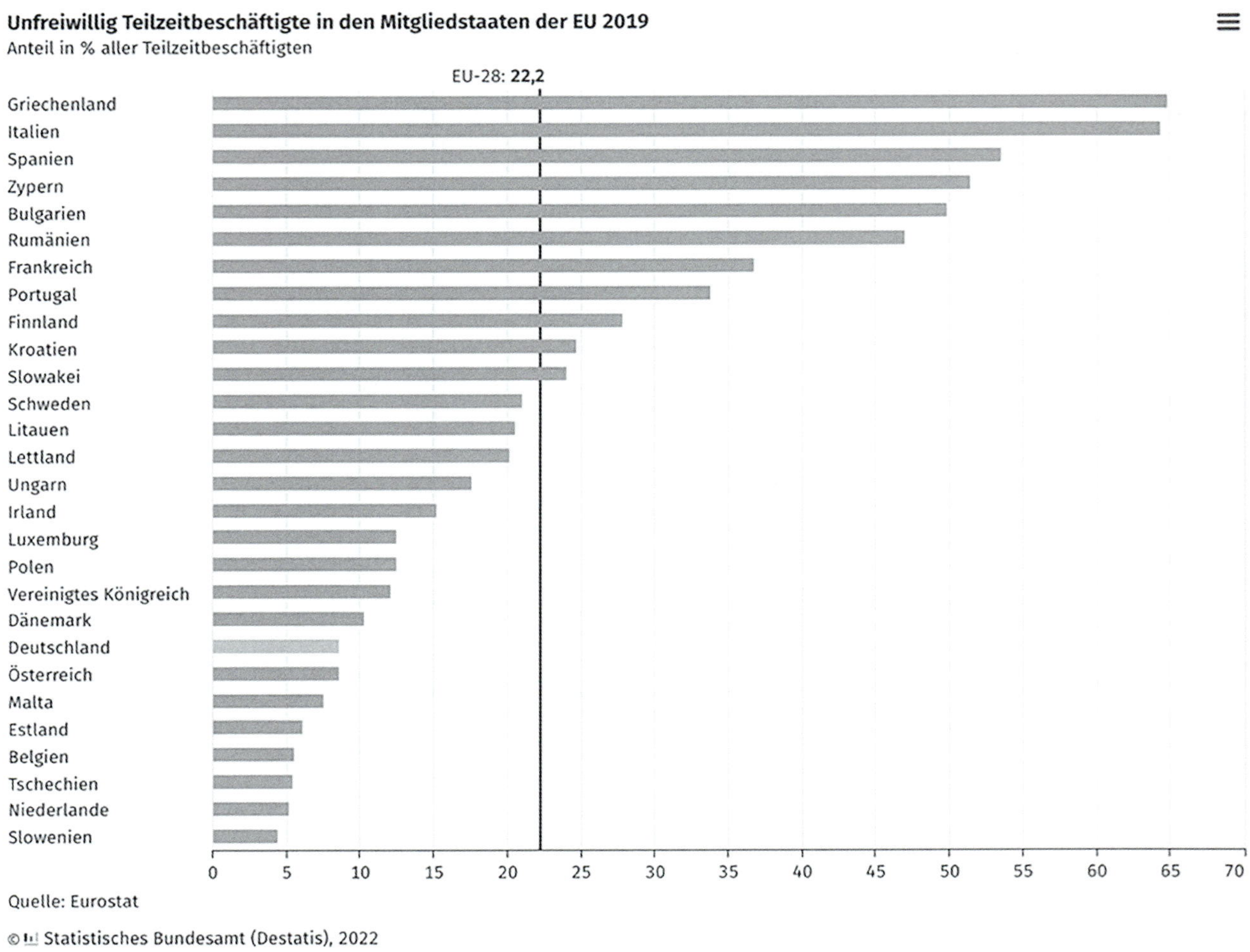

Quelle: Unfreiwillig Teilzeitbeschäftigte in den Mitgliedstaaten der EU 2019. Eurostat, Luxemburg/Statistisches Bundesamt (Destatis), Wiesbaden

Welche der folgenden Aussagen lässt sich aus den gegebenen Informationen ableiten?

A) In Deutschland und Österreich arbeiten gleich viele Menschen in einer Teilzeitbeschäftigung.
B) Etwa 50 % der Teilzeitbeschäftigten in Bulgarien hätten lieber eine Vollzeitstelle.
C) Bei dem Anteil der unfreiwilligen Teilzeitbeschäftigung liegen mehr EU-Länder über dem Durchschnitt als darunter.
D) In Griechenland ist der Anteil der Teilzeitbeschäftigten an allen Arbeitnehmern am größten.
E) In den Niederlanden finden etwa 5 % der Arbeitsuchenden keine Vollzeitstelle.

171. Das folgende Diagramm zeigt die Häufigkeit schwerer Diebstähle nach ausgewählten Bundesländern. Dargestellt sind die Jahre 1977 bis 2001.

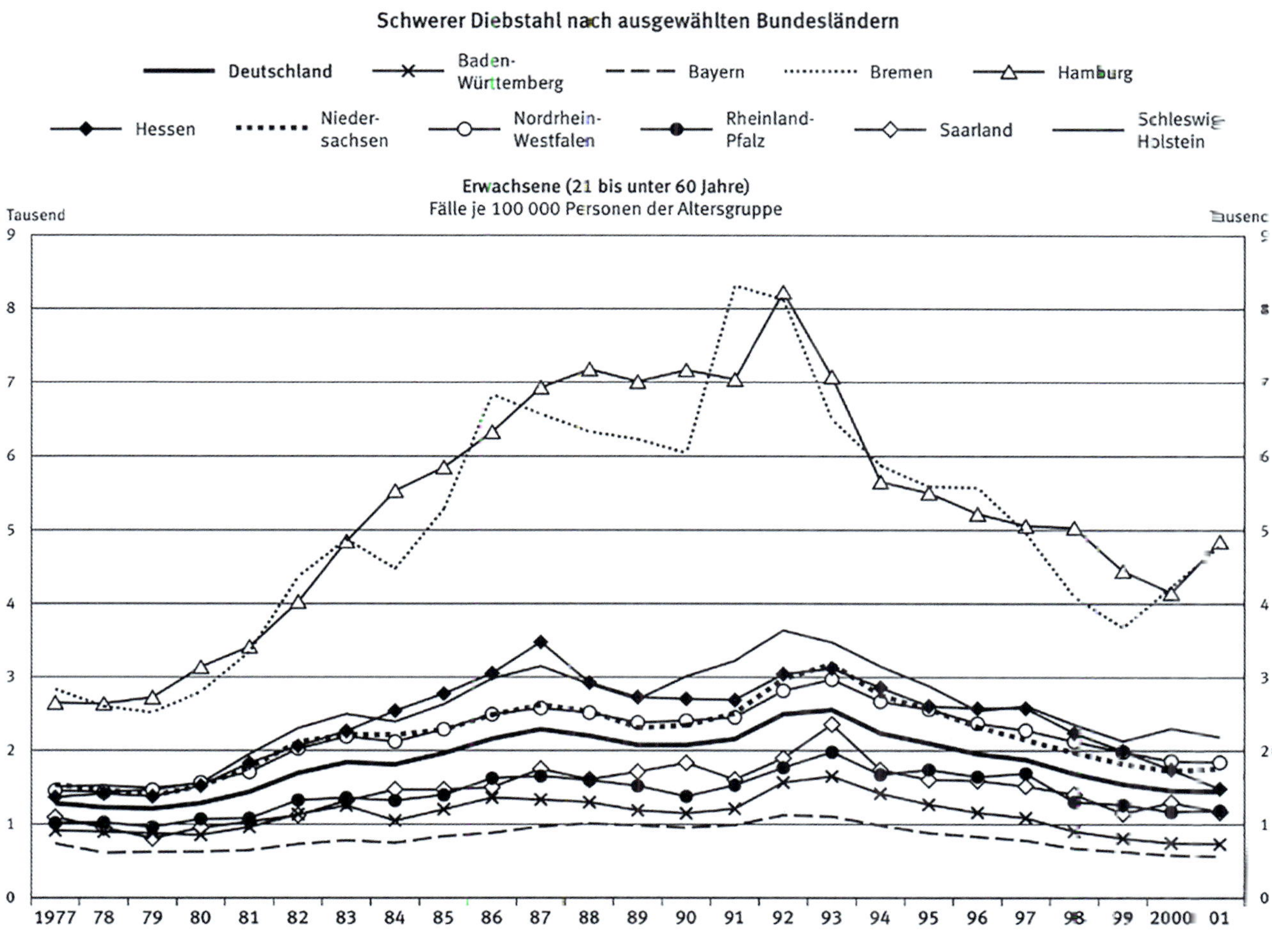

Quelle: Häufigkeit schwerer Diebstähle nach ausgewählten Bundesländern 1977 bis 2001. Statistisches Bundesamt (Destatis), Wiesbaden

Welche der folgenden Aussagen lässt sich aus den gegebenen Informationen ableiten?

A) Im Vergleich mit allen anderen Bundesländern gab es in Bayern je 100.000 Personen der Altersgruppe 21–60-Jährige am wenigsten schwere Diebstähle im Betrachtungszeitraum.
B) Im Jahr 1999 gab es in Hamburg am meisten schwere Diebstähle je 100.000 Einwohner.
C) In Rheinland-Pfalz gab es 1993 etwa 2000 durch Erwachsene begangene schwere Diebstähle pro 100.000 Personen dieser Altersgruppe.
D) In Bayern gab es am wenigsten schwere Diebstähle im Vergleich zu den anderen abgebildeten Bundesländern.
E) In Hamburg haben im Jahr 1998 5 % der 21–60-Jährigen einen schweren Diebstahl begangen.

Bitte umblättern und direkt weiterarbeiten

172. Das folgende Diagramm zeigt die Anzahl der Geburten und Todesfälle in Deutschland von 1950 bis 2019. Zudem ist das Wanderungssaldo dargestellt. Unter diesem versteht man die Differenz zwischen den Zuzügen nach Deutschland und den Fortzügen ins Ausland.

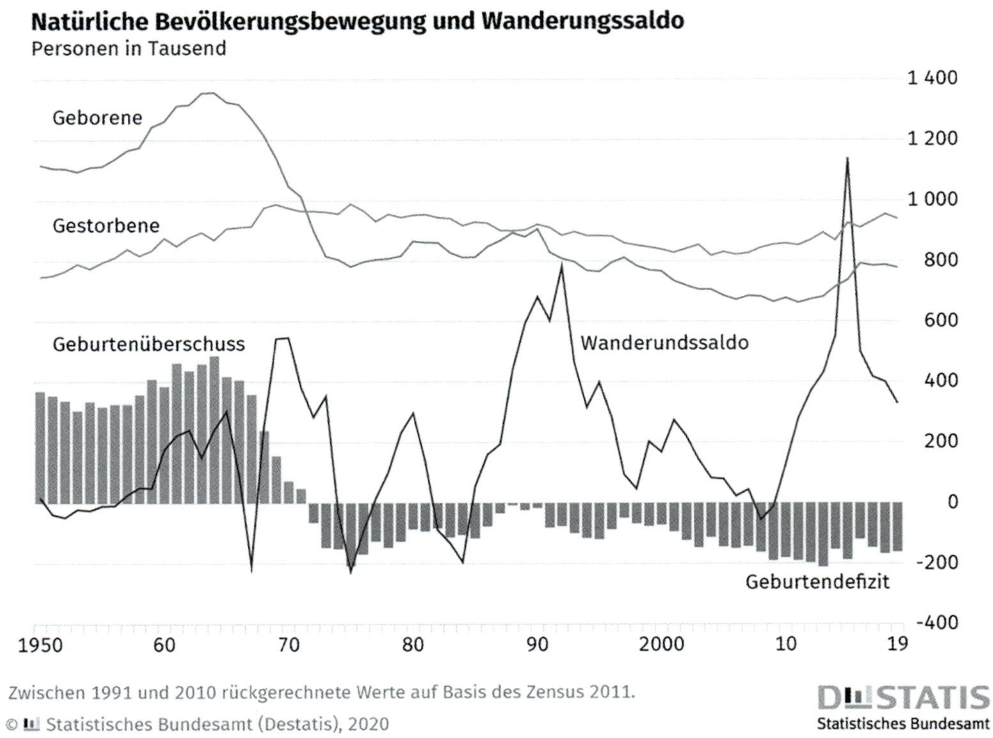

Quelle: Natürliche Bevölkerungsbewegung und Wanderungssaldo/zwischen 1991 und 2010 rückgerechnete Werte. Statistisches Bundesamt (Destatis), Wiesbaden/Zensus

Welche der folgenden Aussagen lässt sich aus den gegebenen Informationen ableiten?

A) 1960 gab es in Deutschland etwa 40.000 mehr Geburten als Sterbefälle.
B) Zwischen 1950 und 1960 ist die Bevölkerung in Deutschland angewachsen.
C) 2015 sind mehr Menschen nach Deutschland eingewandert als in jedem anderen Jahr des Betrachtungszeitraum.
D) 1971 gab es in Deutschland erstmals mehr Sterbefälle als Geburten in einem Jahr.
E) In Deutschland sind ab 1985 jedes Jahr mehr Menschen eingewandert als ausgewandert.

173. Das untenstehende Diagramm zeigt die Anzahl der Jäger in ausgewählten Ländern Europas und Nordamerikas. Ganz links ist der Anteil der Jäger an der Gesamtbevölkerung dargestellt, in der Mitte die Jäger pro km^2 und rechts die Anzahl der Jäger in Millionen.

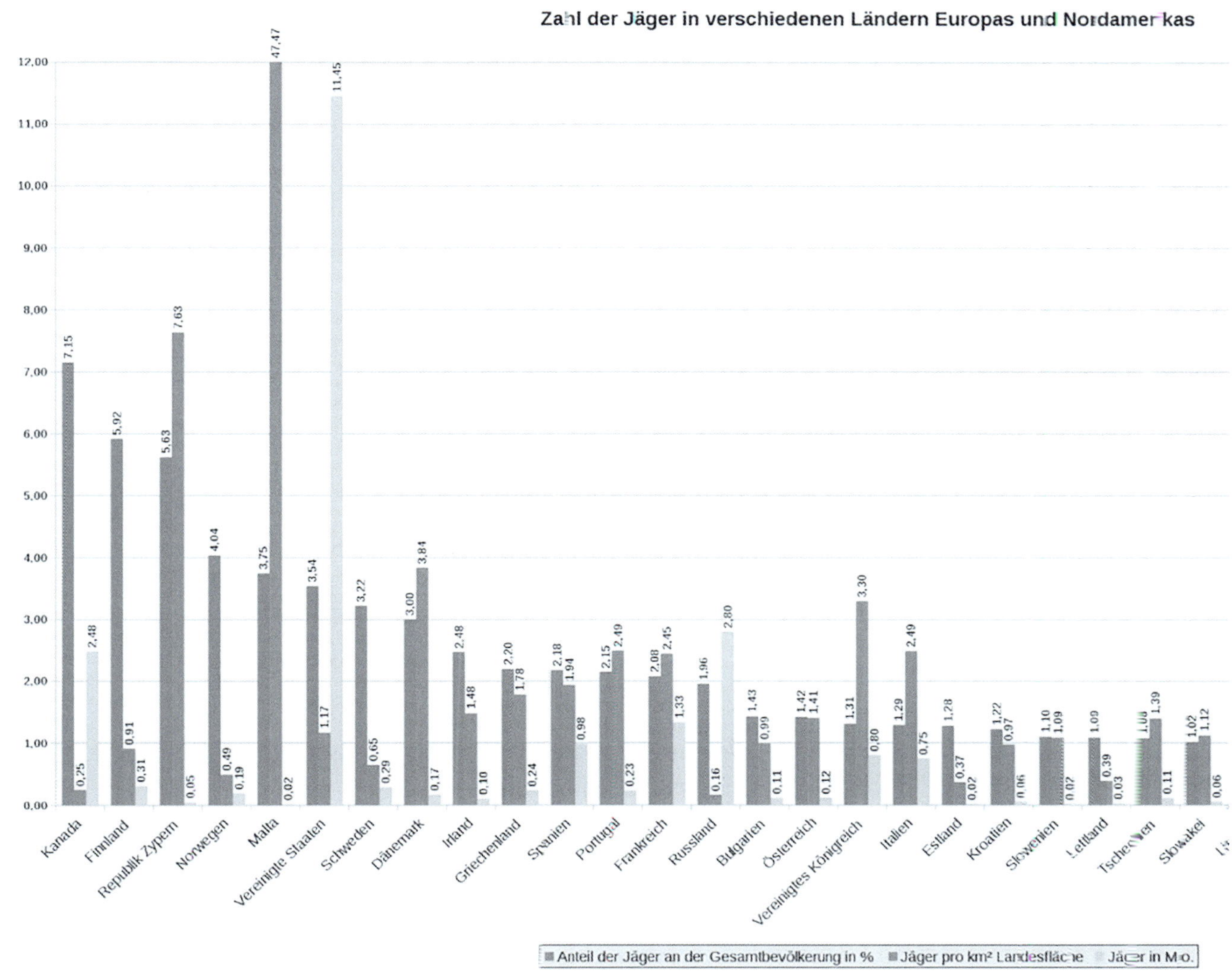

Quelle: Wikimedia Commons/Tilon3

Welche der folgenden Aussagen lässt sich aus den gegebenen Informationen nicht ableiten?

I. Die Vereinigten Staaten sind das Land mit den meisten Jägern weltweit.
II. Dänemark hat unter sechs Millionen Einwohner.
III. Kanada hat eine Fläche von ca. 10 Millionen km^2.

A) Nur Aussage I und II.
B) Alle drei Aussagen.
C) Nur Aussage I.
D) Keine der Aussagen.
E) Nur Aussage II.

Bitte umblättern und direkt weiterarbeiten

174. Das folgende Diagramm zeigt die Anzahl der CD4+-T-Lymphozyten pro mm³ (linke Achse) und die Anzahl der HIV-RNA-Kopien pro ml (rechte Achse) nach einer HIV-Infektion. Die Zahl der CD4+-T-Lymphozyten beträgt beim Todeszeitpunkt annähernd null.

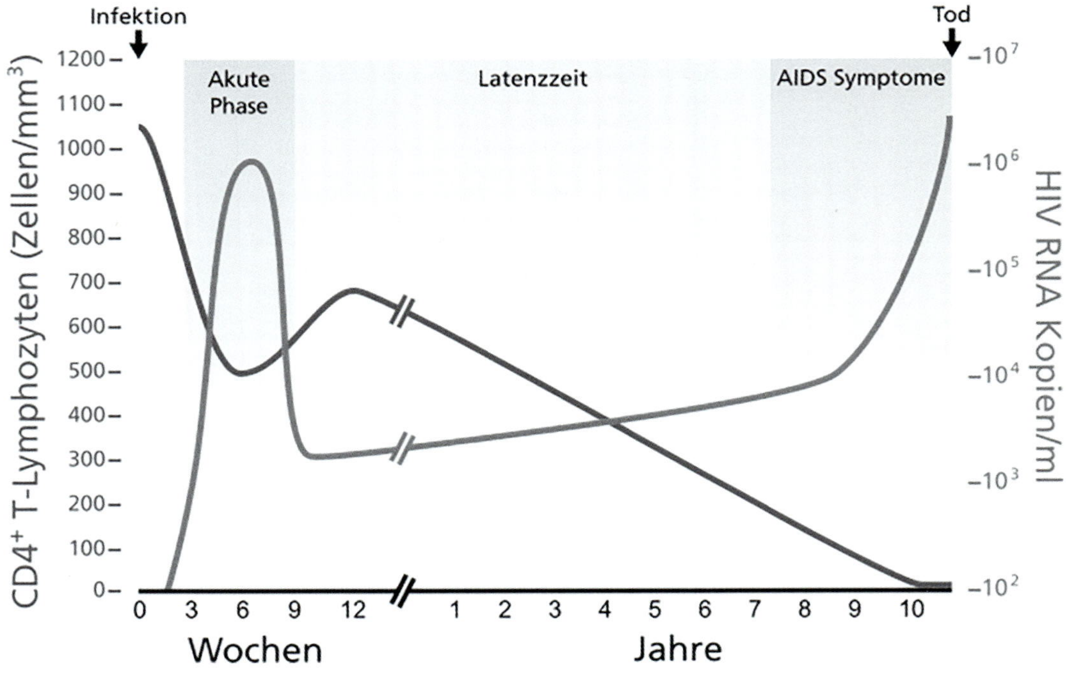

Quelle: Wikimedia Commons/Thomas Splettstößer

Welche der folgenden Aussagen lässt sich aus den gegebenen Informationen ableiten?

A) Nach ca. 6 Wochen hat der Patient die höchste Anzahl an HIV-RNA-Kopien pro ml.
B) Nach ca. vier Wochen gibt es erstmals mehr HIV-RNA-Kopien im Körper als CD4+-T-Lymphozyten.
C) Vom Beginn bis zum Ende der Latenzzeit verzehnfacht sich die Anzahl der HIV-RNA-Kopien pro ml.
D) In der Latenzzeit steigt die Anzahl der HIV-RNA-Kopien kontinuierlich.
E) AIDS-Symptome treten erst ab 10^4 HIV-RNA-Kopien pro mm³.

175. Hier sind die an Unfällen mit Personenschaden beteiligten Fahrzeuge dargestellt. Die Zahlen sind je 10.000 Fahrzeuge der jeweiligen Fahrzeugart. Die Werte stammen aus dem Jahr 2013 aus Deutschland. Alle untenstehenden Aussagen beziehen sich auf Deutschland und das Jahr 2013.

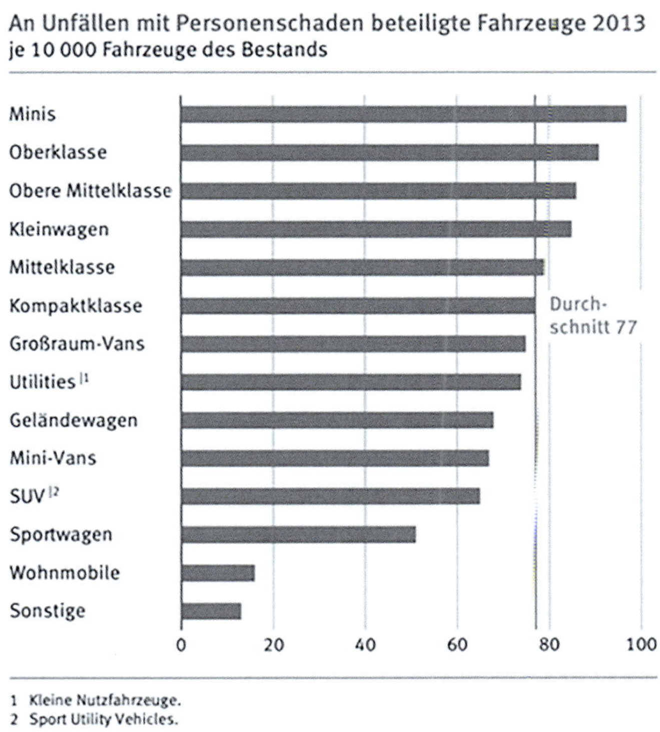

Quelle: An Unfällen mit Personenschaden beteiligte Fahrzeuge 2013. Statistisches Bundesamt (Destatis), Wiesbaden

Welche der folgenden Aussagen lässt sich anhand der gegebenen Aussagen ableiten?

A) Keine der dargestellten Fahrzeugklassen war an mehr Unfällen mit Personenschaden beteiligt als die Fahrzeugklasse „Mini“.
B) Etwa jedes 125. Mittelklasse-Fahrzeug war im Jahr 2013 an einem Unfall mit Personenschaden beteiligt.
C) Je 10.000 Kompaktklasse-Fahrzeugen waren 77 an Unfällen beteiligt.
D) Es gibt weniger Sportwagen als SUVs.
E) Mittelklasse-Fahrzeuge sind für mehr Unfälle verantwortlich als SUV-Fahrzeuge.

Bitte umblättern und direkt weiterarbeiten

176. Die untenstehenden Diagramme beschäftigen sich mit den Schutzsuchenden in Deutschland. Unter dem Begriff Schutzsuchende versteht man Ausländerinnen und Ausländer, die sich unter Berufung auf völkerrechtliche, humanitäre oder politische Gründe in Deutschland aufhalten und mit entsprechendem aufenthaltsrechtlichem Status im Ausländerzentralregister (AZR) erfasst sind. Das obere Diagramm zeigt die Anzahl der Schutzsuchenden, unterteilt in ausgewählte Staatsangehörigkeiten. Das untere Diagramm zeigt den Altersaufbau der Schutzsuchenden im Jahr 2020. Alle Aussagen beziehen sich auf Deutschland.

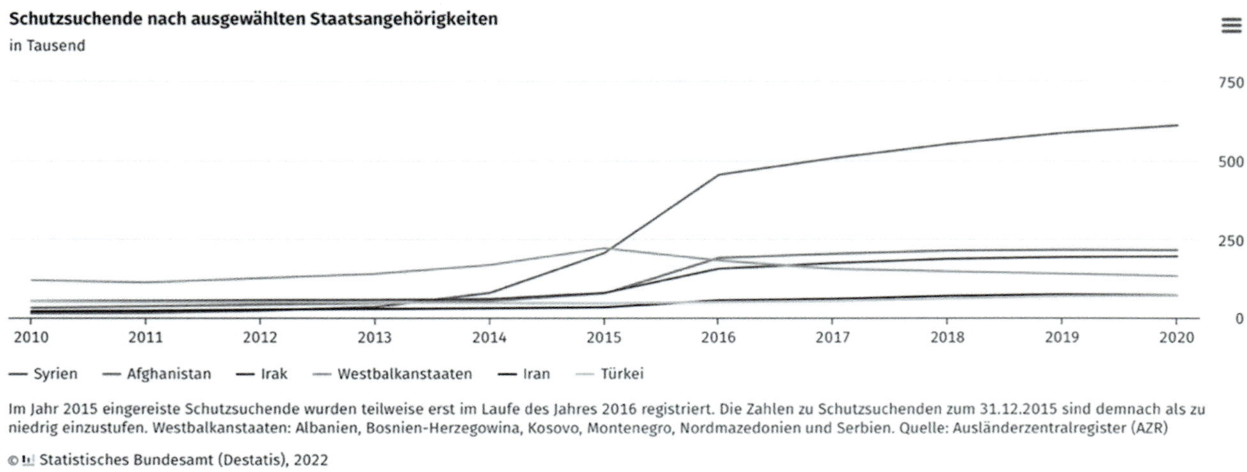

Quelle: Schutzsuchende nach ausgewählten Staatsangehörigkeiten.
Statistisches Bundesamt (Destatis), Wiesbaden

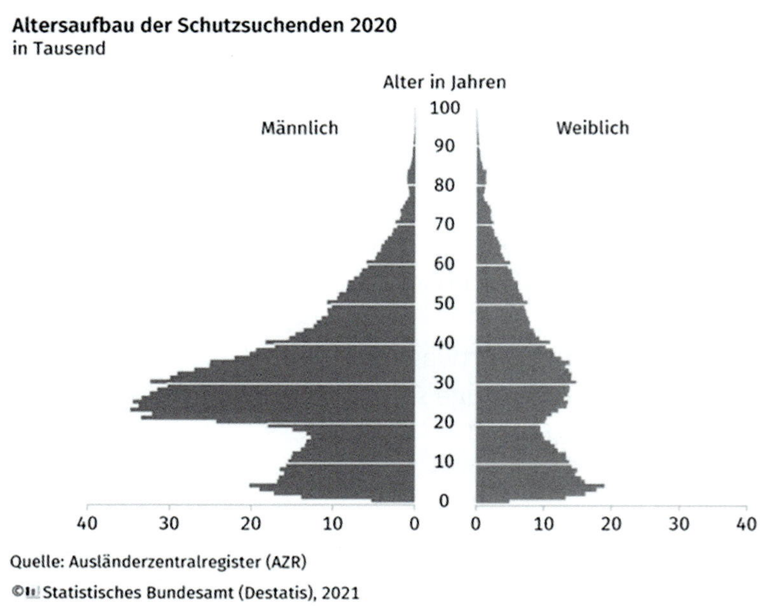

Quelle: Altersaufbau der Schutzsuchenden 2020.
Statistisches Bundesamt (Destatis), Wiesbaden

Welche der folgenden Aussagen lässt sich aus den gegebenen Informationen nicht ableiten?

I. Der Trend, dass die meisten Schutzsuchenden aus dem Irak stammen, wird sich auch 2021 fortsetzen.
II. Es gab 2020 mehr schutzsuchende Türken als Türkinnen in Deutschland.
III. 2020 ist das Jahr aus dem Betrachtungszeitraum, in dem am meisten Schutzsuchende nach Deutschland gekommen sind.

A) Nur Aussage I und II.
B) Alle drei Aussagen.
C) Nur Aussage I.
D) Keine der Aussagen.
E) Nur Aussage I und III.

Bitte umblättern und direkt weiterarbeiten

177. Das nachfolgende Diagramm zeigt die Anzahl der Verkehrstoten in Österreich von 2005 bis 2020. Die 20–40-Jährigen sind ganz links dargestellt, die 40–60-Jährigen in der Mitte und die 60–80-Jährigen rechts.

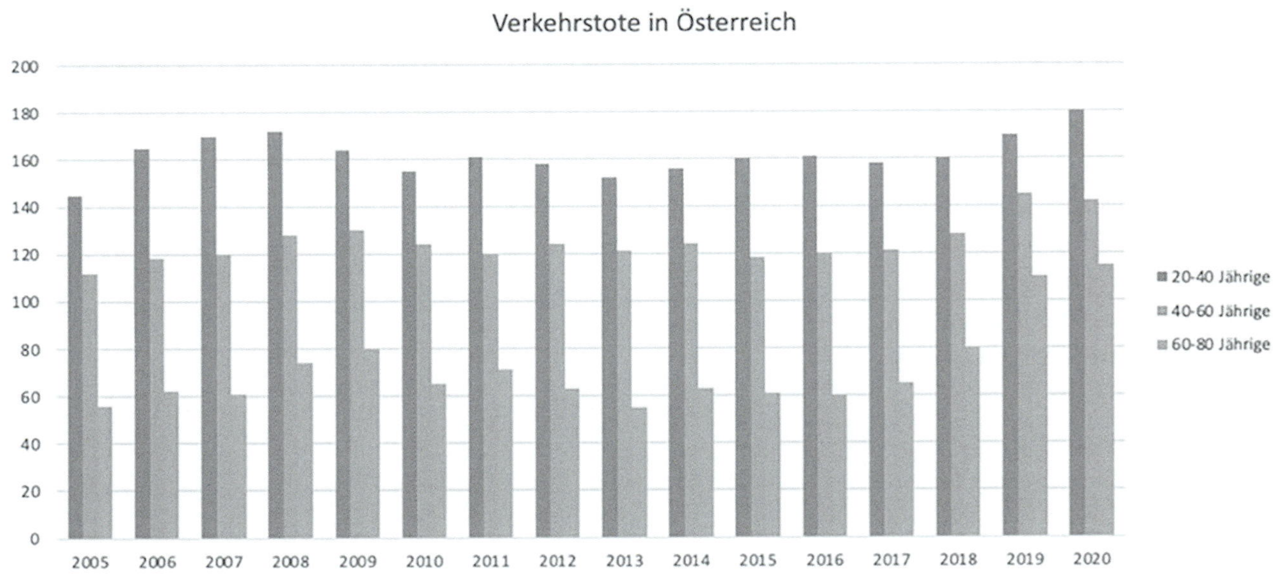

Quelle: Verkehrstote in Österreich von 2005 bis 2020, Bundesanstalt Statistik Österreich, STATISTIK AUSTRIA, Wien

Welche der folgenden Aussagen lässt sich laut den gegebenen Informationen ableiten?

A) Die Anzahl der Verkehrstoten in der Altersgruppe 20–40-Jährige stieg zwischen 2018 und 2020 annähernd linear.
B) Der Anteil der 20–40-Jährigen, die in Verkehrsunfällen zu Tode kommen, ist höher als in den anderen angegebenen Altersgruppen.
C) Insgesamt starben im Jahr 2005 etwa 300 Menschen in Verkehrsunfällen.
D) Die höhere Zahl der Verkehrstoten ist auf die mangelnde Fahrerfahrung der 20–40-Jährigen zurückzuführen.
E) 2020 sind mehr Menschen in Verkehrsunfällen als 2005 gestorben.

178. Das Diagramm zeigt die Schwefeldioxid-Emissionen in Deutschland von 1980 bis 2009. Alle Aussagen beziehen sich auf Deutschland. Den unteren Teil Bereich des Balkens bildet die Energiewirtschaft, den darüberliegenden das verarbeitende Gewerbe und so weiter.

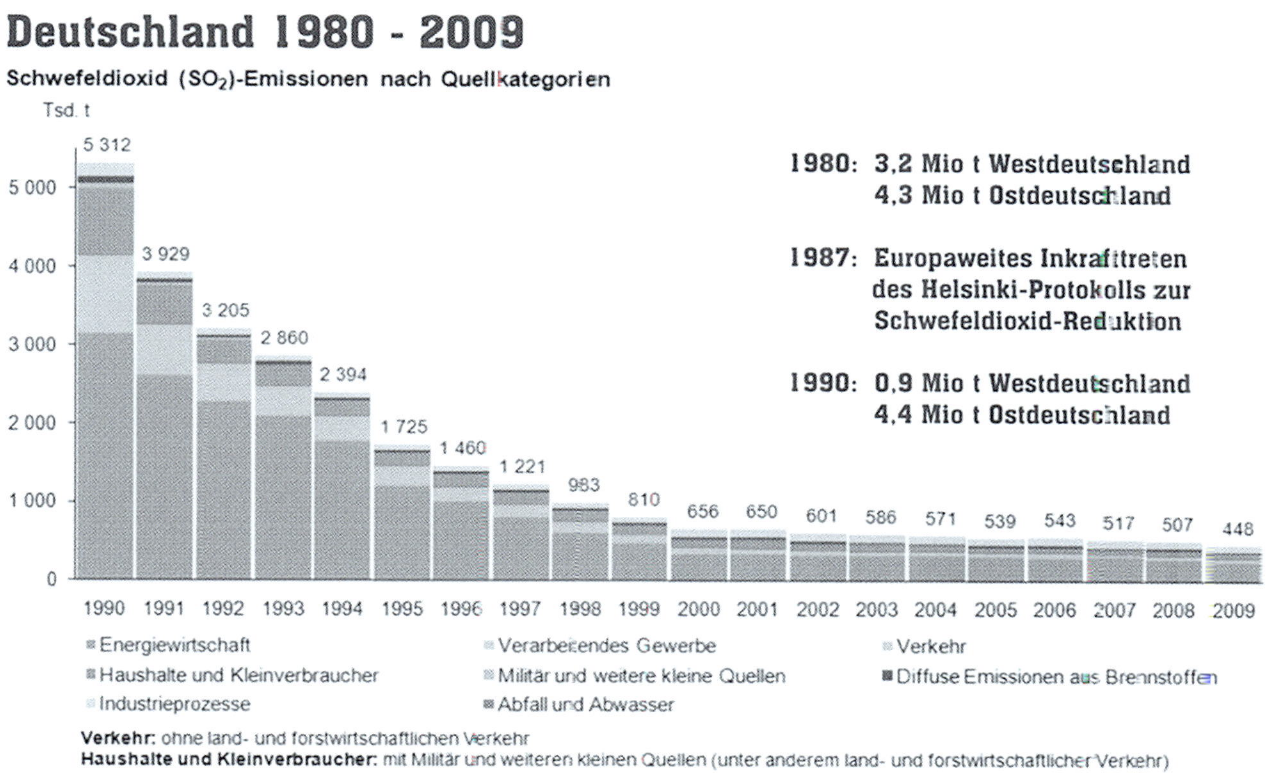

Quelle: Wikimedia Commons/Bundesumweltamt Deutschland

Welche der folgenden Aussagen ist aus den gegebenen Informationen ableitbar?

A) Der Schwefeldioxidausstoß der Energiewirtschaft hat sich im Betrachtungszeitraum Jahr für Jahr reduziert.
B) In Westdeutschland war 1990 die Energiewirtschaft der größte Schwefeldioxid-Produzent.
C) Vom Jahr 1990 auf das 1991 war der relativ und absolut gesehen größte Rückgang des Schwefeldioxidausstoßes im Betrachtungszeitraum.
D) 1990 hat das verarbeitende Gewerbe fast 1000 Tonnen Schwefeldioxid ausgestoßen.
E) Ostdeutschland hat seinen Schwefeldioxidausstoß nach 1990 Jahr für Jahr reduziert.

Bitte umblättern und direkt weiterarbeiten

179. Die folgenden Diagramme zeigen die Ergebnisse einer Serumelektrophorese. Die obere Abbildung stammt von einem gesunden Patienten (1), die untere von einem kranken (2). Mithilfe der Serumelektrophorese lassen sich die verschiedenen Proteine des Blutes auftrennen und messen. Es lassen sich hierbei folgende Eiweißfraktionen differenzieren: Albumine, α1-Globuline, α2-Globuline, β1-Globuline, β2-Globuline und γ-Globuline. Auf der y-Achse ist die Konzentration aufgetragen, auf der x-Achse die jeweilige Untergliederung in die Fraktionen. Im Diagramm sind sechs Peaks zu sehen, deren Flächeninhalt (area under the curve) dem relativen Anteil verschiedener Proteinfraktionen entspricht. Die Summe der abgebildeten Proteine stellt immer 100 % des Serumproteins dar.

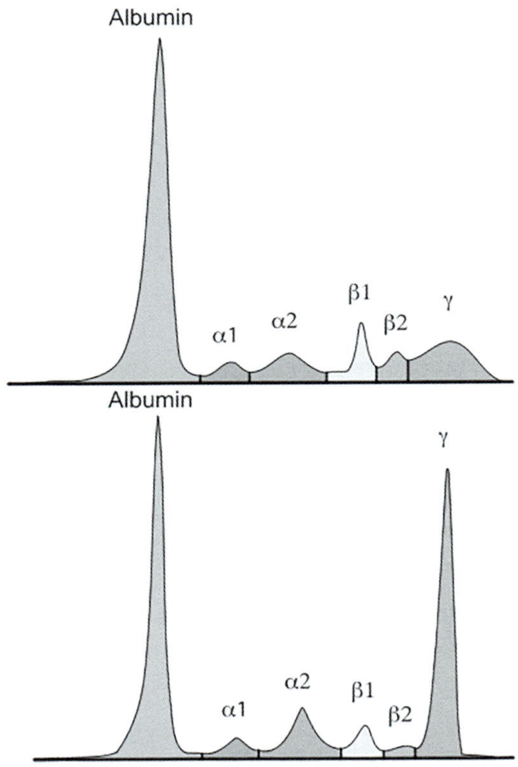

Quelle: Wikimedia Commons/Furfur

Welche der folgenden Aussagen lässt sich aus den gegebenen Informationen ableiten?

A) Patient 2 hat mehr Proteine der Fraktion γ-Globuline als Patient 1.
B) Bei Patient 2 macht das Albumin einen geringeren Anteil am Serumprotein aus als bei Patient 1.
C) Die Menge der α2-Globuline ist bei Patient 2 auf einem normalen Niveau.
D) Die Menge des Serumproteins ist bei Patient 2 insgesamt höher als bei Patient 1.
E) Patient 1 hat ähnlich viel Protein der β1-Globuline wie Patient 2 Proteine der α2-Globuline.

180. Das folgende Diagramm zeigt die Gesundheitsausgaben Österreichs im Jahr 2020.

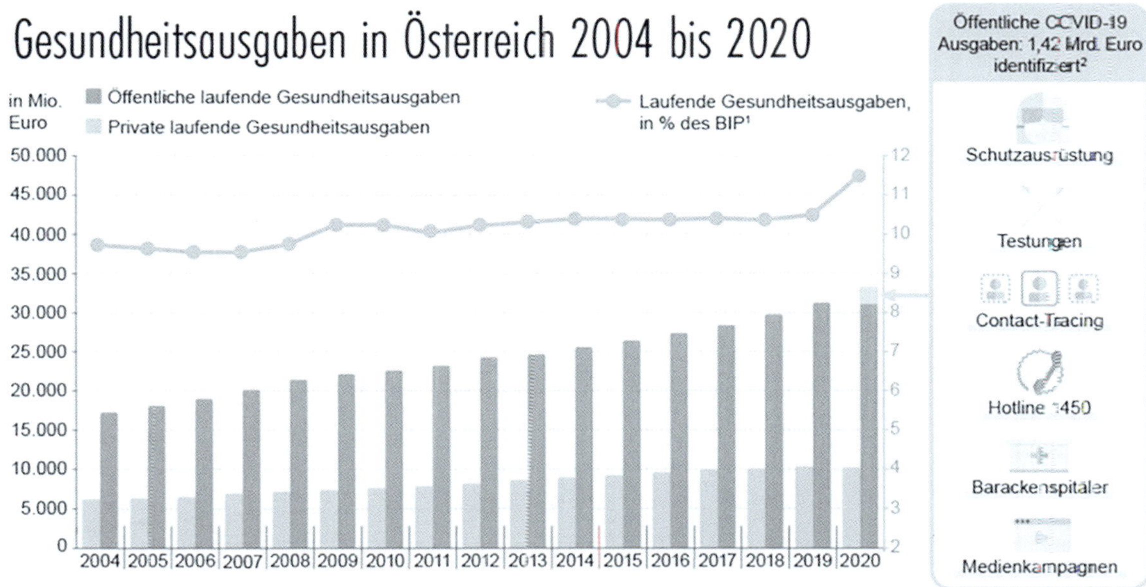

Quelle: Gesundheitsausgaben Österreichs im Jahr 2020, Bundesanstalt Statistik Österreich, STATISTIK AUSTRIA, Wien

Welche der folgenden Aussagen lässt sich aus den gegebenen Informationen <u>nicht</u> ableiten?

A) Das österreichische BIP war 2020 höher als 2004.
B) Die privat laufenden Gesundheitsausgaben waren in Österreich 2020 um ungefähr 6000 € höher als noch 2004.
C) In Österreich sind zwischen 2004 und 2020 die öffentlich laufenden Gesundheitsausgaben relativ gesehen ähnlich stark gestiegen wie die privat laufenden Gesundheitsausgaben.
D) Zwischen 2005 und 2017 sind in Österreich die privat laufenden Gesundheitsausgaben Jahr für Jahr gestiegen.
E) In Österreich waren im Jahr 2004 die öffentlich laufenden Gesundheitsausgaben fast dreimal so groß wie die privat laufenden Gesundheitsausgaben.

Bitte umblättern und direkt weiterarbeiten

181. Wie laut ein Ton vom menschlichen Ohr wahrgenommen wird, hängt nicht nur vom Schallpegel, sondern auch von der Frequenz ab. Dementsprechend können zwei Töne mit dem gleichen Schalldruckpegel (dB), aber einer anderen Frequenz, unterschiedlich laut gehört werden. Aufgrund dessen hat man die Einheit Phon eingeführt, welche der Lautstärkenempfindung des menschlichen Gehörs entspricht. Das Phon ist also die Maßeinheit des Lautstärkepegels. Verschiedene Töne, die alle die Lautstärke ein Phon besitzen, werden also alle gleich laut wahrgenommen. Der Wert in Phon gibt an, welchen Schalldruckpegel (in dB) ein Sinuston mit einer Frequenz von 1000 Hz besitzt, der gleich laut empfunden wird wie das eigentliche Schallereignis, das eine andere Frequenz besitzt. Töne gleicher Lautstärke werden auch als Isophone bezeichnet. Das menschliche Gehör kann Töne ab etwa drei Phon wahrnehmen.

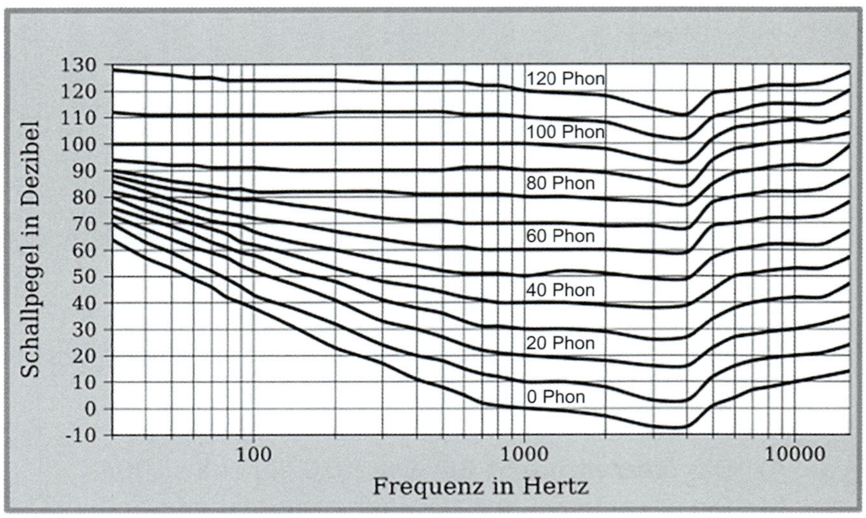

Quelle: Wikimedia Commons/Raphael Frey

Welche der folgenden Aussagen lässt sich aus den gegebenen Informationen ableiten?

I. Ein Ton mit einer Frequenz von 1000 Hertz und einem Schalldruckpegel von 20 Dezibel wird gleich laut wahrgenommen wie ein Ton mit 200 Hertz und einem Schallpegel von 40 Dezibel.
II. Ein Ton mit null Phon kann von den meisten Menschen nicht gehört werden.
III. Ein Ton mit einem Schallpegel von 80 Dezibel wird im dargestellten Frequenzbereich immer hörbar sein.
IV. Für Töne mit einem Schallpegel von 70 gilt, umso höher die Frequenz, desto lauter wird der Ton vom menschlichen Gehör wahrgenommen.

A) Nur Aussage I und II.
B) Alle vier Aussagen.
C) Nur Aussage II.
D) Nur Aussage III und IV.
E) Nur Aussage I, II und III.

182. Das untenstehende Diagramm zeigt Spitalsaufenthalte in Akutkrankenanstalten sowie den Anteil der Patienten, der dort gestorben ist. Das Diagramm bezieht sich auf Österreich. Es ist anzunehmen, dass jeder Patient nur einmal pro Jahr einen Aufenthalt in einer Akutkrankenanstalt hat.

Spitalsaufenthalte in Akutkrankenanstalten und während des Aufenthalts Verstorbene 1989 bis 2020

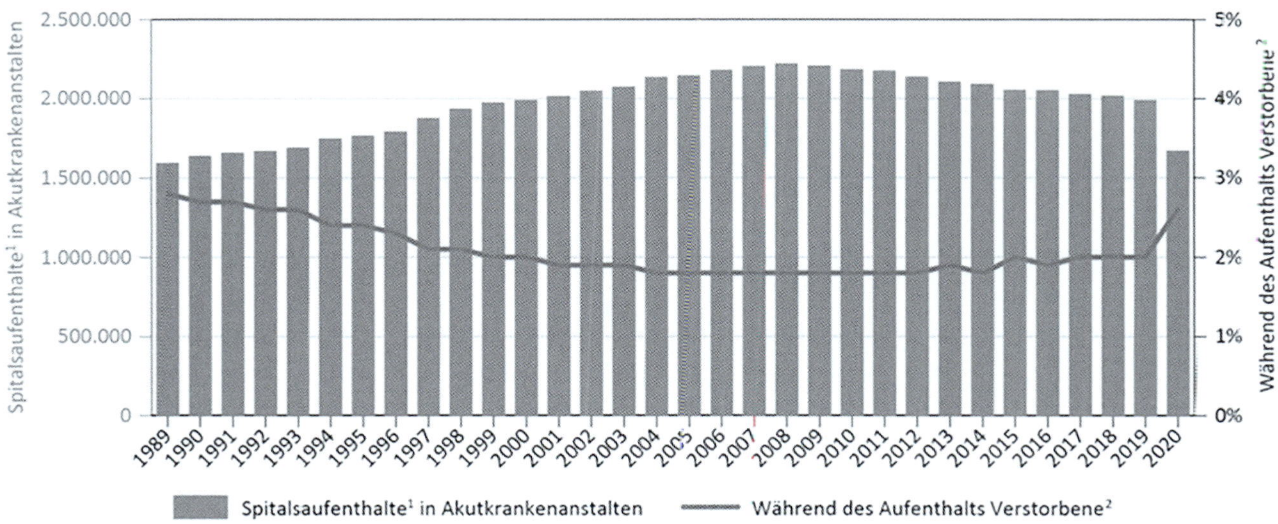

Quelle: Spitalsaufenthalte in Akutkrankenanstalten und während des Aufenthalts Verstorbene 1989 bis 2020. Bundesanstalt Statistik Österreich, STATISTIK AUSTRIA, Wien

Welche der folgenden Aussagen lässt sich aus den gegebenen Informationen nicht ableiten?

I. 2019 sind in Österreich vier Prozent der Patienten in Akutkrankenanstalten gestorben.
II. Im Betrachtungszeitraum ist 2008 das Jahr, in dem in Österreich am meisten Patienten während ihres Aufenthalts in Akutkrankenanstalten gestorben sind.
III. 2008 ist etwa jeder 50. Patient während seines Aufenthalts in einer Akutkrankenanstalt gestorben.

A) Nur Aussage I und II.
B) Keine der drei Aussagen.
C) Nur Aussage II.
D) Nur Aussage I.
E) Alle drei Aussagen.

Bitte umblättern und direkt weiterarbeiten

183. Bei der Wärmestrahlung handelt es sich um elektromagnetische Strahlung. Jeder Festkörper, jede Flüssigkeit und jedes Gas gibt Wärmestrahlung ab, wenn sich dessen Temperatur oberhalb des absoluten Nullpunktes befinden (0 Kelvin). Das hier dargestellte Planck'sche Strahlungsgesetz stellt die Intensität der Wärmestrahlung (y-Achse) dar, in Abhängigkeit der Temperatur des abstrahlenden Körpers und der Wellenlänge des Lichts. Der graue Bereich zwischen Wellenlänge 0,1 µm und 1 µm stellt den Bereich des für das Auge sichtbaren Lichts dar.

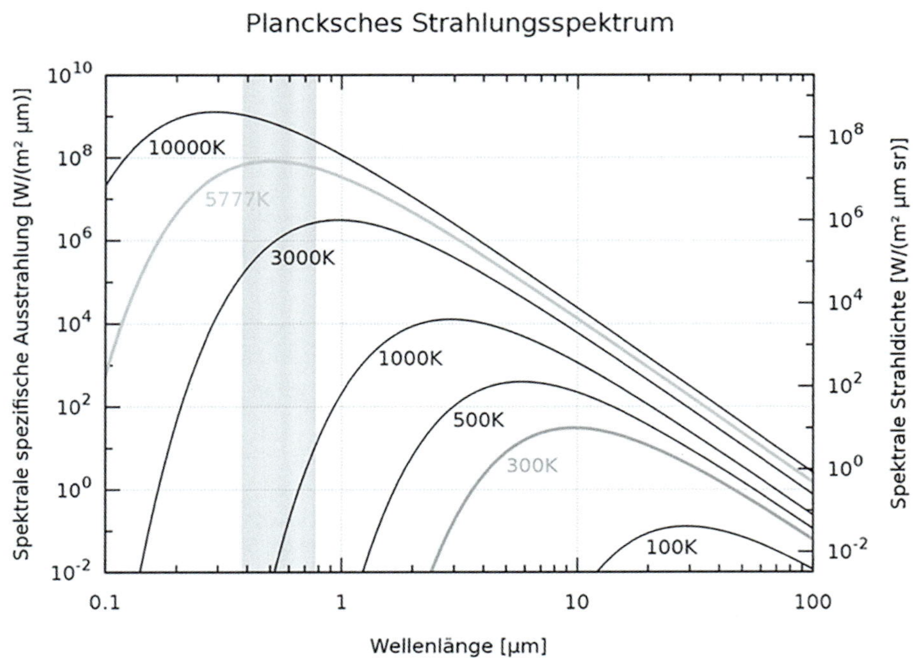

Quelle: Wikimedia Commons/Prog

Welche der folgenden Aussagen lässt sich aus den gegebenen Informationen ableiten?

I. Die Wärmestrahlung eines Körpers mit einer Temperatur von 500 K wird nie in einem für das Auge wahrnehmbaren Bereich liegen.
II. Die Intensität der Wärmestrahlung der Sonne (Temperatur = 5777 K) hat ihr Maximum im Bereich des für das Auge sichtbaren Lichts.
III. Im dargestellten Bereich ist die Tendenz zu erkennen, dass je höher die Temperatur eines Körpers ist, desto mehr verschiebt sich dessen Strahlungsintensitätsmaximum zu kürzeren Wellenlängen.

A) Nur Aussage I und II.
B) Keine der drei Aussagen.
C) Nur Aussage II.
D) Nur Aussage I.
E) Alle drei Aussagen.

184. Das untenstehende Druck-Enthalpie-Diagramm stellt den Zusammenhang zwischen Druck, Temperatur und Enthalpie dar. Links der Siedelinie liegt der Bereich der gesättigten Flüssigkeit, rechts der Taulinie liegt der Bereich des gesättigten Dampfes. Zwischen Siedelinie und Taulinie liegt das Nassdampfgebiet. In diesem Bereich zeigen die Isovaporen den Anteil von Gas in Massenanteilen kg Gas/kg Nassdampf an. Alle Punkte auf einer Isovapore haben den gleichen Dampfgehalt. Der Wert 0 steht hierbei für Flüssigkeit, 1 steht für Gas. Das bedeutet also, dass x = 0,75 ein Nassdampf mit 75 % Gas und 25 % Flüssigkeit ist. Im kritischen Punkt treffen sich sowohl die Siedelinie als auch die Taulinie. Die Isothermen sind, wie ihr Name schon vermuten lässt, Linien gleicher Temperatur. Die Isentropen sind dementsprechend Linien gleicher Entropie.

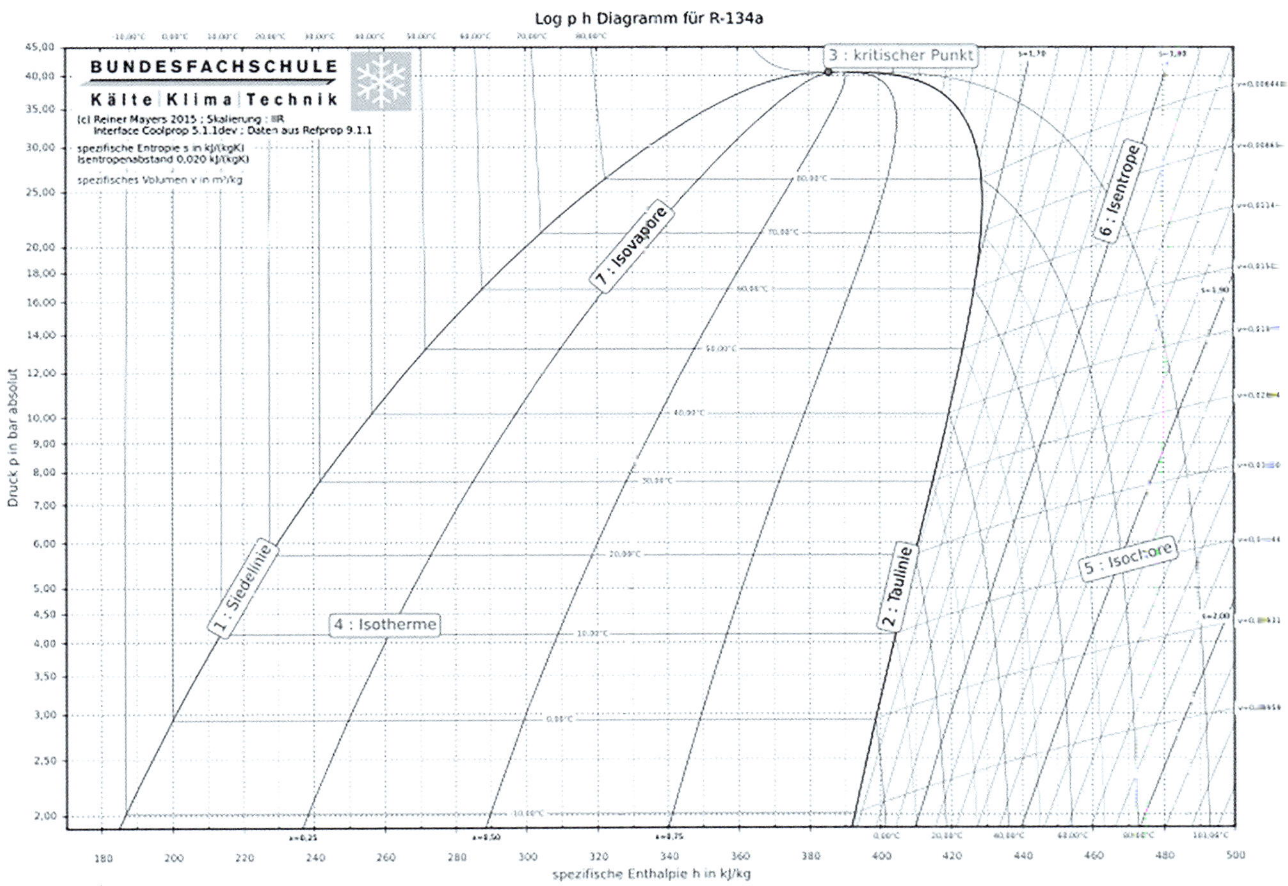

Quelle: Wikimedia Commons/Reiner Mayers

Welche der folgenden Aussagen lässt sich aus den gegebenen Informationen ableiten?

A) Um mit einer Temperatur von 0 °C in den Bereich der gesättigten Flüssigkeit zu kommen, muss der Druck mindestens 3 bar betragen.
B) Bei einer Temperatur von 20 °C kann man sich nur im Bereich der gesättigten Flüssigkeit oder des Nassdampfes befinden.
C) Unabhängig vom Druck kann man sich bei einer spezifische Enthalpie h von 260 kJ/kg nur im Bereich der gesättigten Flüssigkeit befinden.
D) Alle Punkte auf der Isovapore haben die gleiche spezifische Enthalpie.
E) Beim kritischen Punkt liegt eine Temperatur von 100 °C vor.

KAPITEL

3 Lösungen

Auf der nächsten Doppelseite findest du die korrekt angekreuzten Antworten in Form des Antwortbogens. Der gleiche Lösungsbogen befindet sich in der vorderen Umschlagklappe. Außerdem stellen wir euch in diesem Kapitel ausführliche Lösungskommentare für die Nachbearbeitung zur Verfügung.

Muster zuordnen

	A	B	C	D	E
1	☒	☐	☐	☐	☐
2	☐	☐	☐	☐	☒
3	☐	☐	☒	☐	☐
4	☐	☐	☒	☐	☐
5	☐	☐	☐	☒	☐
6	☐	☐	☐	☐	☒
7	☐	☒	☐	☐	☐
8	☐	☐	☐	☒	☐
9	☐	☒	☐	☐	☐
10	☐	☐	☒	☐	☐
11	☐	☒	☐	☐	☐
12	☐	☐	☐	☒	☐
13	☐	☒	☐	☐	☐
14	☒	☐	☐	☐	☐
15	☐	☐	☐	☒	☐
16	☐	☐	☐	☐	☒
17	☒	☐	☐	☐	☐
18	☐	☐	☐	☒	☐
19	☒	☐	☐	☐	☐
20	☐	☐	☐	☐	☒
21	☒	☐	☐	☐	☐
22	☐	☐	☒	☐	☐
23	☐	☐	☐	☐	☒
24	☐	☒	☐	☐	☐

Schlauchfiguren

	A	B	C	D	E
49	☐	☐	☐	☒	☐
50	☐	☒	☐	☐	☐
51	☐	☐	☐	☒	☐
52	☒	☐	☐	☐	☐
53	☐	☐	☒	☐	☐
54	☐	☒	☐	☐	☐
55	☐	☐	☐	☐	☒
56	☐	☐	☒	☐	☐
57	☒	☐	☐	☐	☐
58	☐	☐	☐	☒	☐
59	☒	☐	☐	☐	☐
60	☐	☐	☒	☐	☐
61	☐	☐	☐	☐	☒
62	☒	☐	☐	☐	☐
63	☐	☒	☐	☐	☐
64	☒	☐	☐	☐	☐
65	☐	☐	☐	☒	☐
66	☒	☐	☐	☐	☐
67	☒	☐	☐	☐	☐
68	☐	☒	☐	☐	☐
69	☐	☐	☒	☐	☐
70	☐	☐	☐	☒	☐
71	☐	☐	☒	☐	☐
72	☐	☐	☐	☐	☒

Medizinisch-naturwissenschaftliches Grundverständnis

	A	B	C	D	E
25	☐	☐	☐	☐	☒
26	☐	☐	☐	☒	☐
27	☐	☐	☐	☐	☒
28	☐	☐	☒	☐	☐
29	☐	☐	☐	☐	☒
30	☒	☐	☐	☐	☐
31	☐	☐	☐	☐	☒
32	☐	☐	☒	☐	☐
33	☐	☐	☒	☐	☐
34	☐	☒	☐	☐	☐
35	☐	☐	☐	☐	☒
36	☐	☐	☐	☒	☐
37	☐	☐	☐	☐	☒
38	☒	☐	☐	☐	☐
39	☒	☐	☐	☐	☐
40	☒	☐	☐	☐	☐
41	☐	☐	☐	☐	☒
42	☐	☐	☐	☐	☒
43	☐	☒	☐	☐	☐
44	☐	☐	☒	☐	☐
45	☐	☐	☒	☐	☐
46	☐	☐	☒	☐	☐
47	☐	☐	☒	☐	☐
48	☐	☒	☐	☐	☐

Quantitative und formale Probleme

	A	B	C	D	E
73	☐	☐	☒	☐	☐
74	☒	☐	☐	☐	☐
75	☒	☐	☐	☐	☐
76	☐	☐	☒	☐	☐
77	☒	☐	☐	☐	☐
78	☐	☐	☐	☐	☒
79	☒	☐	☐	☐	☐
80	☐	☐	☒	☐	☐
81	☒	☐	☐	☐	☐
82	☐	☐	☐	☒	☐
83	☐	☐	☐	☐	☒
84	☐	☐	☐	☒	☐
85	☒	☐	☐	☐	☐
86	☒	☐	☐	☐	☐
87	☐	☐	☐	☐	☒
88	☐	☐	☐	☐	☒
89	☒	☐	☐	☐	☐
90	☐	☐	☐	☐	☒
91	☐	☒	☐	☐	☐
92	☐	☐	☐	☒	☐
93	☐	☐	☐	☒	☐
94	☐	☐	☐	☐	☒
95	☐	☐	☒	☐	☐
96	☐	☐	☐	☐	☒

Textverständnis					
	A	B	C	D	E
97	☐	☒	☐	☐	☐
98	☒	☐	☐	☐	☐
99	☒	☐	☐	☐	☐
100	☐	☐	☐	☒	☐
101	☐	☒	☐	☐	☐
102	☐	☐	☐	☒	☐
103	☒	☐	☐	☐	☐
104	☐	☐	☐	☐	☒
105	☐	☒	☐	☐	☐
106	☒	☐	☐	☐	☐
107	☒	☐	☐	☐	☐
108	☐	☐	☒	☐	☐
109	☐	☐	☐	☒	☐
110	☒	☐	☐	☐	☐
111	☒	☐	☐	☐	☐
112	☐	☐	☐	☐	☒
113	☐	☐	☐	☐	☒
114	☒	☐	☐	☐	☐
115	☒	☐	☐	☐	☐
116	☐	☒	☐	☐	☐
117	☐	☒	☐	☐	☐
118	☐	☒	☐	☐	☐
119	☐	☐	☐	☒	☐
120	☐	☐	☐	☐	☒

Fakten lernen					
	A	B	C	D	E
141	☐	☐	☒	☐	☐
142	☒	☐	☐	☐	☐
143	☐	☐	☐	☒	☐
144	☒	☐	☐	☐	☐
145	☐	☐	☒	☐	☐
146	☐	☒	☐	☐	☐
147	☐	☐	☐	☒	☐
148	☒	☐	☐	☐	☐
149	☐	☒	☐	☐	☐
150	☐	☐	☐	☐	☒
151	☒	☐	☐	☐	☐
152	☐	☐	☐	☐	☒
153	☐	☐	☒	☐	☐
154	☐	☐	☐	☐	☒
155	☐	☐	☒	☐	☐
156	☐	☒	☐	☐	☐
157	☐	☐	☒	☐	☐
158	☐	☒	☐	☐	☐
159	☐	☐	☒	☐	☐
160	☒	☐	☐	☐	☐

Figuren lernen					
	A	B	C	D	E
121	☐	☐	☐	☐	☒
122	☐	☐	☒	☐	☐
123	☐	☐	☒	☐	☐
124	☐	☒	☐	☐	☐
125	☐	☐	☐	☒	☐
126	☒	☐	☐	☐	☐
127	☐	☐	☐	☒	☐
128	☐	☐	☐	☒	☐
129	☐	☐	☐	☒	☐
130	☒	☐	☐	☐	☐
131	☐	☒	☐	☐	☐
132	☐	☐	☒	☐	☐
133	☐	☒	☐	☐	☐
134	☐	☐	☒	☐	☐
135	☐	☒	☐	☐	☐
136	☐	☐	☐	☒	☐
137	☐	☐	☒	☐	☐
138	☐	☐	☒	☐	☐
139	☒	☐	☐	☐	☐
140	☐	☐	☐	☐	☒

Diagramme und Tabellen					
	A	B	C	D	E
161	☐	☐	☒	☐	☐
162	☐	☐	☐	☐	☒
163	☐	☐	☐	☒	☐
164	☐	☐	☐	☒	☐
165	☐	☐	☐	☐	☒
166	☐	☐	☐	☐	☒
167	☐	☒	☐	☐	☐
168	☐	☐	☐	☐	☒
169	☒	☐	☐	☐	☐
170	☐	☒	☐	☐	☐
171	☐	☐	☒	☐	☐
172	☐	☒	☐	☐	☐
173	☐	☐	☒	☐	☐
174	☐	☐	☒	☐	☐
175	☐	☒	☐	☐	☐
176	☐	☒	☐	☐	☐
177	☒	☐	☐	☐	☐
178	☐	☐	☒	☐	☐
179	☐	☒	☐	☐	☐
180	☐	☒	☐	☐	☐
181	☐	☐	☐	☐	☒
182	☒	☐	☐	☐	☐
183	☐	☐	☐	☐	☒
184	☒	☐	☐	☐	☐

Muster zuordnen

1)

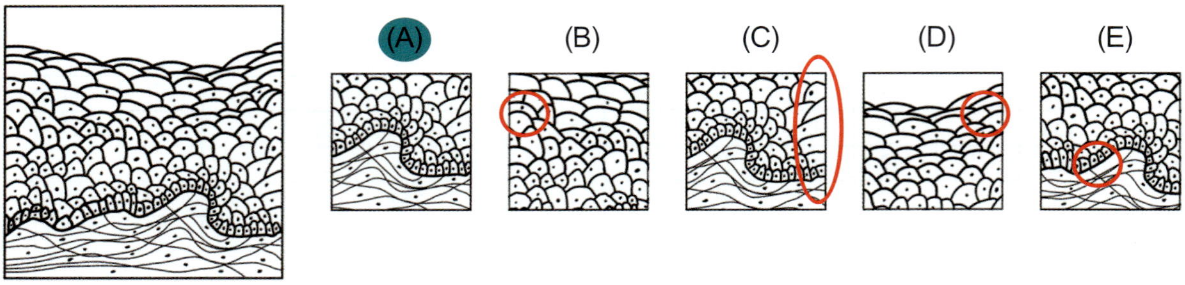

2)

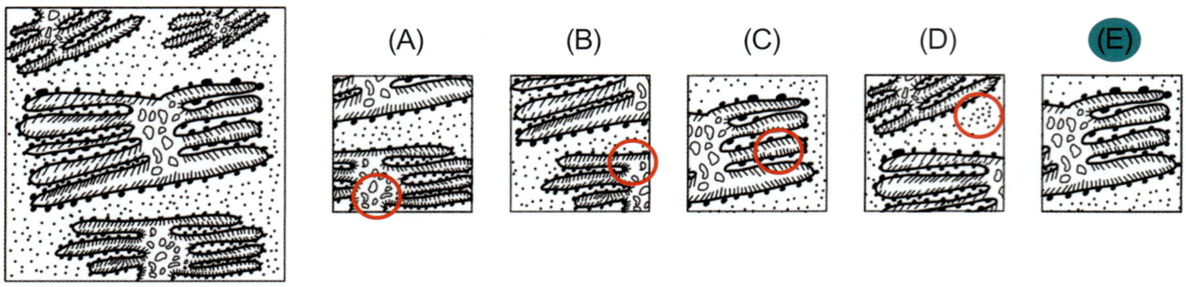

3)

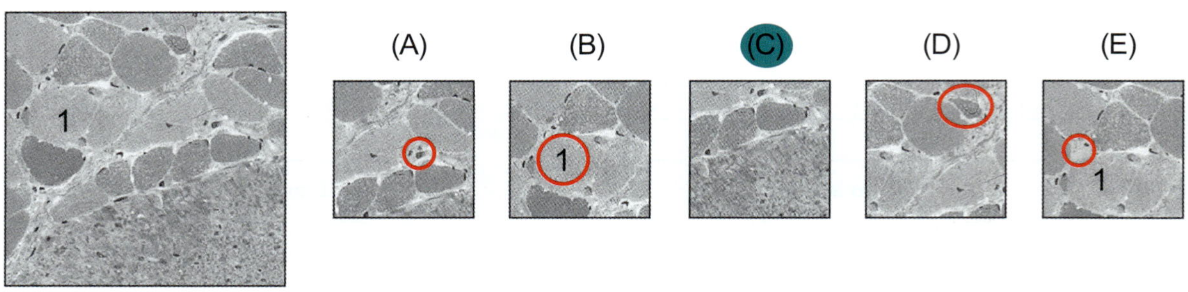

4)

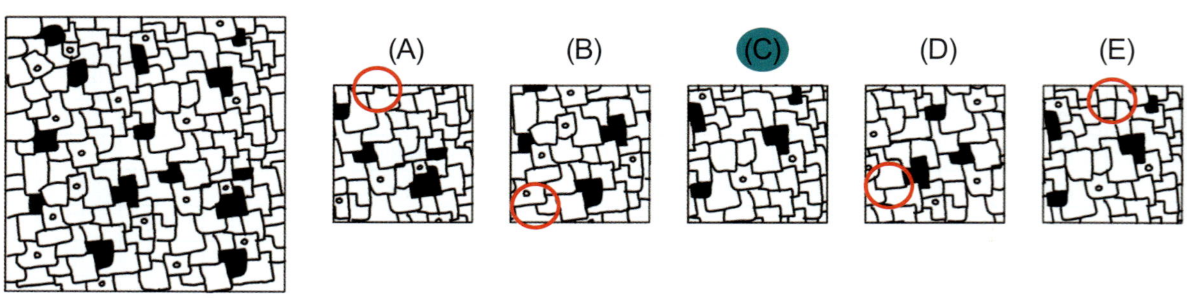

5)

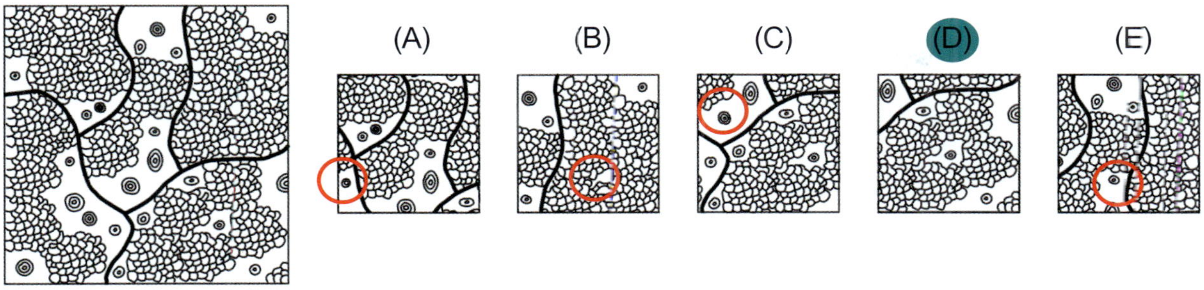

6)

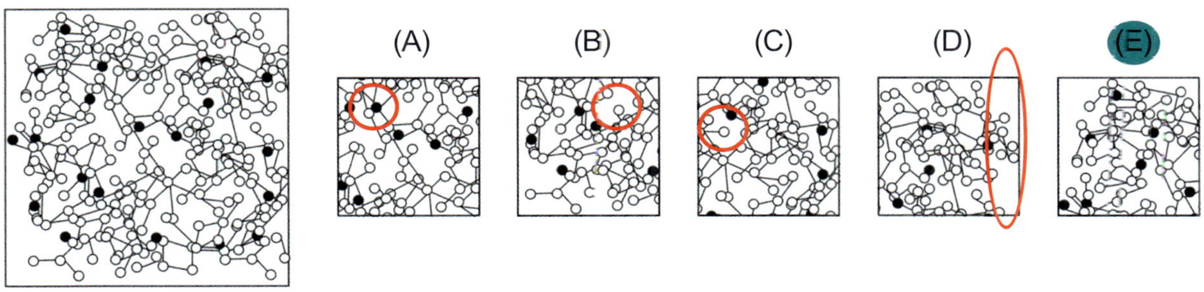

7)

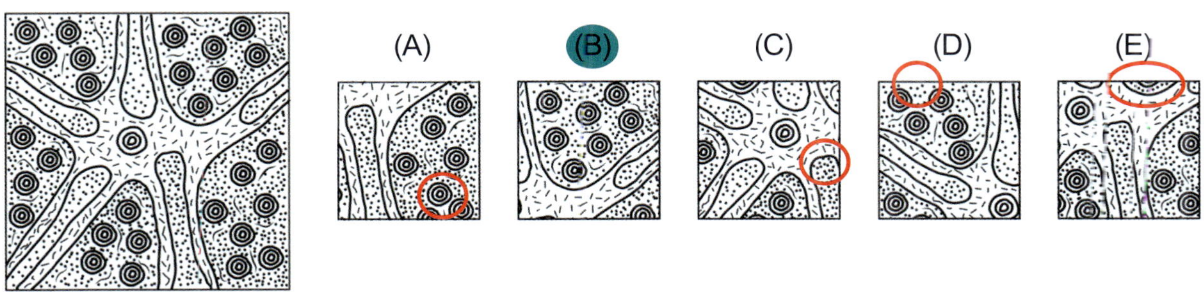

8)

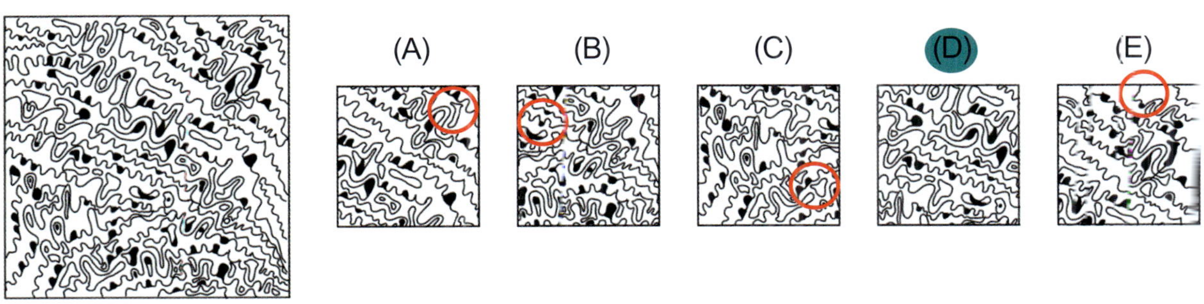

9)

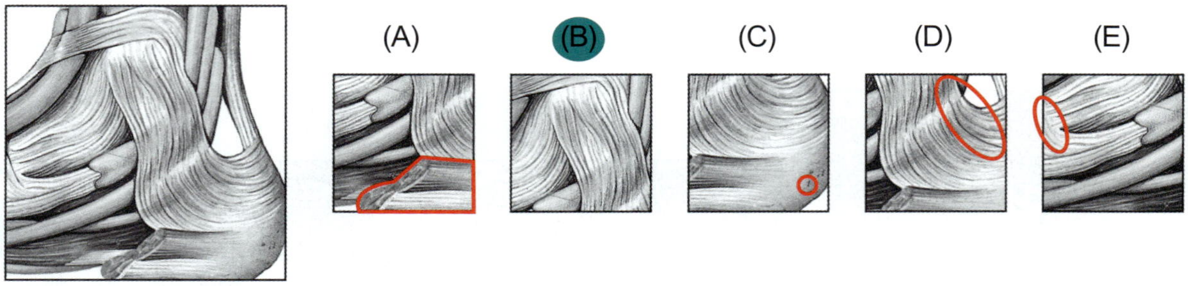

10)

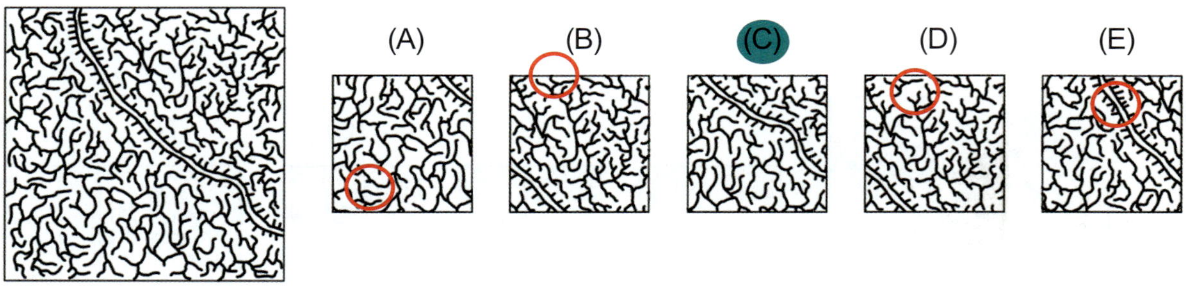

11)

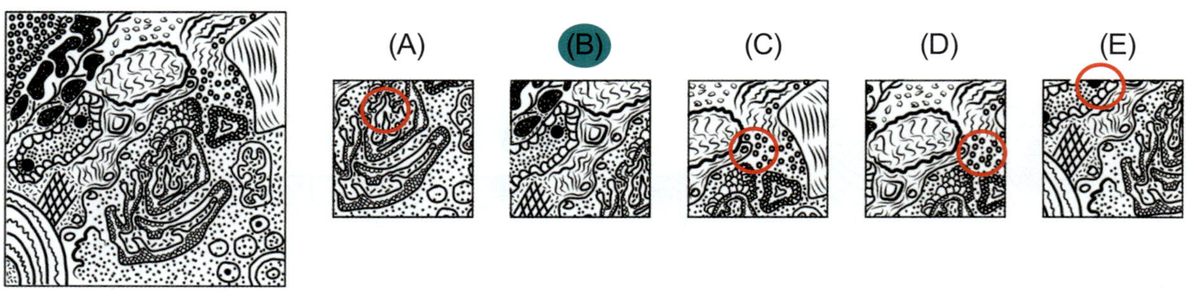

12)

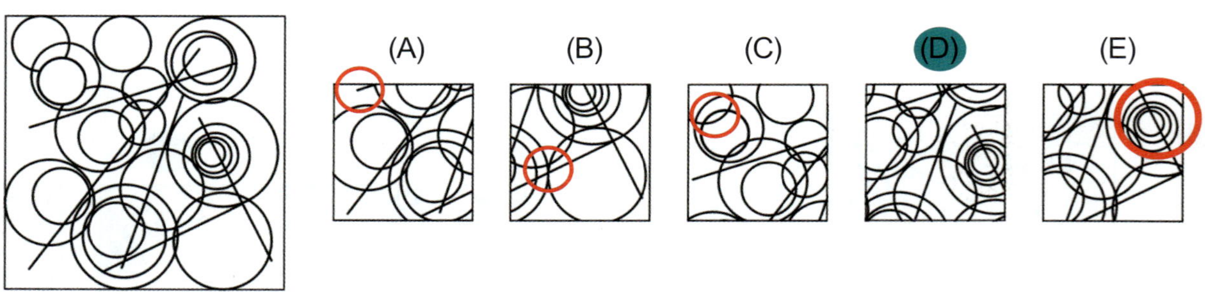

13)

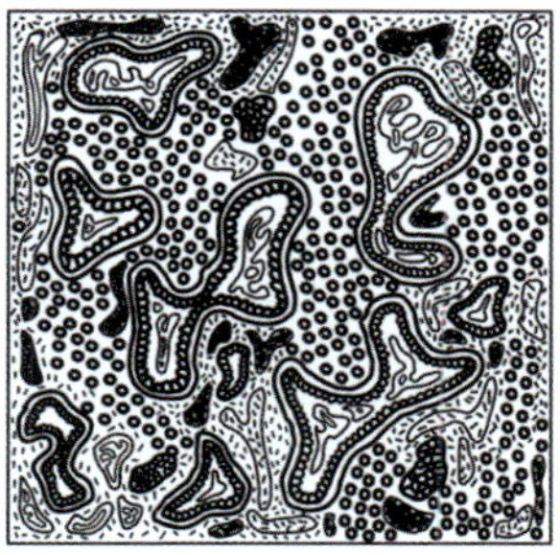

(A) (B) (C) (D) (E)

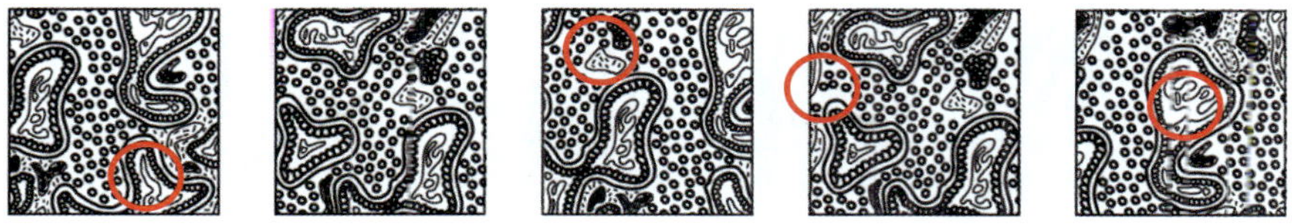

14)

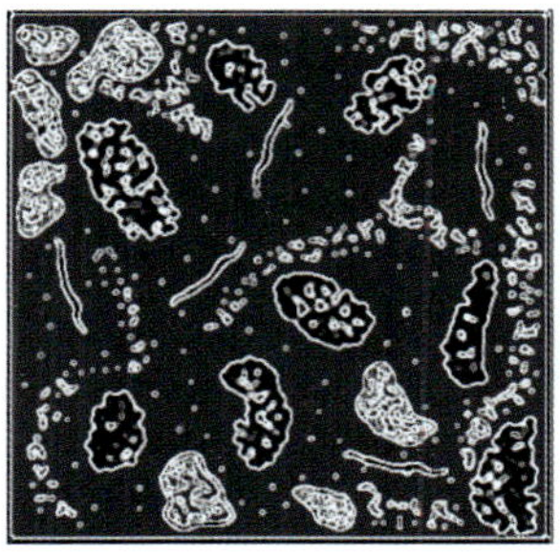

(A) (B) (C) (D) (E)

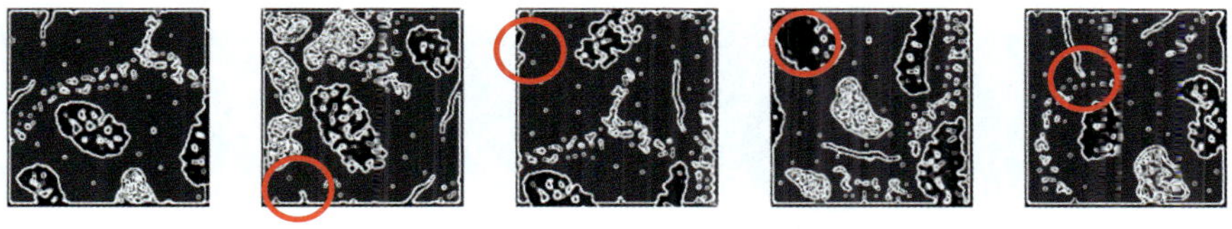

15)

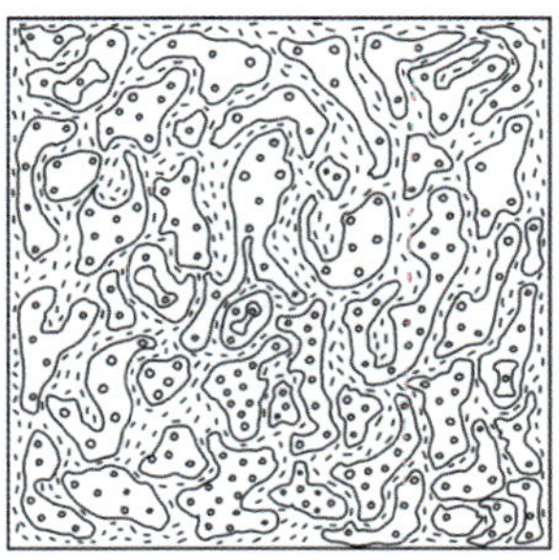

(A) (B) (C) (D) (E)

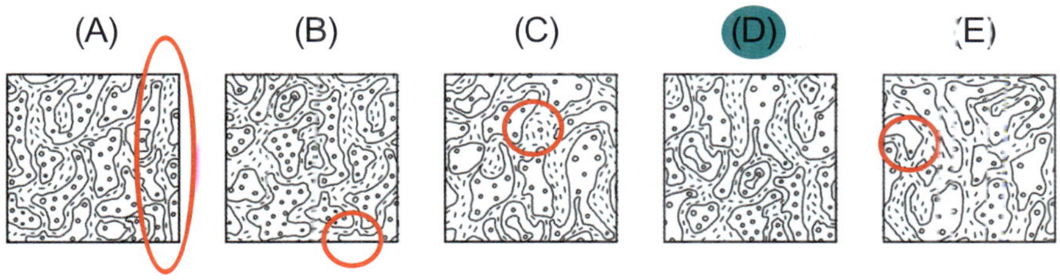

16)

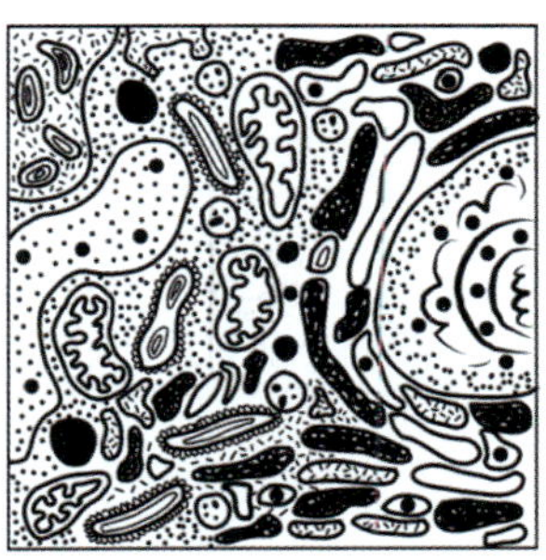

(A) (B) (C) (D) (E)

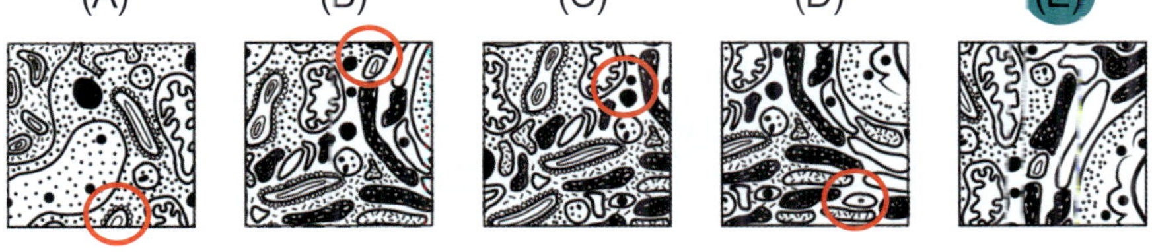

17)

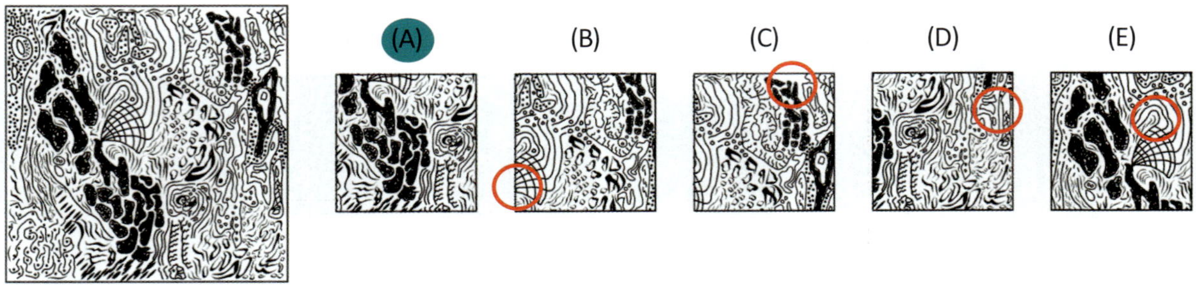

18)

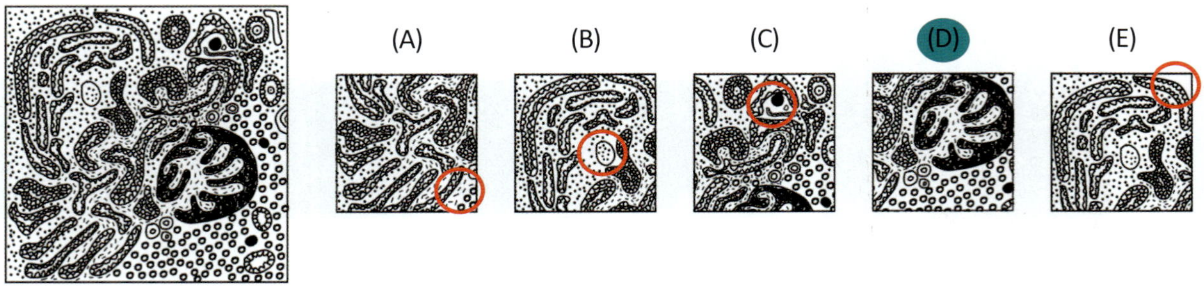

19)

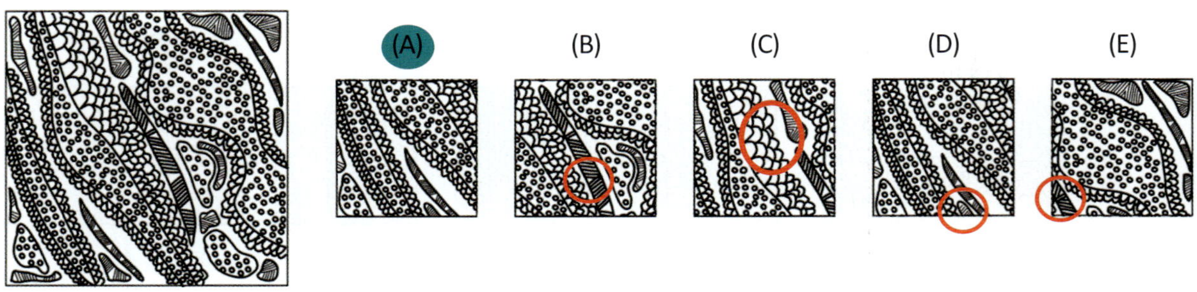

20)

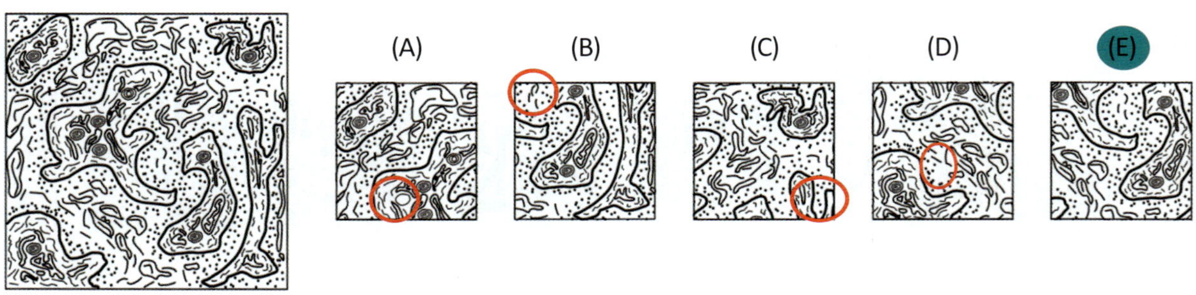

21)

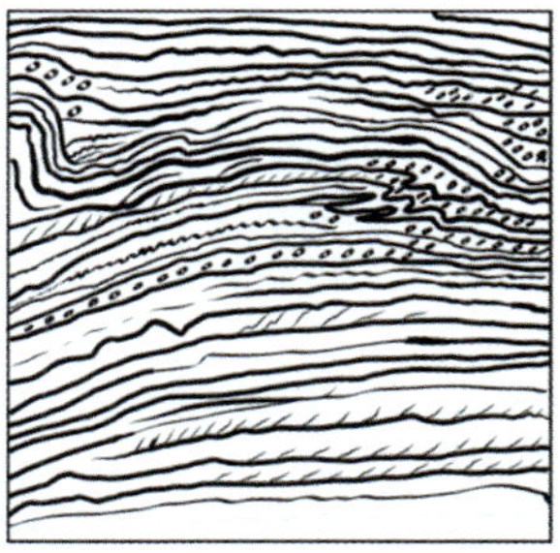

(A) (B) (C) (D) (E)

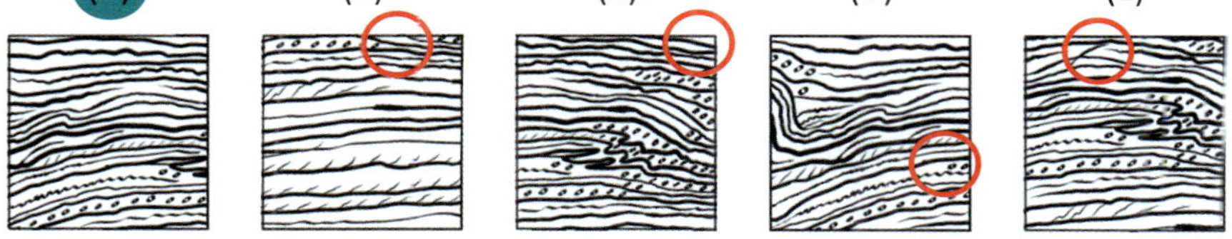

22)

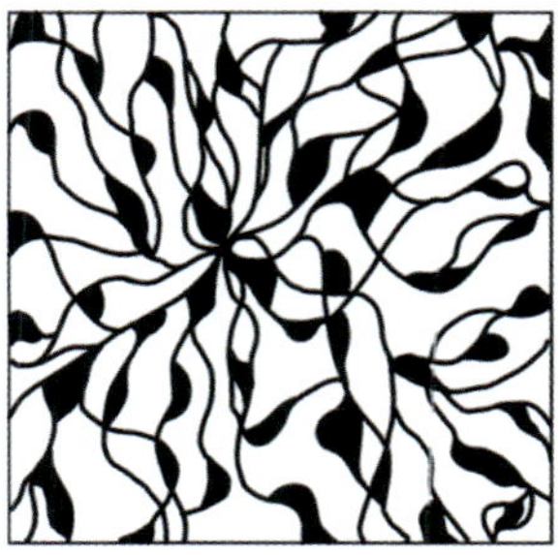

(A) (B) (C) (D) (E)

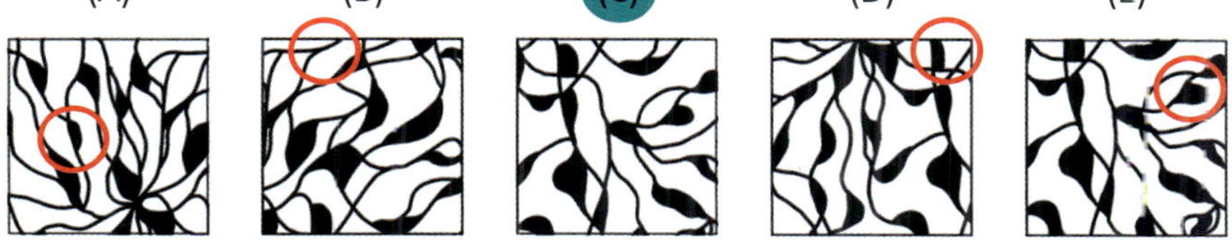

23)

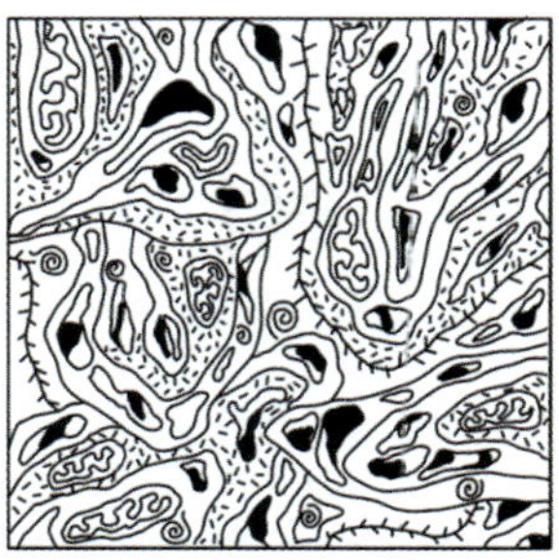

(A) (B) (C) (D) (E)

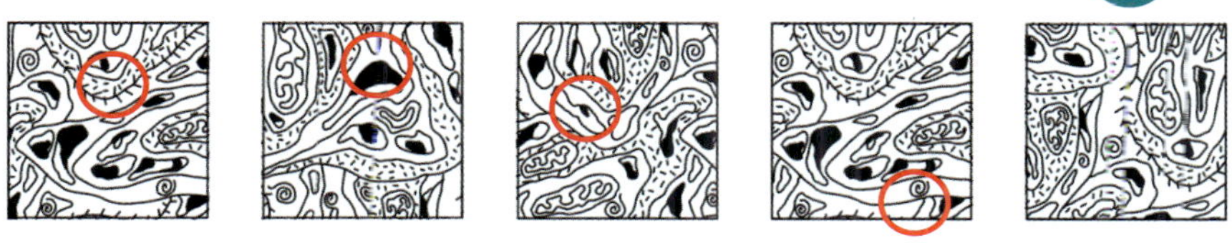

24)

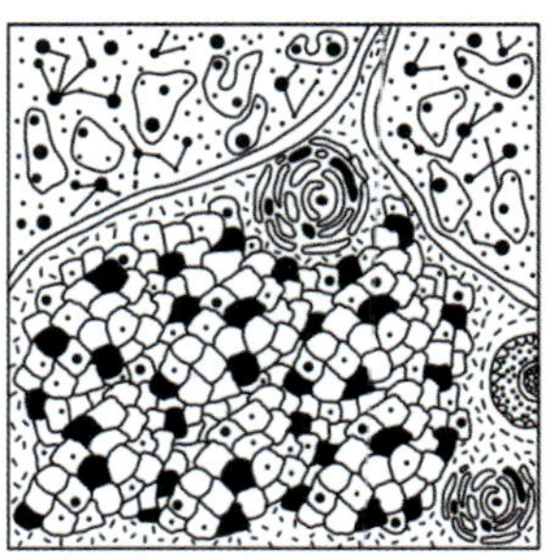

(A) (B) (C) (D) (E)

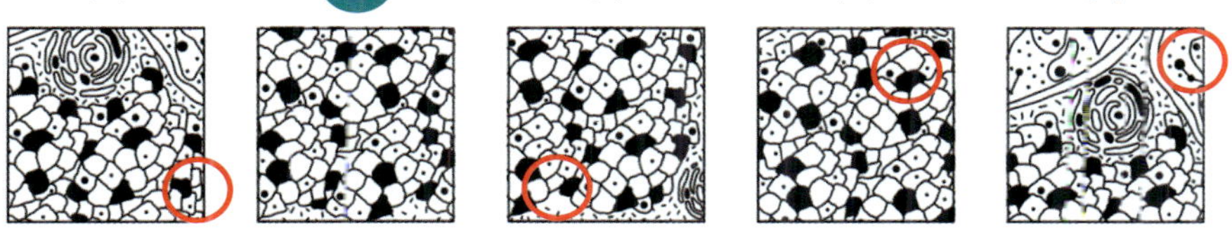

Medizinisch-naturwissenschaftliches Grundwissen

25. Das Nervengewebe ist eines der vier Grundgewebe des menschlichen Organismus. ...
Welche der folgenden Aussagen lässt sich nicht aus dem Text ableiten? **(Lösung: E)**

A) Ableitbar: Oligodendrozyten gehören zu den Gliazellen, welche nicht direkt an der Erregungsleitung beteiligt sind.
B) Ableitbar: Astrozyten sind der Großteil der Gliazellen im ZNS, also gibt es mehr Astrozyten als Mikroglia.
C) Ableitbar: Astrozyten können durch Proliferation (Vermehrung) Narben bilden. Vermehrung bedeutet Zellteilung.
D) Ableitbar: Mikroglia können Stoffe sowohl über Phago- als auch über Pinozytose aufnehmen.
E) Nicht ableitbar: „Im Vergleich zu den Astrozyten sind die Oligodendrozyten deutlich schlanker und bilden weniger Zellfortsätze aus.“

26. Bakterien besitzen verschiedene Mechanismen, mit denen sie ihre Genvariabilität erhöhen können. ...
Welche der folgenden Aussagen lässt sich aus dem Text ableiten? **(Lösung: D)**

A) Nicht ableitbar: Transformation ist die Aufnahme von freier DNA durch ein Bakterium.
B) Nicht ableitbar: Bei der Transduktion wird ein DNA-Fragment mittels einer viralen Infektion zwischen zwei Bakterien übertragen.
C) Nicht ableitbar: Bei der Konjugation spielen Viren keine Rolle.
D) Ableitbar: Bakterien haben weniger DNA-Reparaturmechanismen, wodurch sie eine erhöhte Mutationsrate besitzen.
E) Nicht ableitbar: Durch den Vorgang der Transformation können Bakterien freie DNA aufnehmen.

27. Das Proteasom ist ein 1.700 kDa schwerer Proteinkomplex und neben dem Lysosom der wichtigste Ort für den Abbau von Proteinen. ...
Welche der folgenden Aussagen sind aus dem Text ableitbar? **(Lösung: E)**

I. Nicht ableitbar: Nur E2 und E3 bilden einen Komplex.
II. Ableitbar: Da E1 und E2 nur für die Übertragung des Ubiquitins auf E3 benötigt werden.
III. Nicht ableitbar: Im Text steht nur, dass Proteine im Lysosom und im Proteasom abgebaut werden. Der Abbaumechanismus im Lysosom ist nicht weiter beschrieben, sodass es unklar ist, ob Ubiqutin-markierte Proteine hier abgebaut werden.
IV. Nicht ableitbar: Im Text steht nur, dass Ubiquitin durch eine Thioesterbindung an E1 gebunden wird.

28. Extrazelluläre Botenstoffe lassen sich nach ihren chemischen Eigenschaften in lipophil (z. B. Steroide, Retinoide) und hydrophil (z. B. Proteine, Peptide, viele Aminosäurederivat) unterteilen. ...
Welche der folgenden Aussagen ist nicht aus dem Text ableitbar? **(Lösung: C)**

A) Ableitbar: Retinoide gehören zu den lipophilen Botenstoffen, welche intrazelluläre Rezeptoren binden.
B) Ableitbar: Chaperon Hsp 90 verhindert die Zusammenlagerung der Rezeptoren wie auch deren Bindung an die DNA. Falls Chaperon Hsp 90 also fehlt, können die Rezeptoren an die DNA binden und damit die Transkription beeinflussen.
C) Nicht ableitbar: Der Steroidhormonrezeptor gehört zur Kernrezeptorfamilie, welche *alle* einen Transaktivierungs-Bereich besitzen.
D) Ableitbar: Lipophile und auch hydrophile Signalstoffe haben einen Einfluss auf die Genexpression.
E) Ableitbar: Nur die zusammengelagerten Rezeptoren können in den Zellkern wandern und an die DNA binden. Für eine Zusammenlagerung braucht es zwei Steroidhormonrezeptoren.

29. Das für den Sauerstofftransport im Blut essenzielle Hämoglobin setzt sich aus dem Protein Globin und dem sauerstoffbindenden Häm zusammen. ...
Welche der folgenden Aussagen ist aus dem Text ableitbar? **(Lösung: E)**
A) Nicht ableitbar: Zum Globinabbau gibt es keine Informationen im Text.
B) Nicht ableitbar: Bei einem Verschluss des Gallengangs würde vermehrt konjugiertes Billirubin vorkommen (also posthepatischer Ikterus), da dieses nicht mehr abtransportiert werden könnte. Die Konzentration des unkonjugierten Billirubins wäre unverändert, da die Konjugation in der Leber normal stattfinden kann.
C) Nicht ableitbar: Bei einem Mangel an Glucuronsäure wäre die Konzentration des unkonjugierten Billirubins erhöht, da dieses nicht mehr weiter konjugiert werden kann. Das konjugierte Billirubin kann nicht erhöht sein, da die Konjugation in der Leber ja eingeschränkt ist.
D) Nicht ableitbar: Unkonjugiertes Billirubin gelangt mithilfe des Albumins zur Leber.
E) Ableitbar: Durch die Zerstörung der roten Blutkörperchen kommt es in hohem Maße zur Freisetzung von Billirubin, welches dann zunächst einmal unkonjugiert vorliegt (also prähepatischer Ikterus).

30. Lysosomen sind von einer Membran umschlossene Zellorganellen, die für den Abbau von verschiedensten Stoffen zuständig sind. ...
Welche der folgenden Aussagen lassen sich aus dem Text ableiten? **(Lösung: A)**
I. Nicht ableitbar: Die Ursache der I-Zellerkrankung ist, dass die lysosomalen Enzyme nicht ins Lysosom gelangen. Ihre Funktion ist nicht eingeschränkt.
II. Nicht ableitbar: *Einige* lysosomales Enzym benötigen Mannose-6-Phosphat, um in das Lysosom transportiert zu werden. Mannose-6-Phosphat wird jedoch nicht von jedem lysosomalen Enzym benötigt, da einige gar nicht in den Golgi-Apparat gelangen. Außerdem ist das Mannose-6-Phosphat für die Funktion auch nicht entscheidend, sondern nur für den Transport.
III. Nicht ableitbar: Patienten mit einer I-Zellerkrankung haben einen Mangel am Enzym N-Acetylglucosamin-Phosphotransferase und nicht an Mannose-6-Phosphat.
IV. Nicht ableitbar: Die Diagnose wird zumeist durch Bestimmung der Aktivität der lysosomalen Enzyme im Blutserum gestellt, das heißt aber nicht, dass dies der Fall sein muss. Außerdem ist auch nicht bekannt, ob die Aktivität der lysosomalen Enzyme im Blut überhaupt erhöht wäre.

31. Zu Beginn des viralen Vermehrungszyklus heftet sich das Virus an die Wirtszelle. ...
Welche der folgenden Aussagen ist nicht aus dem Text ableitbar? **(Lösung: E)**
I. Nicht ableitbar: Über die Gefährlichkeit kann keine Aussage getroffen werden.
II. Nicht ableitbar: Auf das Uncoating folgt die Penetration.
III. Nicht ableitbar: Keine Info dazu, zu welcher Art von Virus das Corona-Virus gehört.
IV. Ableitbar: „Es gibt allerdings auch Arten, die beispielsweise über den Blutstrom an ihr Zielorgan gelangen." Da sich die Wirtszellen im Zielorgan befinden müssen, ist das ableitbar.

32. Als Fieber oder auch Pyrexie bezeichnet man eine Erhöhung der Körperkerntemperatur. ...
Welche der folgenden Aussagen lässt sich nicht aus dem Text ableiten? **(Lösung: C)**
A) Ableitbar: Das sympathische Nervensystem ist entscheidend für die Regulation der Körpertemperatur.
B) Ableitbar: „Zusätzlich kann auch die Muskeltätigkeit zur Wärmeproduktion beitragen."
C) Nicht ableitbar: Es ist nur beschrieben, wie die Körpertemperatur durch einen erhöhten Wärmeverlust gesenkt wird. Dass dies auch über eine Verminderung der Wärmeproduktion zu erreichen ist, steht nicht im Text.
D) Ableitbar: „Zudem werden über die Aktivierung des sympathischen Nervensystems die Gefäße enggestellt und die Schweißbildung reduziert. Dadurch soll der Wärmeverlust verringert werden." Verringerte Wärmeverlust → Erhöhung der Körpertemperatur.
E) Ableitbar: „Für die Regulation der Körpertemperatur ist der Hypothalamus zuständig".

33. Der Begriff Bipolare Störung ist die etablierte Kurzbezeichnung für die bipolare affektive Störung, welche man auch als BAS abkürzt. ...
Welche der folgenden Aussagen lässt sich aus dem Text ableiten? **(Lösung: C)**
A) Nicht ableitbar: Circa ein bis zwei Prozent der Bevölkerung sind von der bipolaren affektiven Störung *Typ I* betroffen.
B) Nicht ableitbar: Wenn hypomane Phasen bei BAS Typ II nicht richtig erkannt werden, besteht Verwechslungsgefahr mit einer rezidivierenden depressiven Störung. Das bedeutet nicht, dass hypomane Phasen rezidivierenden depressiven Störungen ähnelt.
C) Ableitbar: Psychosen treten bei stark ausgeprägten Manien auf. Beim Typ II der BAS sind die Manien aber nur schwach ausgeprägt, weshalb man hier auch von Hypomanie spricht.
D) Nicht ableitbar: Männer und Frauen sind von der BAS *Typ I* gleich häufig betroffen.
E) Nicht ableitbar: Dass die bipolare affektive Störung zu den Affektstörungen gehört, ist im Text nicht beschrieben.

34. Durch das Zytosol erstreckt sich ein dreidimensionales Netz aus Filamenten, welches als Zytoskelett bezeichnet wird. ...
Welche Aussage lässt sich aus dem Text ableiten? **(Lösung: B)**
A) Nicht ableitbar: *Aktinfilamente* werden auch als Mikrofilamente bezeichnet.
B) Ableitbar: Über die Intermediärfilamente kann ein Tumor einem Grundgewebe zugeordnet werden. Da die Intermediärfilamente Teil des Zytoskeletts sind, ist die Aussage also ableitbar.
C) Nicht ableitbar: *Aktinfilamente* sind wichtig für den intrazellulären Transport.
D) Nicht ableitbar: Mikrotubuli sind die größten Filamente des Zytoskeletts mit einem Durchmesser von 25 nm.
E) Nicht ableitbar: *Intermediärfilamente* unterscheiden sich von Zelltyp zu Zelltyp.

35. Das Epithel ist eines der vier Grundgewebearten des menschlichen Körpers, das in fast allen Organen vorkommt. ...
Welche der folgenden Aussagen lässt sich aus dem Text ableiten? **(Lösung: E)**
A) Nicht ableitbar: Die Gelenkschleimhaut wird nicht von Epithelzellen gebildet.
B) Nicht ableitbar: Ein mehrschichtiges isoprismatisches Epithel kann auch Zellen mit einer anderen Form enthalten, da nur die oberste Zellschicht relevant ist für die Benennung des Epithels.
C) Nicht ableitbar: Ob ein hoher Grad der Keratinisierung ein verhorntes Epithel bedeutet, ist im Text nicht ersichtlich.
D) Nicht ableitbar: Beim *einschichtigen* Epithel haben alle Zellen Kontakt zur Basalmembran, jedoch nicht beim mehrschichtigen.
E) Ableitbar: Hier ist die Aussage ableitbar, da es nur eine Zellschicht gibt. Also kann es dann auch nur hochprismatische Zellen geben.

36. Die Muskelspindel dient der Propriozeption. ...
Welche der folgenden Aussagen lässt sich aus dem Text ableiten? **(Lösung: D)**
A) Nicht ableitbar: Bei den intrafusalen Muskelfasern können die Kernketten- von den Kernsackfasern unterschieden werden.
B) Nicht ableitbar: Die Muskelspindel misst die *aktuelle Länge* eines Muskels.
C) Nicht ableitbar: Die Muskelspindel ist sowohl sensorisch als auch motorisch innerviert.
D) Ableitbar: Die Kapsel der Muskelspindel besteht aus straffem Bindegewebe.
E) Nicht ableitbar: Die Muskelspindel liegt *parallel* zu den extrafusalen Muskelfasern.

37. Colitis ulcerosa ist eine chronisch-entzündliche Darmerkrankung. ...
Welche der folgenden Aussagen ist aus dem Text ableitbar? **(Lösung: E)**
A) Nicht ableitbar: Dass die ischämische Colitis nur im Dickdarm auftritt, steht nicht im Text.
B) Nicht ableitbar: Dass bereits nach einer Koloskopie die Diagnose Colitis ulcerosa gestellt werden kann, geht aus dem Text nicht hervor. Es sollte auch noch eine histologische Untersuchung gemacht und ein Blutbild erstellt werden.
C) Nicht ableitbar: Die Ursachen der beiden Krankheiten sind jeweils unbekannt. Dementsprechend lässt sich auch nicht sagen, dass sie die gleiche Ursache haben. Es gibt hierzu Vermutungen, sicher ist das jedoch nicht.
D) Nicht ableitbar: Dass bei einer ischämischen Colitis der gesamte Darm betroffen ist, steht nicht im Text.
E) Ableitbar: Die ischämische Colitis entsteht durch eine Ischämie, welche verschiedene Ursachen haben kann (Arteriosklerose & Langzeittherapie mit vasokonstriktorischen Medikamenten).

38. Vor gut 40 Jahren entdeckte der britische Physiker David Kemp eine erstaunliche Eigenschaft der menschlichen Hörschnecke (Cochlea). ...
Welche der folgenden Aussagen lässt sich nicht aus dem Text ableiten? **(Lösung: A)**

A) Nicht ableitbar: Das Auftreten von SOAE ist ein starkes Indiz für die Funktionalität des Innenohrs. Damit haben SOAE schon eine Aussage über die Funktionalität des Innenohrs.

B) Ableitbar: „OAEs sind unabhängig vom Bewusstseinszustand des Patienten und können nicht willentlich beeinflusst werden."

C) Ableitbar: Die OAEs entstehen als Nebenprodukt der aktiven Verstärkung des Innenohrs, für die die äußeren Haarzellen verantwortlich sind.

D) Ableitbar: „Durch Lärmbelastung, Sauerstoffmangel oder innenohrschädigende Medikamente kann die Funktion der äußeren Haarzellen reduziert sein." Da die äußeren Haarzellen eine bessere Schallwahrnehmung ermöglichen, ist also mit einer eingeschränkten Hörfunktion zu rechnen.

E) Ableitbar: „Bei den meisten Menschen sind SOAE mit einem empfindlichen Mikrofon messbar, werden jedoch von der Person selbst meist nicht wahrgenommen."

39. Um Krebs zu verstehen, muss man sich mit den Mechanismen des Zellzyklus auseinandersetzen. ...
Welche der folgenden Aussagen lässt sich nicht aus dem Text ableiten? **(Lösung: A)**

I. Nicht ableitbar: „Die CDKs werden dauerhaft exprimiert".

II. Ableitbar: „Die Übergänge zwischen den einzelnen Stadien des Zellzyklus sind streng reguliert. Hierfür spielen die Zykline eine entscheidende Rolle. Zykline sind regulatorische Proteine, welche in periodischen Abständen synthetisiert ..."

III. Ableitbar: „Wenn eine Zelle sich dauerhaft beziehungsweise terminal differenziert hat und keine weiteren Zellteilungen geplant sind, verbleibt diese unumkehrbar in der G0-Phase. Dies ist beispielweise bei den Nervenzellen zu beobachten, weshalb man sie auch als postmitotisch bezeichnet."

IV. Ableitbar: Sowohl in der G1- als auch in der G2-Phase werden viele Proteine hergestellt.

40. Unter Glykogenspeicherkrankheiten versteht man eine Gruppe von Erkrankungen, bei denen der Auf- oder Abbau von Glykogen gestört ist. ...
Welche der folgenden Aussagen ist dem Text zufolge richtig? **(Lösung: A)**

A) Ableitbar: Beim Morbus von Gierke fehlt das Enzym Glucose-6-Phosphatase. Da der Muskel dieses Enzym auch bei einem gesunden Menschen nicht besitzt, ist der Glykogenstoffwechsel des Muskels nicht beeinflusst.

B) Nicht ableitbar: Glykogen wird *am häufigsten* in Leber und Muskelzellen gespeichert, jedoch auch in anderen Organen.

C) Nicht ableitbar: Hepatomegalie bedeutet nur eine Vergrößerung der Leber. Das kann auch viele andere Ursachen haben und muss nicht zwangsläufig eine Glykogenspeicherkrankheit sein.

D) Nicht ableitbar: „Dadurch kann auch die Leber das Glykogen nicht mehr vollständig zu Glucose abbauen, sondern nur noch zu Glucose-6-Phosphat. Dieses kann nicht ins Blut abgegeben werden."

E) Nicht ableitbar: Bei der Glykogenspeicherkrankheit Typ I kommt es zu einer Hypoglykämie. Das bedeutet nicht pauschal, dass es bei einer Glykogenspeicherkrankheit zu einer Hypoglykämie kommt.

41. Die Zellen des menschlichen Körpers bestehen aus mehreren Kompartimenten. ...
Welche der folgenden Aussagen ist aus dem Text ableitbar? **(Lösung: E)**

I. Nicht ableitbar: Über die Konzentrationen steht nichts im Text.

II. Nicht ableitbar: Proteine mit der Signalsequenz NLS können nur in den Zellkern importiert werden. Für einen Hin- und Her Transport bräuchte es noch eine NES-Sequenz.

III. Ableitbar: Ohne GAP kann das Ran-GTP nicht zu Ran-GDP werden. Nur Letzteres kann sich vom Importin lösen. Da nur ein „freies" Importin ein neues Protein binden kann, ist dieser Schritt für den Proteintransport unerlässlich. Wenn also das GAP seine Funktion verliert, bleibt das Ran-GTP an Importin gebunden, wodurch dieses kein neues Protein aufnehmen kann. Dadurch wäre dann der Proteintransport in den Zellkern vermindert.

42. Die spinale Muskelatrophie (SMA) ist eine vererbbare neurodegenerative Erkrankung der motorischen Motorzellen im Vorderhorn des Rückenmarks. ...
Welche der folgenden Aussage ist dem Text zufolge richtig? **(Lösung: E)**

A) Nicht ableitbar: Es gibt auch Typen der SMA, die mit einer normalen Lebenserwartung einher gehen.
B) Nicht ableitbar: SMN2-Mutationen sind nicht die Ursache für die SMA. Jedoch kann die Krankheit durch eine hohe Zahl von SMN2-Kopien teilweise kompensiert werden.
C) Nicht ableitbar: Die Unterscheidung zwischen SMA Typ IIIa als auch IIIb ist das Alter zum Zeitpunkt der Erkrankung. Ein Patient kann ja nicht vor *und* nach dem dritten Lebensjahr erkranken.
D) Nicht ableitbar: SMA Typ IV hat eine noch geringere ausgeprägte Muskelschwäche.
E) Ableitbar: Nur bei einem Typ I der SMA können die Patienten nicht selbstständig sitzen.

43. Der De-Ritis-Quotient beschreibt das Verhältnis zwischen Aspartat-Aminotransferase (ASAT) und Alanin-Aminotransferase (ALAT). ...
Welche der folgenden Aussagen ist aus dem Text ableitbar? **(Lösung: B)**

I. Nicht ableitbar: Durch Analyse des De-Ritis-Quotienten kann festgestellt werden, *wie schwer ein Leberschaden ist.*
II. Nicht ableitbar: De-Ritis-Quotient = $\frac{ASAT}{ALAT}$. Bei einem schweren Leberschaden wäre sowohl ASAT als auch ALAT erhöht. Wie stark die jeweiligen ASAT- und ALAT-Werte erhöht sind, können wir nicht bewerten. Dementsprechend kann hier keine Aussage getroffen werden.
III. Ableitbar: De-Ritis-Quotient = $\frac{ASAT}{ALAT}$. Ein Niedergang von Herzmuskelzellen infolge eines Myokardinfekts würde zu einem erhöhten ASAT-Wert führen. Das würde zu einem erhöhten De-Ritis-Quotienten führen.
IV. Ableitbar: De-Ritis-Quotient = $\frac{ASAT}{ALAT}$. Bei einer leichten Schädigung der Leberzellen ist ein erhöhter ALAT-Wert zu erwarten. Das würde zu einem erniedrigten De-Ritis-Quotienten führen. Eine Erhöhung des ASAT-Wertes ist nicht zu erwarten, da die mitochondrialen Enzyme erst bei einer schweren Schädigung freigesetzt werden.

44. Die Haut ist das größte Organ des Menschen. Sie schützt den Organismus vor Krankheitserregern. ...
Welche der folgenden Aussagen ist dem Text zufolge falsch? **(Lösung: C)**

A) Richtig: Die Dermis besteht aus Stratum reticulare und papillare. In beiden befinden sich Blutgefäße.
B) Richtig: Subkutis liegt unter der Kutis. Die Kutis besteht aus der Epidermis und der darunter liegenden Dermis. Also folgt auf die Dermis die Subkutis.
C) Falsch: „Die Haut lässt sich in verschiedene Schichten (u. a. Stratum reticulare und papillare) einteilen, welche sich in ihrem histologischen Aufbau unterscheiden." Im unteren Teil des Textes wird auch der Aufbau der beiden Schichten beschrieben, bei dem es durchaus Unterschiede gibt.
D) Richtig: Sowohl Stratum reticulare als auch Stratum papillare bestehen überwiegend aus Bindegewebe.
E) Richtig: „Bei der Dermis lässt sich das Stratum papillare und das Stratum reticulare unterscheiden."

45. Der Pupillenreflex ermöglicht dem Auge einen schnellen Schutz vor starker Blendung, in dem die Pupille bei Beleuchtung verengt werden kann. ...
Welche Kombination aus Läsion und Ausfallmuster passen zusammen? **(Lösung: C)**

A) Nicht ableitbar: Bei einer Schädigung des Nervus opticus auf der linken Seite würde es bei einer Beleuchtung von links keine Pupillenreaktion geben.
B) Nicht ableitbar: Bei einer Schädigung des Nervus oculomotorius auf der rechten Seite wäre grundsätzlich beim rechten Auge keine Pupillenreaktion mehr möglich.
C) Ableitbar: Schädigung des Nervus opticus auf der rechten Seite, Beleuchtung links: Pupillenverengung links und rechts.
D) Nicht ableitbar: Bei einer Schädigung des Nervus opticus auf der linken Seite wäre bei einer Beleuchtung von rechts eine Pupillenverengung auf beiden Seiten zu beobachten.
E) Nicht ableitbar: Bei einer Schädigung des Nervus opticus auf der rechten Seite, würde es bei einer Beleuchtung von rechts keine Pupillenverengung geben.

46. Die menschliche Zellmembran besteht aus einer Lipiddoppelschicht, in die verschiedene Membranproteine ein- oder angelagert sind. ...
    Welche der folgenden Aussagen lässt sich aus dem Text ableiten? **(Lösung: C)**

A) Nicht ableitbar: Ein Sphingosin hat 18 C-Atome. Ein Sphingophospholipid besteht aber nicht nur aus Sphingosin. Wie viele C-Atome die anderen Teile des Sphingophospholipids haben, ist nicht bekannt.

B) Nicht ableitbar: Glycerophospholipide gehören zu den *Phospholipiden*.

C) Ableitbar: Ein Sphingophospholipid besteht aus einem Sphingosin, einer Fettsäure und einer Phosphatgruppe. Sphingosin und eine Fettsäure bilden gemeinsam ein Ceramid. Also ist ein Ceramid mit einer Phosphatgruppe ein Sphingophospholipid.

D) Nicht ableitbar: „Wie ihr Name schon vermuten lässt, haben sie alle eine Phosphatgruppe."

E) Nicht ableitbar: Bei den Phospholipiden werden zwei Arten (Glycerophospholipide & Sphingophospholipide) unterschieden.

47. Die DNA ist aus vier verschiedenen Desoxyribonukleotiden aufgebaut. ...
    Welche der folgenden Aussagen lässt sich aus dem Text ableiten? **(Lösung: C)**

A) Nicht ableitbar: Das Enzym <u>Nukleotidase</u> spaltet die Phosphatgruppe ab.

B) Nicht ableitbar: Eine Hyperuricämie kann auch klinisch unauffällig sein.

C) Ableitbar: „Bei der primären Hyperurikämie handelt es sich um eine angeborene Störung des Purinstoffwechsels. Dabei können zum Beispiel die Auf- und Abbauwege der Purinnukleotide betroffen sein."

D) Nicht ableitbar: Die DNA besteht überwiegend aus Purinen, aber auch aus Pyrimiden.

E) Nicht ableitbar: Cytosin und Thymin sind keine Purine.

48. Der Rinne- und der Weber-Versuch sind zwei Standardtests der Hals-Nasen-Ohren-Heilkunde, mit denen sich Hörstörungen genauer untersuchen lassen. ..
    Welche der folgenden Aussagen lässt sich aus dem Text ableiten? **(Lösung: B)**

A) Nicht ableitbar: Beim Weber-Test kann nicht zwischen einer Schalleitungs- und einer Schallempfindungsstörung unterschieden werden. Beispielsweise würde eine Innenohrschädigung rechts (Schallempfindungsstörung) genauso wie eine Mittelohrschädigung links (Schallleitungsstörung) dafür sorgen, dass der Ton auf der linken Seite lauter wahrgenommen wird.

B) Ableitbar: Dass der Ton beim Weber-Test links leiser gehört wird, spricht für eine Innenohrschwerhörigkeit links oder eine Mittelohrschwerhörigkeit rechts. Der links positive Rinne-Test passt ebenfalls in das Bild einer Innenohrschwerhörigkeit.

C) Nicht ableitbar: Dass der Ton beim Weber-Test links lauter gehört wird, spricht für eine Innenohrschwerhörigkeit rechts oder eine Mittelohrschwerhörigkeit links. Bei einer Störung der Schallleitung rechts wäre der Ton beim Weber Test rechts lauter.

D) Nicht ableitbar: Dass der Ton beim Weber-Test rechts leiser gehört wird, spricht für eine Innenohrschwerhörigkeit rechts oder eine Mittelohrschwerhörigkeit links. Der negative Rinne-Test rechts spricht für eine Mittelohrschwerhörigkeit rechts. Dementsprechend macht dieses Ausfallmuster überhaupt keinen Sinn.

E) Nicht ableitbar: Wenn der Ton beim Weber-Test auf beiden Seiten gleich laut gehört wird und der Rinne-Test auf beiden Seiten positiv ist, hat der Patient wahrscheinlich ein normal funktionierendes Gehör.

Quantitative und formale Probleme

73. **Lösung: C**
Geg: $F_1 = 1{,}5$ l; $F_2 = 2{,}5$ l; $F_3 = 4$ l; $c_1 = 15\,\%$; $c_2 = 40\,\%$
Ges: c_2
Lösungsvariante 1:
$c_1 \times F_1 + c_2 \times F_2 = c_3 \times F_3$
$0{,}15 \times 1{,}5\,l + x \times 2{,}5\,l = 0{,}4 \times 4\,l$
$0{,}225 + x \times 2{,}5\,l = 1{,}6\,l$ [−0,225
$2{,}5\,l \times x = 1{,}375\,l$ [: 2,5 l
$x = 0{,}55$

Alternativ:

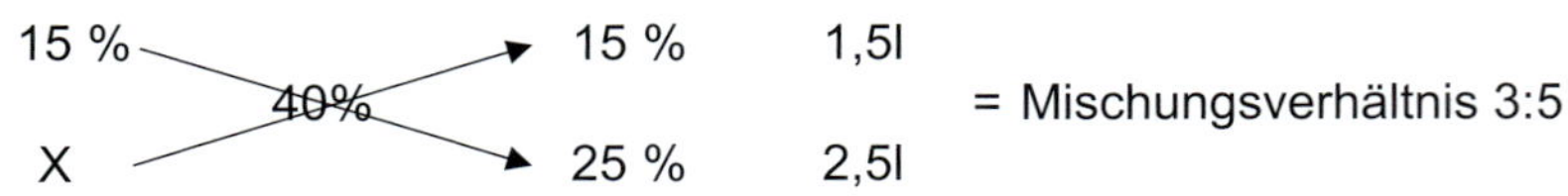

$X - 40\,\% = 15\,\%$
$x = 0{,}55$

74. **Lösung: A**
$$F = \frac{1}{4 \times \pi \times \epsilon_0} \times \frac{Q_1 \times Q_2}{r^2} \quad [\times \epsilon_0 \quad [:F$$
$$\epsilon_0 = \frac{1 \times Q_1 \times Q_2}{4 \times \pi \times r^2 \times F}$$ (Zahlen können weggelassen werden, da sie für die Einheit nicht relevant sind.)
$$\epsilon_0 = \frac{As \times As}{m^2 \times \frac{V \times As}{m}} = \frac{As \times As \times m}{m^2 \times V \times As} = \frac{As}{Vm}$$

75. **Lösung: A**
Hier geht man am besten nach einem Ausschlussverfahren vor:
Aussage I: (B) und (E) lassen sich ausschließen.
Aussage II: (B), (D) und (C) lassen sich ausschließen.
Aussage III: (D) und (E) lassen sich ausschließen.
Also bleibt nur Aussage (A).

76. **Lösung: C**
$20x + 40 = 32{,}5 \times x$ [−20*x*
$40 = 12{,}5$ [: 12,5
$3{,}2 = x$

77. **Lösung: A**
Auf 1 cm^2 der Agarplatte befinden sich 10^9 E. Coli und 10^9 Pseudomonas.
$$\frac{10^9 + 10^9}{cm^2} = \frac{2 \times 10^9}{10^2 \times mm^2} = \frac{2 \times 10^9}{10^2 \times mm^2} = \frac{2 \times 10^7}{mm^2} = \frac{0{,}2 \times 10^8}{mm^2}$$

78. **Lösung: E**
480 : 32 = 15 Tage $32 \times 1{,}25 = 40$
480 : 40 = 12 Tage
15 Tage − 12 Tage = 3 Tage

79. **Lösung: A**
I: $x + y = 12$ (x = gefahrene Zeit; y = noch zu fahrende Zeit)
II: $2 \times \frac{2}{3} x = y$
$\frac{4}{3} x = y$
II in I: $\frac{3}{3} x + \frac{4}{3} x = 12$
$\frac{7}{3} x = 12$ [:7 ×3
$x = 5\frac{1}{7}$

80. **Lösung: C**

In den im ersten Schritt entnommenen 0,1 l befinden sich x/2 Teilchen. Durch die Hinzugabe von 2x Teilchen haben wir dann 2,5x Teilchen. Wenn 15 ml entnommen werden, entnimmt man 1/20 der Flüssigkeit und dementsprechend auch 1/20 der Teilchen.

$$\frac{2{,}5}{20}x = \frac{1}{8}x = \frac{x}{8}$$

81. **Lösung: A**

$55{,}9\ g : 5\ g \approx 11$

$$\frac{6{,}022}{11} \times 10^{23} = 0{,}54 \times 10^{23} = 5{,}4 \times 10^{22}$$

82. **Lösung: D**

Stromerzeugung bei 20 % Wirkungsgrad

$$= 200\frac{kWh}{m^2} \times 0{,}01\,\% \times 500 \times 10^6\,km^2$$

$$= 200\frac{kWh}{m^2} \times 100 \times 500 \times km^2$$

$$= 200\frac{kWh}{m^2} \times 50000 \times 10^6\,m^2$$

$= 200\ kWh \times 50000 \times 10^6$
$= 5 \times 200 \times 10^{10}\ kWh = 10 \times 10^{12}\ kWh$

Dieser Wert entspricht der Hälfte des weltweiten Strombedarfs. Dementsprechend müsste sich der Wirkungsgrad von 20% auf 40% verdoppeln.

83. **Lösung: E**

I. Stimmt, da L indirekt proportional zu l

II. Stimmt: $L = \mu_0 \times \mu_r \times \frac{2 \times A \times N^2}{2 \times l}$

III. Stimmt nicht: $2L \neq \mu_0 \times \mu_r \times \frac{A \times (2N)^2}{l} \neq \mu_0 \times \mu_r \times \frac{A \times 4N^2}{l}$

84. **Lösung: D**

$$c^2 - \frac{1}{2}y = \sqrt[2]{d^3} \times 16x^3 \quad \left[\sqrt[2]{d^3} \quad [\ :16\right.$$

$$\frac{c^2 - \frac{1}{2}y}{\sqrt[2]{d^3} \times 16} = x^3 \quad \left[\sqrt[3]{\ }\right.$$

$$\sqrt[3]{\frac{c^2 - \frac{1}{2}y}{\sqrt[2]{d^3} \times 16}} = x$$

$$\sqrt[3]{\frac{c^2 - \frac{1}{2}y}{\sqrt[2]{d^3} \times 16}} = x$$

$$\sqrt[3]{c^2 - \frac{1}{2}y} : \left(\sqrt{d} \times 2\right) = x$$

85. **Lösung: A**

a × b = konst. (a = Arbeitskraft; b = Zeit)
100 % × 24 = 24
Arbeitskraft der Auszubildenen: 70 % + 40 % + 40 % = 150%
150 % × x = 24 [: 1,5
x = 16

86. **Lösung: A**

$$\frac{1}{2} \times m \times v^2 = m \times g \times h \quad [\ :m$$

$$\frac{1}{2} \times v^2 = g \times h \quad [\ :g$$

$$\frac{1}{2} \times \frac{v^2}{g} = h$$

$$\frac{1}{2} \times \frac{\left(13\frac{m}{s}\right)^2}{10\frac{m}{s^2}} = h$$

$$\frac{169\frac{m^2}{s^2}}{20\frac{m}{s^2}} = h$$

8,45 m = h

87. **Lösung: E**

C = 12 H

O = 16 H

Glucose = 6 × 12 H + 12 H + 6 × 16 H = 180 H

88. **Lösung: E**

Zeit (h)	0	8		16		24		32		40		48		56		64		72		80
A	1	2		4		8		16		32		64		128		256		512		1024
B					1			4			16			64			256			1024

Alternativ:

Die Anzahl der Verdoppelungen als Funktion darstellen:

$8x = 20 + 6x \quad [-6x$

$2x = 20 \quad [:2$

$x = 10$

Also gibt es gleich viele Bakterien von Kultur A und B nach 10 Verdoppelungen.

Da eine Verdoppelung 8 h dauert:

10 × 8 h = 80 h

89. **Lösung: A**

Gesamtverbrauch Körper: 800 ml pro min.

Dreisatz:

80 *ml* = 0,4%

20.000 *ml* = 100%

$$\frac{20.000 ml}{800 ml} = 25$$

90. **Lösung: E**

Als Steigung muss der Gewinn pro Schnelltest gewählt werden (65 ct).

Als Schnittpunkt mit der y-Achse die Fixkosten (80.000 × 10^2 *ct*).

91. **Lösung: B**

$$F = G \times \frac{m_1 \times m_2}{(2r)^2}$$

$$F = G \times \frac{m_1 \times m_2}{(2r)^2} \quad [\times 4$$

$$4 \times F = G \times \frac{m_1 \times m_2}{r^2}$$

F steigt also um 300 %.

92. **Lösung: D**

I: Stimmt: $E = \frac{R \times T}{Z \times F} \times \ln \frac{c_a}{c_i}$

II: Stimmt: $E = \frac{R \times T}{Z \times F} \times \ln 1 = \frac{R \times T}{Z \times F} \times 0 = 0$

III: Stimmt: $E = \frac{R \times T}{Z \times F} \times \ln \frac{2 \times c_a}{2 \times c_i} = \frac{R \times T}{Z \times F} \times \ln \frac{c_a}{c_i}$

93. **Lösung: D**

$R = p \times \frac{l}{\pi \times r^2}$

$R = p \times \frac{l}{\pi \times \left(\frac{1}{2} r\right)^2}$

$R = p \times \frac{l}{\pi \times \frac{1}{4} r^2}$ [×4

$4R = p \times \frac{l}{\pi \times r^2}$

Der Innenwiderstand vervierfacht sich.

94. **Lösung: E**

Hier sollte nach Ausschlussverfahren vorgegangen werden.
(A): Falsch, da Gewichte >28 kg nicht mehr gemessen werden können.
(B): Falsch, da 27 kg und 28 kg nicht unterschieden werden können.
(C): Falsch, da 4 kg und 5 kg nicht unterschieden werden können.
(D): Falsch, da 31 kg und 32 kg nicht unterschieden werden können.
(E): Korrekt.

95. **Lösung: C**

Da Typ 1 günstiger ist als Typ 2, sollte Typ 1 möglichst viel verwendet werden.
Zwei Fliesen von Typ 1 können zu einem Quadrat mit einer Fläche von 0,25 m² kombiniert werden. Für einen m² braucht man also acht Fliesen vom Typ 1. Damit lässt sich eine 6 m × 7 m große Fläche bedecken. Jetzt bleibt nur noch der grau markierte Streifen. Dieser wird mit Typ 2 bedeckt.

$= 8 \times 6\,m \times 7\,m \times 10\,€ + 30\,€ \times 24 = 4080\,€$

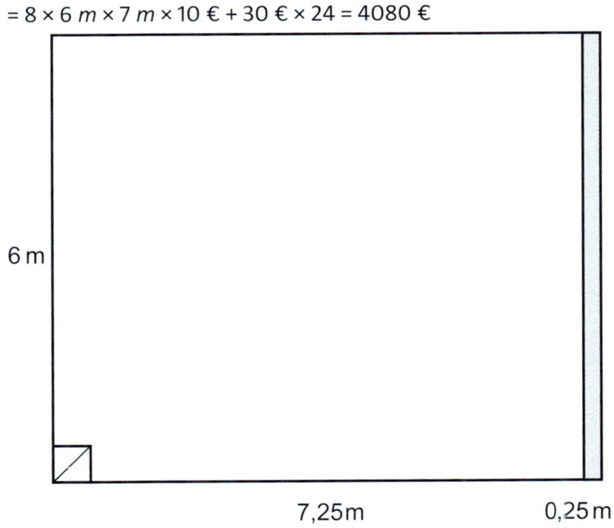

96. **Lösung: E**

$8{,}25\,h = 5 \times 1{,}2x + 4x$

$8{,}25\,h = 10x$ [:10

$0{,}825\,h = x$

$y = 0{,}825\,h \times 1{,}2 \approx 1\,h$

$8{,}25\,h - 1\,h = 7{,}25\,h$

$7{,}25\,h$ bleiben zur Herstellung von Tisch 2

$7{,}25\,h \div 0{,}25\,h = 29$

$29 + 1 = 30$

Textverständnis

Aufgaben 97–102
Unter Anämien, auch Blutarmut genannt, versteht man einen verminderten Hämoglobingehalt im Blut und/oder einen verminderten Hämatokriten. ...

97. Welche der folgenden Aussagen lässt sich aus dem Text ableiten? **(Lösung: B)**
A) Nicht ableitbar: Eine akute Blutung zeigt sich in der Regel erst mit etwas Verzögerung in den Laborwerten.
B) **Ableitbar:** Eine Anämie ist ein verminderter Hämatokrit und/oder verminderter Hämoglobingehalt. Der Hämatokrit entspricht dem Volumenanteil der zellulären Elemente im Blut.
C) Nicht ableitbar: Bei einem *MCH* von 33 pg spricht man von einer hyperchromen Anämie.
D) Nicht ableitbar: „Da die roten Blutkörperchen (Erythrozyten) 96 % der Zellen im Blut ausmachen"
E) Nicht ableitbar: Ein vermindertes *MCV* spricht für eine mikrozytäre Anämie.

98. Welche Blutwerte würden dem Text zufolge in das Bild einer Thalassämie passen? **(Lösung: A)**
I. **Richtig:** Der Wert entspricht einer mikrozytären Anämie. Das passt, da eine Thalassämie mikrozytäre Erythrozyten verursacht.
II. **Richtig:** Der Wert entspricht einer hypochromen Anämie. Das passt, da eine Thalassämie hypochrome Erythrozyten verursacht.
III. **Richtig:** Da die Erythrozytenzahl unverändert ist, der MCV aber erniedrigt, ist ein verminderter Mentzerindex zu erwarten.

99. Welche der folgenden Aussagen lässt sich aus dem Text ableiten? **(Lösung: A)**
I. **Ableitbar:** MCH von 19 pg heißt, dass die Erythrozyten weniger Hämoglobin enthalten. Dieses ist für die rote Färbung der Erythrozyten verantwortlich. Also bedeutet ein verminderter MCH auch eine verminderte Färbung.
II. Nicht ableitbar: MCHC ist MCH/MCV. Bei einer makrozytären, hypochromen Anämie wird der Zähler kleiner und der Nenner größer, was einen verminderten MCHC bedeutet.
III. **Ableitbar:** „Bei einer langsam entstehenden, chronischen Blutarmut können Adaptationsvorgänge dazu führen, dass die Patienten trotz zum Teil deutlich verschlechterten Laborwerten lange keine Beschwerden empfinden."

100. Welche der folgenden Aussagen lässt sich aus dem Text ableiten? **(Lösung: D)**
A) Nicht ableitbar: Für eine Anämie spricht nur ein verminderter Hämatokrit und/oder ein verminderter Hämoglobingehalt. Die EVB ist hierfür kein Indiz und eine verminderte EVB ist sowieso nicht klinisch relevant.
B) Nicht ableitbar: Es gibt auch normozytär normochrome Anämien.
C) Nicht ableitbar: Mithilfe der Analyse von MCV, MCH und MCHC kann festgestellt werden, wie die Erythrozyten eines Patienten sind. Eine Anämie lässt sich aber nur durch den Hämatokriten und/oder Hämoglobingehalt bestimmt werden.
D) **Ableitbar:** Da MCV jeweils Teil der Formel zur Berechnung von EVB und MCHC ist.
E) Nicht ableitbar: Der Hämatokrit gibt den Volumenanteil der *zellulären Elemente* im Blut an.

101. Welche der folgenden Aussagen lässt sich aus dem Text ableiten? **(Lösung: B)**
I. **Ableitbar:** Sowohl MCH als auch MCV sind um mindestens 10 % erniedrigt.
II. Nicht ableitbar: Der Mentzer-Index wäre erniedrigt, da die Erythrozytenzahl gleich ist und das MCV vermindert.
III. Nicht ableitbar: Bei einer Eisenmangelanämie hätte der Patient eine verminderte Anzahl von Erythrozyten.
IV. Nicht ableitbar: Hierzu können wir keine Aussage treffen, da wir es schlichtweg nicht wissen.

102. Welche der folgenden Aussagen lässt sich aus dem Text ableiten? **(Lösung: C)**
A) Nicht ableitbar: Da die Erythrozytenzahl jeweils Teil der Formel zur Berechnung von MCV und MCH ist.
B) Nicht ableitbar: Die Erythrozyten können nicht gleichzeitig vergrößert und verkleinert sein.
C) **Ableitbar:** MCHC = MCH/MCV = (Hb-Konzentration/Erythrozytenzahl) : (Hämatokrit/Erythrozytenzahl) = Hb-Konzentration/Hämatokrit.
D) Nicht ableitbar: Die EVB hängt vom MCV ab, welches vom Hämatokriten abhängt.
E) Nicht ableitbar: Das MCHC ändert sich bei einer gleichermaßen hypochromen wie mikrozytären Anämie nicht, da Zähler und Nenner des Bruchs kleiner werden. Dasselbe gilt für makrozytäre hyperchrome Anämien. Somit ist hier keine Unterscheidung möglich

Aufgaben 103–108
Eisen gehört zu den essenziellen Spurenelementen. ...

103. Welche der folgenden Aussagen lässt sich aus dem Text ableiten? **(Lösung: A)**
A) **Ableitbar:** „Der Körper eines durchschnittlichen Erwachsenen enthält insgesamt circa 3,5 bis 4,5 g Eisen. Der Großteil hiervon (ca. 65 %) ist im Hämoglobin verbaut" Das Hämoglobin zählt zum Funktionseisen.
B) Nicht ableitbar: Ein Mensch sollte am Tag 10 mg Eisen zu sich nehmen, resorbiert werden allerdings nur 10 % davon.
C) Nicht ableitbar: „Im Gegensatz dazu wirkt sich Kaffee negativ aus, in dem es das Fe3+ komplexiert, was die Resorption erschwert."
D) Nicht ableitbar: „Für die Abgabe des Eisens in das Blut wird das Transportprotein Ferroportin benötigt."
E) Nicht ableitbar: Aus dem Text geht nur hervor, dass Fe3+ beim im Dünndarm vorliegenden pH-Wert schlecht löslich ist.

104. Welche der folgenden Aussagen lässt sich aus dem Text ableiten? **(Lösung: E)**
A) Nicht ableitbar: Das in Myoglobin befindliche Eisen ist Teil des Funktionseisens.
B) Nicht ableitbar: „Bei dieser Oxidation entsteht ein Sauerstoffradikal, welches sehr reaktiv ist ..."
C) Nicht ableitbar: Apotransferrin bindet *Fe3+* und nicht Fe2+.
D) Nicht ableitbar. Normalerweise resorbiert der Körper 10 % des aufgenommenen Eisens, aber „bei Bedarf kann der Anteil des Eisens, der vom Körper resorbiert wird, erhöht werden".
E) **Ableitbar:** Um als Ferritin gespeichert werden zu können, muss das Eisen erst von der Ferrioxidase I zu Fe3+ oxidiert werden.

105. Welche der folgenden Aussagen lässt sich <u>nicht</u> aus dem Text ableiten? **(Lösung: B)**
A) Ableitbar: „Wenn das Fe2+ in die Darmzelle aufgenommen wurde, wird es an intrazelluläre Transportproteine (Mobilferrin oder PCBP1/2) gebunden."
B) **Nicht ableitbar:** Hephaestin *oxidiert* das Fe2+ zu Fe3+.
C) Ableitbar: „Um die Eisenmenge im Körper dennoch beeinflussen zu können, wird die Eisenaufnahme reguliert."
D) Ableitbar: „Da freies Eisen toxisch ist ..."
E) Ableitbar: „Das Fe2+ kann dann über den DMT1 Transporter in die Darmzellen aufgenommen werden."

106. Welche der folgenden Aussagen lassen sich aus dem Text ableiten? **(Lösung: A)**
I. **Ableitbar:** „Vitamin C beispielsweise unterstützt die Aufnahme."
II. Nicht ableitbar: Im Text steht nur, dass bei der Oxidation vom Eisen im Körper ein Sauerstoffradikal entsteht. Das bedeutet nicht, dass bei jeder Oxidation ein Sauerstoffradikal entsteht.
III. **Ableitbar:** Beide Enzyme erzeugen Fe2+.

107. Welche der folgenden Aussagen lässt sich aus dem Text ableiten? **(Lösung: A)**
A) **Ableitbar:** „Für die Speicherung muss das Fe2+ erst durch die Ferrioxidase I zu Fe3+ oxidiert werden." Wenn dieser Schritt gehemmt wird, könnte weniger Eisen als Ferritin gespeichert werden.
B) Nicht ableitbar: Die <u>Ferrireduktase</u> reduziert das Eisen im Darm zu Fe2+.
C) Nicht ableitbar: Eisen wird normalerweise als Ferritin gespeichert. Die Speicherung als Hämosiderin erfolgt nur bei *Eisenüberschuss*.
D) Nicht ableitbar: Frauen verlieren durch die Menstruation mehr Eisen als Männer.
E) Nicht ableitbar: Eisen wird im Blut an <u>Apotransferrin</u> gebunden transportiert.

108. Welche der folgenden Aussagen lässt sich aus dem Text ableiten? **(Lösung: C)**
I. **Ableitbar:** „Im Gegensatz dazu wirkt sich Kaffee negativ aus, in dem es das Fe3+ komplexiert, was die Resorption erschwert."
II. Nicht ableitbar: Ferrioxidase II wird im Text nie erwähnt.
III. **Ableitbar:** „Für die Abgabe des Eisens in das Blut wird das Transportprotein Ferroportin benötigt."

Aufgaben 109–114
Das Blut muss im Körper viele verschiedene Funktionen erfüllen. ...

109. Welche der folgenden Aussagen lässt sich aus dem Text ableiten? **(Lösung: D)**
A) Nicht ableitbar: Die Phasen gehen ineinander über und finden auch gleichzeitig statt.
B) Nicht ableitbar: Thrombozyten können über *spezifische* Rezeptoren an das Bindegewebe binden.
C) Nicht ableitbar: Acetylsalicylsäure gehört zu den *nicht-steroidalen* Entzündungshemmer.
D) Ableitbar: In der vaskulären Phase wird Thromboxan von den Gefäßzellen ausgeschüttet und in der zellulären Phase von den Thrombozyten.
E) Nicht ableitbar: Die Aktivierung der Thrombozyten lässt sich in *drei* Phasen aufteilen.

110. Überprüfen sie die folgende Aussage, einschließlich ihrer Verknüpfung, auf Richtigkeit. **(Lösung: A)**
I. Aussage I ist richtig, da Cortisol die Phospholipase A2 hemmt, welche eine Rolle in der zellulären Phase spielt.
II. Aussage II ist richtig: „Die nicht-steroidalen Entzündungshemmer konkurrieren mit der Arachidonsäure um die Interaktion mit der Cyclooxygenase."
III. Die Verknüpfung ist falsch, denn Cortisol gehört zu den steroidalen Entzündungshemmern.

111. Welche der folgenden Aussagen lässt sich aus dem Text ableiten? **(Lösung: A)**
A) Ableitbar: Cortisol hemmt die Phospholipase A2, welche die Arachidonsäure aus der Zellmembran herausschneidet. Die Arachidonsäure ist der Ausgangsstoff für die Herstellung der Leukotriene.
B) Nicht ableitbar: Die Gefäßzellen spielen eine Rolle bei der vaskulären und bei der zellulären Phase.
C) Nicht ableitbar: Blutgerinnung und Hämostase sind Synonyme.
D) Nicht ableitbar: Der von-Willebrand-Faktor bindet an Rezeptoren der Thrombozyten.
E) Nicht ableitbar: Wenn die *Blutgerinnung* überwiegt, kann es zum vermehrten Auftreten von Herzinfarkten und Schlaganfällen kommen.

112. Welche der folgenden Aussagen lässt sich <u>nicht</u> aus dem Text ableiten? **(Lösung: E)**
I. Ableitbar: Thromboxan wird sowohl von den Gefäßzellen als auch von den Thrombozyten freigesetzt.
II. Ableitbar: „Durch diese Formänderung wird der Fibrinogen-Rezeptor freigelegt, sodass die Thrombozyten an Fibrinogen binden können. Der Fibrinogenrezeptor der Thrombozyten wird erst infolge der zellulären Phase zugänglich.
III. Nicht ableitbar: Nur weil Cortisol die Blutgerinnung über zwei verschiedene Wege beeinflusst, bedeutet nicht, dass es ein stärkerer Einfluss ist.

113. Welche der folgenden Aussagen lässt sich aus dem Text ableiten? **(Lösung: E)**
A) Nicht ableitbar: *Cortisol* hemmt indirekt die Phospholipase A2.
B) Nicht ableitbar: Durch die Formänderung der Thrombozyten entstehen die Pseudopodien.
C) Nicht ableitbar: Die Cyclooxygenase ist ein Enzym, dass aus Arachidonsäure Thromboxan herstellt. Sie ist aber kein Vorläufermolekül des Thromboxans.
D) Nicht ableitbar: Durch die *Verengung* der Blutgefäße in der vaskulären Phase wird der Blutfluss verlangsamt.
E) Ableitbar: Cortisol hemmt die Phospholipase A2, welche die Arachidonsäure aus der Zellmembran herausschneidet.

114. Welche der folgenden Aussagen ist dem Text zufolge richtig? **(Lösung: A)**
I. **Ableitbar:** Gefäßzellen schütten Thromboxan aus. Dieses stimuliert die Formänderung der Thrombozyten.
II. Nicht ableitbar: Die Cyclooxygenase katalysiert die Herstellung von *Thromboxan* aus der Arachidonsäure. Über den Syntheseweg der Leukotriene ist nichts bekannt.
III. Nicht ableitbar: „Die nicht-steroidalen Entzündungshemmer konkurrieren mit der Arachidonsäure um die Interaktion mit der Cyclooxygenase. Die durch diese Art der Medikamente hervorgerufene Hemmung ist reversibel."
IV. Ableitbar: Im Text ist von vaskonstriktorische Substanzen (plural) die Rede. Thromboxan wird hier nur als Beispiel genannt.

Aufgaben 115–120

Die Hypophyse, auch Hirnanhangsdrüse genannt, ist an der Ausschüttung einer Reihe wichtiger Hormone beteiligt. ...

115. Welche der folgenden Aussagen lässt sich aus dem Text ableiten? **(Lösung: A)**
A) **Ableitbar:** Die Nebennierenrinde wird von ACTH stimuliert, was ein glandotropes Hormon ist. Glandotrope Hormone wirken an peripheren endokrinen Drüsen. Also ist die Nebennierenrinde eine periphere endokrine Drüse.
B) Nicht ableitbar: „nicht-glandotrope (GH, Prolactin)".
C) Nicht ableitbar: Die *Adenohypophyse* ist eine endokrine Drüse.
D) Nicht ableitbar: CRH ist ein Releasing-Hormon.
E) Nicht ableitbar: Über den Aufbau von glandotropen und nicht-glandotropen Hormone ist im Text keine Information gegeben.

116. Welche der folgenden Aussagen lassen sich aus dem Text ableiten? **(Lösung: B)**
I. Nicht ableitbar: Aus Proopiomelanocortin kann in ACTH, MSH und weitere Spaltprodukte gespalten werden. Das bedeutet nicht, dass aus ACTH und MSH Proopiomelanocortin gebildet werden kann.
II. **Ableitbar:** Beim Morbus Addison ist eine erhöhte CRH-Konzentration zu erwarten, da die Hemmung durch Cortisol fehlt.
III. Nicht ableitbar: CRH wird *vermehrt* bei Stress, Angst, Schmerz, psychischer Belastung oder Unterzuckerung ausgeschüttet.

117. Welche der folgenden Aussagen ist nicht zu erwarten? **(Lösung: B)**
A) Zu erwarten, da ACTH die Cortisol-Ausschüttung forcert.
B) **Nicht zu erwarten,** da die CRH-Ausschüttung durch die hohen Cortisolspiegel gehemmt wird.
C) Zu erwarten, da durch den hohen Cortisolspiegel das Immunsystem unterdrückt wird.
D) Zu erwarten, da durch die vermehrte ACTH-Produktion auch vermehrt MSH entsteht.
E) Zu erwarten, da durch den hohen Cortisolspiegel der Blutglucosespiegel angehoben wird.

118. Welche der folgenden Aussagen ist nicht aus dem Text ableiten? **(Lösung: B)**
A) Ableitbar: „Dieses wird aus der Vorstufe Proopiomelanocortin (POMC) gespalten, wobei neben dem ACTH noch weitere Spaltprodukte anfallen. Zu diesen gehört auch das MSH (Melanozyten-stimulierendes Hormon)".
B) **Nicht ableitbar:** Die adenohypophysären Hormone lassen sich nach ihrem Wirkungsort in glandotrope und nicht-glandotrope Hormone einteilen.
C) Ableitbar: „(CRH) bewirkt eine vermehrte ACTH-Ausschüttung der Hypophyse."
D) Ableitbar: Cortisol hemmt die Ausschüttung von CRH aus dem Hypothalamus.
E) Ableitbar: CRH gehört zu den Releasing-Hormonen, welche die Adenohypophyse über die hypophysären Pfortadern erreichen.

119. Welche der folgenden Aussagen lassen sich aus dem Text ableiten? **(Lösung: D)**
I. **Ableitbar:** „Die Freisetzung der hypothalamischen Steuerhormone erfolgt stoßweise und wird durch übergeordnete Hirnzentren und Regelkreisläufe reguliert."
II. Nicht ableitbar: Eine Hyperpigmentierung sorgt nicht für einen erhöhten ACTH-Spiegel. Eine Hyperpigmentierung kann mit einem erhöhten ACTH-Spiegel einhergehen, aber dass es die Ursache dafür ist, geht nicht aus dem Text hervor.
III. **Ableitbar:** Die Nebennierenrinde hat drei Zonen („aller drei Zonen der Nebennierenrinde"). Die Zona fasciculata ist eine davon.

120. Was ist bei diesem Patienten zu erwarten? **(Lösung: E)**
A) Nicht ableitbar: Cortisol wäre erniedrigt, da die stimulierende Wirkung von ACTH auf Cortisol-Ausschüttung fehlt.
B) Nicht ableitbar: Es gibt keine Anhaltspunkte im Text, wieso bei diesem Tumor eine Hyperpigmentierung auftreten sollte.
C) Nicht ableitbar: Erhöhter Blutglucosespiegel macht bei einem erniedrigten Cortisolspiegel keinen Sinn.
D) Nicht ableitbar: Das CRH wäre erhöht, da die Hemmung durch das Cortisol fehlt.
E) **Ableitbar:** CRH erhöht, ACTH erniedrigt, niedriger Blutdruck.

Diagramme und Tabellen

161. Hier ist die Bevölkerung Deutschlands im Jahr 2020 im Bezug zu Alter und Familienstand dargestellt. ...
Welche der folgenden Aussagen lässt sich aus den gegebenen Informationen ableiten? **(Lösung: C)**

A) Nicht ableitbar: Hierfür müssten wir wissen, wie viele Personen es in den jeweiligen Altersgruppen gibt. Wir haben hier aber nur relative Werte gegeben.
B) Nicht ableitbar: Hierfür müssten wir wissen, wie viele Personen es in den jeweiligen Altersgruppen gibt. Wir haben hier aber nur relative Werte gegeben.
C) **Ableitbar:** Der „Ledig"-Bereich der 50–55-Jährigen reicht von 80 % bis 100 %. Also waren in dieser Altersgruppe 20 % der Personen ledig.
D) Nicht ableitbar: Hierfür müssten wir wissen, wie viele Personen es in den jeweiligen Altersgruppen gibt. Wir haben hier aber nur relative Werte gegeben
E) Nicht ableitbar: Der Anteil von „verwitwet/Lebenspartner gestorben" ist in den Altersgruppen „unter 20", „20–25" und „25–30" nicht zu erkennen. Dementsprechend kann man hier auch nicht sagen, dass der Anteil gestiegen ist.

162. Das Auge nimmt Lichtreize über Fotorezeptoren wahr. ...
Welche der folgenden Aussagen lässt sich aus den gegebenen Informationen nicht ableiten? **(Lösung: E)**

A) Ableitbar: Die Stäbchen, welche für das Sehen bei Nacht zuständig sind, haben eine höhere Empfindlichkeit für grünes als für rotes Licht.
B) Ableitbar: Bei 420 nm liegt die maximale Empfindlichkeit des Zapfentypen S.
C) Ableitbar: Beide nehmen das Licht zwischen 450 und 460 nm mit ca. 60 % ihrer maximalen Empfindlichkeit war.
D) Ableitbar: Alle Zapfen und Stäbchen können Licht bei einer Wellenlänge von 470 nm wahrnehmen.
E) **Nicht ableitbar:** Es ist im Diagramm nur die relative Empfindlichkeit angeben, diese Aussage bezieht sich aber auf die absolute Lichtempfindlichkeit.

163. Die hier dargestellte Code-Sonne ist eine schematische Darstellung des genetischen Codes. ...
Welche der folgenden Aussagen lässt sich aus den gegebenen Informationen nicht ableiten? **(Lösung: D)**

A) Ableitbar: Aspariginsäure wird sowohl durch GAU als auch GAC (und weitere) codiert.
B) Ableitbar: Es gibt nur ein Start-Codon.
C) Ableitbar: CGU codiert für Arginin.
D) **Nicht ableitbar:** Dass Prolin deswegen häufiger in Proteinen vorkommt, lässt sich nicht aus dem Diagramm ableiten.
E) Ableitbar: Sind die ersten beiden Basen eines Tripletts G und C oder C und G, codiert das Triplett sicher für Alanin oder Arginin.

164. Die folgende Tabelle zeigt den Außenhandel (Import & Export) der Bundesrepublik Deutschland im Jahr 2021. ...
Welche der folgenden Aussagen lässt sich aus den gegebenen Informationen nicht ableiten? **(Lösung: D)**

A) Ableitbar: Lässt sich im Diagramm nachprüfen und ist in jedem Monat der Fall.
B) Ableitbar: Die Veränderung von 6,9 % ist die größte Veränderung innerhalb der dargestellten Monate.
C) Ableitbar: Die 120,3 Milliarden Euro Export ist der größte Wert innerhalb der dargestellten Monate.
D) **Nicht ableitbar:** Kausalitäten kann man eigentlich nie aus Diagrammen ablesen.
E) Ableitbar: Hier müssen die einzelnen Monate zusammengerechnet werden. Schon durch grobes Überschlagen lässt sich die Aussage dann bestätigen.

165. Eine ternäre Mischung ist ein Gemisch aus drei verschiedenen Stoffen (A, B, C). ...
Welche der folgenden Aussagen lässt sich aus den gegebenen Informationen ableiten? **(Lösung: E)**

A) Nicht ableitbar: Keines der Gemische besteht zu mindestens 60 % aus B.
B) Nicht ableitbar: Ein Gemisch, das auf der x_a-Linie liegt, besteht zu 20 % aus A.
C) Nicht ableitbar: Z besteht zu 50 % aus B, Y zu 20 %.
D) Nicht ableitbar: Wenn ein Gemisch auf der x_c-Linie liegt, besteht es zu 60 % aus C.
E) **Ableitbar:** Ein Gemisch, das auf der x_a-Linie liegt, besteht zu 20 % aus A. Ein Gemisch auf der x_b-Linie kann einen Anteil an A im Bereich von 0–20 % haben.

166. In einem Krankenhaus wurden verschiedene Stationen von einige Patienten evaluiert. ...
Welche der folgenden Aussagen lässt sich aus den gegebenen Informationen ableiten?
(Lösung: E)

A) Nicht ableitbar: Wir haben nur Informationen über die befragten Patienten, nicht über „alle".
B) Nicht ableitbar: Station 2 hat beim Punkt Hygiene besser abgeschnitten als Station 1. Zudem ist aus der Zufriedenheit der Patienten auch nicht zwangsläufig abzuleiten, wie stark eine Station auf etwas achtet.
C) Nicht ableitbar: Es kann durchaus auch noch eine andere Station im Krankenhaus geben, die noch schlechter als Station 1 war.
D) Nicht ableitbar: Der Durchschnitt des Krankenhauses war beim Patientenfokus schlechter als Station 2. Das bedeutet allerdings nicht, dass es mehr Stationen gibt, die beim Patientenfokus schlechter waren als Station 2, als Stationen, die besser waren als Station 2.
E) **Ableitbar:** Station 1 war in 5 von 7 Kategorien besser als der Durchschnitt des Krankenhauses.

167. In dem hier vorliegenden Diagramm ist die ausländische Bevölkerung in Deutschland dargestellt, aufgeteilt auf die Bundesländer. ... **(Lösung: B)**
Welche der folgenden Aussagen lässt sich aus den gegebenen Informationen ableiten?

A) Nicht ableitbar: Es können zum Beispiel auch 40.000 zugezogen und 20.000 weggezogen sein.
B) **Ableitbar:** Lässt sich in der Tabelle nachprüfen. NRW hatte hier den größten Zuwachs.
C) Nicht ableitbar: Wir haben hier nur Daten ab dem Jahr 2015. Davor kann es eine größere ausländische Bevölkerung gegeben haben.
D) Nicht ableitbar: Hierfür müssten wir die Einwohnerzahl Deutschlands kennen.
E) Nicht ableitbar: Hierfür müssten wir die Einwohnerzahl Nordrhein-Westphalens kennen.

168. Das folgende Diagramm zeigt die Anzahl der stationären Krankenhausbehandlungen bei ausgewählten Krebsdiagnosen in Deutschland. ...
Welche der folgenden Aussagen ist aus den gegebenen Informationen abzuleiten? **(Lösung: E)**

A) Nicht ableitbar: Es sind nur Zahlen zu den stationären Krankenhausbehandlungen gegeben. Wie viele Menschen an den jeweiligen Krebsarten erkrankten, geht aus dem Diagramm nicht hervor.
B) Nicht ableitbar: Siehe Aussage A.
C) Nicht ableitbar: Über das Erkrankungsrisiko sagt das Diagramm nichts aus.
D) Nicht ableitbar: Wir haben hier nur Informationen zu ausgewählten Krebsarten. Dementsprechend kann hier keine Aussage über die Gesamtzahl der stationären Krankenhausbehandlungen wegen Krebs gemacht werden.
E) **Ableitbar:** Dieser Wert lässt sich aus dem Diagramm ablesen.

169. Das Immunsystem spielt eine wichtige Rolle bei der Entstehung beziehungsweise Verhinderung von Krebs. ...
Welche der folgenden Aussagen ist aus den gegebenen Informationen abzuleiten? **(Lösung: A)**

I. Nicht ableitbar: Die Aussage sagt, dass intratumorale T-Zellen die Ursache für eine höhere Gesamtüberlebensrate sind. Das ist aber nicht aus dem Diagramm abzuleiten. Eine Korrelation bedeutet nicht gleich eine Kausalität.
II. Nicht ableitbar: Hierfür müsste man wissen, wie viele Patienten sich in der jeweiligen Gruppe befinden. Angenommen, in der Gruppe mit den intratumoralen T-Zellen sind 100 Patienten und in der Gruppe ohne intratumorale T-Zellen sind 10 Personen, dann wären in der Studie mehr Patienten mit intratumoralen T-Zellen gestorben als Patienten ohne.
III. Nicht ableitbar: Nach 60 *Monaten* sind etwa 40 % der Patienten mit intratumoralen T-Zellen gestorben.

170. Das folgende Diagramm zeigt den Anteil der unfreiwillig Teilzeitbeschäftigten an allen Teilzeitbeschäftigten. ...
Welche der folgenden Aussagen lässt sich aus den gegebenen Informationen ableiten?
(Lösung: B)

A) Nicht ableitbar: Hierzu haben wir keine Infos, da das Diagramm nur den Anteil der unfreiwillig Teilzeitbeschäftigten zeigt.
B) **Ableitbar:** Etwa 50 % der Teilzeitbeschäftigten in Bulgarien sind unfreiwillig in Teilzeit. Wie der Text über dem Diagramm erklärt, bedeutet das, dass sie lieber eine Vollzeitstelle gehabt hätten.
C) Nicht ableitbar: Lässt sich im Diagramm nachzählen. 17 Länder liegen darunter, 11 darüber.
D) Nicht ableitbar: Hierzu haben wir keine Infos, da das Diagramm nur den Anteil der unfreiwillig Teilzeitbeschäftigten zeigt.
E) Nicht ableitbar: Hierzu haben wir keine Infos, da das Diagramm nur den Anteil der unfreiwillig Teilzeitbeschäftigten zeigt.

171. Das folgende Diagramm zeigt die Häufigkeit schwerer Diebstähle nach ausgewählten Bundesländern. ...
Welche der folgenden Aussagen lässt sich aus den gegebenen Informationen ableiten? **(Lösung: C)**

A) Nicht ableitbar: Es sind nur ausgewählte Bundesländer dargestellt und nicht alle.
B) Nicht ableitbar: Diese Aussage bezieht sich nur auf die Anzahl der schweren Diebstähle. Es fehlt der Bezug zu den Erwachsenen.
C) Ableitbar: Dieser Wert lässt sich aus dem Diagramm ablesen.
D) Nicht ableitbar: Siehe B.
E) Nicht ableitbar: In Hamburg gab es im Jahr 1998 5000 schwere Diebstähle durch Erwachsene. Das heißt allerdings nicht, dass 5 % der 21–60-Jährigen einen schweren Diebstahl begangen haben, da eine Person mehrere Diebstähle begehen kann.

172. Das folgende Diagramm zeigt die Anzahl der Geburten und Todesfälle in Deutschland von 1950 bis 2019. ...
Welche der folgenden Aussagen lässt sich aus den gegebenen Informationen ableiten? **(Lösung: B)**

A) Nicht ableitbar: 1960 gab es in Deutschland etwa 400.000 Geburten mehr als Sterbefälle.
B) Ableitbar: Die Anzahl der Einwohner kann sich nur durch Geburten/Sterbefälle oder Ein- und Auswanderung ändern. Zwischen 1950 und 1960 gab es sowohl mehr Geburten als Sterbefälle als auch mehr Einwanderung als Auswanderung. Also muss die Bevölkerung in Deutschland angewachsen sein.
C) Nicht ableitbar: Wir wissen nur, dass 2015 das Wanderungssaldo am größten war. Das muss aber nicht zwangsläufig daran liegen, dass mehr Menschen nach Deutschland eingewandert als in jedem anderen Jahr des Betrachtungszeitraum. Es kann auch daran liegen, dass einfach deutlich weniger Menschen ausgewandert sind.
D) Nicht ableitbar: Vor 1950 könnte es in Deutschland auch schon mehr Sterbefälle als Geburten in einem Jahr gegeben haben.
E) Nicht ableitbar: 2008 war das Wanderungssaldo negativ. Also sind mehr Menschen aus- als eingewandert.

173. Das untenstehende Diagramm zeigt die Anzahl der Jäger in ausgewählten Ländern Europas und Nordamerikas. ...
Welche der folgenden Aussagen lässt sich aus den gegebenen Informationen <u>nicht</u> ableiten? **(Lösung: C)**

I. Nicht ableitbar: Es sind nur ausgewählte Staaten dargestellt. Es kann durchaus auch ein Land geben, das noch mehr Jäger hat.
II. Ableitbar: Mit Dreisatz lösbar. 0,17 Millionen entsprechen 3 % der Bevölkerung. Dann entsprechen 5,67 Millionen 100 % der Bevölkerung.
III. Ableitbar: Kanada hat ca. 2,5 Millionen Jäger und es gibt 0,25 km². Also muss Kanada eine Fläche von ca. 10 Millionen km² haben.

174. Das folgende Diagramm zeigt die Anzahl der CD4+-Lymphozyten pro mm³ (linke Achse) und die Anzahl der HIV-RNA-Kopien pro ml (rechte Achse) nach einer HIV-Infektion. ...
Welche der folgenden Aussagen lässt sich aus den gegebenen Informationen ableiten? **(Lösung: C)**

A) Nicht ableitbar: Die höchste Anzahl hat der Patient bei seinem Tod.
B) Nicht ableitbar: Beide Graphen beziehen sich auf unterschiedliche Achsen, weshalb man hier nicht einfach den Schnittpunkt der Graphen ablesen kann. Wenn man es nachrechnet, stellt man fest, dass es nach ca. sechs Wochen erstmals mehr HIV-RNA-Kopien im Körper gibt als CD4+-T-Lymphozyten.
C) Ableitbar: Beginn der Latenzzeit circa 10^3 Kopien pro ml. Zum Ende der Latenzzeit circa10^4 Kopien pro ml.
D) Nicht ableitbar: Da sich die Zahl zu Beginn der Latenzzeit kurz reduziert, bevor sie dann kontinuierlich ansteigt.
E) Nicht ableitbar: AIDS-Symptome treten erst ab 10^4 HIV-RNA-Kopien pro <u>ml.</u>

175. Hier sind die an Unfällen mit Personenschaden beteiligten Fahrzeuge dargestellt. ...
Welche der folgenden Aussagen lässt sich anhand der gegebenen Informationen ableiten? **(Lösung: B)**

A) Nicht ableitbar: Wir haben hier nur relative Zahlen gegeben. Die Aussage bezieht sich jedoch auf absolute.

B) Ableitbar: Etwa 80 Mittelklasse-Fahrzeuge pro 10.000 Mittelklasse-Fahrzeuge war an einem Unfall mit Personenschaden beteiligt. 80/10.000 = 1/125.

C) Nicht ableitbar: Im Diagramm geht es um Unfälle mit Personenschaden und nicht um Unfälle im Allgemeinen.

D) Nicht ableitbar: Über die Anzahl der Fahrzeuge ist nichts bekannt.

E) Nicht ableitbar: Erstens geht es in der Aussage wieder nur über Unfälle und nicht um Unfälle mit Personenschaden. Zweitens wissen wir nicht, ob die Fahrzeuge für die Unfälle verantwortlich waren oder nur daran beteiligt.

176. Die untenstehenden Diagramme beschäftigen sich mit den Schutzsuchenden in Deutschland. ...
Welche der folgenden Aussagen lässt sich aus den gegebenen Informationen nicht ableiten? **(Lösung: B)**

I. Nicht ableitbar: Ob sich der Trend fortsetzen wird, weiß man nicht.

II. Nicht ableitbar: Es gibt insgesamt mehr männliche als weibliche Schutzsuchende. Das bedeutet jedoch nicht, dass diese Geschlechterverteilung auch bei den Schutzsuchenden aus der Türkei so ist.

III. Nicht ableitbar: Es sind hier wieder nur ausgewählte Länder dargestellt. Dementsprechend kann über die Gesamtheit der Schutzsuchenden keine Aussage getroffen werden.

177. Das nachfolgende Diagramm zeigt die Anzahl der Verkehrstoten in Österreich von 2005 bis 2020. ...
Welche der folgenden Aussagen lässt sich laut den gegebenen Informationen ableiten? **(Lösung: A)**

A) Ableitbar: Wenn man die Werte mit einem Lineal verbindet, erhält man eine Gerade.

B) Nicht ableitbar: Hierfür müsste bekannt sein, wie groß die jeweiligen Altersgruppen sind.

C) Nicht ableitbar: Wenn man die drei Altersgruppen addiert, kommt man etwa auf 300. Aber es kann auch noch außerhalb dieser Altersgruppen Verkehrstote gegeben haben.

D) Nicht ableitbar: Aus einem Diagramm lassen sich keine Ursachen ablesen.

E) Nicht ableitbar: Siehe Aussage C.

178. Das Diagramm zeigt die Schwefeldioxid-Emissionen in Deutschland von 1980 bis 2009. ...
Welche der folgenden Aussagen ist aus den gegebenen Informationen ableitbar? **(Lösung: C)**

A) Nicht ableitbar: Zwischen 2005 und 2007 stagniert der Schwefeldioxidausstoß der Energiewirtschaft.

B) Nicht ableitbar: In *Deutschland* war 1990 die Energiewirtschaft der größte Schwefeldioxid-Produzent. Über Westdeutschland gibt es keine Informationen.

C) Ableitbar: Diese Aussage lässt sich mithilfe des Diagramms bestätigen.

D) Nicht ableitbar: 1990 hat das verarbeitende Gewerbe fast 1 000.000 Tonnen (siehe Achsenbeschriftung: in Tausend) Schwefeldioxid ausgestoßen.

E) Nicht ableitbar: Über den Schwefeldioxidausstoß von Ostdeutschland nach 1990 ist im Diagramm nichts weiter beschrieben.

179. Die folgenden Diagramme zeigen die Ergebnisse einer Serumelektrophorese. ....
Welche der folgenden Aussagen lässt sich aus den gegebenen Informationen ableiten? **(Lösung: B)**

A) Nicht ableitbar: Die Diagramme geben nur relative Anteile an. Für diese Aussage bräuchte man jedoch absolute Angaben, die nicht gegeben sind.

B) Ableitbar: Die „Area under the curve" des Albumins ist bei Patient 2 geringer als bei Patient 1.

C) Nicht ableitbar: Siehe Aussage A.

D) Nicht ableitbar: Über die Menge des Serumproteins kann keine Aussage getroffen werden, da nur die Anteile der einzelnen Proteinfraktionen dargestellt sind.

E) Nicht ableitbar: Auch hier geht es wieder um absolute Werte, die nicht gegeben sind.

180. Das folgende Diagramm zeigt die Gesundheitsausgaben Österreichs im Jahr 2020. ...
Welche der folgenden Aussagen lässt sich aus den gegebenen Informationen nicht ableiten? **(Lösung: B)**

A) Ableitbar: Die öffentlich laufenden als auch die privat laufenden Gesundheitsausgaben haben sich zwischen 2004 und 2020 fast verdoppelt. Wäre das BIP gleichgeblieben, hätte sich der Anteil der laufenden Gesundheitsaufgaben am BIP in dieser Zeit fast verdoppeln müssen. Dies ist aber nicht der Fall. Also muss das BIP 2020 größer sein als 2014.

B) Nicht ableitbar: Die privat laufenden Gesundheitsausgaben waren in Österreich 2020 um ungefähr 6.000.000 € höher als noch 2004.

C) Ableitbar: Sowohl die öffentlich laufenden Gesundheitsausgaben als auch die privat laufenden Gesundheitsausgaben sind um etwa 90 % gestiegen.

D) Ableitbar: Der jährliche Anstieg lässt sich im Diagramm leicht nachprüfen.

E) Ableitbar: Öffentlich laufende Gesundheitsausgaben (etwa 17.000.000 €). Privat laufende Gesundheitsausgaben (etwa 5.500.000 €).

181. Wie laut ein Ton vom menschlichen Ohr wahrgenommen wird, hängt nicht nur vom Schallpegel, sondern auch von der Frequenz ab. ...
Welche der folgenden Aussagen lassen sich aus den aus den gegebenen Informationen ableiten? **(Lösung: E)**

I. Ableitbar: Beide Töne haben eine Lautstärke von 20 Phon.

II. Ableitbar: Töne können vom menschlichen Gehör erst ab 3 Phon wahrgenommen werden.

III. Ableitbar: Ein Ton mit einem Schallpegel von 80 Dezibel liegt im dargestellten Bereich immer über der Hörgrenze (3 Phon).

IV. Nicht ableitbar: Ein Ton mit einem Schallpegel von 70 und einer Frequenz von 3000 Hz wird lauter gehört als ein Ton mit einem Schalldruckpegel von 70 und einer Frequenz von 5000 Hz.

182. Das untenstehende Diagramm zeigt Spitalsaufenthalte in Akutkrankenanstalten sowie den Anteil der Patienten, der dort gestorben ist. ...
Welche der folgenden Aussagen lässt sich aus den gegebenen Informationen nicht ableiten? **(Lösung: A)**

I. Nicht ableitbar: 2019 sind in Österreich *zwei* Prozent der Patienten in Akutkrankenanstalten gestorben.

II. Nicht ableitbar: Im Betrachtungszeitraum ist *1989* das Jahr, in dem in Österreich am meisten Patienten während ihres Aufenthalts in Akutkrankenanstalten gestorben sind.

III. Ableitbar: 2008 sind zwei Prozent der Patienten bei ihrem Aufenthalt in einer Akutkrankenanstalt gestorben. Das entspricht etwa jedem 50. Patienten.

183. Bei der Wärmestrahlung handelt es sich um elektromagnetische Strahlung. ...
Welche der folgenden Aussagen lässt sich aus den gegebenen Informationen ableiten? **(Lösung: E)**

I. Ableitbar: Da das Auge nur den grau hinterlegten Bereich wahrnehmen kann. Die Wärmestrahlung eines Körpers mit einer Temperatur von 500 K liegt jedoch nicht in diesem Bereich.

II. Ableitbar: Die Intensität der Wärmestrahlung der Sonne (Temperatur = 5777 K) hat ihr Maximum in etwa bei einer Wellenlänge von 0,6 µm. Diese Wellenlänge ist für das Auge sichtbar.

III. Ableitbar: Siehe Diagramm. Ein Körper mit einer Temperatur von 1000 K hat sein Strahlungsintensitätsmaximum bei einer kürzeren Wellenlänge als beispielsweise ein Körper mit 100 K.

184. Das untenstehende Druck-Enthalpie-Diagramm stellt den Zusammenhang zwischen Druck, Temperatur und Enthalpie dar. ...
Welche der folgenden Aussagen lässt sich aus den gegebenen Informationen ableiten? **(Lösung: A)**

A) Ableitbar: Wenn der Druck niedriger als drei bar wäre, befände man sich im Bereich des Nassdampfes oder des gesättigten Dampfes.

B) Nicht ableitbar: Bei einer Temperatur von 20 °C kann man sich im Bereich der gesättigten Flüssigkeit, des Nassdampfes oder des gesättigten Dampfes befinden.

C) Nicht ableitbar: Bei einer spezifische Enthalpie h von 260 kJ/kg kann man sich im Bereich der gesättigten Flüssigkeit und im Bereich des Nassdampfes befinden.

D) Nicht ableitbar: Alle Punkte auf der Isovapore haben den gleichen Dampfgehalt.

E) Nicht ableitbar: Beim kritischen Punkt liegt eine Temperatur von 101,06 °C vor.

The Acheulian Site of Gesher Benot Ya'aqov

Volume II

Vertebrate Paleobiology and Paleoanthropology Series

Edited by

Eric Delson
Vertebrate Paleontology, American Museum of Natural History,
New York, NY 10024, USA
delson@amnh.org

Eric J. Sargis
Anthropology, Yale University
New Haven, CT 06520, USA
eric.sargis@yale.edu

Focal topics for volumes in the series will include systematic paleontology of all vertebrates (from agnathans to humans), phylogeny reconstruction, functional morphology, Paleolithic archaeology, taphonomy, geochronology, historical biogeography, and biostratigraphy. Other fields (e.g., paleoclimatology, paleoecology, ancient DNA, total organismal community structure) may be considered if the volume theme emphasizes paleobiology (or archaeology). Fields such as modeling of physical processes, genetic methodology, nonvertebrates or neontology are out of our scope.

Volumes in the series may either be monographic treatments (including unpublished but fully revised dissertations) or edited collections, especially those focusing on problem-oriented issues, with multidisciplinary coverage where possible.

For other titles published in this series, go to
www.springer.com/series/6978

The Acheulian Site of Gesher Benot Ya'aqov

Volume II

Ancient Flames and Controlled Use of Fire

Nira Alperson-Afil

Institute of Archaeology, The Hebrew University of Jerusalem, Jerusalem, Israel

Naama Goren-Inbar

Institute of Archaeology, The Hebrew University of Jerusalem, Jerusalem, Israel

Springer

Nira Alperson-Afil
Institute of Archaeology
The Hebrew University of Jerusalem
Jerusalem
Israel
alperson@mscc.huji.ac.il

Naama Goren-Inbar
Institute of Archaeology
The Hebrew University of Jerusalem
Jerusalem
Israel
goren@cc.huji.ac.il

ISBN 978-94-007-3206-3 ISBN 978-90-481-3765-7 (eBook)
DOI 10.1007/978-90-481-3765-7
Springer Dordrecht Heidelberg London New York

Softcover reprint of the hardcover 1st edition 2010

Cover illustration: An artist's view of fireplaces on the margins of the paleo-Lake Hula. Illustration by Amir Balaban

Printed on acid-free paper

Springer is part of Springer Science+Business Media (www.springer.com)

A Volume in the Gesher Benot Ya'aqov Subseries

Coordinated by

Naama Goren-Inbar

Institute of Archaeology, The Hebrew University of Jerusalem

For us nothing is more common than fire; but man could have wandered in the desert for millions of years without once having seen fire on earthly soil. Let us grant him an erupting volcano, a forest set on fire by lightning; hardened in his nakedness against the rigors of the seasons, would he have run forward at once to warm himself? Would he not rather have taken flight?

(Bachelard 1938, 23)

Foreword

A View from Western Europe

Most archaeologists would agree that the emergence of stone tool manufacture and the management of fire are the two most significant events in the cultural evolution of early humans. The oldest known stone artifacts are securely dated to 2.6–2.5 Ma at several localities in Ethiopia; their association with ungulate remains and observations of cut marks prove that one of their main functions was for butchery (Domínguez-Rodrigo et al. 2005). The record of early stone tools from a number of sites in the time span 2.5–2.0 Ma is unequivocal; tool use and manufacture were a regular activity with evidence of planning, foresight and considerable technical skills (Delagnes and Roche 2005). In contrast, the timing of the human control of fire is not fully resolved and the antiquity of its habitual use has been debated until now.

This book provides very strong evidence of the habitual use of fire by early humans at the Acheulian site of Gesher Benot Ya'aqov (Israel). The sedimentary sequence at the site is 34 m thick, and it represents different depositional environments, mainly beaches along the margins of a paleo-lake. The Matuyama-Brunhes chron boundary, dated to 0.78 Ma, occurs in the lower part of the sequence. The 15 archaeological levels discussed in the book occur above this boundary and clearly indicate repeated occupations over a long span of time; the lowermost occupation level occurs 4 m above the Matuyama-Brunhes boundary, and the highest is 13 m above the boundary. The duration of the entire depositional sequence at GBY is estimated as ca. 100 kyr.

The evidence is strong because it is based on different kinds of data, in particular the fact that burned microartifacts (≤2 cm) occur in localized concentrations in many superimposed archaeological levels. Similar approaches to the spatial distribution of lithic artifacts and burned ecofacts as a way to locate "invisible" hearths have been used by archaeologists working on Mesolithic open-air sites in NW Europe (Sergant et al. 2006). At many of these open-air sites, hearths are "invisible" because they are not stone-built, charcoal and ash remains have disappeared as a result of postdepositional processes, such as wind and rain, and reddening of the soil did not occur due to a lack or low amount of iron in the sandy soils. The presence of hearths is revealed by the spatial clustering of burned items, that is lithics and burned hazelnut shells. When research on the use of fire and "phantom hearths" started at the GBY site, those approaches were unknown to the Israeli scholars; the convergence on the use of spatial analyses to locate invisible structures at sites of very different ages is a comment on the adequacy of the methodology used in this book.

More importantly, of the 15 assemblages analyzed in this book, five contain clusters with frequencies of burned microartifacts in the order of 3.7–5.8%. As noted by Alperson-Afil and Goren-Inbar in Chapter 4, these values are comparable to frequencies of burned microartifacts 1–3 cm in size at Magdalenian sites in Western Europe, in particular at two sites, Hauterive-Champréveyres and Monruz, both located on the shores of the Neuchâtel Lake in Switzerland and dated at around 13,000 BP. At these sites, the hearths (40 at Monruz, 11 at Hauterive-Champréveyres) are exceptionally well preserved; they are very visible structures with heated slabs, charcoal and burned bones (Leesch 1997; Bullinger et al. 2006). The spatial analysis of microartifacts at these two sites was done explicitly with the purpose of demonstrating the significance of burned microartifacts for indicating the actual location of an "invisible" hearth, better than the distribution of macroartifacts, which are often rejected away from the combustion area.

The review of the earliest sites with putative evidence of fire (Chapter 1) shows that the evidence (charcoal, heat-altered sediments, burned stones, burned bones and ash) is often fragmentary and judged insufficient. The strongest claims are from Member 3 of Swartkrans (dated to 1.9–1.65 Ma) and Koobi Fora (site FxJj 20, dated to 1.5 Ma). At those sites the heating of bones was supported by ESR analyses of bone and TL analyses of reddened sediments, respectively. Since the lithic assemblages of GBY demonstrate the introduction of African biface-making techniques into Eurasia, the authors argue that fire-making too may reflect an African tradition and a wave of human migration out of Africa (Section 4.5).

Did control of fire play a role in the colonization of Europe?

The colonization of Europe, especially of the regions where temperatures at times dropped below the freezing point, is generally tied to the use of fire. Yet evidence for fire in the Early and early Middle Pleistocene is extremely weak or more exactly negative until about 400 ka. The review of early European sites provided in Chapter 1 shows that good evidence of fire (burned artifacts dated by the TL method, and burned bones and patches of reddened earth, interpreted as remnants of fireplaces) comes only from two sites dated to MIS 11, i.e. about 400 ka, Beeches Pit in England and Schöningen in Germany. At Terra Amata (France), in addition to artifacts dated by TL, there was one clear charcoal concentration; the charcoal was identified as *Pinus sylvestris.* The age estimates of the site vary between 230 ± 40 ka and 380 ± 80 ka (Villa 1983; Falguères et al. 1988). By MIS 7 and 6, several other sites provide evidence of the use of fire, although visible fireplaces were often not preserved: e.g. Vaufrey, La Cotte de St. Brelade, and Orgnac. At some sites overlapping palimpsests of fireplaces formed large combustion areas (Bau de l'Aubesier, Grotte XVI).

Of direct relevance to European prehistory are sites that do *not* have traces of fire, yet might be expected to have such evidence. In Table i I present the current state of our knowledge in Western Europe and include early sites that do not have evidence of fire. In addition, I include evidence of fire originating from sites younger than those discussed in Chapter 1, thus complementing the review of early European sites.

I have excluded many open-air occurrences in fluviatile or clearly disturbed contexts and some sites with ambiguous or underreported evidence. Burned flint artifacts have provided TL dates at two sites: Biache St. Vaast (175 ± 13 ka, mean age of layer IIA; Tuffreau and Sommé 1988) and Maastricht-Belvedere (ca. 250 ka for Unit IV C; Roebroeks 1988) but I have no further information. Two Spanish sites that seem to be of Late Matuyama age, Cueva Negra (a rock shelter in the Estrecho del Rio Quípar, Murcia province; www.um.es/antropofisica/english/cuevanegra.html) and La Boella near Tarragona (open-air site; www.diaridetarragona.com/) are not included because current investigations are too preliminary. By MIS 4 and 3, Mousterian sites that have evidence of fire (concentrations of charcoal, burned bones, stone-lining) are numerous (I count at least 20 in France), so they are not listed in the table except for cases of stone-lined fireplaces, which are uncommon occurrences prior to the Upper Paleolithic.

Table i shows that evidence for the use of fire in the earliest European record, prior to 400 ka, is lacking. It can be argued that sites such as those in the Orce region, Isernia and Venosa Notarchirico have been affected by water transport and that Boxgrove may represent brief occupations and butchery episodes. Eight charcoal particles have been found at Boxgrove, and one charcoal fragment was found in a layer above the main occupation level. Clearly we

Table i Fire and fireplaces in Pleistocene Western Europe. Abbreviations. – = unreported; ? = unlikely or unclear or insufficiently described; yes = reported in some detail, sometime confirmed by TL dates on burned flint; no = reported as absent; A = charcoal analyzed by a botanist. Site type: O, open air; C, cave; E, enclosed (doline, rock shelter). Hearths = structured, spatially defined features presenting a concentration of burned items (ash, charcoal, heated slabs, reddened sediment, burned bones, burned artifacts); one attribute alone may be insufficient, it is the combination or the spatial concentration of at least some attributes that is significant

Site	Site type and reference no.	Age	Charcoal	Burned stones or artifacts	Burned bones	Burned sediments	Hearths	Evidence of fire
Fuentenueva 3, Barranco Léon (Orce)	O (1)	Late Matuyama, probably 1.3/1.2 Ma	–	–	–	–	–	–
Sima del Elefante (Atapuerca)	C (1)	> 800 ka?		–	–	–	–	–
Gran Dolina, TD 6 (Atapuerca) (24)	C (1–3)	800 ka	–	–	No	–	No	No
Isernia (central Italy)	O (4)	606 ± 2 ka $^{40}Ar/^{39}Ar$	–	–	??	??	No	No
Venosa Notarchirico (southern Italy)	O (4)	640 ± 70 ka on tephra by TL on quartz grains	–	–	No	–	No	No
Boxgrove (England) (21)	O (5)	MIS 13 Ca. 500 ka	A Dispersed	–	No	–	No	No
Arago; Layers D-Q (southern France)	C (6, 7)	> 350 ka MIS 12–14	No	No	No	–	No	No
Schöningen 13 I (Germany)	O cf. Chapter 1 and (8)	MIS 11 Ca. 400 ka	–	Artifacts (TL dates)	–	Yes	No	Yes
Beeches Pit (England)	O cf. Chapter 1	MIS 11	–	Artifacts (TL dates)	Yes	Yes	No	Yes
Vértesszőllős (Hungary)	O cf. Chapter 1	MIS 9/11	–	–	In concentrations	Patches	No	To be verified
Bilzingsleben (Germany)	O cf. Chapter 1	MIS 9/11	Yes	Yes	Yes	–	–	Likely
Barnham (England)	O (9)	MIS 11	A Dispersed	5 natural pcs (TL)	–	–	No	Not in situ
Terra Amata (SE France)	O cf. Chapter 1 (10, 11)	380 ± 80 ka (ESR) 230 ± 40 ka (TL)	A Localized	Artifacts (TL dates)	Yes	?	Flat lens	Yes
Orgnac 3; Layers 2, 6 (southern France)	E (12,13)	MIS 9–8	Ashes observed during excavation	–	In concentrations	–	?	Yes
Lunel Viel (southern France)	C (14)	MIS 9?	Dispersed	Burned stones	No	?	?	Not in situ
Cagny l'Epinette (Somme, northern France)	O (12)	MIS 9	–	–	Some	–	No	?
Vaufrey Layer VIII (Dordogne, France)	C (15)	MIS 7	Yes Localized	No	Some	No	No	Yes
La Cotte de St. Brelade (Jersey Island)	E cf. Chapter 1	MIS 7 and 6	Yes	Yes	Yes	Yes	Not preserved	Yes

Table i (continued)

Site	Site type and reference no.	Age	Charcoal	Burned stones or artifacts	Burned bones	Burned sediments	Hearths	Evidence of fire
Menez Dregan (Brittany), layer 5	C (16)	MIS 7, ca. 200 ka, TL on quartz grains and artifacts	A	Yes	?	Yes	?	Yes
Bau de l'Aubesier (SE France) Layer H-1	E (17)	191 ± 15; 169 ± 17 ka TL on artifacts	Charcoal and ashes	Yes	Yes	Yes	5 m² combustion area, 40 cm thick	Yes
Bolomor, Layer XIII and younger Layers XI, IV, II (Spain)	C (18,19,20)	MIS 7, 6 and 5e, various TL dates	Ashes in layer II	Artifacts	Yes, in layer IV	Yes	3 in layer IV, 2 with stones in layer XIII	Yes
Lazaret Cave (SE France)	C (7)	MIS 6	A localized	–	Yes	–	Flat conc.	Yes
Bau de l'Aubesier Layer IV (SE France)	E (17)	MIS 5	Yes	Yes	Yes	Yes	55 m² combustion area, 20 cm thick	Yes
Vaufrey Layer IV (Dordogne, France)	C (21)	MIS 5; 120 ± 10 ka, TL on artifacts	A. Burned plant material	Artifacts	Yes	Yes	Not preserved	Yes
Les Canalettes (southern France)	E (22)	Ca 70 ka	A Charcoal and coal	Stones, TL on flint artifacts	?	Yes	One stone-lined	Yes
Grotte XVI, layer C (Dordogne, France)	C (23,24)	ca 60 ka, TL dates on flint	Altered ash derived from wood and grass	Yes	Yes	Yes	Overlapping palimpsests of hearths forming a combustion zone >12 m²	Yes
Vilas Ruivas (Portugal)	O (25)	50–60 ka	–	Burned stones	–	–	Two, stone-lined	Yes
La Combette, layer D (SE France)	E (26)	MIS 3	Charcoal	Burned stones	–	Yes	Four, flat and stone-lined	Yes
Abric Romaní (Spain)	E (27,28)	MIS 3	Yes	Yes, TL	Yes	?	Many, some stone-lined	Yes

(1) Santonja and Villa 2006; (2) Díez et al. 1999; (3) Fernández-Jalvo et al. 1999; (4) Villa and Lenoir in press; (5) Roberts and Parfitt 1999; (6) Falguères et al. 2004; (7) de Lumley 2006; (8) Thieme 2000; (9) Ashton et al. 1998; (10) Falguères et al. 1988; (11) Villa 1991; (12) Moigne and Barsky 1999; (13) Moncel et al. 2005; (14) Le Grand 1994; (15) Rigaud and Geneste 1988; (16) Mercier et al. 2004; (17) Lebel and Trinkaus 2002; (18) Blasco López 2006; (19) Fernández-Peris 2007; (20) Sanchis Serra and Fernández-Peris 2008; (21) Courty 1988; (22) Meignen 1993; (23) Karkanas et al. 2002; (24) Rigaud et al. 1995; (25) Vega Toscano et al. 1999; (26) Texier et al. 1998; (27) Pastó et al. 2000; (28) Vaquero and Pastó 2001

cannot exclude natural fires. At High Lodge, also dated to MIS 13 like Boxgrove (Ashton et al. 1992), five charcoal particles were found but they were dispersed in the deposits. No burned bones and no burned artifacts have been reported from either Boxgrove or High Lodge. Flecks of charcoal were also found at Swanscombe and Hoxne, dated to MIS 11 (Wymer 1999), but again they were dispersed in the sediments and could have been the result of natural fires; there is no evidence of burned artifacts either.

But what about occupation sites in caves which in later times have often provided striking evidence of fire, such as Bau de l'Aubesier, Grotte XVI, Lazaret and Middle Paleolithic/Middle Stone age caves in Israel and in South Africa?

Traces of fire have been found in the upper part of the sequence at Arago, in layers younger than 350 ka, but no charcoal, no burned bones nor any other evidence of fire have been reported from the lower levels of Arago (dated to MIS 12–14). This is surprising because taphonomic analyses have been carried out (e.g., Moigne and Barsky 1999), and there are paleontological papers and doctoral theses on specific taxa (e.g., Monchot 1996); faunal and lithic remains are very abundant.

No burned bones or burned artifacts have been reported from Gran Dolina, layer TD6. Rare charcoal particles have been found in micromorphological slides, but the origin of the sediments is from the exterior of the cave, and there is evidence of low energy transport (Vallverdú et al. 2001); thus the charcoal may not be in situ. However, the high density of human, faunal and lithic remains, and their state of preservation and refitting (Díez et al. 1999; Fernández-Jalvo et al. 1999) clearly indicate an occupation in situ with little postdepositional disturbance. In sum, both at Gran Dolina TD6 and at Arago, layers D to Q, this absence of evidence of fire is in need of an explanation.

I have suggested in the past (Villa and Bon 2002) that absence or non-systematic use of fire may be one of the reasons why the settlement of Europe took a rather long time. Prior to 400,000 years ago the total number of sites is quite small, and this suggests rather sporadic and discontinuous settlement patterns. Only from MIS 11 onward does the utilization of fire become a significant feature of the record.

I think now that the evidence from GBY should encourage European archaeologists to take a closer look at their data, in particular microartifacts, and to investigate taphonomic and diagenetic processes that may explain the disappearance of fire traces. In the absence of such detailed studies, explanations for the absence of fire at the Early and early Middle Pleistocene European sites would be flawed and may be short-lived.

Paola Villa
University of Colorado Museum
UCB 265, Bruce Curtis Building
Boulder, Colorado, 80309-0265, USA
and
UMR 5199-PACEA
Institut de Préhistoire et Géologie du Quaternaire
Université Bordeaux 1
Avenue des Facultés
33405 Talence, France

Preface

The discovery of evidence for fire at Gesher Benot Ya'aqov was not part of our expectations from the outset; nor was the study of fire, its control and its cultural implications initially among the many and diverse goals of the project. The discovery illustrates the fascination and unpredictability of the archaeological discipline. The presence of fire at the site, and its occurrence in all of the prehistoric occupations revealed during seven field seasons, turned it into a major research objective. The results of this research are presented in this volume.

The origin of the research lies in the proximity of the Gesher Benot Ya'aqov Acheulian site to the Jordan River. This resource was exploited for the wet-sieving of all the sediments removed during excavation. The apparatus was constructed in such a way that the excavators could sit on small stools in the river and operate hanging sieves of 2 mm mesh, which were submerged in water. All sieved material larger than 2 mm was washed, dried, and later sorted. It was during this sorting process that the flint microartifacts that form the bulk of the database of this study were collected and later analyzed.

The small lithic component could not be identified during excavation, due to the water-logged nature of the sediments, the dark color of the deposit, and the necessity to shade the excavated surface from the sun and moisten it continuously to preserve the organic materials (wood, bark, fruits and seeds) embedded in it. Thus, the recovery of burned flint microartifacts during sieving in the field was accidental, and was later verified in the lab at Kibbutz Gadot, where the expedition was lodged throughout the field seasons. This fortuitous discovery led to a prolonged study of the evidence for fire in all of the archaeological horizons of the Gesher Benot Ya'aqov excavations.

The identification and sorting of microartifacts of all raw materials was carried out at the Institute of Archaeology of the Hebrew University of Jerusalem, a procedure that necessitated the involvement of many individuals. The sorting, which lasted from 1989 to 2007, was carried out by students; most of them had no previous experience in archaeology and came from different departments of the Faculty of Humanities, School of Law, School of Education and Faculty of Social Sciences.

The broken hearts and many other non-archaeological issues that were discussed while tweezers and brushes were operated could have been the subject of an extensive sociological study in themselves. We achieved the sorting of over half a million microartifacts, and the children of the first sorters will probably appear as students of the Hebrew University very shortly.

The order and magnitude of the task we planned made some of the funding agencies very skeptical about the feasibility of the proposed research. One perceived disadvantage was the lack of similar attempts, though they are widespread nowadays. Clearly, the task of sorting needed perseverance more than anything else. Important changes took place throughout the years of sorting and analysis. For example, the GIS and other program packages developed tremendously. The first attempts to explore the applicability of GIS programs to the distribution of microartifacts were rejected by experts, due to lack of experience in intra-site projects and the overwhelming size of the database.

We have carried out this task with a deep sense of duty and with constant curiosity and anticipation. Indeed, every archaeological excavation brings with it the obligations of recovering, recording and preserving, which are all components of the attempt to reconstruct ancient cultures and past ways of life. At prehistoric archaeological sites, where we rarely encounter constructed features (not to mention monumental structures or historical records), we must endeavor to make the most of the data retrieved. Throughout the course of this study we were guided by the concept of *structures latentes*, first established by Leroi-Gourhan. This concept recognizes the fact that the archaeological record conceals information that is not visible at first sight, since it does not exhibit directly observable features. Accordingly, ancient fireplaces were embedded within the archaeological levels at GBY, though they lacked apparent color, constructed contour or clear accumulations of ashes and burned material. Their presence could be discerned only through careful examination of spatial patterns, particularly those of the small lithic items.

The use of the *structures latentes* concept at GBY enabled the remarkable discovery of Acheulian hearths. Moreover, the fact that such hearths are recorded throughout the long archaeological sequence suggests that fire was not only used but *controlled* by the Acheulian hominins of GBY as early as 0.79 million years ago. Conclusions like these, and their implications for the archaeological, anthropological and evolutionary sciences, illustrate the great potential of such studies. For us, despite the immense amount of time and resources required to accomplish the task, this long journey was truly worthwhile, as it enabled us to recognize an exceptionally significant aspect of the lives and behavior of the GBY hominins.

Jerusalem, February 2009

Nira Alperson-Afil
Naama Goren-Inbar

Acknowledgments

The realization of this volume, an almost impossible task that could not have been accomplished by a single person, is the result of the work of many individuals and an enormous number of working hours. Despite the attractions of the research subject, the amount of work necessary to accomplish the study put off more than a student or two. While the task initially seemed easy due to the small number of burned flint items, with progress it became evident that each of the archaeological horizons encompassed these artifacts and that the job waiting to be done was enormous.

The fieldwork at Gesher Benot Ya'aqov was supported over the years by the Leakey Foundation, the National Geographic and the Hebrew University of Jerusalem. The laboratory work was supported over the years by the Leakey Foundation, the Irene Levi-Sala CARE Archaeological Foundation, the Israel Science Foundation (several grants) and the Hebrew University of Jerusalem. Part of the work was carried out by the Center of Excellence, supported by the Israel Science Foundation (grant No. 300/06). The study of burned flint microartifacts was supported by grants from the German–Israeli Foundation (GIF I-896–208.4/2005) and the Israel Science Foundation (grant No. 886/02). We also wish to thank the Faculty of Humanities, Hebrew University of Jerusalem, and the Ruth Amiran Fund of the Institute of Archaeology, Hebrew University of Jerusalem, for their support of the publication of this volume.

The authors wish to thank the Gesher Benot Ya'aqov staff and students at the Institute of Archaeology, the Hebrew University of Jerusalem, for sorting of sediments and microartifacts throughout the years (1989–2007): Tchiya Alon, Doron Ben-Ami, Rachel Berman, Orly Boyum, Keren Braverman, Anat Cohen, Taufik Daa'dalla, Doron Dag, Hila Debono, Olga Dobovski, Michal Dovrat, Tomer Dror, Irit Eckshtein, Caroline Felus, Keren Finkelshtein, Talia Goldman, Emma Goldshmit, Natalya Gubenko, Debby Hochman, Ronit Israeli, Sharon Kaplan, Keren Katzir, Karni Klein, Christopher Konlan, Irena Laschiver, Liora Levy, Ravit Lin, Amit Marari, Maya Margalit, Efrat Mashiach, Noa Mashiach, Zinovi Matzkevitch, Sigalit Mazugi, Michal Meir, Uri Milshtein, Hadas Motro, Tali Nevo, Boaz Ofek, Dan Oriyan, Oded Ramati, Dan Reshef, Menachem Rogel, Keren Rosenberg, Karmit Rubin, Eli Shabo, Reut Shalib, Vivian Shalom, Ruthy Shimron, Iris Shmila, Esther Sivan, Guy Stiebel, Hagar Taub, Lilli-Shantal Tepber, Sigalit Tzaidi, Smadar Tzaidi, Eyal Vadai and Yulya Volodosky.

We would like to express our deep gratitude to two individuals who consistently follow and support our work and assist in bringing it to publication in a highly professional manner. Noah Lichtinger contributed her expertise in graphics and was involved in each of the many minute details and decisions of color and layout. Sue Gorodetsky edited the text in her usual meticulous and efficient way.

We wish to express our thanks to Yuval Goren, treasurer of the Israeli Prehistoric Society, and to the administrative staff of the Institute of Archaeology of the Hebrew University, Frida Lederman and Benny Sekay, who, usually unseen and working behind the scenes, greatly assisted us in completing the present study.

Many thanks are due to Eric Delson, editor of the *Vertebrate Paleobiology and Paleoanthropology* book series, who generously accepted our study for publication and improved it with expertise and dedication. We thank the editorial staff at Springer, particularly Tamara Welschot and Judith Terpos, for their constant interest and efficiency. Eric Delson, Craig Feibel, Paola Villa, Richard Wrangham, and an anonymous reviewer read and commented on earlier versions of this manuscript. We are very thankful for, and most appreciative of, their scholarly remarks and comments. Paola Villa has also agreed to make a contribution from her vast knowledge and take upon herself the task of writing the foreword. We are most thankful for her input.

Nira Alperson-Afil would like to express her gratitude to the following. I thank the Hebrew University of Jerusalem for scholarships granted during work on the Ph.D. thesis on which this manuscript is based, and the supportive members of the Ph.D. committee: Prof. Anna Belfer-Cohen, Prof. Isaac Gilead and Prof. Erella Hovers. I thank and cherish Prof. Naama Goren-Inbar for her enthusiasm, encouragement and endless support, which brought this study to its completion. I could not hope for a better supervisor and teacher. Special thanks are due to Prof. Ilan Sharon, Adi Ben-Nun and Prof. Isaac Gilead, who greatly assisted in constructing the methodology of this study. The stuff and students of the prehistory department at the Institute of Archaeology, particularly Prof. Anna Belfer-Cohen, Prof. Nigel Goring-Morris, Prof. Erella Hovers, Dr. Leore Grosmann, Dr. Gonen Sharon, Irena Laschiver, Hila Ashkenazi, Michal Birkenfeld, Doron Dag and Angela Davidzon, are thanked for their constant interest and encouragement. Thanks to Noah Lichtinger, Ruhama Bonfil-Piperno, Sue Gorodetsky, Rivka Rabinovitch and Hanna Fluck for their assistance and support. And finally, my love and gratitude to Hagar, Tamara, Yonatan and Evyatar.

Naama Goren-Inbar thanks Nira Alperson-Afil for her ability to integrate fragmented ideas, free associations, a general research orientation, (very) long planning and formulating it all into a coherent excellent study. She successfully carried it out with deep understanding of the anthropological background coupled with modern usage of spatial and statistical applications. Without her talent, intelligence and perseverance, this study could not have been published.

Contents

List of Tables

List of Figures

Chapter 1
Introduction

The manipulation of fire was clearly a turning point for our ancient ancestors. Their ability to "domesticate" this powerful tool, lacking in any other creature, has provided us with the valuable gift of fire, whose possession has remained exclusively human ever since. As fire conferred varied advantages for early man, providing warmth and light, protection from predators, and the ability to exploit a new range of foods, the issue of human mastery of the use of fire has occupied numerous archaeological and anthropological studies (e.g., Harrison 1954; Oakley 1956; Stewart 1956; Perlès 1977; Clark and Harris 1985; Goudsblom 1986; James 1989; Olive and Taborin 1989; Wrangham et al. 1999; Villa 2001), while the question of *when* humans obtained and controlled fire has remained obscure.

Evidence from the Early and early Middle Pleistocene site of Gesher Benot Ya'aqov provides a unique opportunity to examine this controversial issue. The site, located on the shores of the paleo-Lake Hula in the Levantine Corridor, displays a variety of evidence suggesting that hominins repeatedly occupied the site for some 100,000 years (Goren-Inbar et al. 2000; Feibel 2001). Several multidisciplinary studies indicate that the hominins of Gesher Benot Ya'aqov skillfully modified stone tools, systematically butchered and consumed animal carcasses, and collected a vast range of plant foods, identified due to unique conditions of preservation in the waterlogged environment of the site (e.g., Goren-Inbar et al. 1994; Goren-Inbar and Saragusti 1996; Goren-Inbar et al. 2002a, b; Ashkenazi et al. 2005; Goren-Inbar and Sharon 2006; Rabinovich et al. 2008).

During the early excavations of the site, evidence of burning was observed by Stekelis, who reported the discovery of a burned tibia and burned bone splinters within the Acheulian deposits of Gesher Benot Ya'aqov (Stekelis 1960). The renewed excavations at the site (1989–1997) have unearthed burned flint, wood, fruits, and grains as well as charcoal fragments, which were collected from various archaeological horizons throughout the stratigraphic sequence.

This study focuses on *flint* microartifacts (≤2 cm) and macroartifacts (>2 cm). Since the exposure of flint to high temperatures (i.e., 350–500°C) results in distinctive thermal macrofractures, burned flint items (items including micro- and macroartifacts as well as natural pebbles) can easily be identified by simple visual observation. Analysis of the presence of burned flint items, their spatial setting, and the circumstances in which they were deposited in the archaeological horizons at Gesher Benot Ya'aqov constitute the fundamental objectives of this research.

The basic assumption advocated in this study is that the presence and the spatial clustering of burned flint items provide direct evidence for the use of fire. This assumption draws on a variety of ethnographic, archaeological, and ethnoarchaeological studies, which generally suggest that small burned items and their spatial arrangement are significant spatial indicators of the locations of ancient hearths. Using various procedures of spatial display and analysis, the distribution patterns of the burned and unburned flint items are examined to detect possible clusters of burned material. These clusters are interpreted in this study as remnants of hearths, indicative of the use of fire.

The burned flint items from Gesher Benot Ya'aqov may establish evidence for the use of fire as early as 790,000 years ago. This evidence contributes to the growing available data on early indications for the use of fire by early humans, thoroughly discussed in this chapter.

1.1 The Early Evidence

The fact that early hominins, unlike other animals that fear the sight of fire, were able to "domesticate" fire suggests that this stage in human evolution may symbolize more than anything else the birth of our humanity. Nonetheless, the question of when humans came to obtain and control fire remains controversial.

Attempts to evaluate this point in time are fundamentally an archaeological challenge. However, review of the archaeological data demonstrates that to a large extent the early evidence is fragmentary and inconclusive.

Commenting on James's (1989) review of the early indications of fire use, both Dennell (1989) and McGrew (1989) call attention to the fact that the evidence for fire is both direct

N. Alperson-Afil and N. Goren-Inbar, *The Acheulian Site of Gesher Benot Ya'aqov Volume II: Ancient Flames and Controlled Use of Fire*, Vertebrate Paleobiology and Paleoanthropology, DOI 10.1007/978-90-481-3765-7_1, © Springer Science+Business Media B.V. 2010

and indirect, and we should hence be cautious when using criteria of unequal value. However, it is our view that, given the antiquity of some of the evidence and its diverse nature, the use of a large range of criteria is essential when attempting to identify early use of fire and to construct a comprehensive description of the antiquity of control of fire.

Excavations of archaeological sites embedded in Pleistocene sediments have yielded various indications of fire. While a great deal has been written on the significance and implications of the acquisition of fire, the evidence can be compiled from the reports of various excavated sites. In some cases researchers were aware of the importance of their findings and conducted further analyses on the "fire-altered" features and items. In other cases, the reports merely mention the discovery of a burned item or feature without further analysis or interpretation, thus overlooking its major implications. Thus, it is important to note that, due to the large number of researchers and the diversity of methods involved in the analyses of burned artifacts and features, the discussions of early fire are extremely varied and uneven, ranging from purely descriptive to highly interpretive.

The following review attempts to integrate the evidence for the use of fire prior to the Middle Paleolithic, assembling the available evidence from the published data in as detailed a form as possible. The review follows the evidence geographically and chronologically, with the aim of tracing the time span in which this valuable technological invention emerged and spread. Following this review of the early evidence, a thorough discussion of the methodologies applied to the various types of evidence is presented.

1.1.1 Africa

The anthropological evidence from which our early evolutionary history is reconstructed originates from Africa, and it is in this continent that the earliest known evidence for the use of fire is recorded. During the 1920s, a discovery in the Makapansgat valley, Central Transvaal, suggested that fire was used as early as the times of *Australopithecus*. In 1925, pieces of bone breccia with fragments of charred bones were collected during quarrying for lime. These were given to Prof. Raymond Dart, who suspected that the breccia was a cave deposit containing hearths. Analyses of the bone fragments have suggested that these were burned (as quoted in Oakley 1956). Some 20 years later, newly discovered fossil bones of *Australopithecus* appeared to be of the same breccia as that of Makapansgat. Dart then named the "fire making" hominin *Australopithecus prometheus*.[1] However, analysis of these breccias failed to show the presence of burned particles (Oakley 1956). *Australopithecus prometheus* is thus not the earliest hominin for which the use of fire is recorded; rather, such evidence is principally recorded in Early Pleistocene sites attributed to *Homo erectus*.[2]

Early Pleistocene deposits were studied in a large-scale excavation at *Koobi Fora* in northern Kenya. The silty flood plain sediments along the western face of the Karari Escarpment were dated to ca. 1.5 Ma (Isaac and Harris 1978; Clark and Harris 1985) and yielded several archaeological sites. Of these, in the site of FxJj 20 two archaeological localities (FxJj 20 East and FxJj 20 Main) exhibiting possible evidence for fire were unearthed. Four patches of presumably burned sediments were observed near the base of the archaeological horizon at FxJj 20 East. These measured ca. 30–40 cm in diameter and were 10–15 cm thick (Clark and Harris 1985). Three patches consisted of a blocky consolidated mass of sandy silts, with a slight reddish/orange color and some flecks of stronger red. The fourth patch consisted of sandy silt sediments with a blackened zone showing an intense gray/black color, associated in part with calcification.

Samples of these patches were analyzed by thermal demagnetization, which concluded that some of the patches show strong indications of having been heated by fire to temperatures of 200–400°C (Clark and Harris 1985). In addition, thermoluminescence (TL) analysis of the samples demonstrated that the reddish patches were indeed heated more recently than the surrounding tuffs: "If there had been a general grass or forest fire, the geological TL response of the tuff would have been reduced to the same level as that of the reddish spots" (Rowlett 2000:200).

Further analysis attempted to distinguish whether these ancient fires were the result of fireplaces or burned trees. For this purpose, a study of the phytoliths originating from the reddish patches was carried out. In the case of a burned tree, a homogenous composition of phytoliths is expected. However, the samples displayed a heterogeneity of phytoliths that extends the observed heterogeneity of experimental fireplaces with deliberately mixed fuels (Rowlett et al. 1999; Rowlett 2000). The phytholith study also enabled the identification of palm wood as one of the fuels used in construction of the fireplace (Rowlett et al. 1999; Rowlett 2000).

At FxJj 20 East, additional evidence of fire is found in some "...thermally altered stone artifacts" (Clark and Harris 1985:12; unspecified raw material). These are black or reddish-orange artifacts, interpreted as discolored due to exposure to fire. In one instance, refitting showed one discolored flake

[1] This hominin is currently known as *Australopithecus africanus*, with an estimated age of ca. 3 Ma.

[2] The earliest specimens of *H. erectus* (*sensu lato*) are dated to about 1.9 Ma in Africa. This is recognized as the first hominin to leave Africa and spread throughout the Old World, where it persisted until about 0.5 Ma (O'Connell et al. 1999 and references therein; Ungar et al. 2006 and references therein).

while other blanks from the same core were unchanged (Clark and Harris 1985). Artifacts modified on basalt and chert were found in some of these "fireplaces". The TL response of some of these pieces demonstrated that they were heated contemporaneously with the "fireplace" (Rowlett 2000).

It is interesting to note that the spatial distribution of the archaeological material demonstrates that the highest concentration of lithics and bones is in the vicinity of the patches of burned sediments (Clark and Harris 1985).

Excavations at the second locality, FxJj 20 Main, have revealed two oxidized features; one of these was proposed to represent the remnants of an ancient fireplace. These features contained fully oxidized sediments to a depth of at least 5 cm (Bellomo 1994a). Analyzed samples originating from these features exhibited magnetic susceptibility typical of fireplaces, suggesting that "individual campfire sites were used on more than three or four occasions, or that the fires at those sites were maintained for a duration of at least a few days" (Bellomo 1994a:17). In addition, thermal alteration was observed on three of the 335 stone artifacts recovered from the vicinity of the oxidized features at FxJj 20 Main (Bellomo 1994b). These were two chert artifacts with reddish and yellowish spot discolorations, and one basalt artifact that appears to contain evidence of potlidding (Bellomo 1994b).

Several methods of spatial analysis (e.g., nearest-neighbor and local density analysis) were employed to determine whether the observed spatial patterning resulted from hominin activities or post-depositional processes. The combined data suggest that "…the campfires provided a central focus of activities, including the production and maintenance of stone tools and the consumption of food" (Bellomo 1994b:194).

Other evidence for fire derives from the site of *Chesowanja*, located near the east shore of Lake Baringo at the foot of the Laikipia Escarpment in the Kenya Rift (Gowlett et al. 1981; Isaac 1982). Evidence for fire was found in the locality of GnJi 1/6E, which underlies a basalt flow dated to ca. 1.4 Ma (Gowlett et al. 1981). The evidence consists of 40 pieces of burned clay, ranging in size from small flecks to 5–7 cm lumps that were exclusively found intermingled with Oldowan stone tools and animal bones (Gowlett et al. 1981). Samples of the burned clay were examined by magnetic susceptibility, which concluded that these are the result of heating at 400°C, a normal temperature for open camp fires. Analysis of the burned clay concluded that "…the Chesowanja clay was burned by a small, controlled fire" (Gowlett et al. 1981:128).

Clark and Harris (1985) describe some 51 reddish-brown clasts of clay from this site, the largest pieces of which were concentrated in an area of 3 m² together with a high proportion of the cores and cobbles. Provided that this is a cluster in situ, the association of burned clay and cobbles may suggest that these are the remnants of a hearth. A sedimentological study indicated that the silty clay sediments at the site were deposited in a low-energy fluvial environment. However, small pockets of coarse sandy sediments, interstratified and interfingered with the silty clays, suggest that high rainfall and sheet wash have rearranged and concentrated the archaeological material in a small runnel (Clark and Harris 1985). In addition to this spatial configuration, the burned clay was found linearly distributed within a possible runnel feature. However, no significant size sorting of the stone artifacts was found (Clark and Harris 1985).

The site of *Gadeb*, situated near the high western edge of the Southeast Plateau of Ethiopia, displays more possible evidence of burning. The site is embedded in a series of lacustrine and fluviolacustrine sediments of Plio-Pleistocene age that were dated to the range of 2.7–0.7 Ma; the archaeological occurrences date from 1.5 to 0.7 Ma (Clark and Harris 1985). Evidence of fire was found at the Acheulian site of *Gadeb* 8E in the form of weathered angular fragments of tuff with differential dark gray and red discoloration. Although these presumably burned rocks occurred singly, a group of four such fragments was found distributed in 1 m² (Clark and Harris 1985). Ten of these rocks were subjected to paleomagnetic analysis and all were found to have a magnetization of thermal origin (Barbetti 1986). It is possible that these rocks retain a thermal magnetization from the time of original formation. However, the directions of magnetization of the stones as recorded in the field were not random, but rather point to a uniform direction. The analyses thus concluded: "The palaeomagnetic results from Gadeb put the weight of evidence marginally in favour of fire" (Barbetti 1986:778).

Excavations in the *Middle Awash*, along the Awash River Valley of Ethiopia, yielded several archaeological occurrences dated to 2.0–0.5 Ma, some with evidence for fire. In the vicinity of the Oldowan site of BOD-A4 and the Acheulian site of HAR-A3, clay samples were collected from cone-shaped reddish areas ranging from 40 to 80 cm in diameter (Clark and Harris 1985). Since the clay was generally more resistant to erosion than the surrounding sediments, these areas were found in the form of small, low mounds some 20–30 cm high (Clark and Harris 1985). On the basis of paleomagnetic analysis, the clay samples from these two sites were interpreted as having been baked at temperatures of 600°C or more (Barbetti 1986). It is, however, uncertain whether these features are the result of fireplaces. It is interesting to note that although the clay patches were found in association with lithic artifacts and bones, none were found within the burned sediments. This is one of the reasons for the prevalent interpretation that these burned sediments are the result of burning tree stumps and that the burned clay is termite earth that was on the stump at the time it was burned (Clark et al. 1984; Clark and Harris 1985).

A hearthlike feature was observed during excavations at the Acheulian site of *Olorgesailie* in Kenya. The "hearth" was a depression filled with lithics and bones, although no charcoal was detected in it (Isaac 1977). Microscopic fragments of charcoal were observed during the search for pollen grains. However, it was uncertain whether these are the result of human activity or wild bush fires (Isaac 1977). Isaac concluded that the hearthlike feature is not conclusive evidence and that "…the Olorgesailie sites lack positive traces of the use of fire, in the form of charcoal, visibly burned bone, or obvious hearth structures" (Isaac 1977:93).

In the more recent investigations of the Olorgesailie Basin, samples of such "reddened zones", which were found to occur at several levels within the upper part of the Olorgesailie Formation, have been collected and analyzed. The analysis has focused on in situ reddened and partially fused areas and sampled two types of sediments; reddened samples, slightly melted or not melted, and melted rocks that have undergone nearly total fusion (Melson and Potts 2002). The various mineralogical and chemical analyses of these samples (dated by Ar/Ar to ca. 0.6–0.5 Ma) indicate that they are products of near-surface underground combustion; the presence of the melted rocks is suggestive of a period of extreme drought, in which extremely dry conditions led to subsurface fires, combustion metamorphism, and the formation of these burned features (Melson and Potts 2002).

Various burned plant materials (e.g., charred logs, charcoal, carbonized grass stems and plants) were recovered from the waterlogged Acheulian occupation at *Kalambo Falls* in northern Zambia (Clark 1969, 2001). In addition, rare fire-fractured quartzite items were found (Clark and Harris 1985).

The use of fire has been linked with the early occupations of South Africa (Beaumont and Vogel 2006:226), where several cave sites have demonstrated early evidence of fire. Excavations at the South African cave site of *Swartkrans* unearthed a sequence of Early Stone Age occupations. An assemblage of blackened bones was recovered from the Acheulian horizon of Member 3 (Brain and Sillen 1988), dated to 1.9–1.65 Ma (Delson 1988). Comparison of these bones with burned bones from experimental burning suggested that the former are the result of intentional burning to various degrees; some of the bones were slightly heated to a temperature below 300°C, some to 300–400°C, others to 400–500°C, and most to a temperature above 500°C (Brain and Sillen 1988). Renewed analyses of the bones with the use of the Electron Spin Resonance (ESR) technique have confirmed these observations, suggesting that the hominins of Swartkrans used fire, and that the burning of the bones is possibly the result of cooking/roasting of meat (Skinner et al. 2004). The evidence from Swartkrans represents one of the best early contexts for investigating the emergence of fire use. Furthermore, recent analyses of the faunal assemblages have indicated that the Swartkrans hominins were not only fire users but also adept procurers of ungulate carcasses who were able to gain access to and exploit "…the most nutritious components of those resources before potential competitors" (Pickering et al. 2008:42).

Similarly to Swartkrans, evidence from *Wonderwerk Cave* consists of "…hundreds of charred-calcined large-mammal bone fragments" (Beaumont and Vogel 2006:222). At Wonderwerk these were found embedded in an extensive sheet of wood ash dated to ca. 1.1 Ma (Beaumont and Vogel 2006).

At the South African site of *Cave of Hearths*, burned deposits were observed from the base of the archaeological sequence (Early Stone Age) through five stages of the Middle Stone Age and up to the occupational horizons of the Late Stone Age. The exposure of the "basal hearth" in the third Acheulian horizon uncovered a thick (1.3 m) ash deposit, transformed into breccia. Fragments of bones were found within the ashy sediments and their presence was interpreted as follows: "They apparently chewed or broke animal bones into small pieces and threw them into the fire…" (Mason 1969:159). In addition, two handaxes from this area were reported to be fire-pitted (Oakley 1954). Following an analysis of some samples from the basal hearth, Oakley (1954) concluded that unlike other hearths in the upper parts of the cave's sequence, the basal hearth was devoid of free carbon, thus suggesting that the sediments are not wood-ash. Rather, the sediments consist of bat guano which was either used as fuel for hearths (Oakley 1954) or struck by lightning and thus turned into ash (Latham and Herries 2004). Analyses of these sediments using contemporary methods may provide conclusive evidence for the question of fire use at the Cave of Hearths (Latham and Herries 2004).

1.1.2 The Levant

Several Levantine Middle Paleolithic sites have produced pioneering sedimentological studies that enable the identification of burned sediments and thus of ashes and hearths (e.g., Schiegl et al. 1994, 1996; Albert et al. 1999, 2000, 2003; Weiner et al. 2002). Such analyses are rarely available from Lower Paleolithic occupations (but see Karkanas et al. 2007), and thus the early Levantine evidence is based mostly on the presence of burned lithics and bones.

At the 1.4 Ma old Acheulian site of *'Ubeidiya* in Israel, evidence for fire is derived from several flint implements. Thirty-one burned flint artifacts originating from 14 different archaeological horizons were observed (Bar-Yosef and Goren-Inbar 1993), either within a defined living floor or as sporadic scatters of artifacts within the deposits. In some cases the burned items were fragments of a single piece that was shattered by fire and found in a limited area (Bar-Yosef and Goren-Inbar 1993). However: "Such scanty evidence does not permit further speculation on the possibility that fire was used by the 'Ubeidiya hominids" (Bar-Yosef and Goren-Inbar 1993:191).

Excavations of the Acheulian archaeological horizons at *Latamne* in northern Syria unearthed concentrations of limestone blocks and angular rubble of flint and limestone. Examination of the depositional environment concluded that it would have been impossible for these to have been deposited naturally at the site (Clark 1966). Influenced by Stekelis's report of burned bones from Gesher Benot Ya'aqov (Stekelis 1960), Clark suggested that "the rubble concentration at Latamne could be explained as having been used in the construction of stone 'ovens' for cooking meat and vegetable foods..." (Clark 1966:219). Some of the limestone blocks exhibited fractures, reddening and discoloration, features similar to those resulting from exposure to fire. One such limestone item was examined by Oakley and tests for thermal alteration yielded negative results (Clark 1968). Additional evidence can be found in some flint artifacts which display thermal damage, such as potlid fractures and occasional reddening, suggestive of thermal alteration. However, as suggested by Clark, these features might be the outcome of frost action (Clark 1966).

The site of *Bizat Ruhama*, situated on the eastern margin of Israel's southern coastal plain, is dated to ca. 1.0 Ma (Zaidner et al. 2003). Although faunal remains were retrieved from various areas of the site, in only one area did the bones differ in color and preservation by being fragile and whitish. This feature, in addition to the presence of scant charcoal fragments in that area, suggested that the bones are burned (Ronen et al. 1998).

Excavations at *Tabun Cave* in Mount Carmel (Israel) yielded an extensive cultural sequence of Lower and Middle Paleolithic occupations. Within the lower part of the sequence, evidence for the use of fire can be found in the Acheulo-Yabrudian horizons (Ea-d). TL dates on burned flints suggest a date for these levels of 0.35–0.3 Ma (Mercier et al. 1995), although a somewhat older date, a combined ESR/U-series age of ca. 0.39 Ma, has also been proposed (Rink et al. 2004). The TL dating provides the only reference for the presence of burned lithics in the Acheulian assemblages of Tabun. However, during excavation of layer E, faintly colored but well-defined hearths were observed by Garrod throughout the layer (Garrod and Bate 1937). The hearths of layer E differed from the surrounding sediments and were darker brown or yellow; some of them appearing to be more intensive: "Scattered all over E were patches, more or less extensive, of white crumbly earth containing badly calcined flint, which presumably mark the place of particularly intensive fires" (Garrod and Bate 1937:66).

Garrod observed additional evidence of the use of fire during this time range at the rock shelter of *Abri Zumoffen* in Lebanon. The evidence consisted of hearths in which flint was sparse and relatively large bones occurred (Garrod and Kirkbride 1961). These "...intact hearths" are also reported by Copeland (1983:76, 2000:98).

A hearth associated with Yabrudian lithic artifacts and faunal remains was also reported from *Bezez Cave* in Lebanon (Kirkbride 1983).The hearth was some 10 cm thick and several "...heat-fractured artifacts were found in its vicinity" (Kirkbride 1983:31). The presence of additional possible hearths "...may be inferred from burned flint and bone, and charcoal scraps..." (Kirkbride 1983:31).

Acheulo-Yabrudian deposits were also recently discovered at the Mount Carmel cave of *Misliya* in Israel (Weinstein-Evron et al. 2003). Burned flint artifacts retrieved from these deposits are being subjected to TL analyses (Y. Zaidner 2007, personal communication).

Other Acheulo-Yabrudian deposits discovered at *Qesem Cave* in Israel have recently been dated by uranium isotopic series to the range of ca. 0.38–0.20 Ma (Barkai et al. 2003). Evidence of fire includes burned bones, lithics, and sediments, and occurs throughout the 7.5 m deposit (Stiner et al. 2004). In the lower part of the sequence "only discrete lenses of burnt remains are observed" (Karkanas et al. 2007:10) while in the upper part of the sequence evidence for fire use consists of thick ash-rich deposits, associated with large amounts of burned bone fragments and lumps of heated soil (Karkanas et al. 2007:10). The evidence from Qesem Cave joins that from the sites discussed above, which suggests a consistent use of fire towards the end of the Levantine Lower Paleolithic.

The presence of burned items or features is not noted in the publications of other Levantine Lower Paleolithic sites. However, a flake displaying potlidding is illustrated in Neuville's report of the Tayacian assemblage of E3 at *Umm Qatafa* in the Judean Desert of Israel (Neuville 1951: Fig. 13). Burned flints, particularly small ones, are present at the site of *Revadim* (Israel) (personal observation), dated to ca. 0.3 Ma (Marder et al. 1998).

1.1.3 Asia

The Asian continent has yielded what was long considered the earliest evidence for the use of fire at the Chinese site of Zhoukoudian. However, the evidence from *Zhoukoudian* is currently controversial due to recent mineralogical analyses of the site's sediments. The site displays a series of cavities located on the Dragon Hill some 50 km southwest of Beijing. Major significance is attributed to Locality 1, in which the remains of "Peking Man" and his related assemblages were supposedly embedded in layers of dark ashes dating from ca. 0.6 to 0.3 Ma (Goldberg et al. 2001). These early indications of fire, particularly the 4–6 m accumulation of "ashes" in Layer 4 and the "hearth" of Layer 10, have been extensively discussed and were long interpreted as representing the remains of hearths constructed and used by man (e.g., Breuil 1932; Stewart 1956; Oakley 1956, 1961; see also Goldberg et al. 2001:518–520 and references therein).

However, recent mineralogical analyses of the sediments from Locality 1 suggest that no thick ashy accumulations or even ash remnants (i.e., siliceous aggregates) are present (Weiner et al. 1998; Goldberg et al. 2001). According to these analyses (Goldberg et al. 2001), the dark "hearth" in Layer 10 is a deposit composed of finely laminated unburned organic material interbedded with silts, and the bulk of Layer 4 is bedded to laminated silts of loessial origin that were washed into the depression. During the renewed analysis of the "ashy" sediments, burned bones, in association with lithic artifacts, were found exclusively in the upper unit of Layer 10, thus suggesting that "this association of the burned bones and artifacts constitutes possible, but not conclusive evidence for fire use by humans at Locality 1" (Goldberg et al. 2001:520). These burned bones were either black or turquoise-colored and were interpreted as "fossil bones that were somehow burned by natural processes" (Weiner et al. 1998:252). Thermoluminescence (TL) analysis of fire-cracked hammerstones and burned hackberry seeds (*Celtis barbouri*) from Locality 1 suggested that these are "clearly heat crazed and carbonized respectively, so obviously they have been burnt somewhere at some time" (Rowlett 2000:207).

Until recently, the evidence from Zhoukoudian was considered the best example of the use of fire by early man. Following the mineralogical analysis, this evidence is now inconclusive. However, it is important to note that sediments from Zhoukoudian were dated by the TL method. In Layer 10, in which burned items were found, the TL glow was lower than in sediments originating from layers in which no burned items were recorded (Rowlett 2000).

Charred wood remains were found at the site of *Trinil* in Java. Potassium–argon dating of the site suggested an age of 0.8–0.5 Ma and later a reading of 1.2 Ma (James 1989 and references therein). Oakley (1956) suggested that these charred wood remains were the result of natural fires: "Volcanic activity in this region probably caused forest fires from time to time during the accumulation of these deposits" (Oakley 1956:40).

The site of *Xihoudu* in China yielded a large faunal assemblage along with some 30 lithic artifacts. Some of the bones were black, gray and grayish-green and are considered as burned on the basis of laboratory analysis (James 1989). The faunal remains are considered to be some 1.0 Ma old while paleomagnetic readings suggested an earlier date of 1.8 Ma (James 1989).

A *Homo erectus* cranium together with 20 stone artifacts was found at the Chinese site of *Gongwangling* (James 1989). Magnetochronological studies dated the site to ca. 1.2 Ma (Hyodo et al. 2002) and the presence of several charcoal flecks at the site is suggestive of burning (James 1989).

Excavations at the Chinese site of *Yuanmou* unearthed two *Homo erectus* incisors and faunal and lithic material (James 1989). Evidence for the use of fire is represented by the dark color of two of the mammal bones and the considerable amount of charcoal found at the site (James 1989). Recent magnetochronological studies date these remains to 0.7 Ma (Hyodo et al. 2002).

Pope (1983) mentions evidence of fire from the site of *Lantian* (Chenjiawo) in China at ca. 0.78 Ma, although the type of evidence that is preserved is not reported.

1.1.4 Europe

The European evidence also incorporates several sites in which the evidence of fire is fragmentary and controversial. The site of *St. Estéve-Janson* (Escale Cave) in France's southern Durance Valley yielded Middle Pleistocene faunal remains and a few limestone flakes alongside hearths, fire-cracked rocks, ash, and charcoal (James 1989). The five hearths were represented by reddened areas, a meter in diameter. Paleomagnetic analysis on samples from these reddened sediments suggested that these are burned (James 1989). However, the only cultural material found in association with these "hearths" is several limestone flakes. It is thus unclear whether these features are actually the result of human activity.

Howell reported on some possibly burned flints from the site of *Montières* in France. The site, embedded in the Pleistocene sediments of the Somme Terrace, revealed several worked stones. Some of these had a "porcelainized aspect as if subjected to fire" (Howell 1966:91).

Possible use of fire at the English sites of *Swanscombe*, *Hoxne*, and *Marks Tey* was implied by changes in pollen frequencies and the presence of charcoal fragments in the deposits. At Swanscombe, dated to ca. 0.3 Ma, lumps of carbonized vegetable material were found. These were described by Oakley (Oakley 1956) as charcoal resulting from "fires burnt on the banks of the river by Acheulian hunters" (Oakley 1956:41). Reddened and crazed flints were initially determined by Oakley as burned, but after later studies Oakley concluded that there are no burned flints or bones at the site (James 1989). Palynological studies of the Hoxne and Marks Tey deposits indicated a decrease in arboreal pollen and an increase in grasses in the Acheulian Layer E. Arguing that climatic changes could not account for these shifts in vegetation, and based on a single piece of charcoal found at Hoxne, it was suggested that hominins induced forest fires for hunting purposes (James 1989).

A recurrent difficulty when discussing early European sites is the classification of early "pebble industries" as being of anthropogenic or natural origin (e.g., Roebroeks and van Kolfschoten 1995). This is the case at the site of *Blassac-les-Battants* in France, where faunal remains dated to 1.4–1.2 Ma were found in association with lithic objects (Raynal et al. 1995). Although some of these crystalline rock items exhibit obvious thermal fractures, the entire "assemblage" is most likely naturally fractured (Raynal et al. 1995).

Similarly, the site of *Přezletice* in the Czech Republic revealed Pleistocene deposits dated paleomagnetically to the range of 0.89–0.59 Ma (Valoch 1995). Charcoal remains, burned bones, burned stones, and the remains of a fireplace are reported from the site (Valoch 1995). However, the lithic artifacts of Přezletice display vague flaking properties that in the opinion of some scholars do not show convincing traces of human intervention (Roebroeks and van Kolfschoten 1995).

A related problem occurs at the site of *Šandalja Cave I* in Croatia, where charcoal and burned bones were documented in Early Pleistocene breccia (Valoch 1995). Only two lithic items were found in association with these finds, an unmodified pebble and a flint chopper, which do not allow an unambiguous interpretation of the site (Valoch 1995). Valoch (1995) also reports on burned bones from *Stránská Skála I* in the Czech Republic. The bones were found within the early Middle Pleistocene archaeological horizons, and chemical analyses suggest that they were indeed burned to 200–500°C (Valoch 1995).

Indisputable evidence of early use of fire in Europe emerges from the renewed archaeological investigations at *Beeches Pit* in Suffolk, England. These have revealed varied evidence of burning for which different dating methods all suggested an age of ca. 0.4 Ma (Gowlett 2006; Gowlett et al. 2005). The evidence includes reddened and crazed burned flints, which on the basis of the TL method appear to have been exposed to temperatures above 400°C (Gowlett 2006). Exposure to temperatures of 600–800°C is suggested for the numerous charred and calcined bones from the site; such intensity of burning may be the outcome of the use of the bones as fuel (Preece et al. 2006). Burning is also observed in shells and charcoal (Preece et al. 2006). In addition, the sharply delimited dark fill with reddened sediments underneath and/or at the margins most likely represents the remnants of hearths (Gowlett 2006; Preece et al. 2006, 2007). The spatial disposition of artifacts at Beeches Pit, particularly the refitting series, is associated with these burned areas (Preece et al. 2006, 2007).

Excavations at the site of *Menez-Dregan* (Brittany, France) have uncovered a hearth in the form of a deep concentration of charcoal and burned bones. ESR dating of burned quartz suggested a date of 0.46 Ma, which is supported by stratigraphic and micromorphological analyses (Monnier et al. 1994; Patel 1995; Geigel et al. 2004). The fire at Menez-Dregan is presumed to have functioned at low to moderate temperatures, enabling the preservation and analysis of ancient DNA in fossil bones (Geigel 2002; Geigel et al. 2004).

At the site of *Schöningen* in Germany, which is dated to ca. 0.4 Ma, wooden spears that were apparently fire-hardened at the tips (Thieme 1997), as well as burned flints and hearths (H. Thieme 2004, personal communication), were found.

Substantial evidence of fire use is reported from the site of *Vértesszőllős*, located along the fault line of the western Gerecse Mountains in Hungary. The site, described as a "*Sinanthropus*" camp site, revealed the remains of two hominins that were given the name *Homo erectus* seu *sapiens palaeohungaricus* (Thoma 1990). The ancient footprints of these hominins were found on the living floor along with fireplaces, lithic artifacts, and faunal and botanical remains (Kretzoi and Dobosi 1990). Th/U analyses of the travertine sediments of Vértesszőllős suggested an age of 0.35 Ma, and ESR dating of the travertine yielded a similar age of 0.33 Ma (Pécsi 1990). The documented fireplaces all contained fragmentary burned bones but no charcoal. Interestingly, the burned bones were laid in a radial fashion around the center of the fireplaces (Vertes and Dobosi 1990). Observations during field work describe the fireplaces as follows: "The fireplace itself has a slightly domed appearance. The highest point is in the middle. When its profile was examined it turned out that the fireplace was of the same thickness overall: It was the base of the feature which had the protruding center. It appears that the fire itself was built in a pyre-like form or was covered by bones placed neatly side-by-side. Several other similar fireplaces were also discovered. They usually measure 30 × 40 cm. The largest discovered to date is 35 × 45 cm in size. Their outlines are irregular and they are located at unequal distances from each other … the thickness of the fireplaces ranges from 3 to 5 cm" (Vertes and Dobosi 1990:520). The presence of burned and fragmentary bones and the lack of charcoal in these fireplaces led to the assumption that bones were used as fuel. An experimental fireplace, constructed with bone fragments, was proven to be particularly advantageous in a wet environment such as that of Vértesszőllős (Vertes and Dobosi 1990). According to James (1989), these fireplaces might merely represent mineral staining from groundwater. However, given the radial arrangement of the bones and the fact that both burned and non-burned bones are present at the site, the original interpretation of these features seems more plausible.

A similar interpretation was suggested for the burned bones from *La Cotte de St. Brelade* on Jersey Island in the English Channel. The site was dated to the range of 0.38–0.2 Ma (Huxtable 1986) and yielded varied evidence for the use of fire. Indications of burning are reported from all occupation layers and comprise charcoal, burned bones, burned flint artifacts, and burned granite (Callow et al. 1986). Several small patches of fire-reddened earth were observed and identified as remnants of hearths; the high frequencies of burned bones and the predominance of these over wood charcoal suggested that bones were used as fuel (Callow et al. 1986).

Evidence for fire is recorded from the Spanish site of *Torralba*, dated to ca. 0.35–0.3 Ma. Situated midway between the cities of Madrid and Zaragoza, the site lies on the Rio Ambrona-Masegar valley cut by the Ambrona River. Excavations at *Torralba* exposed an area of over 30 m² and uncovered the semiarticulated remains of the left side of a large elephant, without a pelvis but with some vertebrae, tusks, and a complete mandible (Howell 1966). Only four retouched flakes were found in association with the elephant. An area to the southeast yielded other remains of the same individual in addition to bovid remains. In that area, several patches of charcoal were observed (Howell 1966), suggesting that the processing of the elephant's meat involved the use of fire. In total, some 232 fragments of charcoal are known from Torralba, in addition to hundreds of near-microscopic fragments (Freeman 1975). The unique conditions of preservation enabled the preservation not only of charcoal but of some 76 wooden fragments and 31 casts of decayed large wooden objects, some with deliberate cultural alteration (Freeman 1975). One of these wooden objects is a trapezoidal block (12 × 9.3 × 3.7 cm) with a darkened coloration suggestive of burning (Howell 1966). It has been suggested that the wood was used as fuel for the maintenance of fireplaces at Torralba. This is suggested by the fact that the abundance of wood fragments is directly correlated with the abundance of charcoal. Furthermore, there is a tendency for wood and charcoal to cluster together spatially in discrete clumps (Freeman 1975).

Excavations at *Bolomor Cave* (Valencia, Spain) have uncovered what is currently the most ancient known evidence for the use of fire in the Iberian Peninsula (Fernández Peris 2003). The lowest level of the stratigraphic sequence at Bolomor (XVII) is estimated at 0.35 Ma; hearths were uncovered in level XI, where they appear as distinct marks of dark soil associated with fragments of burned bones (H. Fluck 2007, personal communication).

In Cantabria, the early Middle Pleistocene site of *San Quirce* revealed an abundant lithic industry without faunal remains. The lithic material was found "clustered spatially and in association with ash and a possible hearth" (Raposo and Santonja 1995:10). A more plausible hearth is reported from the Middle Pleistocene site of *Solana del Zamborino* near Granada. The hearth is defined by "a circle of five quartzite pebbles, with an impressive amount of charcoal and ash in the middle" (Raposo and Santonja 1995:19).

Located along the Mediterranean shore in the city of Nice in France, excavations at the site of *Terra Amata* exposed what is acknowledged as the most ancient example of built structures with interior hearths. TL dates suggest a date of 0.25–0.2 Ma, while correlation of the geological sequence with Isotopic Stage 9 suggests a date of 0.33 Ma (Villa 1983); additional TL dates suggested an age of 0.38 Ma (Scarre 1998). The hearths were found in the centers of huts, of which only the postholes remained, exhibiting areas of reddened sand about 30 cm wide with traces of charcoal and reddened pebbles. In some cases, a small pile of pebbles was found near the hearth, supposedly to protect the fire from drafts (Villa 1983). Concentrations of charcoal (mostly identified as *Pinus sylvestris*), as well as burned flints, burned mussel shells (Villa 1983), and burned bones (Villa 2001), were also observed.

A similar association between hearths and dwelling structures is reported from the site of *Bilzingsleben* in Germany, dated to 0.3 Ma, where the foundations of three simple dwelling structures with hearths in front of them were observed (Mania 1995). Charcoal, burned stones, and burned bones are also reported (Villa 2001). Similarly, at *Azokh (Azych) Cave* in the Caucasus, two Acheulian layers were exposed within the Middle Pleistocene deposits. Four hearths were found, one of them located inside a limestone dwelling feature (Ljubin and Bosinski 1995).

1.1.5 Summary

Review of the reported evidence demonstrates that great efforts have been made to identify archaeological evidence of fire, and hence to identify the initial stages of human control over fire. The various indications suggest that this stage in our evolution occurred in Africa some 1.5 Ma. *Homo erectus* (*sensu lato*) was most likely our first ancestor to overcome the fear of fire and to "domesticate" it to his needs. It was at this time that *Homo erectus* started to explore new territories and the human migration out of Africa was initiated. The chronological and geographical distribution of the earliest evidence of fire (Fig. 1.1) suggests that fire could have been a stimulating tool during this stage of human dispersal (see Chapter 4 for further discussion).The reviewed evidence of early use of fire is based on highly varied criteria for the identification of fire. Likewise, a wide diversity of phenomena is used to determine the early use of fire. This diversity is further emphasized in the following section, which attempts to explore the varied methods and techniques used to identify the early archaeological evidence of fire use.

1.2 Identifying Fire: Methods and Techniques

The review of the early evidence for the use of fire has revealed a great variety of indications. Perhaps the most striking of these is the diversity of evidence used to determine man's use of fire: burned items (e.g., lithics, bones, wood, and shells), burned sediments, ashes, and charcoal. The following discussion incorporates data from a larger time span than that of the early evidence. It demonstrates that both the criteria by which controlled fire is recognized and the means by which the evidence is analyzed are diverse.

It is important to note that in using the term "*controlled*" we refer to anthropogenic fires, modified and maintained by

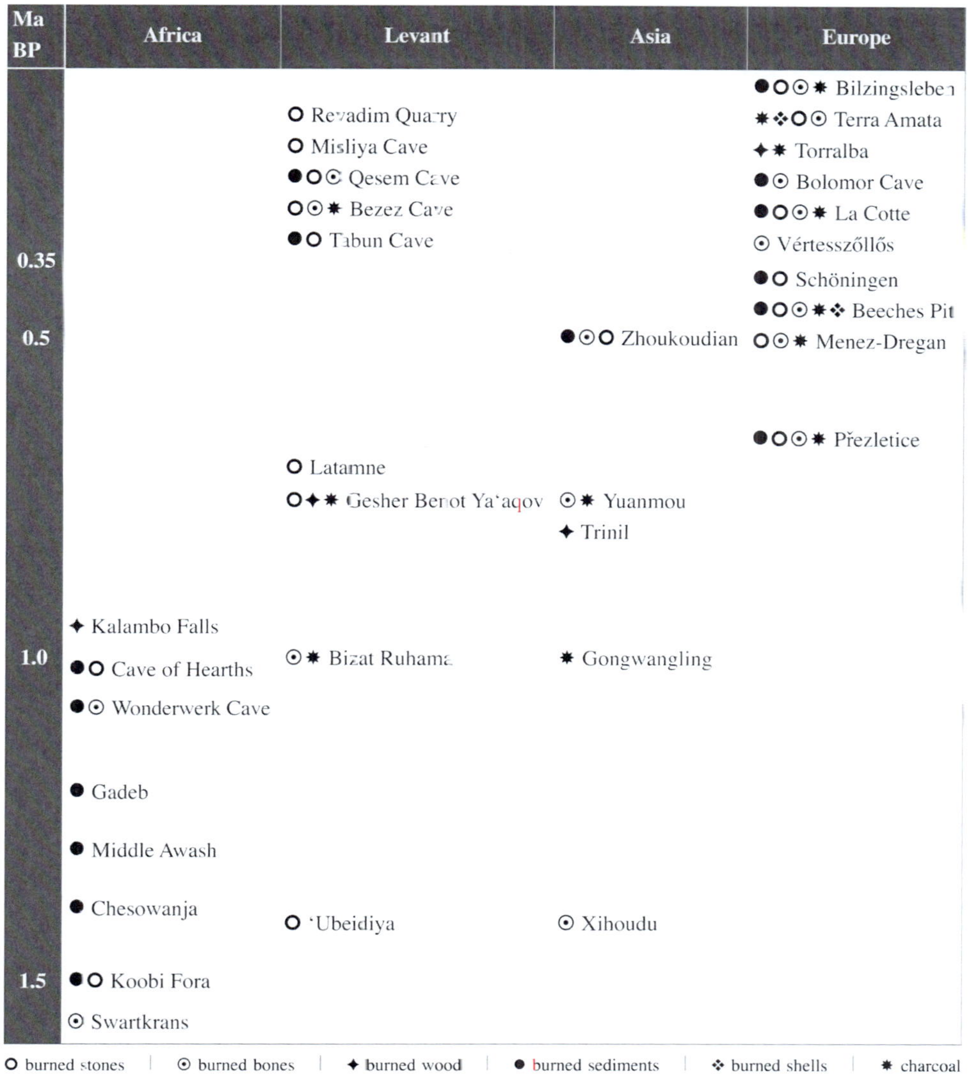

Fig. 1.1 Chronological and geographical distribution of the major occurrences of early fire mentioned in the text

humans. The term "*controlled fire*" is thus used here to describe small-scale "*domestic*" fires, unlike the ecological term that denotes large-scale controlled burning designed for clearing of vegetation.

1.2.1 Burned Sediments

At some of the sites at which early evidence for the use of fire is documented, the identification of burned sediments occurred during field work (e.g., Beeches Pit, Koobi Fora), and areas of reddened soils are often interpreted as indications of hearths. Experimental studies have shown that fireplaces can result in discoloration of the sediments to dull yellow, red, or black on the surface directly below the fire (Bellomo and Harris 1990). It has been suggested, however, that these alterations may disappear from the soil after a long period of weathering and leaching (Bellomo and Harris 1990).

Other experimental works have demonstrated that fire does not necessarily result in discoloration of sediments (Canti and Linford 2000). These studies confirmed that sediments beneath the experimental hearths remain below 500°C, so that reddening of the soil rarely takes place (Canti and Linford 2000). In addition, the process of iron oxide transformations, which causes soil reddening, varies among different sediments, possibly due to organic matter content, chemical variations in sediments, soil moisture, or the fuel used (e.g., Canti and Linford 2000; Linford and Canti 2001; Leesch et al. 2005 and references therein). It thus appears that discoloration of sediments is not a sufficient measure (when used independently of other lines of evidence) for the identification of burned soils. As discussed above, the discoloration observed at Locality 1 at Zhoukoudian, long considered an indication of fire, was recently rejected on the basis of sedimentological analyses (Weiner et al. 1998; Goldberg et al. 2001).

Sedimentological analyses have proved to be reliable in determining the presence of burned elements within archaeological sediments. Such studies have focused mainly on Middle Paleolithic cave deposits that display visible ash accumulations. A major mineralogical component of the ashy sediments was found to be siliceous aggregates, which are present in wood and similar to those present in the residue of fresh wood ash (e.g., Schiegl et al. 1994, 1996; Elbaum et al. 2003). Sedimentological analyses have also enabled the identification of wood ash components based on the phytolith composition. These microscopic plant silica bodies can determine the presence of ashes and further establish whether wood, bark, or grasses were used as fuel for the fireplaces (e.g., Albert et al. 1999, 2000). At Middle Paleolithic cave sites in France, sedimentological studies have enabled the identification of the use of lichen as fuel (Rigaud et al. 1995) as well as lignite collected from natural outcrops within 7–15 km of the sites (Théry et al. 1996).

Despite the clear contribution of the different sedimentological analyses, they necessitated sampling from suspected in situ burned features, and such features are only preserved in favorable conditions. This is demonstrated by the preponderance of studies from cave sites. Yet, following the archaeological identification of burned features within the sediments, the use of such analyses can contribute valuable supportive evidence to the observed burning.

As previously discussed within the review of the African sites, burned sediments can also be subjected to magnetic analyses (e.g., Koobi Fora, Chesowanja, Gadeb, Middle Awash) in order to determine whether they are the result of burning (Bonhomme and Stanley 1985; Barbetti 1986; Jordanova et al. 2001). Through burning, hematite (Fe_2O_4) in the soil becomes reduced to the more magnetic magnetite (Fe_3O_4), and where these minerals have been heated above their Curie temperature and then cooled, they acquire remanent magnetism (measurable in the lab). In addition, measurement (in the field or in the lab) of the magnetic susceptibility of burned sediments through examination of enhanced susceptibility of magnetic magnetite (Fe_3O_4) over Fe_2O_3 can suggest heating of the sediments.

Other means of determining burning of sediments are Thermoluminescence (TL) and Electron Spin Resonance (ESR) analyses. Both methods can provide a measure of the number of electrons trapped within radiation-induced defects in solids. Since the concentrations within such defects increase with time as a result of exposure to natural radiation in the environment, these methods are used for dating (e.g., Mercier et al. 1995; Valladas et al. 1998). The radiation-induced defects (the amount of light given off during heating in the case of TL, or the amplitude of a derivative line of an ESR spectrum) are destroyed (annealed) during heating, and thus their measurement enables an estimation of whether heating occurred (Bischoff et al. 1984). These methods can be used to determine burning in ashy sediments (e.g., Bischoff et al. 1984), as well as in burned stones (e.g., Hedgcock et al. 1988; Alperson-Afil et al. 2007), burned bones (e.g., Skinner et al. 2004), and botanical remains (e.g., Hillman et al. 1983).

1.2.2 Burned Bones

The presence of burned bones in archaeological occupations is suggestive of fire use at the site. Burning of the bones can be the result of their use as fuel for hearths (e.g., Vértesszőllős: Vertes and Dobosi 1990; see also Théry-Parisot 2001; Villa et al. 2002, 2004), of cooking/roasting of meat (e.g., Swartkrans Cave: Brain and Sillen 1988; Skinner et al. 2004), or of their random proximity to hearths (e.g., Champréveyres and Monruz: Leesch et al. 2005), including bones embedded in the subsurface beneath the fire (Bennet 1999). Identification of burned bones can be based on the visible discoloration of bone, changes in bone mineral and matrix, and changes in the mechanical properties of bone (Shipman et al. 1984; Nicholson 1993; Villa et al. 2004). Changes in mechanical properties can increase fragmentation of bones, so that the bulk of burned bones is likely to be of smaller size than that of the unburned assemblage (Stiner et al. 1995; Villa et al. 2002 and references therein).

Recently, Hanson and Cain (2007) have noted that when macroscopic analyses are used alone, certain modifications of bones caused by physical and biological post-depositional processes may be confused with burning. Hanson and Cain have consequently established a new methodological approach, which suggests that histological evidence of burning is preserved through fossilization and diagenetic processes, so that analysis of the microscopic internal structure of bones is a valid method for distinguishing burned from unburned bone (Hanson and Cain 2007).

Burned bones are thus an efficient indication of the use of fire. However, the preservation of bones varies between sites, as do depositional environments. While blackened bones at one site can indicate fire, at another they may be the result of the depositional environment (e.g., Shahack-Gross et al. 1997). Thus, our ability to identify early fire by using fossil bones is limited by their state of preservation.

1.2.3 Burned Stones

Exposure to fire may change the mechanical properties of lithics. Experimental studies have been carried out mostly on flint and chert and demonstrate that exposure to high temperatures (~350–500°C) causes various alterations such as discoloration, potlid fractures, crazing, and fragmentation (e.g., Purdy and Brooks 1971; Purdy 1975, 1982). In addition, an experimental study restricted to burning of flint was recently carried out (Sergant et al. 2006) and suggested that only direct contact with fire results in the formation of distinctive heat damage on flint. In these experiments, open hearths were constructed on a flat, sandy surface without vegetation. The hearths consisted of a basal layer of small pine twigs covered by pine branches that were laid in a radial formation at a diameter of ca. 70 cm. An unbroken line of flint artifacts was placed from the surface hearths to the surrounding area and temperatures of the artifacts were taken during heating. This experiment has demonstrated that "only those artifacts which were in direct contact with the fire were heated to a temperature above 300°C and showed heat damage. Artifacts lying outside the hearth, even those immediately bordering the hearth, were not affected by the heat at all" (Sergant et al. 2006:1001).

For sites in which this raw material occurs, the presence of fire can be inferred through the identification of burned flints. This method is particularly advantageous as it draws on features of burning damage that are easily identified by the naked eye. Furthermore, not only does burned flint attest to the presence of fire, it also indicates the temperatures of the fire (i.e., above 300°C) and the fact that the burned items must have been exposed on the surface in order to have direct contact with the fire. Accordingly, given that the burned flints are found in situ, their spatial setting can be evidence of the location of the fire.

The various methods and techniques in use further demonstrate the great scientific efforts made to identify controlled use of fire in archaeological sites. Clearly, the identification of burned materials indicates the presence of fire. However, when attempting to infer human-controlled fire, the mere presence of burned items or features is not sufficient. In addition, as varied as the methods are, certain lines of evidence are bound to be absent in sites in which post-depositional processes have concealed the evidence: "taphonomic problems related to the preservation of ash (Schiegl et al. 1996), charcoal (Cohen-Ofri et al. 2006), and other indications of fire use (e.g., burnt bone; Shahack-Gross et al. 1997) hinder the discovery and recognition of burnt remains" (Karkanas et al. 2007:198). These taphonomic complexities constrain the attempts to identify early human use of fire and actually suggest that of the various possible indications, burned lithic artifacts are the most durable component of the archaeological record that is available for such analyses.

The evidence for the early use of fire at the Acheulian site of Gesher Benot Ya'aqov includes burned flint artifacts, charcoal fragments, burned wood, fruits, and grains. In addition, small burned flint artifacts are found spatially clustered (Goren-Inbar et al. 2004). This study examines the presence of burned flint items, their spatial configuration, and the circumstances that contributed them to the archaeological horizons at Gesher Benot Ya'aqov.

1.3 The Acheulian Site of Gesher Benot Ya'aqov

Excavations at the Acheulian site of Gesher Benot Ya'aqov (GBY) were carried out along the east bank of the Jordan River in Israel (Figs. 1.2 and 1.3). From the early stages of excavation at the site, the occurrence of burned flint items within the archaeological horizons triggered an inquiry with regard to the circumstances in which these items had been burned. Burned flint items occur within various layers throughout the archaeological sequence; this sequence constitutes the major part of the 34 m long composite section that was compiled from the archaeological exposures, and mainly from the geological trenches (Fig. 1.3) (Goren Inbar et al. 2000).

1.3.1 The Depositional Sequence

Subsequent tectonic activity on the transform fault of the Dead Sea Rift has resulted in the tilted form of the GBY strata (Figs. 1.4 and 1.5). The tilted archaeological layers are embedded within a generally fine-grained sedimentary sequence, with both organic-rich and carbonate-rich muds of autochthonous origin (Feibel 2001).

The thorough sedimentological analyses carried out by Feibel (2001, 2004, in prep.) have recognized three types of sedimentary settings associated with the archaeological layers included in this study. The first, consisting of gravelly or molluscan sands, derives from a storm event that deposited coarse sediments from the beach and near-shore environment on the shore face. Hominin activity (e.g., within the eight sequential archaeological levels of II-6 in Area B) was carried out following the formation of a stable surface on the beach, evidenced by the high degree of abrasion and polish on fragmented mollusks and by the sorting of the detrital clastics. Subsequent storm events covered each of the archaeological levels and "the freshness of most of the artifact edges implies that they accumulated well above the strand line, on the upper beach face" (Feibel 2001:137).

The second type of depositional setting (e.g., in Area C) is documented where the archaeological material is embedded at the interface between fine-grained offshore muds and a mollusk coquina. Following a drop in lake level, hominin activity was carried out on a land surface and the occupational surface was buried shortly afterwards due to a rise in

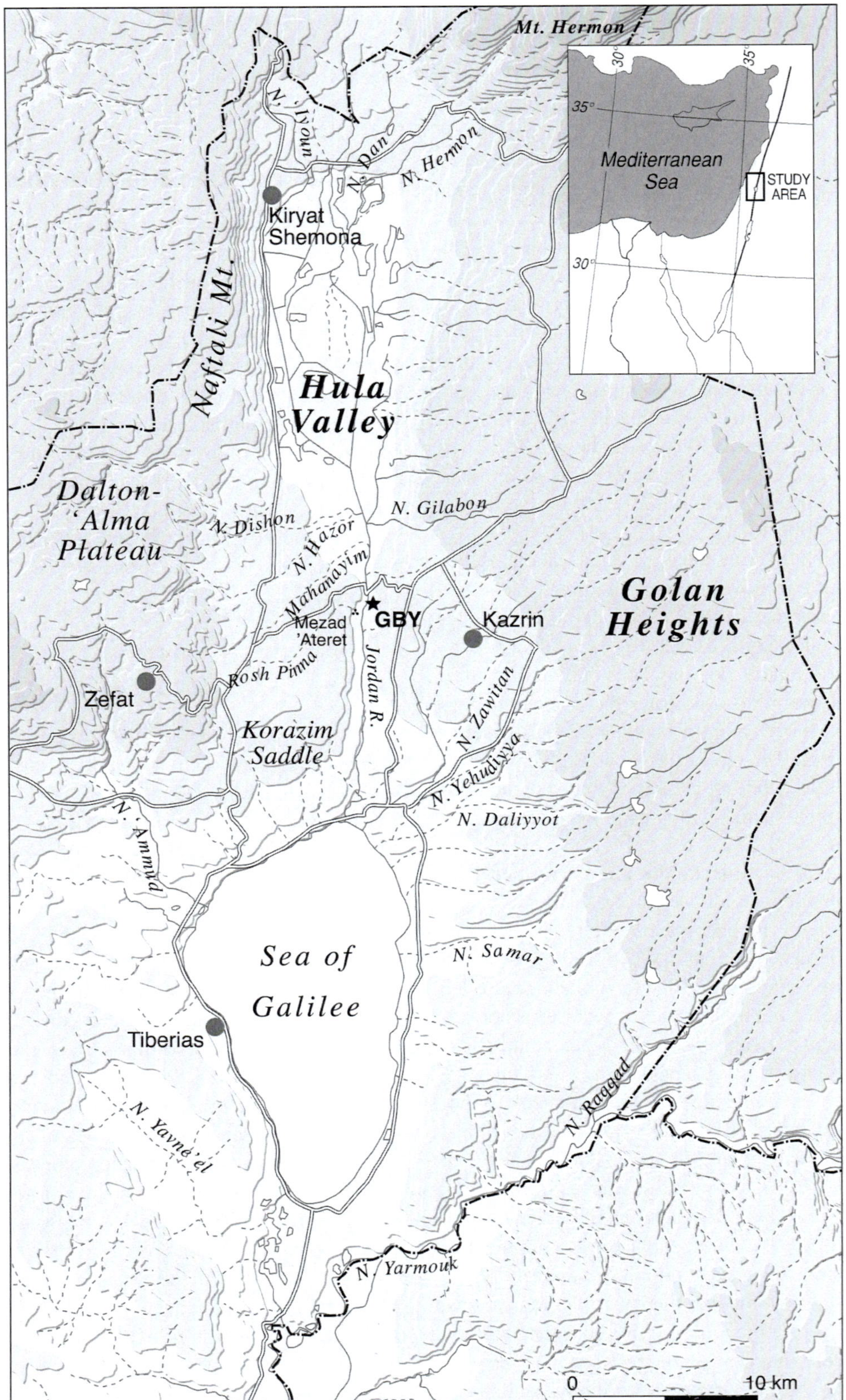

Fig. 1.2 Location map of the upper Jordan Valley (the Hula Valley and vicinity); the location of the GBY archaeological site is marked on the map (From Goren-Inbar et al. 2002b)

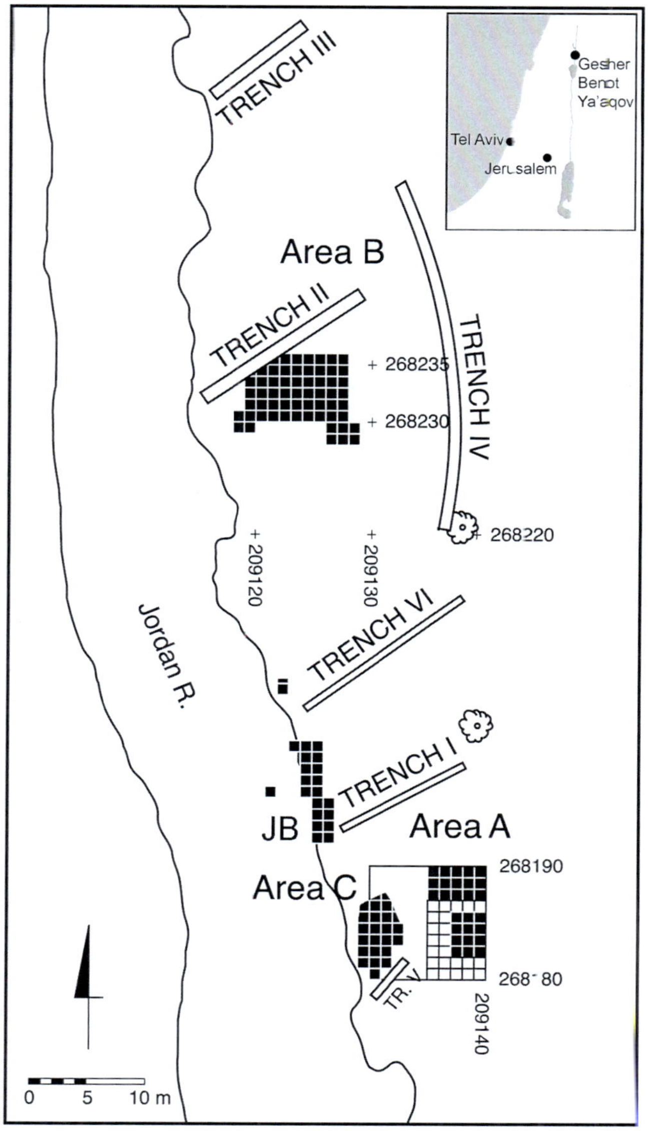

Fig. 1.3 Location map of archaeological excavation areas and geological trenches of GBY; coordinate numbers refer to the Israel Grid; point in inset shows the location of the study area within the Dead Sea Rift (33°00′28 N, 35°37′40 E)

lake level. This embedded offshore mollusks on top of the surface, incorporating some of the archaeological material into the coquina (Feibel 2001:137). This is considered to reflect "a short-term and discrete event burying the archaeological level in a transgression as is reflected in the unbroken and unabraded character of the bulk of the molluscan material" (Feibel 2001:139).

In the third association, the archaeological material is scattered within offshore muds, recording short-term regressions of the lake beach. The sediments occasionally demonstrate incipient soil features, and the archaeological material often provides the only indication of a brief episode of exposure; thus "only rarely was exposure prolonged enough to overprint the lacustrine muds with soil characteristics" (Feibel 2001:140).

The detailed sedimentological analyses of GBY provided a comprehensive reconstruction of the depositional environments for the different archaeological occurrences; by and large these analyses have documented rapid shifts in abundance of carbonate and organics, which are typical of a fluctuating lake margin environment (Fig. 1.6).

1.3.2 Chronology

The association between lithic artifacts and a variety of paleontological findings was observed following the first archaeological discoveries in the vicinity of GBY. The co-occurrence of extinct forms of freshwater mollusks (e.g., *Melanopsis aaronsohni* and *Viviparus syriacus*) in association with archaeological material provided a chronological marker of Early/Middle Pleistocene age, slightly older than the age suggested from the mammalian fauna (Picard 1963). This age was in accordance with the presence of characteristic Acheulian bifacial tools, and with the fact that they exhibit a typological and technological resemblance to African Acheulian assemblages (Stekelis 1960).

During the initial stages of the renewed excavations at the site (1989–1997), various characteristics of the lithic assemblages and fossil faunas (e.g., the recovery of a *Paleoloxodon antiquus* skull) placed the site in the general framework of the Middle Pleistocene, and an estimated date of ca 0.5 Ma was suggested based on the radiometric dating of a distant basalt flow, which is stratigraphically located beneath the site (Goren-Inbar et al. 1992).

Systematic sampling for a magnetostratigraphic study was carried out during the final season of excavations. Some 155 oriented samples have enabled reconstruction of the magnetic polarity history of 26 m of the composite section. The upper 17 m of the sampled sequence shows a northward declination and positive inclination, whereas the lower 9 m shows a southward declination and negative inclination (Goren-Inbar et al. 2000). These results illustrate that the GBY site consists of a reversed-polarity zone overlain by a normal-polarity zone. Given the biostratigraphical data as well as the characteristic lithic assemblages of the site, the only reasonable correlation of the polarity transition is to the Matuyama-Brunhes chron boundary, dated to 0.78 Ma (Goren-Inbar et al. 2000). The major archaeological levels included in this study occur above this boundary (i.e., 4 m for the base of II-6; ca. 13 m for the base of V-5). An attempt at combined ESR/U-series dating conducted on tooth samples from layers II-6 and II-7 yielded an estimated age of 652 ± 29 ka (Rink and Schwarcz 2005). This age confirms the assignment of the observed reversal in magnetic polarity to the Matuyama-Brunhes chron boundary.

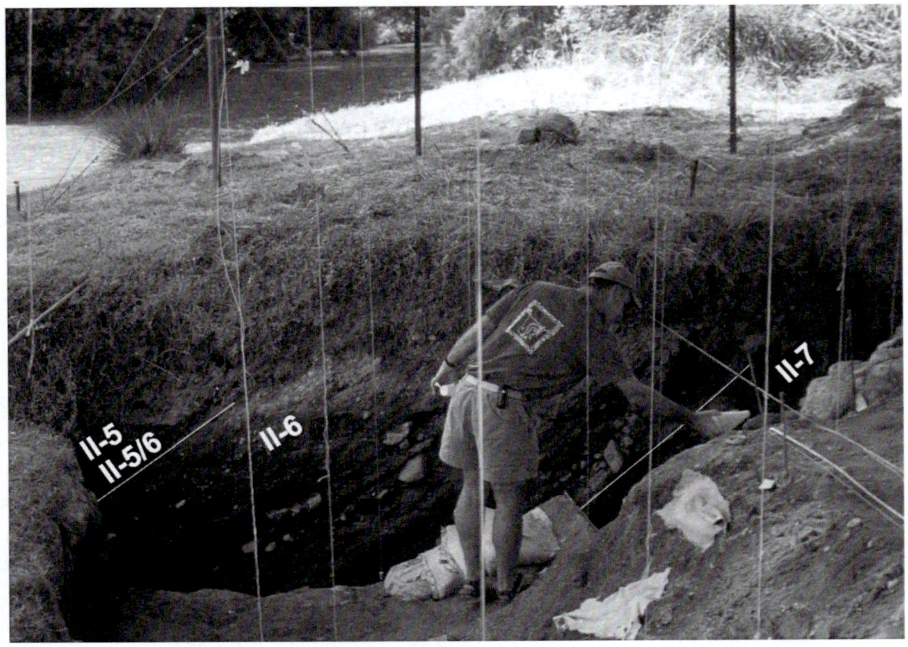

Fig. 1.4 The northern face of Trench II; the major stratigraphic units of Area B are marked on the section; note the tilted position of the layers

The magnetostratigraphic reconstruction provides a single timeline within the cyclical sequence of GBY. The sedimentological analyses specified above have demonstrated a pattern of five second-order cycles of changing lacustrine facies recorded within a single first-order cycle that can likely be attributed to the ca. 20,000-year and 100,000-year Milankovitch cycles of global climate. Thus, the fact that the paleomagnetic boundary occurs between the first and second short-order cycles suggests that the age at the base of the composite section is ca. 0.8 Ma and the top of the section would date to 0.7 Ma (Goren-Inbar et al. 2000, 2002b; Feibel 2001). The duration of the entire depositional sequence at GBY is thus estimated as ca. 100,000 years, and it is assigned to OIS 18–20.

1.3.3 Cultural and Behavioral Issues

The GBY lithic assemblages were assigned to the Acheulian at very early stages of the excavations in the study area. The Acheulian technocomplex is identified by its characteristic large cutting tools (i.e., handaxes and cleavers), which first appear in East Africa at ca. 1.6 Ma (e.g., Kleindienst 1962; Roe 2001; Sharon 2007 and references therein). The Acheulian culture persisted until 0.3–0.25 Ma over a wide geographical range that includes Africa, the Iberian Peninsula, Europe, East-Central Asia, and the Levant (see Sharon 2007 for a detailed account on the geographical and chronological distribution).

The earliest human migrations into the Levantine Corridor occurred within the cultural complex of the Acheulian and involved the Levantine Corridor as a migration route out of Africa and into Eurasia. In the Levant, the earliest Acheulian occurrences are dated to 1.4 Ma at the site of ‘Ubeidiya (Bar-Yosef and Goren-Inbar 1993; Shea 1999). As at GBY, the ‘Ubeidiya assemblages exhibit varied typological and technological similarities to their African counterparts.

The Acheulian site of GBY thus displays the introduction of African traditions into the Levantine Corridor, which may reflect one of several repeated waves of human migration out of Africa (e.g., Saragusti and Goren-Inbar 2001). This is of great importance for this study, as the use of fire is often regarded as a triggering factor for the migration out of Africa, particularly with regard to the benefits bestowed by fire, which enabled the colonization of glacial Europe (e.g., Villa 2001).

The geographical and chronological position of GBY thus makes it a favorable site for examining the issue of early use of fire. In addition, the systematic procedures of excavation have enabled the retrieval of unique botanical remains, as well as faunal and lithic assemblages, that can be used in the attempt to reconstruct varied environmental, cultural, and behavioral aspects of the Acheulian occupation at the site. While the archaeological materials retrieved from the site are currently

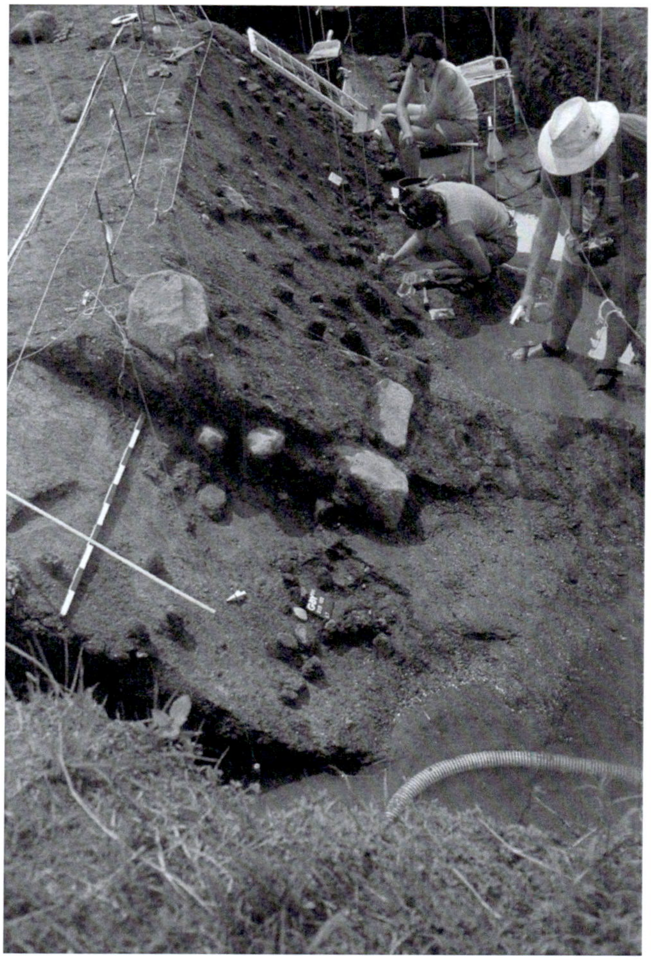

Fig. 1.5 General view of the excavations at Area B (1996 season); view to the south from Trench II

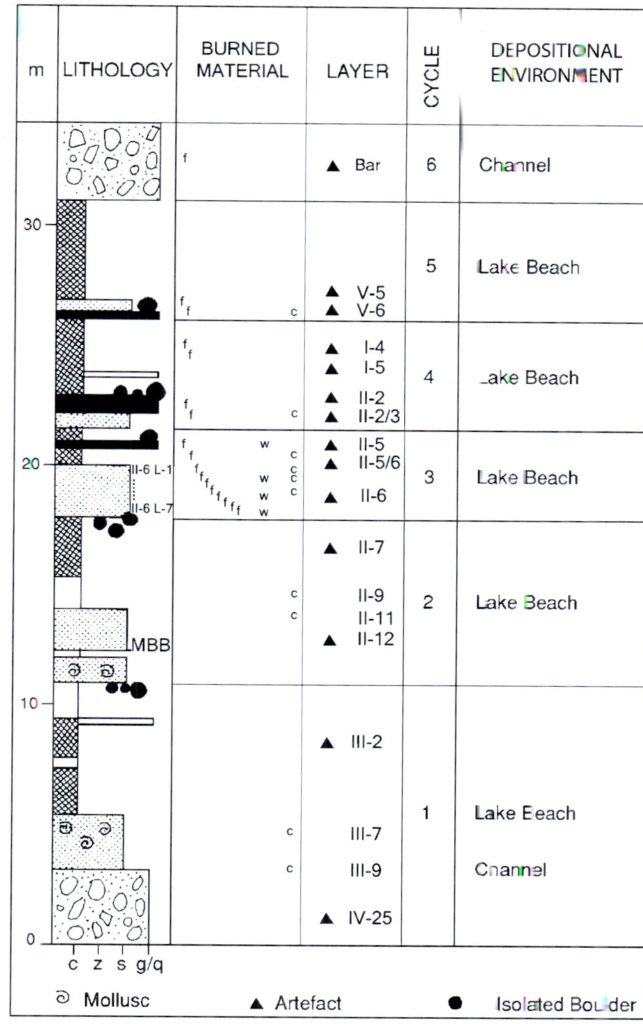

Fig. 1.6 Composite section of the GBY sequence with correlation to major stratigraphical units and cyclicity of the sequence (c = clay, z = silt, s = sand, g/q = gravel/coquina) with presence of burned material (w = burned wood, c = charcoal, f = burned flint); location of the Matuyama-Brunhes chron boundary (MBB) is marked on the section (Modified after Feibel 2001)

under study, preliminary examination of diverse proxies has contributed to our knowledge of the hominins[3] of GBY.

1.3.3.1 Lithic Production

The lithic assemblages of GBY exhibit a distinct pattern of raw material selection in which specific morphotypes are associated with specific raw materials. Limestone and flint pebbles, most likely collected from wadi beds and terraces in the immediate area of the site, were used for the production of cores, flakes, and a variety of flake tools (flint) as well as chopping tools and percussors (limestone). Bifacial tools are modified primarily on basalt, which is the dominant raw material in the vicinity of the site and is available in the form of flows, boulders, cobbles, and pebbles (Goren-Inbar and Saragusti 1996; Goren-Inbar et al. 2000).

The preference for basalt for the production of bifacial tools is fairly constant throughout the stratigraphic sequence. However, other components of the lithic assemblages (i.e., cores and core tools, flakes and flake tools) demonstrate variability in the frequencies of different raw materials (Goren-Inbar et al. 2000). Similarly, the representation of different lithic components (e.g., tools, cores, and waste products) is variable throughout the archaeological sequence, probably reflecting "different hominin activities along the shores of the paleo-Hula Lake over time" (Goren-Inbar et al. 2000:947).

Various patterns within the knapping reduction sequence, which may account for the observed variability of certain lithic components, were identified through extensive knapping experiments

[3]Hominin skeletal remains were not discovered in recent excavations at GBY. Two human femoral diaphyses were found in the assemblage of faunal remains originating from the early excavations at the site (see Geraads and Tchernov 1983; Goren-Inbar and Belitzky 1989)

(Madsen and Goren-Inbar 2004); these have underlined the role of selection and transportation of good-quality basalt by the GBY hominins. The experiments have further demonstrated that the flaking of heavy (i.e., giant) basalt cores may have commenced at the outcrop, as the various size categories of the artifact classes, as well as the under-representation of certain artifacts in the archaeological assemblages, clearly point to the import and export of products into the site (Madsen and Goren-Inbar 2004; Goren-Inbar and Sharon 2006). Thus suitable large flakes were sorted and selected as blanks for future preparation of handaxes, cleavers, and other flake tools (e.g., massive scrapers: Goren-Inbar et al. 2008).

Knapping at GBY, including the modification of large blanks into bifacial tools, involved the use of the soft-mode technique, i.e., knapping with soft percussors made from fallow or giant deer antlers or massive bone parts. This is suggested by both the experimental studies and various morphological characteristics of the flake component (Sharon and Goren-Inbar 1999; Madsen and Goren-Inbar 2004). Overall, the design and quality of the bifacial tools, which are rooted in long in-depth planning, indicate that the operative competence shown by the GBY hominins in tool making is comparable to that of modern humans (Goren-Inbar 2004; Madsen and Goren-Inbar 2004).

1.3.3.2 Animal Exploitation and Processing

The site of GBY exhibits sequential occurrences of hominin activities that occurred in proximity to the various resources available in the lakeside environment. Apart from the availability of large amounts of raw material (discussed above), the presence of fresh water and its attraction for large game (e.g., elephant, large bovids, hippopotamus, rhinoceros, etc.) and small game (e.g., gazelle, wild boar) were favourable conditions for the recurrent occupations observed at GBY.

The faunal assemblages of GBY reveal a mixture of Asian and African components and demonstrate the exploitation of diverse taxa, the remains of which occur within the archaeological horizons and often exhibit features characteristic of human modification (e.g., cut marks: Rabinovich et al. 2008). Examples of such modification can be seen in the battered skull of *Paleoloxodon antiquus*, which was found with numerous associated fragments along with lithic artifacts of various sizes. The skull, unearthed within a distinct archaeological level (II-6 L-1), is considered to reflect the terminal dismemberment stage of an elephant hunt (Goren-Inbar et al. 1994).

The detailed taphonomic studies of the bone assemblage have revealed that the hominins of GBY had a specific knowledge of animal anatomy. The butchering procedures, evident in the repetitive locations of cut marks and conchoidal fractures, are indicative of a wide anatomical knowledge (Rabinovich et al. 2008).

Signs of burning have not been identified on bones from GBY. It seems that the fossil state of the bones, which has been affected by the anaerobic waterlogged environment of the site (i.e., the mineral replacements and the dark patina that characterize the faunal assemblage), does not permit the application of conventional techniques to identify burning on the bones.

1.3.3.3 Plant Exploitation

The waterlogged environment of GBY has enabled the preservation of a unique paleobotanical assemblage, which includes wood, bark, seeds, fruits, and pollen. The various identified taxa (Melamed 1997, 2003; Goren Inbar et al. 2002b) represent a Mediterranean submerged bank and dryland vegetation and are indicative of the Pleistocene paleoenvironment of the Hula Valley (Goren-Inbar et al. 2000).

The role of hominins in the formation of the paleobotanical assemblages is uncertain; some of these remains could have been transported into the site by the hominins, and others might have been naturally embedded within the sediments. Yet the presence of various edible species within the distinct archaeological horizons (e.g., wild grape [*Vitis sylvestris*], wild olive [*Olea europaea*], and jujube [*Ziziphus*]), in association with lithic artifacts and modified animal bones, is suggestive of the use of extensive and rich foraging resources.

Human use of floral resources can be found in the unique wooden artifact found at GBY. The fragmented artifact was made from willow (*Salix*) and exhibited two surfaces – a single polished flat surface and an opposing convex surface (Belitzky et al. 1991). Another example is the association of the assortment of edible nut species (i.e., water chestnut [*Trapa natans*], prickly water lily [*Euryale ferox*], wild almond [*Amygdalus communis*], pistachio [*Pistacia* sp.], and oak [*Quercus* sp.]) with the various pitted stone anvils from GBY. This is interpreted as evidence for nut cracking, which enabled the GBY hominins to exploit the high nutritional value of the nuts (Goren-Inbar et al. 2002a). In the framework of the current study, it is interesting to note that some of the nut species of GBY (e.g., wild almond and oak) contain toxic substances that can be reduced by roasting. This reflects one of the advantages provided by the use of fire for the expansion of dietary resources (see Chapter 4 for further discussion).

The paleobotanical assemblages of GBY have contributed to the study of fire use at the site. Among the wood fragments larger than 2 cm, 1.41% (n = 13) of the specimens from all the excavated areas were identified by microscopic analysis as burned wood. Ranging in length from 2.3 to 10.1 cm, these specimens originate in six archaeological horizons; two taxa were identified as wild olive (*Olea europaea*) and Syrian ash (*Fraxinus syriaca*) (Goren-Inbar et al. 2002b: Table 20).

Signs of burning were also observed on fruits and small wood fragments; of the fruits and small wood fragments, 4.47% (N = 426) were identified as burned and comprise various identifiable taxa: Syrian ash (*Fraxinus syriaca*), wild olive (*Olea europaea*), Greek silk-vine (*Periploca graeca*), willow (*Salix* sp.), oat (*Avena* sp.), wild grape (*Vitis sylvestris*), mesquite (*Prosopis*), bedstraw (*Galium* sp.), wild barley (*Hordeum spontaneum*), and goatgrass (*Aegilops geniculata*) (Goren-Inbar et al. 2004).

The various fields of study analyzed in the framework of the GBY excavation project demonstrate that the hominins had a comprehensive knowledge of their environment. The exploitation of the various available natural resources enabled them to use the site as a base for a variety of activities, including lithic production, animal butchering, and food consumption. Controlled use of fire may well be another example of the behavioral complexity of these hominins.

Chapter 2
Framework of Research

The discussion in the previous chapter of the evidence for the early use of fire has demonstrated the complexities involved in identifying the early stages of human control over fire and emphasized the need for a comprehensive approach to their study. The presence of burned flint items at the site of GBY provides a unique opportunity to investigate this pressing issue with a different methodological approach. This methodology draws on a variety of ethnographic, archaeological, and ethnoarchaeological studies, which generally suggest that small lithic products can be used as spatial indicators for a variety of activities, including the use of fire in the form of hearths. The theoretical foundations of this approach are presented in this chapter, which integrates the different components of the research program.

First, this chapter presents the *research objectives* of this study. Although these were initially designated for the analysis of burned flint items from GBY, they contribute directly to a much wider theme, the examination of hominin behavior and technological skills, which is also embedded within the objectives of this study.

Following the research objectives, the principles of the methodological approach are presented. The various research assumptions, as well as the construction of the applied methodologies, all draw on an extensive theoretical framework of *hearth-related spatial patterning*, which is discussed in the second part of this chapter. An understanding of these theoretical foundations is essential before approaching the *research hypotheses* and *methodology* of the study, presented at the end of this chapter.

2.1 Research Objectives

The initial objective is to report on the presence of burned flint items in the archaeological horizons of the Acheulian site of GBY. The burned flint items, which occur throughout the stratigraphic sequence in varying frequencies and in diverse spatial settings, are presented and analyzed in this work.

The burning of these flint items may have been the outcome of natural[1] or anthropogenic fire. Accordingly, the second objective of this study is to examine the possibility that these items are the result of anthropogenic fire (i.e., fire used by hominins). In doing so, we may establish evidence for the use of fire at GBY as early as 790,000 years ago. In order to achieve this goal, it is essential to obtain a reliable means of distinguishing an anthropogenic fire from a natural one. This is accomplished throughout the analysis of the spatial configuration of burned flint items, thoroughly discussed in the following parts of this chapter.

Considering the various advantages provided by fire, establishing evidence for the use of fire at GBY is of great importance for the evaluation of hominin behavior at the site. Thus, the third objective of this study is to inquire into different behavioral and technological aspects of the use of fire. These include the role of fire in the different occupation episodes of the site (i.e., the presence or absence of fire use in relation to different activities), and the apparent frequency of the use of fire throughout the various occupation episodes recorded at the site (i.e., is the use of fire a unique phenomenon or a routine practice).

2.2 Hearth-Related Spatial Patterning

The following discussion presents the theoretical foundations of this study, which generally suggest that the spatial patterning of a variety of activities, including the use of fire in the form of hearths, can be implied by lithic waste products of small size.

Human activities are spatially patterned and the fact that humans tend to carry out a vast range of activities in close vicinity to hearths is widely documented. The hearth assembles the social group and around it is the area in which social interactions, tool production, food processing,

[1]A thorough discussion of fire ecology, and specifically of the probability of natural fire at GBY, is included in Chapter 4.

N. Alperson-Afil and N. Goren-Inbar, *The Acheulian Site of Gesher Benot Ya'aqov Volume II: Ancient Flames and Controlled Use of Fire*, Vertebrate Paleobiology and Paleoanthropology, DOI 10.1007/978-90-481-3765-7_2, © Springer Science+Business Media B.V. 2010

food consumption, and ritual ceremonies are carried out (e.g., Yellen 1977; Binford 1983, 1998; Spurling and Hayden 1984; Galanidou 2000, 1997). While numerous activities (e.g., social interactions) leave no tangible evidence for us to uncover, other activities (e.g., tool making and food processing) contribute directly to the formation of the archaeological record. Brooks and Yellen (1987) defined *procurement*, *processing*, *consumption*, and *manufacturing* as principal "*debris-generating*" behaviors. The latter involves the manufacturing of artifacts and is strongly associated with hearths (Brooks and Yellen 1987:82).

Hearths not only serve as spatial spots of accumulation but also influence the patterns of distribution of certain size groups of the assemblage. Binford (1978, 1983) suggested that the formation of certain spatial patterns during work around a hearth appears to be universal. More specifically, the distribution of debris often displays two concentric zones around the hearth: the *drop zone* in proximity to the hearth, where small fragments of bone/stone are left in situ (*residual primary refuse* in the terminology of Schiffer 1972, 1987), and the *toss zone*, an area further away from the hearth to which the larger debris is tossed (*secondary refuse* in the terminology of Schiffer 1972). Thus the area closest to the hearth is likely to display high quantities of small in situ refuse.

2.2.1 Small In Situ Refuse

The fact that small items are left in their original location while large items tend to be removed was reported as early as 1961 in Green's pioneering study of discard patterns (Green 1961:91). Notwithstanding, spatial analysis studies often concentrate on the larger refuse and features, despite the fact that "…the data most likely to be informative … are very small refuse items, such as chipping debris, small bone fragments, and plant macrofossils, which will often be found in primary context" (O'Connell 1987:104).

Smaller refuse is more likely to be found in situ for several reasons. Small items are less visible and are more likely to be missed during refuse clearance and preventive maintenance of the activity area (e.g., DeBoer 1983; Schiffer 1987), their small dimensions make them less hazardous (e.g., Hayden and Cannon 1983; Clark 1991), and they are more prone to trampling and thus penetrate deeper into the occupation surfaces (see DeBoer 1983 for a detailed discussion).

The fact that small refuse is more likely to be left in situ than large refuse is known as "McKellar's principle" (first published in Schiffer 1976:188). McKellar's work on the litter of the University of Arizona campus indicated that there is a critical size factor in refuse disposal patterns. She had found that items above 9 cm were consistently tossed into trash cans, while smaller items were left behind as primary refuse (Rathje 1979:10; Schiffer 1976:188, 1987:62). McKellar's principle has been confirmed in a variety of ethnoarchaeological studies (e.g., Schiffer 1987:62 and references therein, Stevenson 1991 and references therein). However, while the general principle has been widely adopted, no conventional limit has been defined as the critical size factor. In other words, what is considered small?

One extreme would be particles smaller than 1 mm (*microdebitage* in the terminology of Fladmark [1982], referring only to stone knapping products). Under a microscope, microdebitage can be further divided into *microflakes* and *microchunks* (Vance 1987). A maximum size of 2 mm, *microartifacts* in the terminology of Stein (Dunnell and Stein 1989; Stein and Teltser 1989, referring to all archaeological residues), has also been suggested. These microartifacts have been found to be significant in the study of both natural (see Dunnell and Stein 1989) and cultural (e.g., lithic manufacturing and discard: Hull 1987; duration of occupation: Simms 1988) formation processes. Other studies set the limit at 2.5 mm (Metcalfe and Heath 1990), 6 mm (Austin et al. 1999), 10 mm (Nadel 2001), 20 mm (Alperson-Afil and Hovers 2005), 25 mm (DeBoer 1983) or 50 mm (O'Connell 1987).

Despite the variability in scale, the various studies all share the view that small items are essential components in the reconstruction of site structure and are optimal indicators of activity areas (e.g., Hayden and Cannon 1983:134; Schiffer 1987:94; Simms 1988:208; Cessford 2003:3).

In conclusion, ethnographic observations have laid the foundations for site structure reconstruction, which is based on the recognition that the association between features (e.g., hearths) and the spatial distribution of artifacts can provide the contextual framework of artifact concentrations (Simek 1984). Consequently, in attempting to reconstruct the formation process of hearth-related spatial patterns, we can draw on the following inferences:

1. A wide range of activities is carried out in close proximity to hearths.
2. Hearths are spatial spots of refuse accumulation.
3. Small refuse is more likely than large refuse to be left in situ.
4. Hearths are thus likely to display dense concentrations of small refuse.

Archaeological evidence of similar hearth-related discard patterns has been reported as early as the Middle Paleolithic (e.g., Vaquero and Pastó 2001) and from a variety of archaeological settings. These include open-air sites (e.g., Gilead 1980; Hietala 1983; Gilead and Grigson 1984; Goring-Morris 1988, in prep.; Leesch et al. 2005; Sergant et al. 2006), rockshelters, and cave sites (e.g., Galanidou 1997; Vaquero and Pastó 2001), in all of which the hearths are readily identifiable features.

2.2.2 Phantom Hearths

We are often required to characterize artifacts or features recovered from archaeological contexts. Hearths, however, are features of all contemporary hunter-gatherer societies, and when found in such contexts they exhibit high variability of construction methods, size, and functions. The lack of a clear archaeological definition of a hearth appears to result from their universal contemporary occurrence, as well as from their apparent variability. The recent ethno-geoarchaeological project carried out by Mallol et al. (2007) characterized different sedimentary aspects of Hadza hearths through soil micromorphology. Their study provides examples of a variety of Hadza hearths and illustrates the variability in construction, morphology, intensity, and function of the hearths. Galanidou (1997) provides a summary of ethnographic examples of hearths used by hunter-gatherers and horticulturists in caves and rock shelters; again, a high degree of variability is recorded for the types, number, and functions of the hearths. These case studies also emphasize the notion that a hearth is not necessarily a built (e.g., stone-lined) feature; out of nine case studies, five groups use open hearths, three use stone-lined or log-lined hearths, and yet another uses open hearths that are occasionally lined with stones (Galanidou 1997:141–144). Ethnographic data thus suggest that open hearths involving no construction are more common than hearths requiring the excavation of shallow or deep pits, lining with stone or wood, or structuring of any sort: "Hearths made directly on the underlying substrate without any particular previous preparation appear to be a well established transcultural phenomenon … the demarcation of combustion zones with stones is limited in the world of modern foragers" (Meignen et al. 2007:103).

Thus, if we were to define a hearth we would not include the building or structuring of the combustion area as a basic element. It seems that the only common feature of all hearths is the simple fact that people intentionally burn fuel in order to produce a fire. Accordingly, an archaeological definition of a hearth will specify that a hearth is a combustion area, variable in structure, size, and depth, which preserves the remains of burned materials. In his "Dictionnaire de la Préhistoire" Leroi-Gourhan suggested the following definition of a hearth: "Dans la terminologie ancienne, est souvent synonyme de *couche archéologique*, celle-ci se révélant par un sédiment sombre comportant des charbons de bois et des foyers au sens strict" (Leroi-Gourhan 1988:405). According to this definition, the hearth will exhibit discoloration (dark sediments) and charcoal will be preserved. Schiegl et al. (1996) suggest another definition that similarly depends on the state of preservation: "Good field evidence for the use of fire is the presence of well preserved hearths. Such hearths are usually round or oval-shaped and often have an upper layer composed of light coloured minerals, a lower layer rich in charcoal, and a substrate of reddened sediment" (Schiegl et al. 1996:763–764).

These descriptions, however, appear to suit the definition of a "well-preserved hearth" better than that of a "hearth". The ethno-geoarchaeological study of Mallol et al. (2007) mentioned above demonstrated that the preservation of combustion features is not a straightforward issue, particularly in open-air sites: "Micromorphological results suggest that the anthropogenic signature of open air combustion structures can be detected depending on the rates of sedimentation and the impact of postdepositional disturbance factors … If the rates of sedimentation are low, leading to erosion, the remains of an ephemeral open air fire are likely to disappear" (Mallol et al. 2007:2050). Similarly, discoloration of sediments around and beneath the hearth depends on a variety of factors (e.g., fuel used, soil moisture, chemical variations in sediments) and requires favorable depositional and post-depositional conditions in order to be preserved in the archaeological record (Bellomo and Harris 1990; Canti and Linford 2000; Linford and Canti 2001; see also the discussion in Section 1.2.1).

In summary, it is evident that the definition of a hearth varies in terms of sedimentological setting, intensity, size, fuel used, structure, and function. These variables will eventually dictate the archaeological appearance of these features, i.e., whether hearths will exhibit a stone lining, whether ash and/or charcoal will be preserved, or whether discoloration of the sediments will occur. Consequently, as in the ethnographic record, the archaeological occurrences of hearths are extremely variable and uneven, and hearths are independently defined for each site.

Examples from the Middle Paleolithic include Abric Romani, where hearths were identified "by the presence of homogenous lenses of ash and charcoal, and thermal alterations of the underlying surface" (Vaquero and Pastó 2001:1212). At Kebara Cave, hearths appear "… in different forms, most often as lenses consisting of black and white layers of varying dimensions but also as ashy white accumulations; grey sediments composed of consolidated aggregates of ashes and black charcoal; zones of consolidated grey ash; and alternating thin, grey-white and black layers over large areas" (Meignen et al. 2007:93). At Grotte XVI (Dordogne, France), analyses of the thick ash deposit clearly defined the presence of hearths: "However, none of the more complex preparations – rock lining or excavated pits – associated with later Upper Paleolithic features have been discerned …" (Rigaud et al. 1995:911). At Site C in Belvédère, where both charcoal and burned flint artifacts were recorded (Stapert 1990), the location of the hearth was nonetheless recognized in the center of concentrations of burned flint, as the charcoal was probably "… carried away by flowing water after abandonment of the site. It seems that the flowing water did not have a strong erosive effect, because it left the flint concentration, including many tiny chips, in place" (Stapert 1990:5).

As the archaeological appearance of hearths is variable in color, size, contour, depth, and the use of stones for construction, it is difficult to generate an archaeological definition that suits these features. However, since hearths serve as focal points for activities, they display areas of refuse accumulation, specifically small refuse. These patterns can easily be identified when we examine sites in which the hearths are well preserved.

In this study, however, we are concerned with *phantom hearths* that display no directly observable features. Leroi-Gourhan's definition of *structures latentes* established the approach to such archaeological features, namely that these can be discernible through observable patterns of artifacts' spatial distributions (Leroi-Gourhan and Brézillon 1972).

Considering the hearth-related spatial patterning discussed above, we assume that clusters of debris, specifically small burned debris, are indicators of the locations of hearths and are defined as *phantom hearths* – features that lack other observable traits (e.g., structuring, discoloration of sediments, ash, charcoal). If we were to pursue the locations of the hearths, we should be able to trace them in the center of these concentrations. At the Middle Paleolithic occupation at Belvédère, clusters of burned artifacts suggested the presence of hearths in the centers of these concentrations (Stapert 1990). At the Magdalenian sites of Champréveyres and Monruz in Switzerland, hearths are characterized by various amounts of cobbles, stone slabs, and extremely abundant and well-preserved wood charcoal (Leesch et al. 2005). Regardless of the remarkable preservation of these sites, the spatial distribution of burned flint microartifacts has proved to be an optimal indicator for the precise location of the hearths, illustrating "…the legitimacy of mapping the burned flint chips to locate the combustion areas" (Leesch et al. 2005:7). Similarly, at the Mesolithic site of Verrebroek in Belgium, the patterns illustrated in the archaeological data were supported by various experimental studies that suggested that "simple surface hearths can be localized quite accurately on the basis of the distribution of severely burnt or overheated chips (2 mm–1 cm)" (Sergant et al. 2006:1006). In addition, it has been suggested that small items exhibit higher frequencies of burning than large items. Similarly to the observed effects of fire on bones (e.g., Stiner et al. 1995; Villa et al. 2002, 2004), this pattern may result from the fact that fire fractures and cracks material into smaller pieces, resulting in higher frequencies of burning amongst small items. A recent experimental study (Sergant et al. 2006) has demonstrated strong fragmentation of flint artifacts caused by burning. In this experiment "the initial 143 artifacts (larger than 1 cm) and 530 chips were shattered to 240 artifacts (larger than 1 cm) and 3419 chips, i.e., a multiplication with factor 1.7 and 6.45" (Sergant et al. 2006:1002). Since large quantities of small-sized burned flint items are expected to be found, large enough samples can be available for spatial analysis.

Thus, based on the above observations, spatial clustering of burned material, specifically small burned flint items, is considered in this study to be the main criterion in the identification of anthropogenic fire. The various possible spatial configurations of the small burned flint items at GBY are embedded within the different research models, specified below.

2.3 Research Hypotheses

The general hypothesis of this study is that the presence and spatial configuration of burned flint items can be used to identify anthropogenic fire in the attempt to establish evidence for hominins' early use of fire. Accordingly, the research hypotheses integrate both of these aspects – the identification of burning damage on flint and the characterization of their spatial clustering. However, as in any spatial analysis study, we are compelled to assume adequate preservation of the original spatial configuration of the archaeological occurrences. Thus, before addressing the hypotheses concerning the effects of fire on flint and the spatial patterning of anthropogenic fire, the following short discussion concerns the various sedimentological and taphonomic considerations suggestive of the preservation of the original spatial configuration of the archaeological remains at GBY.

2.3.1 Taphonomic Considerations

In the framework of this study, two different factors support the assumption that the observed distribution patterns represent the original configuration of the archaeological material. First, the archaeological occurrences of GBY are recorded in a lake shore environment, in which the oscillating water level of the lake allowed the rapid sealing of the archaeological material (Feibel 2001). Accordingly, various taphonomic observations suggest that post-depositional processes had a limited effect on the original location of the archaeological material (e.g., Goren-Inbar et al. 1994, 2002b, 2004; Ashkenazi et al. 2005; Goren-Inbar and Sharon 2006; Rabinovich et al. 2008, in press).

Secondly, the major components of this study are small flint items. As previously discussed, such small items tend to remain in their original location for a variety of reasons and are thus particularly reliable components in any spatial analysis. Despite this, in a lake shore environment such as that of GBY microartifacts may be subjected to particular taphonomic phenomena associated with lake margin processes.

Experimental studies of such processes carried out by Morton (1995) provide valuable data on the association between artifact weight and transport mode. It has been suggested that during lake transgression or regression events, heavier artifacts tend to subside with the sediment, while the "… lighter artifacts would either be transported downshore or downslope" (Morton 1995:77). In such a case, we would expect to find that smaller items do not cluster together but are rather arranged in a linear distribution along the presumed shore line. Lake margin environments can also spatially rearrange material in a non-linear manner and form clusters of denser concentrations. Natural features (e.g., fallen trees, bushes, or beach cusps) can provide obstructions and act as accumulators in a lacustrine environment. The comprehensive experiments carried out by Morton (1995) have demonstrated that in such cases, during transgression and regression of the lake, the heavier artifacts remain buried with minimal disturbance while the smaller ones became trapped and then buried at the obstruction. However, the "… complete absence at the obstruction of any artifacts over 10 grams …" (Morton 1995:120) led Morton to the following conclusion: "The recognition of a 'hydraulic jumble' (Isaac 1984) has been an important pursuit as an alternative hypothesis for the formation of archaeological sites. The experiments outlined have showed that these accumulations can indeed occur, but not without an obvious 'fingerprint'. Far from being a 'jumble', these sorts of archaeological concentrations would consist of well-sorted artifacts, all within a specific weight category" (Morton 1995:122).

Morton's experiments emphasize the strong relationship between artifact weight and wave energy. Accordingly, in low-energy environments, like that of GBY (Feibel 2001), the varied taphonomic phenomena that are often illustrated in lake margins will not necessarily occur: "Since a combination of random hydrodynamics and proximity to other particles causes artifacts to be braced into the sediment, they are quickly covered over or the edges become blanketed in sediment. This causes the artifacts to assume a lower, less resistant profile and hastens sedimentation. It is this sort of hydrodynamics that ensures that in a lake margin … it is possible that all smaller flakes and debitage are not removed" (Morton 1995:177).

In the framework of this study, we can benefit from these observations while analyzing the distribution patterns of flint microartifacts. We can thus assume that if the archaeological occurrences of GBY were significantly subjected to lake margin processes that rearranged the spatial configuration of the archaeological material, then flint microartifacts:

1. Will not exhibit clustering but rather a linear distribution along a presumed shoreline.
2. Will exhibit clustering; however, since size sorting is involved, they will not be associated with larger artifacts.

2.3.2 The Effects of Fire on Flint

A basic assumption in this study is that the identification of particular burning damage on flint items from an archaeological occupation provides sufficient evidence for the presence of fire. This assumption is based on a variety of experimental studies that have demonstrated the different effects of fire on flint.

Exposure to fire changes the mechanical properties of lithic material. Experimental studies, carried out mostly on flint or chert, demonstrated that exposure to high temperatures (~350–500°C) causes macroscopically identifiable (i.e., visually observable) alterations such as discoloration, potlid fractures, crazing, and fragmentation (Purdy and Brooks 1971; Purdy 1975, 1982; Julig et al. 1999; Sergant et al. 2006).

Early experiments in heating of silica minerals recognized that processes of expansion and contraction, which occur when materials are heated or cooled rapidly, result in explosions of the heated material (Crabtree and Butler 1964). However, the identification of specific features of burning damage and the particular means by which they are formed was first presented by Purdy (1975; Purdy and Brooks 1971). Her experiments have shown, for example, that "potlids always occurred during the heating process, never during the cooling process; thus they must be a result of expansion" (Purdy 1975:135).

Potlids are small, typically "bowl-shaped" pieces of lithic material that are exfoliated from the surface. Their exfoliation creates a depression (i.e., a potlid fracture) in the artifact from the size of a pinhead to larger (DeBano et al. 1998:271).

Recent experiments have demonstrated that only those artifacts that are in direct contact with the fire and heated to a temperature above 300°C will eventually show heat damage (Sergant et al. 2006). These experiments subdivide fire-damaged flint artifacts into three classes: (1) weakly burned: few traces of heat damage, except for a weak reddish shine and a few isolated cracks; (2) moderately burned: more visible heat damage, such as potlid fractures, cracks, and color changes; and (3) heavily burned (overheated): display total dehydration resulting in a white to gray discoloration (Sergant et al. 2006:1000).

In sum, only direct exposure of flint to fire results in visible heat damage, and heat damage is diversified and includes a variety of features. In the attempt to identify the presence of fire at a site as ancient as GBY, we chose to be extremely cautious and consider only items that are unquestionably burned. Therefore, the identification of burned flints had to rely on features that are clear and unique to exposure to fire. Of the various heat-damage patterns, potlidding is the most distinctive feature.[2] Thus, we assume that the occurrence of

[2]The use of discoloration of flint as a distinctive feature for the identification of burning is not a reliable measure for the flints of GBY; embedded within the waterlogged sediments, the majority of flint items are darkly patinated.

potlid fractures on flint items from the site of GBY is sufficient evidence for the presence of fire.

2.3.3 Patterns of Anthropogenic Fire

The identification of burned material at an archaeological occupation attests to the presence of fire; however, it is necessary to ascertain that this fire is anthropogenic rather than natural.[3] In this study, following the theoretical foundations discussed above, it is assumed that anthropogenic fire, in the form of hearths, will not damage flint items throughout the entire occupation surface but rather result in relatively small but non-random frequencies of burned items that are spatially clustered. Consequently, the spatial patterning of burned flints can confirm the presence of anthropogenic fire at an archaeological occupation.

The attempt to identify clusters of burned flint items is, however, accompanied by true complexities. When defining spatially discerned activities, we usually assume an association between particular tasks and specific archaeological material (e.g., an animal processing spot should exhibit spatial aggregation of worked bones, stone knapping areas should similarly display denser areas of lithic debris, etc.). However, when attempting to identify clusters of burned flints, we are actually examining items that spatially derive from a larger bulk of the flint component of the analyzed surface. This is of great importance, since the flint component may *a priori* be spatially clustered; thus, in a case where flint knapping was confined to a specific location, the original spatial patterning of the flints will exhibit clustering. A random, or uniform, burning pattern upon this will also appear clustered, so that any fire, whether anthropogenic or natural, can result in clustering of burned flints. Thus, where the unburned and the burned flints entirely overlap (spatially) each other, we cannot rule out the possibility of a natural fire. Based on these notions, several models are examined regarding the presence and distribution of burned flint items in each of the archaeological horizons analyzed in this study. These models particularly emphasize the spatial configuration of the burned flint microartifacts with respect to the unburned ones:

Model 1: Burned flint items are not present in the examined horizon; thus there is no evidence of fire, whether natural or anthropogenic; *Model 2*: Burned flint items are present in the examined horizon. However, the burned and unburned flint items are distributed identically; thus there is evidence for the presence of fire at the site but we cannot rule out the possibility of a natural fire, deforming flint wherever it occurs; *Model 3*: Burned flint items are present in the examined horizon. In addition, these burned flints occur in distinct clusters, whereas the burned and unburned items are not distributed identically. Thus there is evidence for the presence of fire at the site, and this fire has deformed flint in specific localities that do not entirely coincide with the original distribution of the unburned flint. This resulted in spatially discerned clusters of burned material that can be confidently interpreted as the remnants of anthropogenic fires.

These models will be examined for each of the analyzed archaeological horizons.

The means by which these models are evaluated are presented in the following section, which incorporates the various methodological procedures applied in this study.

2.4 Methodology

The previous sections of this chapter have laid the foundations of the methodological approach applied in this study: to examine the presence and spatial distribution of small burned flint items in order to identify possible clusters of burned material. The following section presents a detailed methodological account of the various procedures involved in the identification, analyses, spatial plotting, and spatial analyses of the burned flint items from GBY and their associated lithic assemblages.

The different methods comprise two stages, the second dependent on the first. The first involves the compilation, analysis, and preparation of the data, which eventually enabled its transformation into a geographical information database. The second includes the various tools used for the spatial display of the data and analysis of the observed spatial patterns.

2.4.1 Excavation Methods and Provenance Recording

Excavations at the site of GBY were carried out in three main areas, all located on the eastern bank of the Jordan River (Fig. 1.3). A horizontal 1 × 1 m grid was constructed above the excavated surfaces, corresponding to the coordinates of the Israel grid.

Excavation was conducted along the strike and dip of the layers with the aim of exposing the tilted archaeological horizons laterally (Goren-Inbar et al. 2002b: Figures 4 and 5); this procedure enabled the detailed representation of the spatial organization of each occupation surface. The standard unit of excavation was thus the tilted projection of a horizontal 1 m^2 grid square. Each horizontal grid square was further

[3] As previously noted, a thorough discussion of fire ecology, and specifically of the probability of natural fire at GBY, is included in Chapter 4.

subdivided into four 0.5 × 0.5 m sub-squares and excavated in spits that covered the area of one sub-square to an average depth of 5 cm.

Once exposed, the surface (i.e., the living floor) was drawn and items were retrieved with a full spatial reference (X, Y, and Z); these "coordinated pieces" consist mostly of items larger than 2 cm (i.e., macroartifacts). Other items retrieved during excavation, the "uncoordinated pieces", were labeled according to the spatial reference of the spit (i.e., excavated unit/sub-square, and an elevation range). Such items can thus be located with an exactitude of 0.5 × 0.5 × 0.05 m.

In addition to material retrieved during excavation, the entire excavated volume of sediments embodying the archaeological horizons was wet-sieved during field work[4] using a 2 mm sieve. The wet-sieved sediments were then bagged with their recorded spit location and transported to the Institute of Archaeology for further analysis. Sorting of the sieved sediments yielded rich and varied assemblages, such as fruits, seeds, grains, bones and teeth of micromammals, fish, and crabs, and specks of charcoal. Most of the small lithic items, which are the main evidence on which this study is based, were retrieved through this procedure. These include all stone items (basalt, flint, and limestone) that range in size from 2 to 20 mm (henceforth microartifacts). As the wet-sieved sediments were retrieved from the field with their recorded spit location, these microartifacts can be located with an exactitude of 0.5 × 0.5 × 0.05 m.

2.4.2 Analyzed Samples

As this study examines the spatial distribution of burned flint items, the spatial recording of the archaeological material is fundamental. Thus, items for which the spatial data are incomplete (i.e., retrieved items for which the spatial record is lacking) are not included in the analyses. Accordingly, the various illustrations as well as the corresponding summary tables of the lithic inventory occasionally exclude an insignificant number of items.

This report includes the available data as of May 2007; several levels, either where the spatial exposure is minimal (i.e., Layer VI-14), or where no archaeological material was observed during fieldwork (i.e., Layers II-2, II-3), are not presented in this work.

Included in this report are 15 archaeological layers (Table 2.1); the analysis of each of these layers incorporates the following components:

Table 2.1 The archaeological layers included in the study, from the topmost layer of the stratigraphic sequence (younger) to the lowermost (older); area in m², volume in m³

		Layer	Level	Area[a]	Volume[b]	Lithics counts >2 cm*[c]	Lithics counts ≤2 cm*[d]
GBY excavation areas	C	V-5		6.39	1.59	408	36,770
		V-6		7.04	1.97	356	6,585
	A	I-4		5.25	1.57	32	6,696
		I-5		5	0.55	63	15,350
	B	II-2/3		4.67	0.47	139	7,502
		II-5		25	13	180	3,903
		II-5/6		19.14	0.38	142	10,531
		II-6	L-1	23.79	4.28	2,295	58,086
		II-6	L-2	25.62	3.07	1,412	79,670
		II-6	L-3	17.92	2.50	1,199	96,094
		II-6	L-4	16.64	2.16	1,729	118,434
		II-6	L-4b	13.69	0.82	768	8,778
		II-6	L-5	13.39	1.20	450	37,509
		II-6	L-6	12.62	1.38	732	13,357
		II-6	L-7 upper occupational horizon	12.60	1.38	1,098	25,915
		II-6	L-7 northern test pit	2.75	1.51	332	12,555
		II-6	L-7 southern test pit	4.25	2.89	104	6,374
		Total		215.76	40.72	11,439	544,109

[a]Area represents the spatial extent of the excavated material (see Section 2.4.5)

[b]Volume is the excavated area multiplied by the estimated mean of excavated thickness based on cross-sections

*Lithic counts represents the total number of lithic artifacts of all raw materials including: [c] items larger than 2 cm (i.e., macroartifacts: flakes and flake-tools, cores and core-tools, and bifacial tools and [d] smaller items (i.e., microartifacts)

[4]Layers I-4 and II-5, revealed during the first season of excavations at the site, were partially wet-sieved; sampling included a single full bucket from each sub-square of a given depth unit of excavation.

1. All the lithic material retrieved in the course of excavation (flint, basalt, and limestone); including microartifacts, macroartifacts, and pebbles (described below under "lithic analyses").
2. Lithic material retrieved through sorting of the wet-sieved sediments:
   - Microartifacts, including flint, basalt, and limestone
   - Cores and core-tools (items lacking a ventral face)
   - Pebbles

Excluded from this analysis are the flakes and flake-tools retrieved from the sorting of the wet-sieved sediments and natural small stone items that do not bear signs of knapping and hence are not identified as microartifacts (these are discussed in detail below, under "Lithic Analyses").

2.4.3 Lithic Analyses

The lithic assemblages referred to in this study comprise various raw materials, including flint, basalt, and limestone. In addition, they consist of both natural items (i.e., pebbles) and modified items – macroartifacts (>2 cm) and microartifacts (≤2 cm). The analyses of the lithic assemblages are specified below, according to the different lithic categories.

2.4.3.1 Microartifacts

The main component of this study is the numerous microartifacts (≤2 cm), retrieved from the various archaeological layers, during excavation or from the sorting of the wet-sieved sediments. Unlike macroartifacts, flint microartifacts occur in extremely large quantities in each of the archaeological layers, thereby providing large enough samples of burned items for spatial analysis.

A large number of stone microartifacts was retrieved from the different archaeological occurrences; analyses of these items were carried out in the following steps:

1. *Differentiating between natural and modified items*: in order to ensure that the examined spatial patterns represent evidence of hominin activity, only items that are unquestionably the result of stone knapping are included in this study. Thus, natural items (e.g., small pebbles) are excluded. Only items that exhibit characteristic knapping features of flaked material (e.g., ventral face, striking platform) are included in this category and are defined as microartifacts.
2. *Defining raw material*: microartifacts are sorted into different classes of raw material, including basalt, limestone, and flint. The general inventory of these is presented for each of the archaeological layers.
3. *Identifying burning damage on flints*: the final and most vital stage of analysis is the identification of burning damage on the flint microartifacts (equivalent principles are used for the identification of burning on flint macroartifacts and flint pebbles). Identification is based on the presence of typical macrofractures (i.e., potlid fractures), known to result from the exposure of flint to high temperatures (see the detailed description above under "Research Hypotheses"). The identification of burning is thus based entirely on visual observation (Appendix 1).

During this research, samples of burned flint microartifacts were submitted to thermoluminescence (TL) analyses.[5] The results of the TL study have demonstrated that the analyzed samples must have been exposed to high temperatures in a heating event in the remote past (Alperson-Afil et al. 2007); these results provide independent verification that the observed potlid fractures are indeed the result of burning.

2.4.3.2 Macroartifacts

This category comprises artifacts larger than 2 cm of three different types: cores and core-tools (i.e., CCT), flakes and flake-tools (i.e., FFT), and bifacial tools (i.e., handaxes and cleavers). The general inventory of these is presented for each of the studied archaeological layers by raw material; spatial distribution is examined only for the burned flint macroartifacts.

2.4.3.3 Pebbles

Of the various analyzed lithic components of this study, unmodified items are included only within this category. The category classified here as "pebbles" refers to natural items larger than 2 cm (i.e., pebbles and cobbles) and consists of flint, basalt, and limestone. The general inventory of the pebble assemblage is reported for each of the analyzed archaeological layers; spatial distribution is examined only for burned flint pebbles.

2.4.4 Database Construction

The analyzed lithic assemblages are organized in two different types of *Access* database. This distinction originates in the use of two different databases of lithic analyses in the excavation project of GBY. In the first, each database

[5] The principles of the TL method are discussed in Section 1.2.

row incorporates the attributes of a single item, whether a macroartifact or a microartifact. The second type of database consists only of microartifacts retrieved through sorting of the sieved sediments; here, each row incorporates the total content of a sediment unit (i.e., of an excavated spit). The difference between these two databases required separate procedures in order to convert the data into spatially manageable geographical information; more specifically, the database in which the entire content of an excavated spit was depicted in a single row had to be converted into a "single-record row" database. This conversion enabled spatial plotting of all items, discussed below.

For each of the lithic items, the recorded data includes: stratigraphic assignment, provenance recording (either a full X, Y, Z reference or a 0.5 × 0.5 m quadrant and a range of elevations), raw material definition, and in the cases of flint items the presence or absence of burning damage.

2.4.4.1 Assigning Artificial Coordinates

A large number of macroartifacts and the majority of microartifacts were retrieved with a general spatial reference, either during excavation or throughout the sorting of the wet-sieved sediments. The spatial reference of these includes the X and Y quadrant (0.5 × 0.5 m) and depth of spit (Z is a range of depths). Such spatial recording allows only the representation of relative frequencies of lithic items per excavated unit. Other spatial analyses, such as creating a density map, would necessitate measuring the distances between different features and thus require that the data be depicted as distinct points.

It has been suggested that assigning a random spatial reference within the excavated area provides a reliable, and almost identical, spatial representation (Gilead 2002). Taking this into consideration, using the *Visual Basic* language within the *Access* program (Microsoft®Accesss 2002) items with a general spatial reference were given a new reference point within their recorded sub-square. This procedure enabled the plotting of each of the excavated lithic finds and included the following stages:

Each of the archaeological layers was treated independently within a separate database. The database was then sorted according to the recorded excavated units of the particular layer. Each of these excavated units had a defined excavated area (0.5 × 0.5 m sub-squares or 1 × 1 m squares), from which a certain number of lithic items was retrieved. This area (a) was then divided by the maximum value of items retrieved from that area (n) so that each item could be plotted separately within an a/n area (δ). Let us hypothesize a case in which a given 1 m² excavated area ($a = 1$) has 100 flint items ($n = 100$). If these 100 items were distributed *evenly* within the 1 m² area each item would occupy an area of 1/100 m² ($\delta = 0.01$). The new reference point for each of these items is defined as the southwestern corner of each δ cell, so that:

$$a = \sum \delta_{1-n} \left(\delta_1 + \delta_2 + \delta_3 + \delta_4 \cdot \cdot \delta_n\right)$$

This procedure enables the items to be plotted *uniformly* within their recorded spit, ensuring that the new plotted data are as consistent as possible with the recorded data of sub-square precision. Other plotting methods (e.g., random plotting) may have resulted in the formation of artificial clusters within the area of the sub-square.

In addition, it is important to note that the analysis of spatial patterns in this study is carried out on the data according to their original sub-square recording (see Sections 2.4.6.1 and 2.4.6.3) and that the point-plotted data are used mainly for illustrating the observed patterns of distribution (i.e., in the density maps of kernel type – see Section 2.4.5).

Several procedures required a three-dimensional representation of the data (e.g., assigning a stratigraphic classification, specified below). In these cases the vertical position (i.e., Z coordinate) of the items was essential. As previously discussed, many "uncoordinated" pieces were retrieved from the field with a recorded *range* of elevations. Due to the tilted position of the archaeological exposures, elevations were recorded in two corners of the excavated unit, northeastern (NE) and southwestern (SW), at the beginning (TOP) and end (BOTTOM) of each excavation phase (defined as a 5 cm spit of excavated material). In order to convert these elevations into a single Z point, the average of the recorded elevations was calculated so that the new Z point represents the elevation at the center (both vertical and horizontal) of the excavated unit:

$$NEW\ Z = \frac{\{[(NETOP + NEBOTTOM)/2] + [(SWTOP + SWBOTTOM)/2]\}}{2}$$

This procedure enabled analysis of a small number of layers that required additional treatment in order to allow spatial plotting of the excavated material:

Layers I-4 and I-5: these two layers were exposed during 1989, the first season of renewed excavations, when fieldwork focused on two areas; the southeastern part of the study area (Area A) and some 45 m to the northwest (Area B) (Fig. 1.3).

In Area A, the tilted nature of the archeological occurrences was revealed during excavation. Upon the quarrying of Trench I, each of the observed archaeological layers was assigned an individual reference name (i.e., I-4 and I-5). These two layers, observed in various sections within the excavated area, exhibited a sedimentological divergence between gray clay (I-4) and a coquina mixed with sandy and clayey lenses (I-5). As excavations proceeded, the distinction between these two horizons became evident and material was given a definite stratigraphical assignment. However, for some of the excavated material a stratigraphic assignment was not specified. These circumstances resulted in an excavated assemblage in which some of the material is recorded with a full spatial reference (i.e., excavated grid unit, range of elevations, and specific layer), while other material lacks registration of the stratigraphic assignment.

In order to allow spatial plotting of the excavated material from Area A, it was necessary to determine the stratigraphic position of some of the excavated assemblages. Using *ArcScene* (ESRI®ArcScene™9.3), the three-dimensional data analysis software available in the ArcGIS package,[6] the entire assemblage of Area A was plotted three-dimensionally and then divided into two separate stratigraphical units. The division was enabled through the use of a "virtual" 3D surface, designed to depict the tilted contact between I-4 and I-5. The outlines of this "contact surface" follow the contact lines of I-4/5 as drawn in the various field cross-sections; thus items above the surface were assigned to I-4 and items below it to I-5.

In addition, in order to enlarge stratigraphic clarity during fieldwork in Area A, the area was excavated on either side of a baulk (Fig. 1.3); thus the spatial exposure of these layers is not continuous. Furthermore, during that season, the excavation of the relatively sparse exposure and density of Area A came to an end before more extensive exposure of the layers, and fieldwork then focused on the denser occurrences of Area B.

Accordingly, in this study the data presented for Area A include the general lithic inventory of the entire exposed surfaces, while the spatial presentation involves only one area, to the north of the baulk, where the excavation reached Layer I-5; the spatial account is thus minimal and no further spatial analyses are carried out for these layers.

Layer II-6 L-7: this stratigraphic unit is the lowermost occupational level of Area B, excavated during the 1995–1997 seasons. The upper part of Layer II-6 L-7 revealed an occupational surface embedded within a sandy matrix made up primarily of crushed mollusks.

At the end of the 1996 season, excavations in two areas (one in the southern part and another at the northernmost edge of the exposed surface) completed the exposure of the upper occupational horizon of Layer II-6 L-7 and items were drawn and removed from the excavated surface. Thus, during the 1997 season excavation in Layer II-6 L-7 penetrated deeply into two test pits at the edges of the excavated surface, while excavation of the central part of the surface uncovered the upper occupational horizon. Excavation of these two test pits reached the bottom of Layer II-6 L-7 – the contact between Layer II-6 and the underlying Layer II-7. These two test pits revealed a sorted sedimentological sequence, with a very coarse conglomerate at the base that fines upwards, exhibiting a thin clayey layer above the conglomerate and a thick series of sands above it.

The entire layer, from the conglomeratic base (with its two test pits) to the sandy top, was designated II-6 L-7. Due to these sedimentological differences, items retrieved from the two test pits had to be separated from the general assemblage of the upper occupational horizon of Layer II-6 L-7. This was accomplished by isolating the material retrieved from the specific excavated units of the test pits during the 1997 season (as excavation season is specified in the databases). The upper occupational horizon of Layer II-6 L-7 thus includes material from these two areas excavated during the 1995–1996 seasons as well as the entire exposed surface of Layer II-6 L-7 from the central area between the test pits.

As in Area A, the discontinuous nature of these test pits does not allow spatial analysis; thus the data displayed for the Layer II-6 L-7 test pits consist of the general lithic inventory, and only a schematic spatial illustration of the flint microartifacts is presented. A similarly brief description is given for Layer II-2/3, which was exposed over a relatively small area (4.67 m^2) that does not permit in-depth spatial analysis.

2.4.5 Generating Distribution Maps and Density Maps

The assignment of artificial coordinates to the lithic microartifacts and macroartifacts enabled the various databases of lithic material to be used as geographical information that can be integrated into ArcGIS software. This package is a collection of software and geographic data for capturing, managing, analyzing, and displaying all forms of geographically referenced information. Of the software available, *ArcMap* (ESRI®ArcMap™9.3) was used for the spatial display and analyses of the archaeological data in this study.

An individual *ArcMap* project was designed for each of the analyzed archaeological layers. The databases of lithic items were then inserted into the *ArcMap* file, each depicted as a separate layer of geographical information.

Following insertion of the data, a systematic methodology of spatial display and analysis was maintained (see Appendix 2).

The initial phase of analyses consisted of evaluating the spatial distribution of the point-plotted items, which can be illustrated in regular point-distribution maps (Fig. 2.1a). These illustrations are used in this study to display the distribution of macroartifacts. However, when the lithic

[6] See: http://www.esri.com/software/arcgis/about/desktop_gis.html

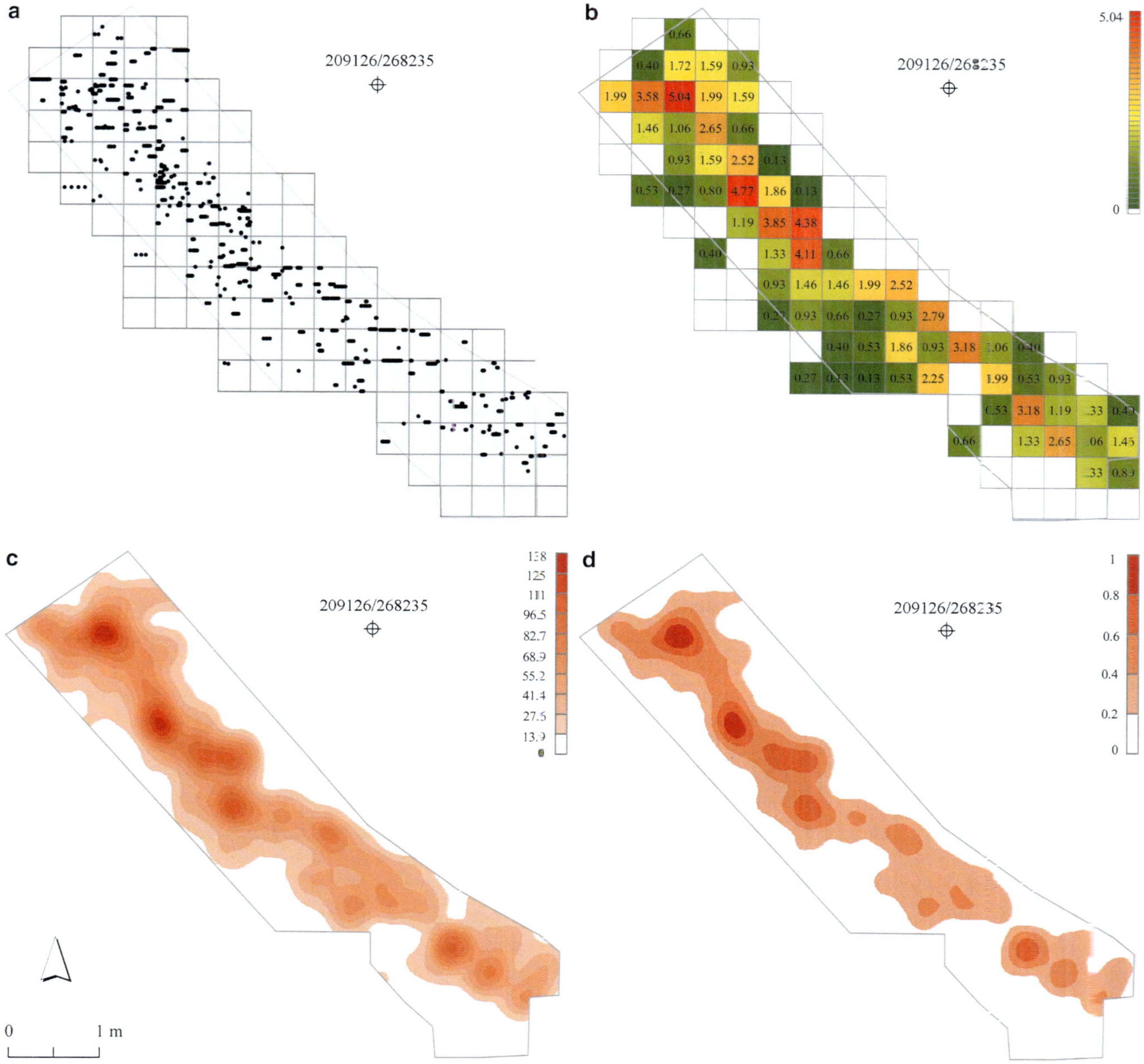

Fig. 2.1 The stages of building distribution and density maps, demonstrated on the assemblage of burned flint microartifacts from Layer II-6 L-1 (N = 754): (**a**) point-plotted distribution map; (**b**) percentages of microartifacts per excavated unit; (**c**) kernel density map; and (**d**) standardized kernel density map

category contains extremely large quantities, as is the case for microartifacts, it is impossible to distinguish areas of high density within the general distribution pattern. This necessitated a schematic illustration of the relative percentages of microartifacts per excavated unit. In order to emphasize areas of high density, these illustrations use a green-to-red color scheme, which depicts different degrees of frequency by gradually altering colors (green for low frequencies, red for high frequencies) (Fig. 2.1b).

In order to achieve a reliable representation of the extent of the excavated area of each layer, we have depicted the margins of the excavated area according to the distribution of the archeological finds that is available from the field maps of the living floors (available for Layers V-5, V-5, and II-6 L-1 to L-7) and from the distribution of coordinated pieces (i.e., items that were given full XY coordinates in the field; these include FFT, CCT, bifacial tools, and pebbles). The spatial extent of these items is the optimal representation of the boundaries of the excavated area of each archaeological layer. The outline of this area is illustrated in all distribution and density maps. As some of the excavated material, particularly the microartifacts, was given artificial coordinates within the excavated spit (i.e., square or sub-square), the graphic representations of percentages of microartifacts per excavated unit, which refer mechanically to grid sub-squares, include areas that are not fully excavated (e.g., a full sub-square will be illustrated in the graphic presentation of percentages per excavated unit even where only the corner of the sub-square was excavated).

In order to illustrate areas of high density graphically, the point-plotted data of microartifacts distribution were converted into kernel density maps (Fig. 2.1c). Kernel density calculates the density of point features around each output cell (determined in this study as 0.01 m). Conceptually, a smoothly curved surface is fitted over each point. The surface value is highest at the location of the point, and diminishes with increasing distance from the point, reaching 0 at the search radius distance from the point, determined here as 0.5 m; thus, only a circular neighborhood is possible. The density value at each output cell is calculated by adding the values of all the kernel surfaces where they overlie the cell center.[7]

Determination of different search radii thus changes the scale of the analysis results. With a smaller radius, fewer points will fall within the search radius, resulting in numerous small, "dense" features. Increasing the radius will result in more points falling within the search radius; this number (of points) will be divided by a larger area when calculating density, resulting in larger, generalized concentrations. The values of cell size (0.01 m) and search radius (0.5 m) were chosen for this study as they closely represent the genuine patterns observed within the schematic illustrations of the data (see Appendix 3, where a comparison of different cell sizes and search radii is illustrated in comparison with the density patterns as depicted through data interpolation of sub-square precision [methodological procedures are specified in Appendix 2]). Finally, in order to create a uniform scale (from 0 to 1) that will enable comparison between kernel density maps of different data sets (e.g., in-between layers; burned vs. unburned flint), the densities have been standardized by the maximum values of each data set (Fig. 2.1d).

In this study, kernel density maps are produced only for microartifacts, since these occur in large numbers that do not allow evaluation of spatial patterns in their "point-plotted" form. A uniform scale (from 0 to 1) with five levels of density is applied to all the density maps (the lowest density level is 0–0.2 and the highest is 0.8–1.0). In addition, a uniform color scheme is applied to the kernel density maps, in which each lithic category is depicted in a different color; blue for unburned flint, red for burned flint.

[7]The kernel function is based on the quadratic kernel function described in Silverman 1986: 76, Equation 4.5.

2.4.6 *Analysis of Spatial Patterns*

The initial stage of analysis, in which distribution and density maps of the flint microartifacts were produced, drew attention to areas of high density and provided basic evidence for the presence or absence of clusters of burned flint microartifacts. However, in order to verify that these clusters are not the random outcome of the original distribution of the entire flint component, it was essential to determine the degree of overlap between the distribution of the burned and unburned flint microartifacts.

As thoroughly discussed above (see Section 2.3), when the burned and unburned flint microartifacts overlap absolutely we cannot rule out the possibility of a natural fire. Conversely, when the clusters of burned flint microartifacts do not coincide with those of the unburned flint we can plausibly suggest that an anthropogenic fire is the agent responsible.

Several methods were applied to examine the degree of overlap between the burned and unburned flint microartifacts.

2.4.6.1 Homogeneity Analysis: Observed and Expected Burning

This method examines the distribution of the burned flint microartifacts in comparison with that of the unburned ones. In the case of an absolute overlap between the distributions of the burned and unburned flint microartifacts, we expect the relative percentage of burned items to be homogeneous across the exposed surface, displaying similar values in each of the excavated grid units. Thus, if the general percentage of burned flint microartifacts in a particular layer is 2.00%, we expect that within each of the excavated units (i.e., 0.5 × 0.5 m sub-squares) the percentage of burned items within the total flint microartifacts of the sub-square will similarly be 2.00%.

In order to compare between the observed and expected percentages of burned items in each excavated unit, the expected percentage of burned flint microartifacts was subtracted from the observed percentage. The value obtained through this calculation is the deviation between the observed and expected percentage of burning in each excavated unit; units of positive values are excavated sub-squares in which the observed percentage of burning exceeds the one expected in the case of uniform distribution of the burned flint microartifacts (see detailed procedures in Appendix 2).

2.4.6.2 Generating Random Patterns

This method of generating random patterns attempts to illustrate patterns of density in a case of random distribution of burning across the exposed surface. Three independent random scenarios were sequentially produced for each of the analyzed archaeological layers (see detailed procedures in Appendix 2). A "random selection" tool was used in order to produce a random selection of a particular number of items out of the entire assemblage of flint microartifacts. The number of randomly selected items is equivalent to the number of burned flint microartifacts recorded in the analyzed layer. This procedure was sequentially repeated three times. Next, for each data set of randomly selected flint microartifacts a kernel density map was produced, following the same criteria (i.e., cell size, search radius, and scale normalization) as in the other kernel density maps of this study (detailed above). A green color scheme is consistently used for the random density maps.

These procedures yielded three possible scenarios of random densities. Discrepancies between these and the observed density patterns of the burned flint microartifacts can be used as an additional indicator of the significance of the observed patterning of burned flint microartifacts.

2.4.6.3 Statistical Tests

The ArcGIS package supports various types of spatial statistic tools (e.g., cluster analyses, nearest-neighbor analysis, etc.) However, as discussed previously (see Section 2.3.3), differentiating the patterning of the burned flints from the unburned ones is not a straightforward issue. The burned flint microartifacts spatially originate from the larger flint component (in each analyzed layer), which may *a priori* be spatially clustered; thus we cannot consider the burned flint microartifacts a spatially distinct sample on which spatial statistic analyses can be performed. If we did this, we would have failed to notice the possible overlapping of the burned and unburned flints, which is a fundamental factor in a reliable identification of anthropogenic fire.

A chi square test, however, can examine the spatial differences between the burned and unburned flint microartifacts, providing a statistical parameter of probability for that differentiation. The chi square (χ^2) value was thus calculated for the burned flint microartifacts over all the excavated units (i) through the following equation:

$$\chi^2 = \sum_i \frac{(OBS_i - EXP_i)^2}{EXP_i}$$

so that the absolute chi square test value of a particular archaeological layer is the summary of χ^2 values of all excavated units (i = number of excavated units)

The probability level (p) of the chi square test is then extracted by comparing the calculated chi square value to a critical value from a chi square table, with degrees of freedom corresponding to that of the data ($df = i - 1$).

The chi square goodness of fit supplies a parameter of differentiation between the observed distribution and an expected, uniform, distribution. It does not indicate, however, what specifically is significant. This can be portrayed in the standardized residuals (SR), which are the signed square root of each category's contribution to the χ^2:

$$SR = \frac{OBS_i - EXP_i}{\sqrt{EXP_i}} \sim N(0,1)$$

What the above formula actually states is that the standardized deviations are approximately (asymptotically) normally distributed. i.e., given a large enough sample and a sufficient number of units, one would expect (under the assumptions of the null hypothesis) that about two thirds of the units will have SR values in the −1 to +1 range, about 95% will be between −2 and +2, etc. Thus, any unit for which the SR value is greater than 2.00 (and the expected value is larger than 5) is considered a substantial contributor to the significance observed in the chi square test (e.g., Haberman 1973).

Standardized residuals were thus calculated for the burned flint microartifacts of each excavated unit. Where burned flint microartifacts are distributed significantly different from the unburned ones, we can evaluate the contribution of different excavated areas to the observed difference.

2.4.6.4 Analysis of High-Density Clusters

The previous sections have outlined the methodologies for the identification of significant clusters of burned flint microartifacts. These clusters are the ones that display high levels of density (i.e., reaching the fifth and highest recorded density level), and are distributed significantly different from the unburned flint microartifacts. Such clusters are interpreted here as possible remnants of anthropogenic fires (i.e., hearths). Following their identification, these clusters are examined with reference to the distribution of other burned flint items (i.e., FFT, CCT, and pebbles).

The attempt to characterize the clusters of burning is further accompanied by various measurements of the kernel of the clusters, where the highest level of density is recorded. The measurements refer to the general geometry (area and diameter) and lithic composition (relative percentages of burned and unburned flint microartifacts).

Chapter 3 presents the results obtained through the use of the various methodologies on some 15 archaeological occurrences within the GBY depositional sequence.

Chapter 3
Results

This chapter integrates the data on the spatial distribution of burned flint items and the general lithic inventory of the different occupation levels in Gesher Benot Ya'aqov. The analyzed assemblages are presented in chronological order, from the topmost (i.e., youngest) layer of the stratigraphic sequence to the lowermost (oldest) one.

First, the lithic composition of each layer is presented in a summary table specifying different lithic categories; i.e., microartifacts, flakes and flake-tools (FFT), cores and core-tools (CCT), bifaces (handaxes and cleavers), and pebbles. These are summarized according to the different raw materials used (i.e., flint, basalt, and limestone). The percentages of burned flint items within the flint component of each lithic category are incorporated in these summary tables.

Following that, the spatial data for the flint items are presented. As the main objective of this study is to examine the spatial distribution of the burned flint items to detect possible concentrations of burning, only data for the flint microartifacts and macroartifacts are presented.

3.1 Layer V-5

The lithic assemblage of Layer V-5 consists of 36,770 microartifacts and 408 macroartifacts of various raw materials, retrieved from an area of 6.39 m² (Table 3.1). Flint is the dominant raw material, displaying evidence of burning on 1.81% of the microartifacts and 0.31% of the macroartifacts (Table 3.1).

Burned flint microartifacts are distributed throughout the exposed surface and are recorded in 28 of the 35 excavated sub-squares (Fig. 3.1). Three areas of relatively high frequencies are observed: in the northern part, 15.71% of the burned flint microartifacts are concentrated within an area of 0.5 m² (i.e., two sub-squares); in the central part, three sub-squares incorporate an additional 19.11%; the highest percentages of burned flint microartifacts (22.86%) are recorded within two sub-squares in the southern part of the excavated area (Fig. 3.1).

For unburned flint microartifacts, the highest percentages are likewise observed in the southern part of the exposed surface. Here, however, high percentages of microartifacts, adding up to 33.98% of the unburned flint microartifacts of the layer, occur within a larger area ([illegible] m²) (Fig. 3.1). The three sub-squares of the central area, in which 19.11% of the burned flint microartifacts are recorded, also display relatively high percentages of unburned flint microartifacts (13.70%). In the northern area, where 15.71% of the burned flint microartifacts are recorded within two sub-squares, high percentages of unburned flint microartifacts are observed in a single sub-square (6.72%).

The distributions of the burned and unburned flint microartifacts thus generally overlap each other; this is further illustrated in the density maps, both showing a single high-density concentration in the southern area of the exposed surface (Fig. 3.2). The concentration of the unburned flint microartifacts is, however, larger and more diffuse than that of the burned ones (Fig. 3.2). A similar configuration is illustrated in the random density maps, which all point to the southern area as the area most likely to exhibit a high-density concentration of burning (Fig. 3.3).

Despite the general overlapping of the burned and unburned flint microartifacts, the chi square test for the burned flint microartifacts suggests that their distribution is significantly different from an expected, uniform distribution ($\Sigma\chi^2 = 176.43$; $df = 33$; $p < 0.001$). Calculation of standardized residuals for burned flint microartifacts of different excavated units suggests that the areas that contribute to this pattern (SR > 2) lie mostly outside the southern congruent concentration, in sub-squares in which the observed percentage of burning exceeds the expected one. Included in these are the two northern sub-squares that display a gap of 3–4% between the observed and expected percentages of burning (Fig. 3.4).

In the western one the observed percentage of burned flint microartifacts is 3.22% higher than the expected one (SR = 2.93; N [expected] = 37.92), and in the eastern one the observed percentage of burning is 3.68% higher than the expected one (SR = 6.12; N [expected] = 1[illegible].34)

Vertebrate Paleobiology and Paleoanthropology, DOI 10.1007/978-90-481-3765-7_3,

Slightly to the south, in the central area, three additional sub-squares exhibit similar patterns: in the northern of these the observed percentage is 2.80% higher (SR = 3.78; N [expected] = 17.25), in the southern one the observed percentage is 2.41% higher (SR = 2.45; N [expected] = 30.44), and in the eastern of the three the observed percentage is 2.04% higher (SR = 6.04; N [expected] = 3.57).

Near the southern concentration of burned flint microartifacts, only one sub-square (which covers the northwestern edge of the concentration) exhibits a relatively significant SR value (SR = 2.23; N [expected] = 3.08); the observed percentage of burned flint microartifacts within this sub-square is only 0.69% higher than the expected one.

In Layer V-5, burned flint microartifacts are not distributed evenly and display various areas of high frequencies throughout the excavated area. The density map illustrates a single high-density concentration in the southern part of the exposed surface (Fig. 3.2). This concentration does not coincide entirely with that of the unburned flint microartifacts and its high-density kernel (covering an area of 0.116 m^2) includes 9.46% of the burned flint microartifacts of the layer and only 4.06% of the unburned ones.

Out of the flint macroartifacts of Layer V-5, only a single burned item was observed (Table 3.1). This item was recorded

Table 3.1 Lithic assemblage of Layer V-5

Category	Flint				Basalt	Lime-stone	Total
	Unburned		Burned				
	N	%	N	%	N	N	N
Microartifacts[a]	30,315	98.18	560	1.81	5,562	333	36,770
FFT artifacts[a]	289	100.00	–		74	1	364
CCT artifacts[a]	31	96.87	1	3.12	8	3	43
Handaxes	–		–		–	–	–
Cleavers	–		–		1	–	1
Pebbles	69	100.00	–		165	24	258
Total	30,704	98.20	561	1.79	5,810	361	37,436

[a] The percentage of burned and unburned flint items is calculated within each lithic category

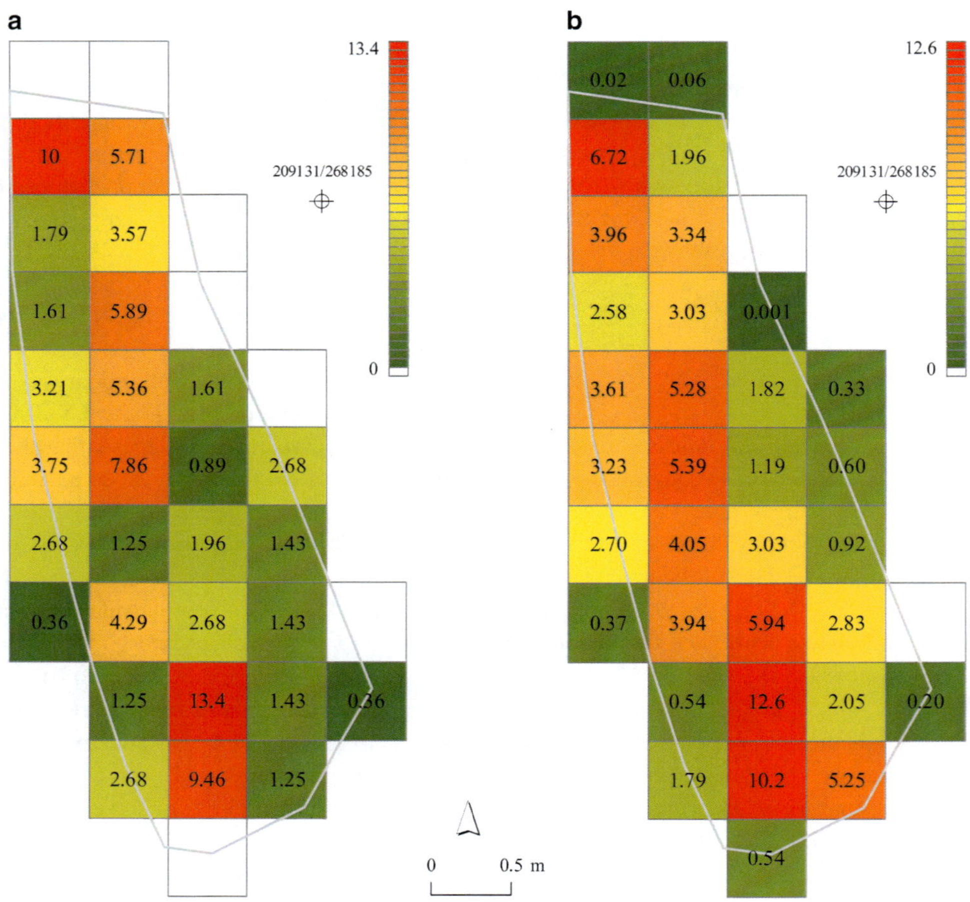

Fig. 3.1 Percentages of flint microartifacts per excavated unit in Layer V-5. (**a**) Burned flint microartifacts (N = 560) and (**b**) unburned flint microartifacts (NV = 30,315)

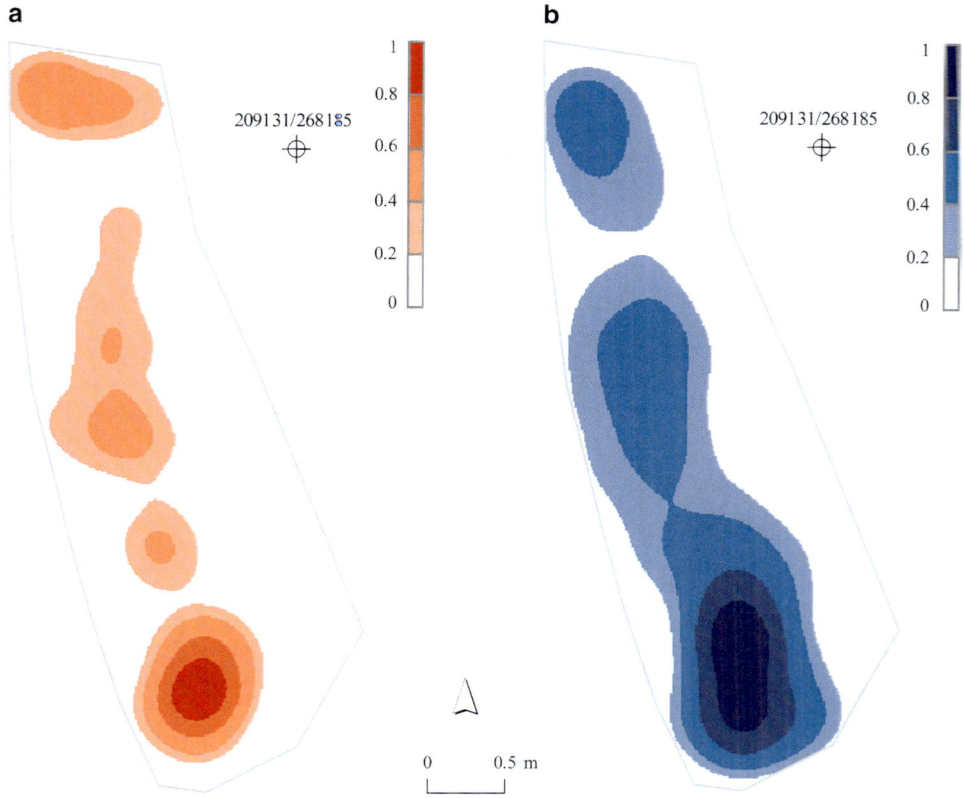

Fig. 3.2 Kernel density maps of flint microartifacts in Layer V-5. (**a**) Burned flint microartifacts (N = 560) and (**b**) unburned flint microartifacts (N = 30,315)

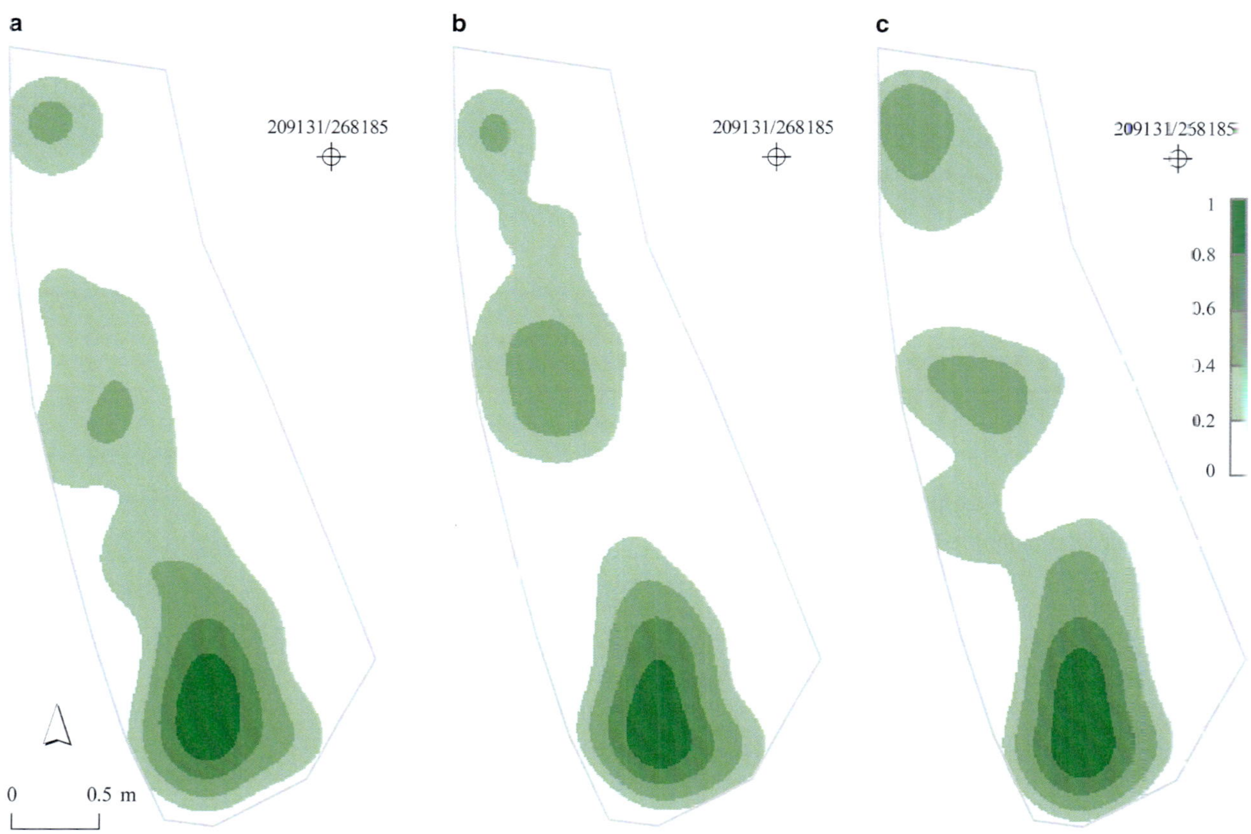

Fig. 3.3 Kernel density maps of three randomly selected data sets (N = 560) for Layer V-5

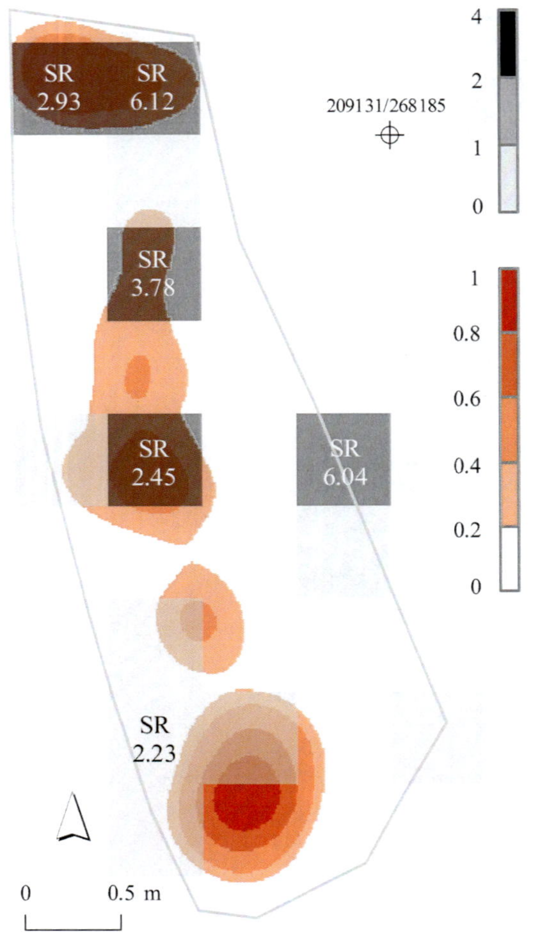

Fig. 3.4 The kernel density map of burned flint microartifacts of Layer V-5 and excavated units in which the observed percentage of burning exceeds the expected percentage; significant SR values are marked on the map

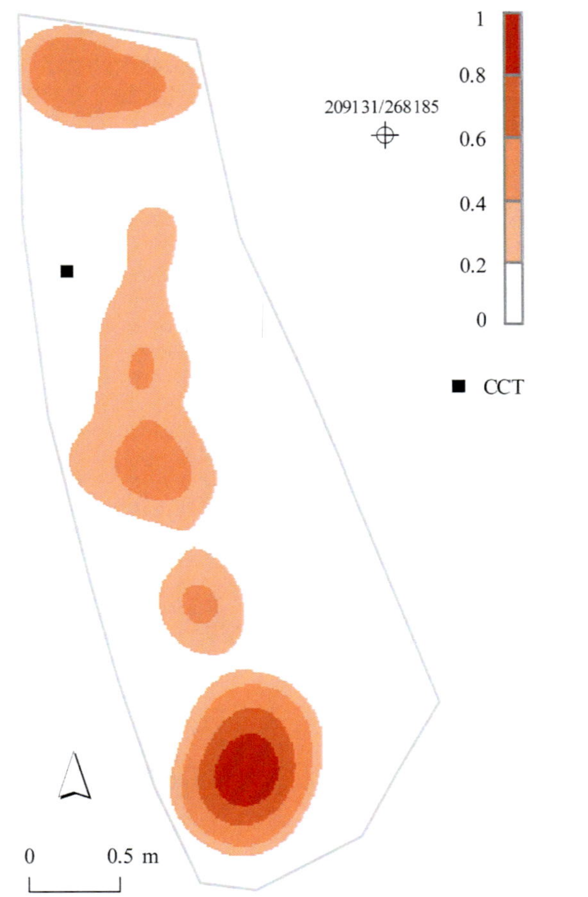

Fig. 3.5 The kernel density map of burned flint microartifacts of Layer V-5 and the distribution of large burned flint items (CCT: N = 1)

some 3 m to the northwest of the high-density concentration of burned flint microartifacts (Fig. 3.5).

3.2 Layer V-6

The 7.04 m^2 of exposed surface of Layer V-6 yielded 6,585 microartifacts and 356 macroartifacts of various raw materials, modified predominantly on flint (Table 3.2). Evidence of burning was recorded on 1.84% of the flint microartifacts and 0.70% of the flint macroartifacts (Table 3.2).

Table 3.2 Lithic assemblage of Layer V-6

Category	Flint				Basalt	Lime-stone	Total
	Unburned		Burned				
	N	%	N	%	N	N	N
Microartifacts[a]	4,424	98.15	83	1.84	1,982	96	6,585
FFT artifacts[a]	273	99.27	2	0.72	46	1	322
CCT artifacts[a]	9	100.00	–		19	–	28
Handaxes	1		–		–	–	1
Cleavers	–		–		5	–	5
Pebbles	5	100.00	–		49	3	57
Total	4,712	98.22	85	1.77	2,101	100	6,998

[a]The percentage of burned and unburned flint items is calculated within each lithic category

Burned flint microartifacts are recorded in 18 of the 37 excavated sub-squares. The burned flint microartifacts occur in varying frequencies within the different excavated units (Fig. 3.6). The highest percentages are observed in the central part of the excavated area; there, 20.50% of the burned flint microartifacts occur within a single sub-square, and the two sub-squares to its north together incorporate an additional 14.46% (Fig. 3.6). Thus, 34.96% of the burned flint microartifacts are recorded within an area of 0.75 m^2. High percentages of burning are also observed in three sub-squares in the eastern part of the exposed surface (comprising 19.27%) and in two sub-squares in the north-western corner (13.25%) (Fig. 3.6).

Unburned flint microartifacts extend throughout the excavated surface, covering a larger area (Fig. 3.6). Relatively high percentages are recorded in the central part of the exposed surface; 34.23% of the unburned flint microartifacts

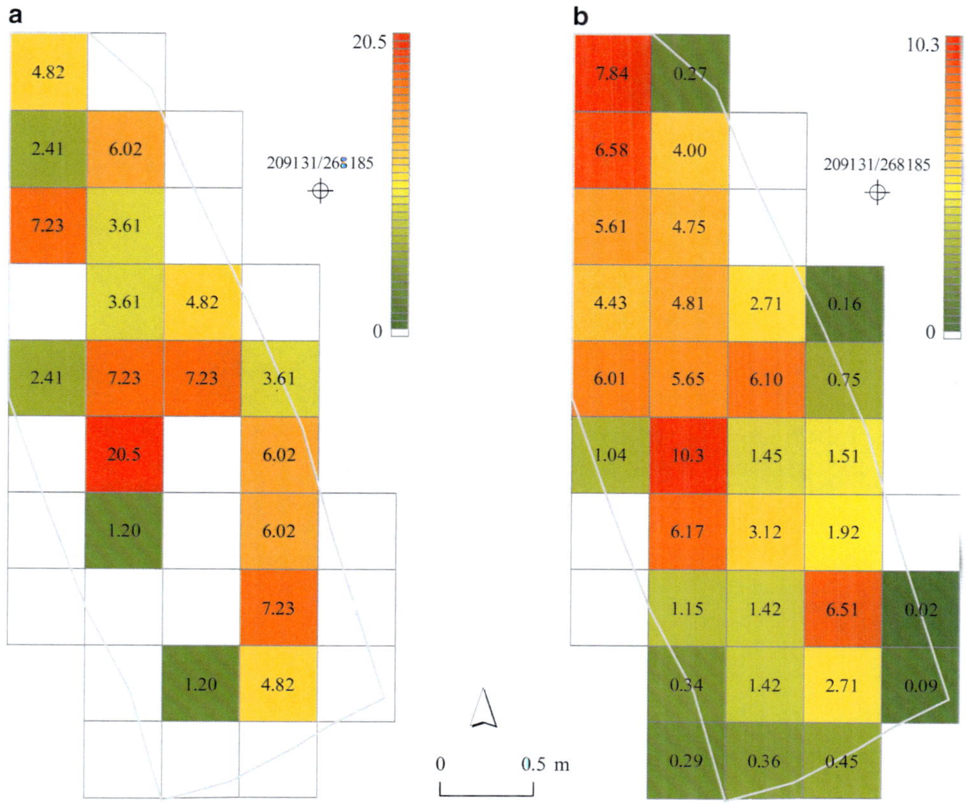

Fig. 3.6 Percentages of flint microartifacts per excavated unit in Layer V-6. (**a**) Burned flint microartifacts (N = 83) and (**b**) unburned flint microartifacts (N = 4,424)

are included within five sub-squares, one of these yielding 10.30% (it is within this sub-square that 20.5% of the burned flint microartifacts occur). An additional 20.03% is included within three sub-squares in the northwestern corner of the surface (Fig. 3.6).

The burned and unburned flint microartifacts display comparable patterns of distribution; however, the unburned ones are present in most of the excavated units and their zones of high frequencies seem to extend over larger areas.

Density maps illustrate the large degree to which the concentrations of the unburned flint microartifacts extend in comparison with the smaller dense concentrations of the burned ones (Fig. 3.7). Two high-density concentrations are illustrated in the density map of the burned flint microartifacts. While the larger (southern) one partly overlaps the high-density kernel of the unburned flint microartifacts' concentration, the other (northern) one does not (Fig. 3.7).

This northern concentration of burned flint microartifacts is not depicted in any of the three random density maps (Fig. 3.8). The southern concentration is illustrated in one of the three random density maps, where, however, it does not exhibit the highest density level (Fig. 3.8).

Applying a chi square test to the burned flint microartifacts suggests that the difference between the observed distribution and an expected, uniform one is not highly significant ($\Sigma\chi^2 = 56.51$; $df = 31$; $p < 0.01$). Calculation of standardized residuals for burned flint microartifacts of different excavated units suggested significant values (SR > 2) for only four sub-squares, and in three of those N [expected] < 5. The single sub-square that displays a truly significant SR value is the one encircling the kernel of the southern concentration; there the observed percentage of burned flint microartifacts is 10.00% higher than the expected one (SR = 2.80; N [expected] = 8.72).

Observed percentages of burning exceed the expected ones in additional excavated units. In the eastern part of the exposed surface two sub-squares exhibit a 4.00–4.50% deviation between the observed and expected percentages; however, only five burned flint microartifacts are recorded in each of these sub-squares and the N [expected] < 2 (Fig. 3.9).

Thus the burned flint microartifacts display two adjacent high-density concentrations in the central part of the excavated surface. The kernel of the larger southern concentration covers an area of 0.13 m^2 in which 9.63% of the burned and 4.90% of the unburned flint microartifacts are included; the kernel of the smaller, northern concentration covers 0.022 m^2 and includes 4.81% of the burned and 0.70% of the unburned flint microartifacts.

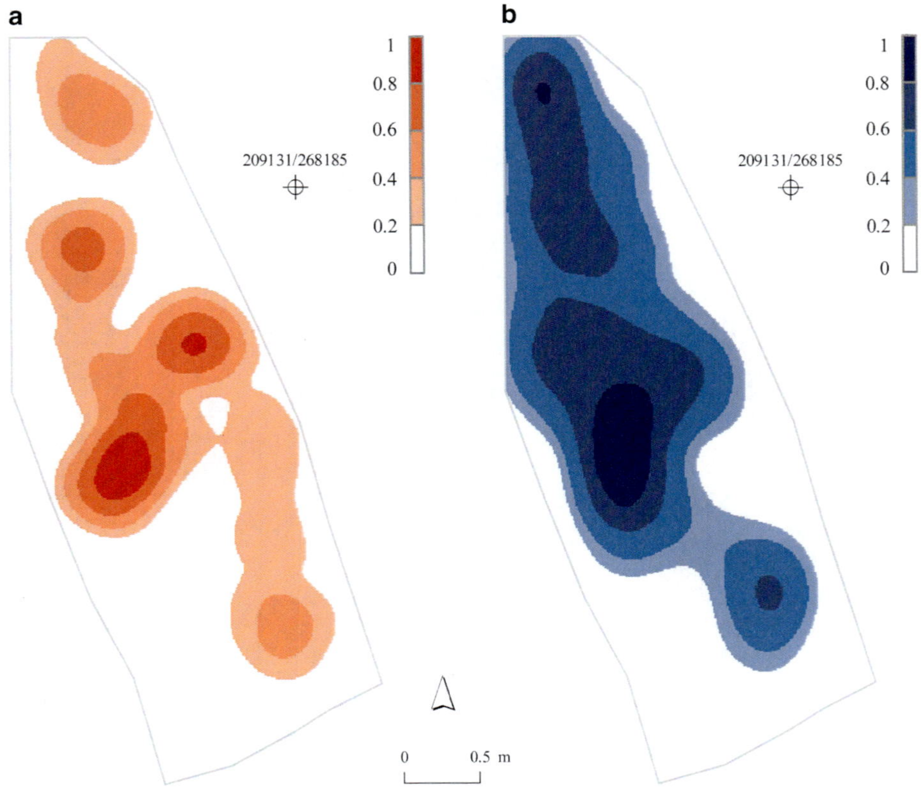

Fig. 3.7 Kernel density maps of flint microartifacts in Layer V-6. (**a**) Burned flint microartifacts (N = 83) and (**b**) unburned flint microartifacts (N = 4,424)

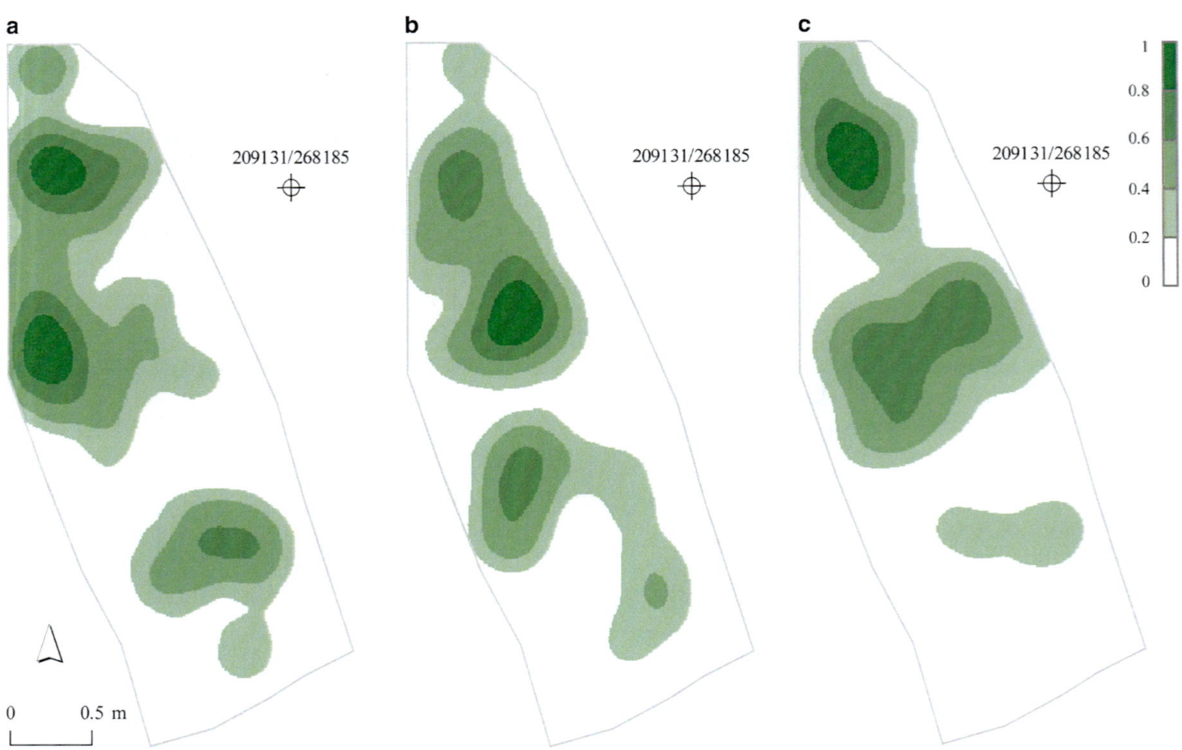

Fig. 3.8 Kernel density maps of three randomly selected data sets (N = 83) for Layer V-6

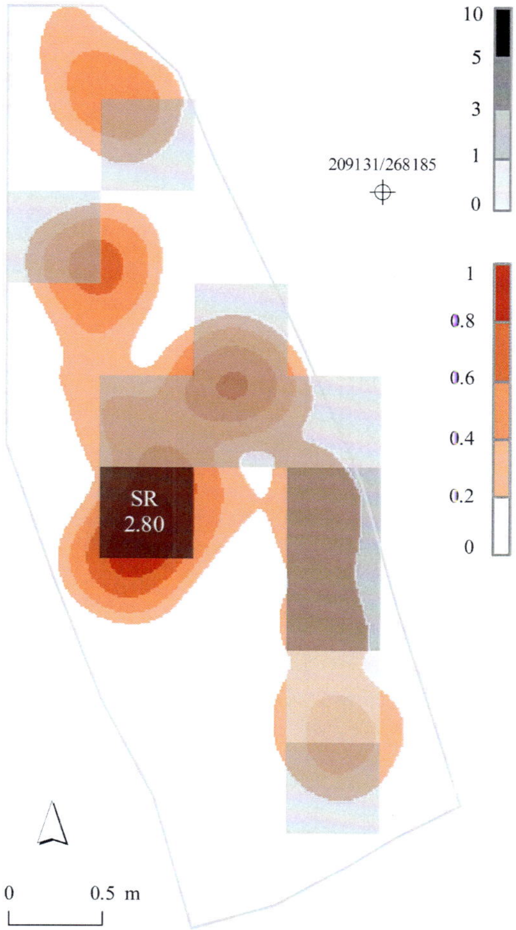

Fig. 3.9 The kernel density map of burned flint microartifacts of Layer V-6 and excavated units in which the observed percentage of burning exceeds the expected percentage; significant SR value is marked on the map

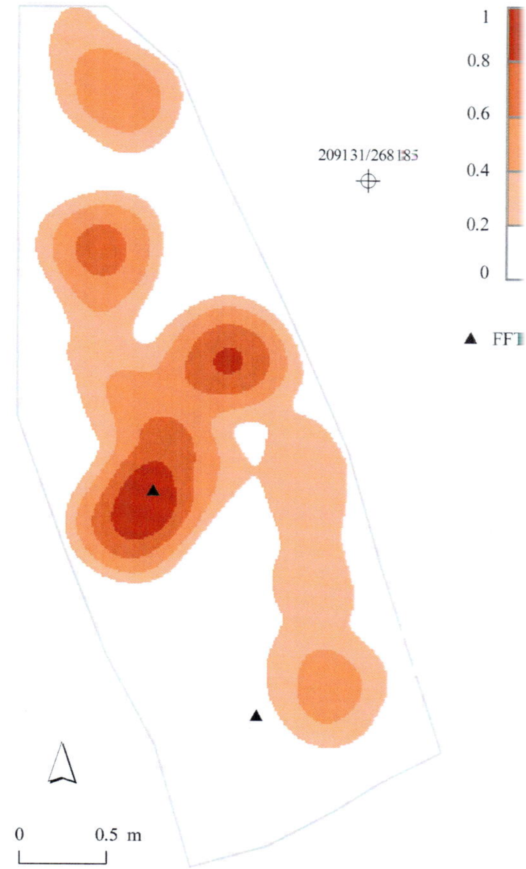

Fig. 3.10 The kernel density map of burned flint microartifacts of Layer V-6 and the distribution of large burned flint items (FFT: N = 2)

Two burned flint macroartifacts were found in Layer V-6 (Table 3.2); one is recorded within the kernel of the southern high-density concentration of burned flint microartifacts, and the second occurs some 2 m to the southeast (Fig. 3.10).

3.3 Layer I-4

For a variety of reasons, specified in the previous chapter (under "Database Construction"), the lithic material from Area A (i.e., Layers I-4 and I-5) is presented only concisely here. The general lithic inventory of Layer I-4 is presented in Table 3.3, which includes the entire lithic assemblage retrieved from that layer.

Spatial data are presented only for the northern part of the excavated area, where the 5.25 m^2 of exposed surface yielded 6,696 microartifacts and 32 macroartifacts. Within the lithic inventory of this area (Table 3.4), flint is the dominant raw material, exhibiting evidence of burning on 0.61% of the microartifacts (Table 3.4).

Table 3.3 Lithic assemblage of Layer I-4, total assemblage (South and North areas)

Category	Flint				Basalt	Lime-stone	Total
	Unburned		Burned				
	N	%	N	%	N	N	N
Microartifacts[a]	7,402	99.36	47	0.63	106	103	7,658
FFT artifacts	32	100.00	–		4	–	36
Total	7,434	99.37	47	0.62	110	103	7,694

[a] The percentage of burned and unburned flint items is calculated within each lithic category

Table 3.4 Lithic assemblage of Layer I-4 (North), spatially presented

Category	Flint				Basalt	Lime-stone	Total
	Unburned		Burned				
	N	%	N	%	N	N	N
Microartifacts[a]	6,457	99.38	40	0.61	103	96	6,696
FFT artifacts	29	100.00	–		3	–	32
Total	6,486	99.38	40	0.61	106	96	6,728

[a] The percentage of burned and unburned flint items is calculated within each lithic category

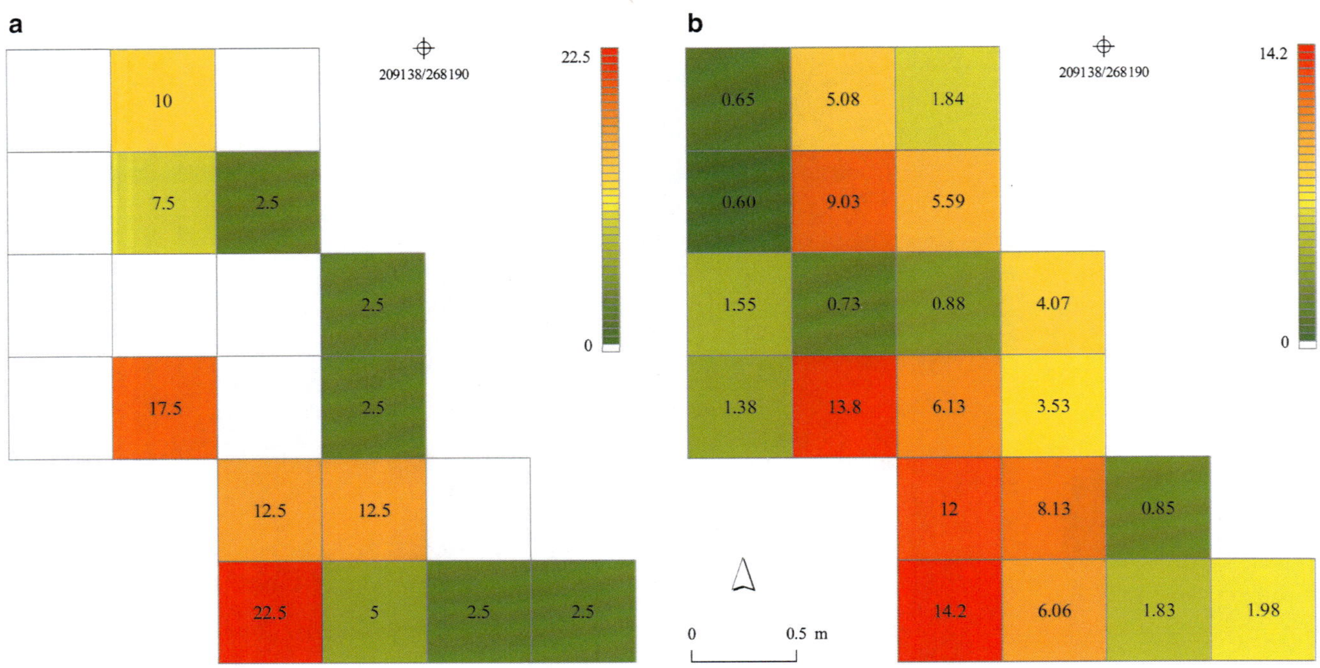

Fig. 3.11 Percentages of flint microartifacts per excavated unit in Layer I-4 (North). (**a**) Burned flint microartifacts (N = 40) and (**b**) unburned flint microartifacts (N = 6,457)

Unburned flint microartifacts were present in each of the excavated units, while the burned ones were retrieved from only 3 of the 5.25 m^2 of excavated area (Fig. 3.11).

High percentages of burning are observed in the southern half of the exposed area, where over 50% of the burned items occur in an area of 1 m^2; slightly to the northwest, an additional 17.5% occurs within a single sub-square. These excavated units, in which the percentage of burned flint microartifacts is relatively high, correspond to the high-percentages units of the unburned flint microartifacts (Fig. 3.11).

Table 3.5 Lithic assemblage of Layer I-5, total assemblage (South and North areas)

Category	Flint				Basalt	Lime-stone	Total
	Unburned		Burned				
	N	%	N	%	N	N	N
Microartifacts[a]	15,661	99.23	121	0.76	219	135	16,136
FFT artifacts	54	100.00	–		2	–	56
CCT artifacts	9	100.00	–		4	1	14
Total	15,724	99.23	121	0.76	225	136	16,206

[a] The percentage of burned and unburned flint items is calculated within each lithic category

3.4 Layer I-5

As for Layer I-4, the characteristics and spatial distribution of the lithic material from Layer I-5 are briefly discussed here. Table 3.5 incorporates the entire lithic inventory of the layer, while the data in Table 3.6 include only the material from the northern part of the excavated area, for which the general distribution of the flint microartifacts is presented.

The northern area, measuring 5 m^2, yielded 15,350 microartifacts and 63 macroartifacts of various raw materials, modified predominantly on flint; evidence of burning was observed only on 0.80% of the flint microartifacts (Table 3.6).

The unburned flint microartifacts occurred within each of the excavated units, and the burned flint microartifacts were retrieved from 4.5 of the 5 m^2 excavated area (Fig. 3.12).

Table 3.6 Lithic assemblage of Layer I-5 (North), spatially presented

Category	Flint				Basalt	Lime-stone	Total
	Unburned		Burned				
	N	%	N	%	N	N	N
Microartifacts[a]	14,894	99.19	121	0.80	210	125	15,350
FFT artifacts	51	100.00	–		1	–	52
CCT artifacts	9	100.00	–		1	1	11
Total	14,954	99.19	121	0.80	212	126	15,413

[a] The percentage of burned and unburned flint items is calculated within each lithic category

High percentages of burning are recorded in several excavated units throughout the exposed area. Similarly, the unburned flint microartifacts do not exhibit clustered areas of high frequencies and are scattered over the entire excavated surface (Fig. 3.12).

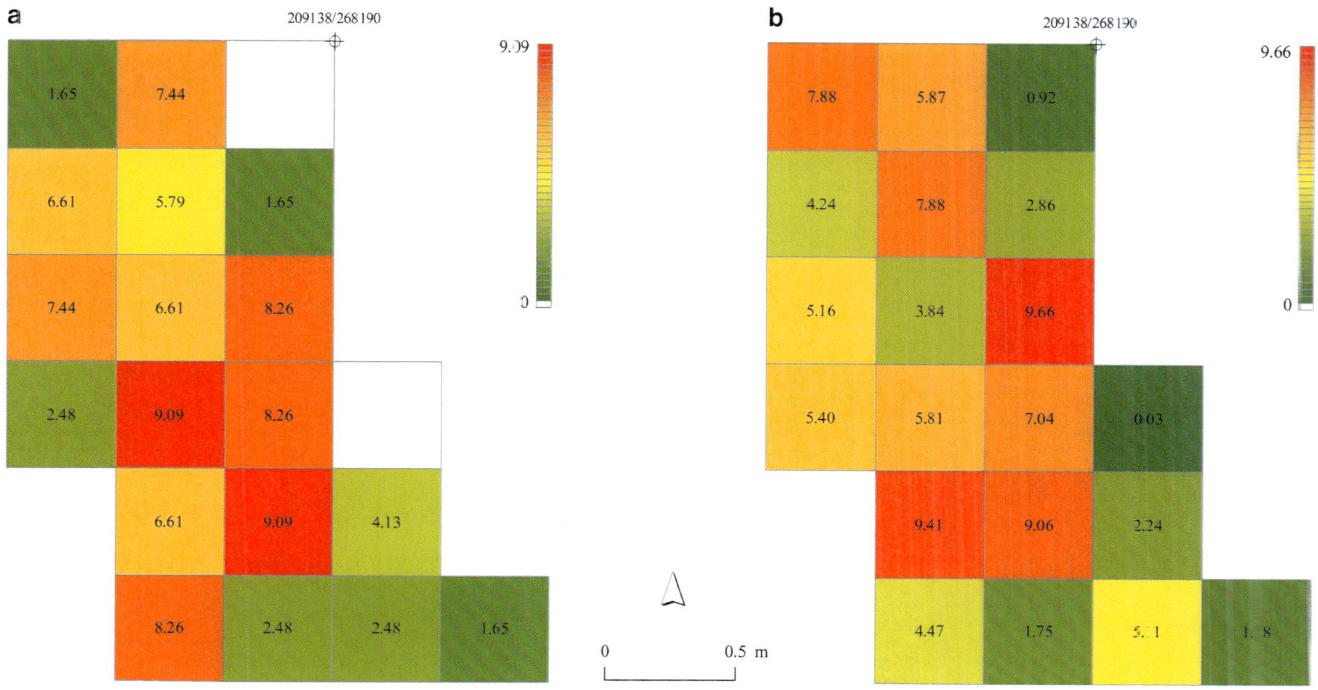

Fig. 3.12 Percentages of flint microartifacts per excavated unit in Layer I-5 (North). (**a**) Burned flint microartifacts (N = 121) and (**b**) unburned flint microartifacts (N = 14,894)

3.5 Layer II-2/3

The data for Layer II-2/3 are presented only briefly and include the general lithic inventory and schematic illustrations of the spatial distribution of the burned and unburned flint. The small spatial extent of this layer does not permit a meaningful spatial analysis. Layer II-2/3 was excavated to an extent of 4.67 m^2, yielding an assemblage of 7,502 microartifacts and 139 macroartifacts of various raw materials (Table 3.7). Burning is seen in very low frequencies on flint microartifacts (0.69%) and macroartifacts (0.94%).

The burned and unburned flint microartifacts appear to be distributed similarly and areas of high frequencies seem to overlap each other. Burned flint microartifacts occur in 10 excavated units and display relatively high frequencies in four sub-squares (Fig. 3.13). High frequencies of unburned flint microartifacts are similarly recorded in these four sub-squares (Fig. 3.13).

A single burned macroartifact was recovered from Layer II-2/3 (Table 3.7). This burned artifact occurs within a sub-square in which relatively high frequencies of burned flint microartifacts are recorded (Fig. 3.13).

Table 3.7 Lithic assemblage of Layer II-2/3

Category	Flint				Basalt	Lime-stone	Total
	Unburned		Burned				
	N	%	N	%	N	N	N
Microartifacts[a]	7,323	99.30	51	0.69	43	85	7,502
FFT artifacts	85	100.00	–		16	2	103
CCT artifacts[a]	20	95.23	1	4.76	9	–	30
Handaxes	–		–		6	–	6
Cleavers	–		–		–	–	–
Pebbles	251	100.00	–		117	51	419
Total	7,679	99.32	52	0.67	191	138	8,060

[a] The percentage of burned and unburned flint items is calculated within each lithic category

3.6 Layer II-5

Layer II-5 was excavated to an extent of 25 m^2, which yielded an assemblage of 3,903 microartifacts and 180 macroartifacts of various raw materials, predominantly flint (Table 3.8). Burning is seen in somewhat higher frequencies on the flint microartifacts (4.48%) than on the flint macroartifacts (3.41%) (Table 3.8).

Excavated units in which burned flint microartifacts occur encompass only 25 of the 117 excavated sub-squares. In addition, their spatial distribution is not uniform. Some 55% of the burned flint microartifacts cover an area of 3.25 m^2 in the northern part of the exposed surface, while the remaining 45% are scattered throughout the excavated area (Fig. 3.14).

The unburned flint microartifacts display similar patterning, with the highest frequencies occurring in the northern part of the excavated surface. However, the unburned flint

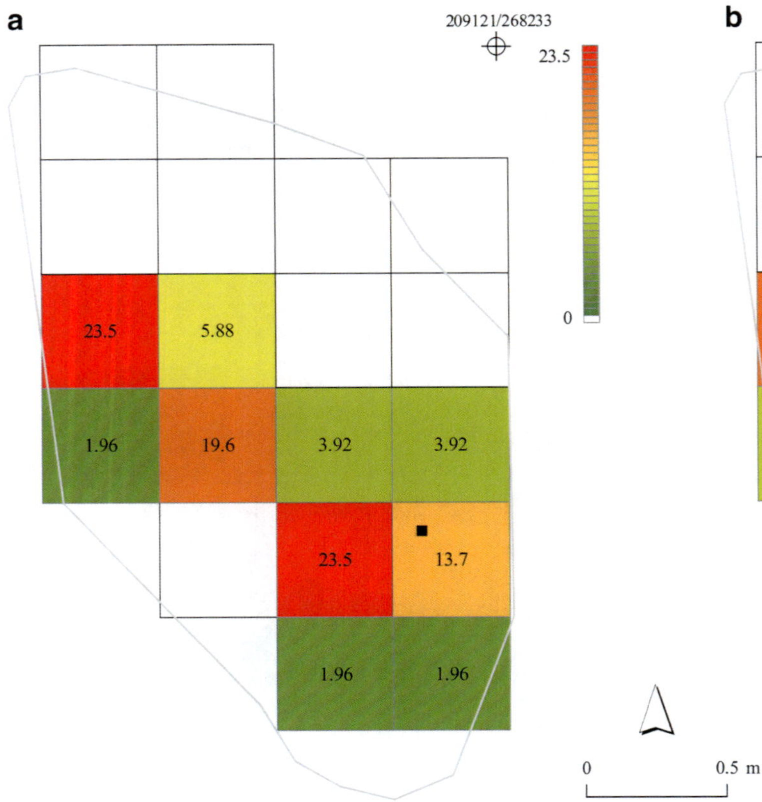

Fig. 3.13 Percentages of flint microartifacts per excavated unit in Layer II-2/3. (**a**) Burned flint microartifacts (N = 51); location of burned flint macroartifact is marked on the map (CCT: N = 1) and (**b**) unburned flint microartifacts (N = 7,323)

Table 3.8 Lithic assemblage of Layer II-5

Category	Flint				Basalt	Lime-stone	Total
	Unburned		Burned				
	N	%	N	%	N	N	N
Microartifacts[a]	3,453	95.51	162	4.48	76	212	3,903
FFT artifacts[a]	92	97.87	2	2.12	47	2	143
CCT artifacts	21	91.30	2	8.69	5	3	31
Handaxes	–		–		4	–	4
Cleavers	–		–		2	–	2
Pebbles	72	100.00	–		135	15	222
Total	3,638	95.63	166	4.36	269	232	4,305

[a] The percentage of burned and unburned flint items is calculated within each lithic category

microartifacts cover a larger surface and are present in most of the excavated units (Fig. 3.14).

The dense concentration in the northern part of the excavated area is further illustrated in the density maps, which suggest comparable patterns of distribution for the burned and unburned flint microartifacts (Fig. 3.15).

The random density maps follow this general overlapping and point to the northern area as the area most likely to display high density of burning (Fig. 3.16).

The overlapping between the burned and unburned flint microartifacts is, however, not complete. As mentioned above, the burned flint microartifacts cover a significantly smaller area. In addition, within the northern area of 3.25 m^2 in which the burned flint microartifacts are abundant, several excavated units display higher percentages of burning than what we would expect if the distribution were uniform (Fig. 3.17). The highest deviation between the observed and expected percentages of burning (2.96%) is recorded in a sub-square within the northern concentration (SR = 1.50; N [expected] = 10.2) (Fig. 3.17).

The burned flint microartifacts are clustered and display a dense concentration (with over 50% of the burned items) in the northern part of the excavated surface. Correspondingly, applying a chi square test for the burned flint microartifacts suggests that the distribution of these is significantly different from an expected, uniform distribution ($\Sigma\chi^2 = 200.43$; $df = 73$; $p < 0.001$). Calculation of standardized residuals for burned flint microartifacts of different excavated units suggests several sub-squares as potential contributors to the observed clustering (i.e., SR > 2); however, none of these sub-squares displays sufficient numbers (i.e., N [expected] > 5) of burned flint microartifacts.

Within the kernel of the cluster of burned flint microartifacts, which covers an area of 0.219 m^2, the relative percentage of the burned flint microartifacts (10.49%) is higher than that of the unburned ones (7.73%).

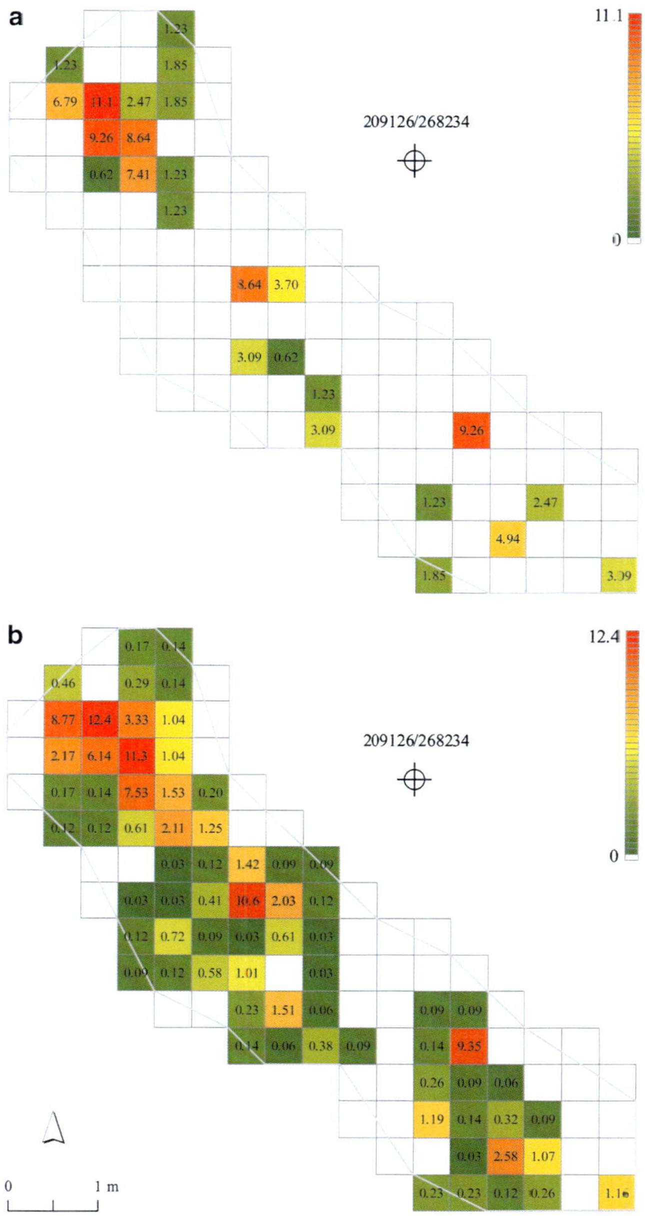

Fig. 3.14 Percentages of flint microartifacts per excavated unit in Layer II-5. (**a**) Burned flint microartifacts (N = 162) and (**b**) unburned flint microartifacts (N = 3,453)

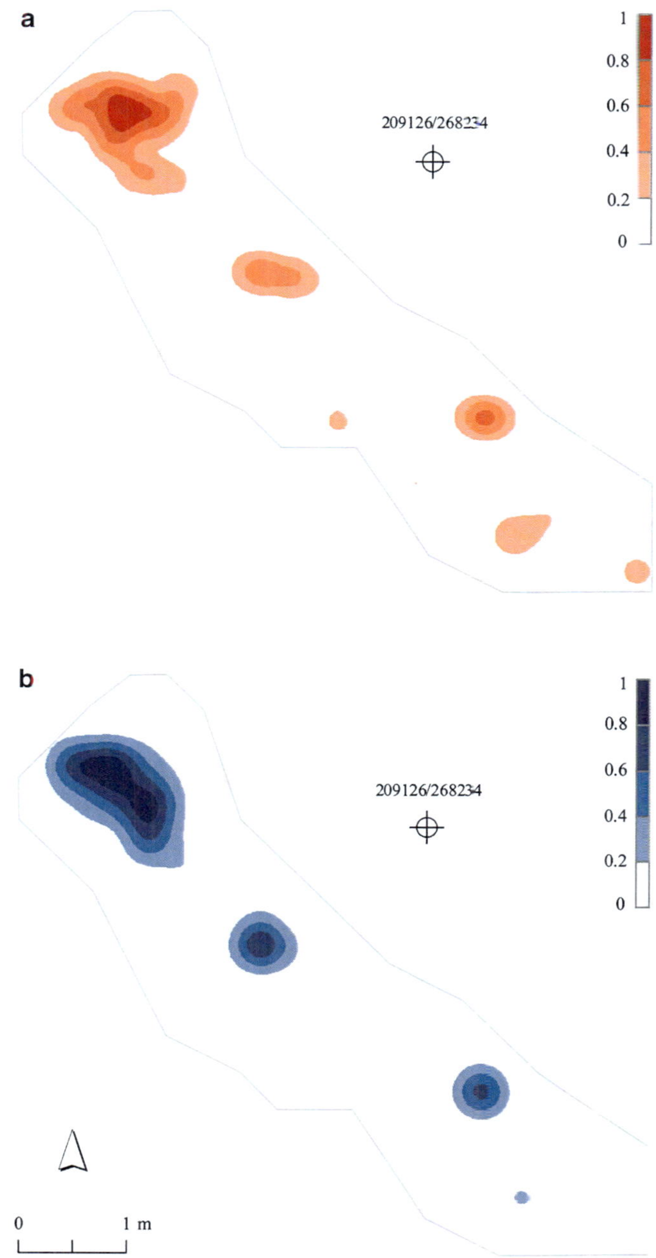

Fig. 3.15 Kernel density maps of flint microartifacts in Layer II-5 (**a**) Burned flint microartifacts (N = 162) and (**b**) unburned flint microartifacts (N = 3,453)

The flint assemblage of Layer II-5 yielded four burned macroartifacts (Table 3.8). Three of these occur within and in close vicinity to the high-density concentration of burned flint microartifacts; the fourth is located some 6 m to the southeast of the concentration (Fig. 3.18).

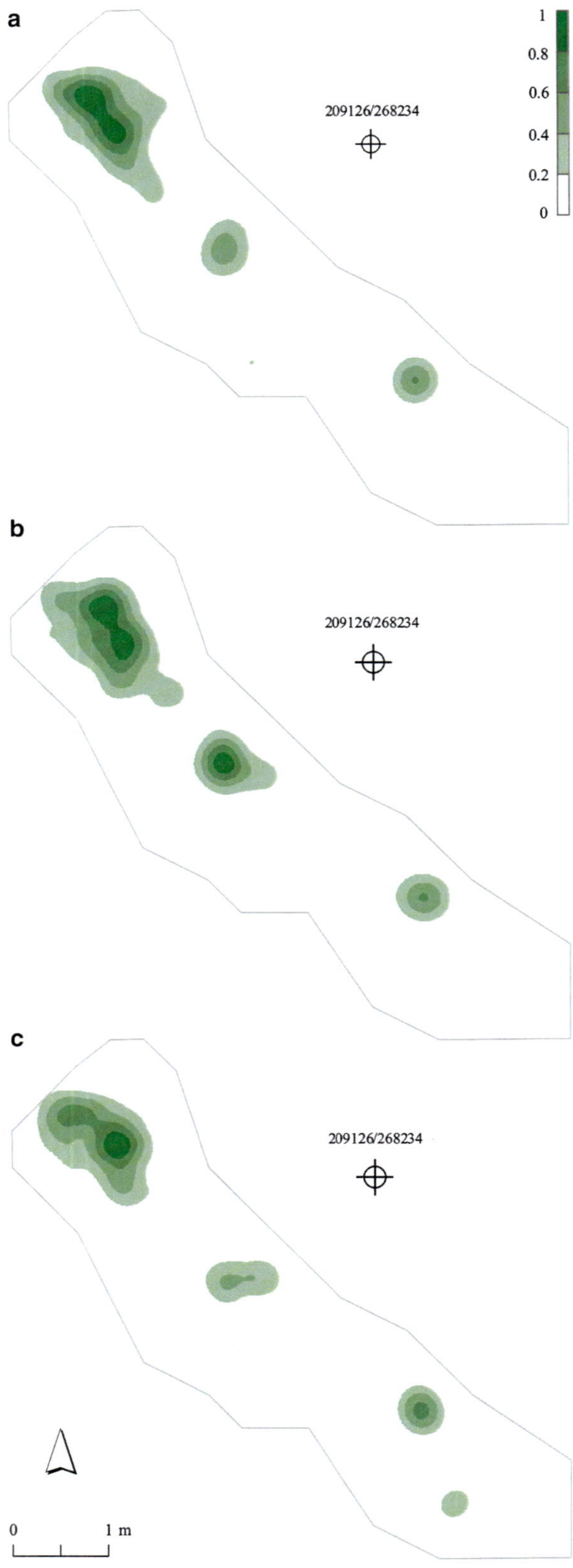

Fig. 3.16 Kernel density maps of three randomly selected data sets (N = 162) for Layer II-5

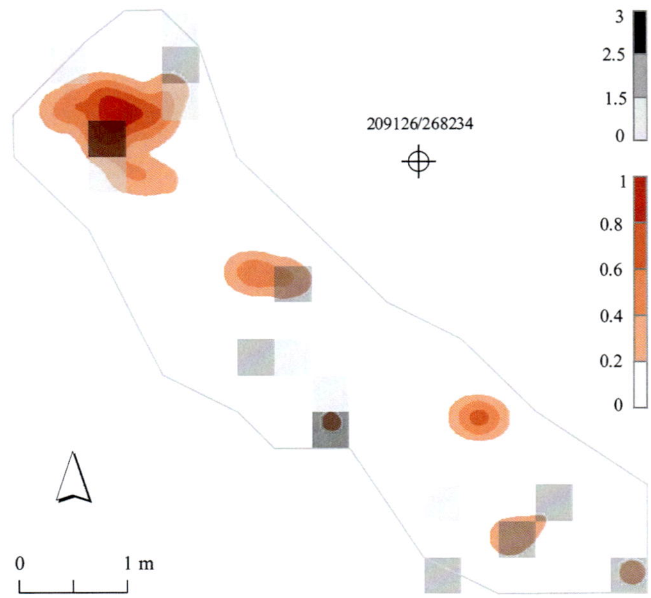

Fig. 3.17 The kernel density map of burned flint microartifacts of Layer II-5 and excavated units in which the observed percentage of burning exceeds the expected percentage

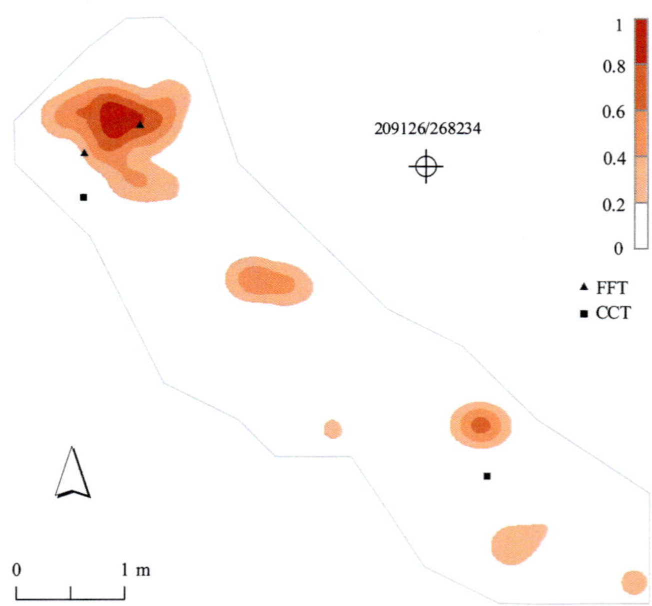

Fig. 3.18 The kernel density map of burned flint microartifacts of Layer II-5 and the distribution of large burned flint items (FFT: N = 2; CCT: N = 2)

3.7 Layer II-5/6

The lithic assemblage of Layer II-5/6 consists of 10,531 microartifacts and 142 macroartifacts, recovered from an area of 19.14 m². Flint is the dominant raw material, exhibiting relatively high frequencies of burning amongst microartifacts (4.50%) and macroartifacts (5.30%) (Table 3.9).

Burned flint microartifacts occur in 37 of the 93 excavated sub-squares. Two adjacent areas, in the central part of the excavated surface, display high frequencies of burned flint microartifacts. The first (southern) covers 1.75 m² and includes 25.75% of the burned flint microartifacts; the second (slightly to the northwest) incorporates 45.25% of the burned flint microartifacts of the layer within an area of 3.5 m² (Fig. 3.19).

The distribution of the unburned flint microartifacts covers a larger area, with most of the excavated units being represented. Similarly to the burned flint microartifacts, the highest frequencies are observed in two adjacent areas: in the center of the excavated surface (some 20% of the unburned flint microartifacts) and slightly to the northwest (some 52% of the unburned flint microartifacts) (Fig. 3.19).

These patterns are further illustrated in the density maps of the flint microartifacts (Fig. 3.20). The density map of the unburned flint microartifacts emphasizes the high-density concentration in the northwestern area, while the central concentration exhibits lower levels of density (Fig. 3.20). The central concentration appears to be more definite in the density map of the burned flint microartifacts, which display high densities in the northwestern as well as the central areas (Fig. 3.20). Following these patterns, the random density maps give more emphasis to the northwestern area as the area most likely to exhibit high frequencies of burning (Fig. 3.21).

Layer II-5/6 thus displays two concentrations of burned flint microartifacts, in the northwest (henceforth: northern) and in the center (henceforth: southern) of the excavated surface. The chi square test applied to the burned flint microartifacts suggests that the distribution of these is significantly different from an expected, uniform distribution ($\Sigma\chi^2 = 204.48$; $df = 64$; $p < 0.001$). Calculation of standardized residuals for

Table 3.9 Lithic assemblage of Layer II-5/6

Category	Flint				Basalt	Lime-stone	Total
	Unburned		Burned				
	N	%	N	%	N	N	N
Microartifacts[a]	8,487	95.49	400	4.50	589	1,055	10,531
FFT artifacts[a]	95	94.05	6	5.90	24	–	125
CCT artifacts	12	100.00	–		1	2	15
Handaxes	–		–		1	–	1
Cleavers	–		–		1	–	1
Pebbles	108	100.00	–		139	19	266
Total	8,702	95.54	406	4.45	755	1,076	10,939

[a] The percentage of burned and unburned flint items is calculated within each lithic category

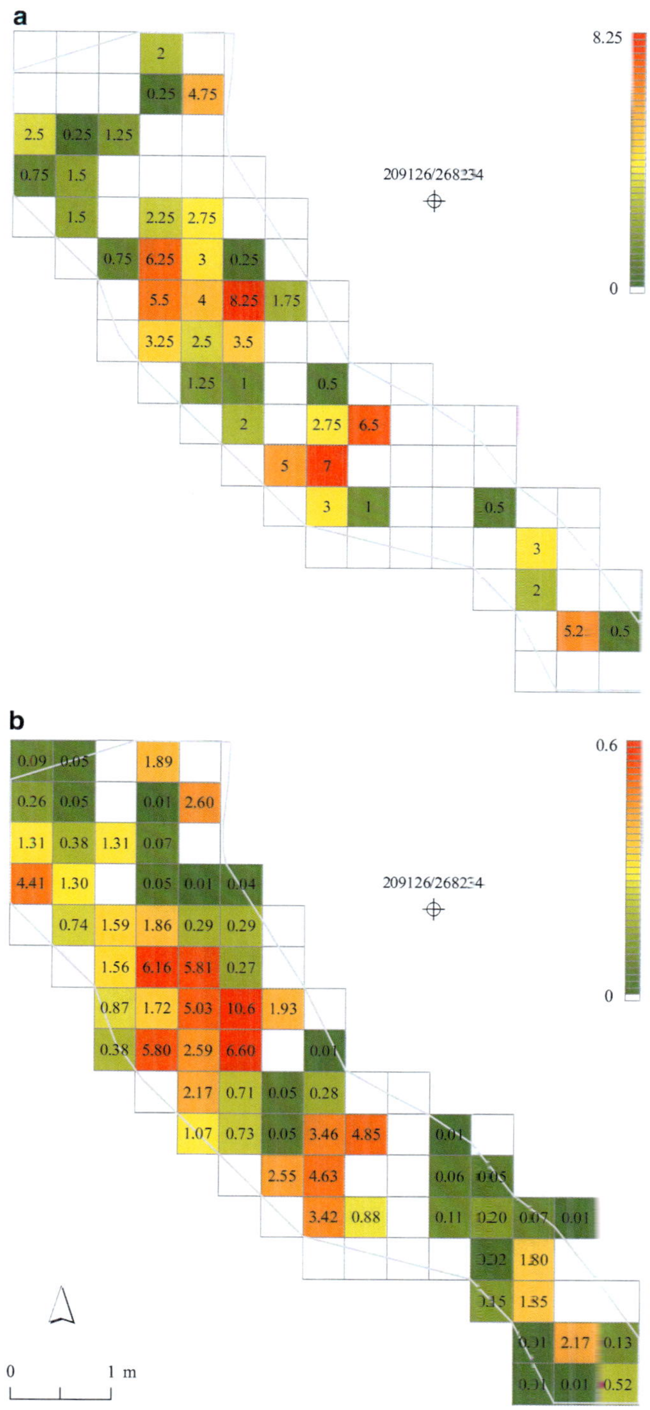

Fig. 3.19 Percentages of flint microartifacts per excavated unit in Layer II-5/6. (**a**) Burned flint microartifacts (N = 400) and (**b**) unburned flint microartifacts (N = 8,487)

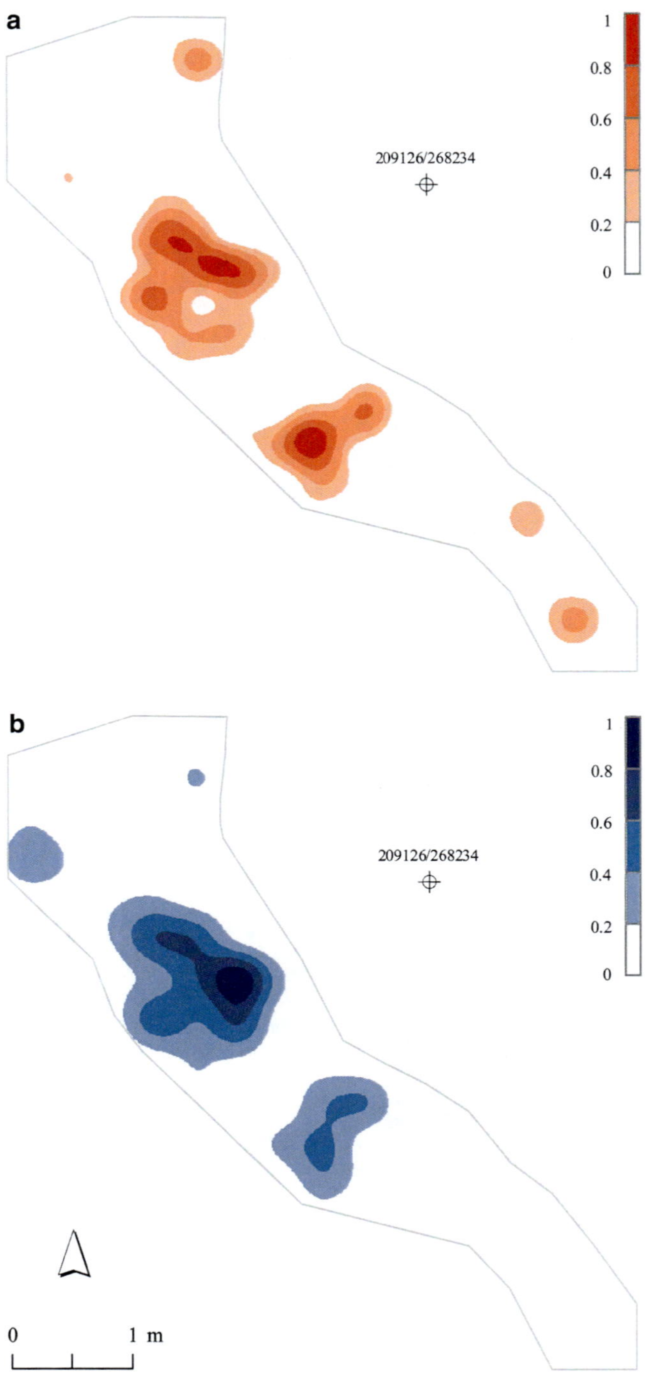

Fig. 3.20 Kernel density maps of flint microartifacts in Layer II-5/6. (**a**) Burned flint microartifacts (N = 400) and (**b**) unburned flint microartifacts (N = 8,487)

burned flint microartifacts of different excavated units suggests that significant values (SR > 2), pointing to the potential contributors to the observed clustering, are observed in sub-squares within and in the vicinity of the burned clusters (specified below).

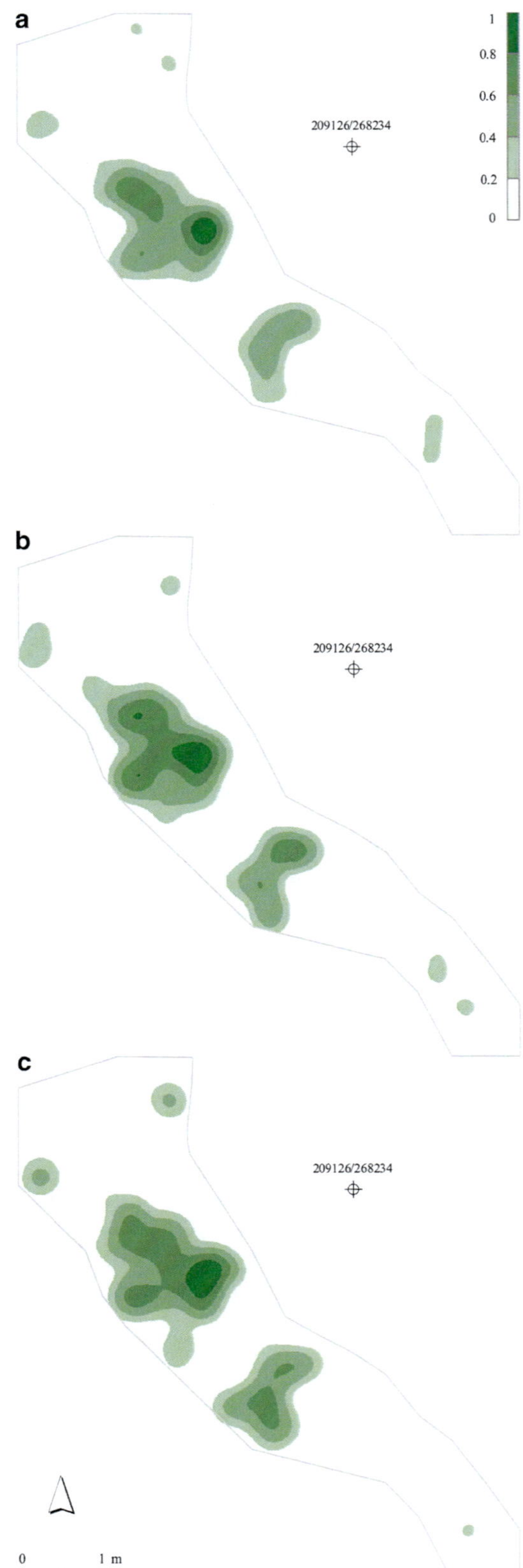

Fig. 3.21 Kernel density maps of three randomly selected data sets (N = 400) for Layer II-5/6

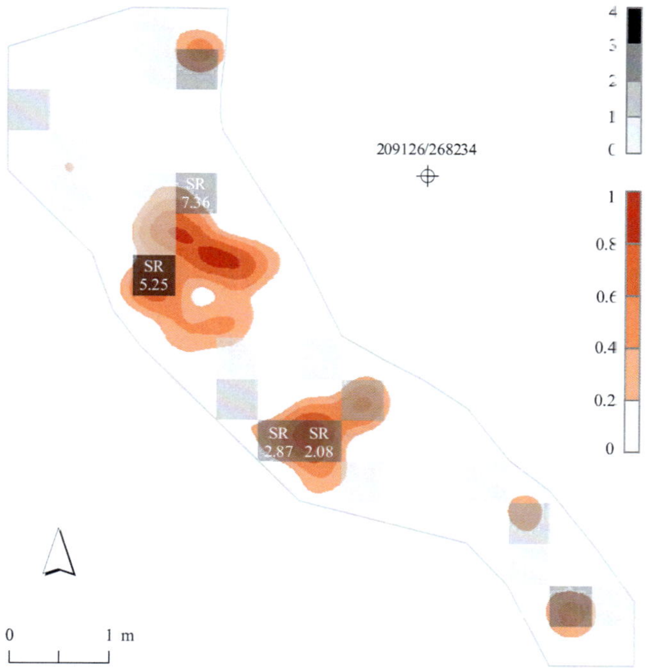

Fig. 3.22 The kernel density map of burned flint microartifacts of Layer II-5/6 and excavated units in which the observed percentage of burning exceeds the expected percentage; significant SR values are marked on the map

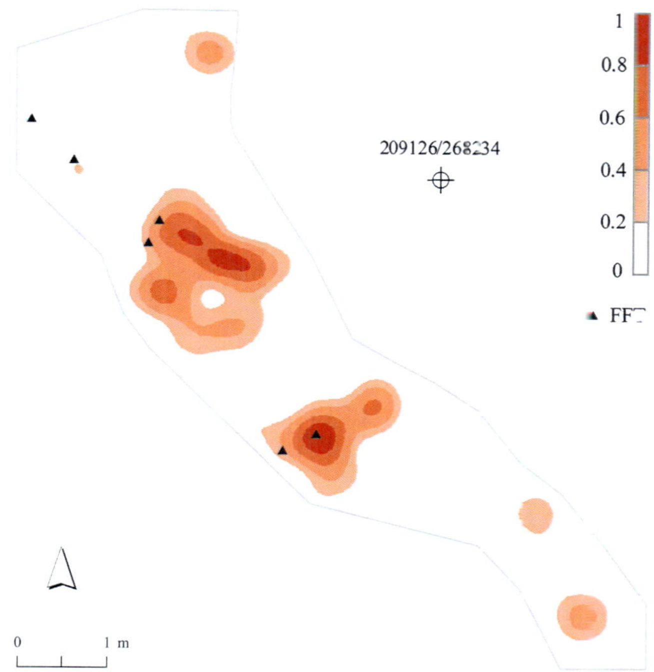

Fig. 3.23 The kernel density map of burned flint microartifacts of Layer II-5/6 and the distribution of large burned flint items (FFT: N = [illegible])

In the northern concentration, several excavated units display higher percentages of burning than what we would expect if the distribution of the burned flint microartifacts were uniform (Fig. 3.22). Particularly, in the sub-square that displays the highest deviation between the observed and expected values of burning (3.60%) the SR value is significant (SR = 5.25; N [expected] = 7.56). The sub-square slightly to its northeast, where the observed percentage of burned flint microartifacts is 2.34% higher than the expected one, the SR value is also significant (SR = 7.36; however N [expected] = 1.62).

High density values are represented in the northern concentration in two kernels that together encompass an area of 0.167 m² and include 8.00% of the burned and 4.59% of the unburned flint microartifacts of the layer.

In the southern concentration, which is less distinct in the random density maps (Fig. 3.21), several excavated units display higher percentages of burning than what we would expect if the distribution of the burned flint microartifacts were uniform. Significant SR values are observed in two of these sub-squares, which display a gap of 2–3% between the observed and expected percentages of burned flint microartifacts (Fig. 3.22). In the sub-square that encircles the kernel of the concentration, the observed percentage of burning is 2.26% higher than the expected one (SR = 2.08; N [expected] = 18.94) and in the sub-square to its west the observed percentage of burning is 2.34% higher than the expected one (SR = 2.87; N [expected] = 10.62). The kernel of the southern concentration covers an area of 0.122 m² and includes 4.50% of the burned and only 1.99% of the unburned flint microartifacts of the layer.

Six burned flint macroartifacts were found in Layer II-5/6 (Table 3.9). Four of these occur within the northern (N = 2) and the southern (N = 2) concentrations of burned flint microartifacts (Fig. 3.23). The remaining two are in the northwestern part of the excavated surface (Fig. 3.23).

3.8 Layer II-6 L-1

Layer II-6 L-1 was exposed over an area of 23.7[illegible] m² from which an extensive lithic assemblage was recovered (Table 3.10). Flint is the dominant raw material, particularly amongst microartifacts, while within the macroartifacts the dominance of flint is closely followed by basalt, exhibiting quite similar frequencies (Table 3.10).

The percentage of burned flints is relatively low amongst microartifacts (1.40%) and macroartifacts (1.40%). A particularly low percentage of burning (0.25%) is observed for flint pebbles (Table 3.10).

Table 3.10 Lithic assemblage of Layer II-6 L-1

Category	Flint				Basalt	Lime-stone	Total
	Unburned		Burned				
	N	%	N	%	N	N	N
Microartifacts[a]	53,081	98.59	754	1.40	2,745	1,506	58,086
FFT artifacts[a]	781	99.11	7	0.88	869	22	1,679
CCT artifacts[a]	407	97.60	10	2.39	114	16	547
Handaxes	4	100.00	–		46	4	54
Cleavers	–		–		15	–	15
Pebbles[a]	2,339	99.74	6	0.25	3,867	366	6,578
Total	56,612	98.64	777	1.35	7,656	1,914	66,959

[a] The percentage of burned and unburned flint items is calculated within each lithic category

Burned flint microartifacts are distributed throughout the excavated area and are represented in 69 of the 109 excavated sub-squares. Two areas, in the central and northwestern parts of the exposed surface, exhibit higher frequencies of burned microartifacts (Fig. 3.24). The spatial distribution of the unburned flint microartifacts, however, is different. These are scattered throughout most of the excavated surface, displaying areas of high frequencies in several excavated units extending from the southeastern corner of the exposed surface to the northwestern one (Fig. 3.24).

The density map of unburned flint microartifacts illustrates that the highest density values occur in the southeastern corner of the excavated surface (Fig. 3.25). The density map of the burned flint microartifacts illustrates two concentrations of high density; one in the northwestern corner of the excavated unit and another slightly south of it (Fig. 3.25).

The various distribution and density maps suggest that the spatial patterning of the burned and unburned flint microartifacts of Layer II-6 L-1 do not coincide. Rather, they display generally opposite patterns, with denser concentrations of burned flint microartifacts in the northwestern part of the excavated surface and of unburned flint microartifacts in the southeast (Fig. 3.25). Correspondingly, random density maps suggest the southeastern corner of the excavated surface as most likely to display high densities of burning (Fig. 3.26).

Layer II-6 L-1 thus displays two concentrations of burned flint microartifacts, in the northwestern corner of the excavated surface (henceforth: northern) and slightly to its south (henceforth: southern). The chi square test of the burned flint microartifacts points to a significant difference between the expected distribution of burning and the observed patterning ($\Sigma\chi^2 = 580.57$; $df = 90$; $p < 0.001$).

In the northern concentration of burned flint microartifacts, several excavated units display higher percentages of burning than what we would expect if the distribution of the burned flint microartifacts were uniform (Fig. 3.27). In the sub-square that encircles the kernel of the concentration, the deviation between the observed and expected values of burning is 2.83% and the SR value is significant (SR = 5.25; N [expected] = 16.6). The kernel of the northern concentration covers an area of 0.148 m^2 and includes 3.97% of the burned flint microartifacts of the layer and 1.25% of the unburned ones.

In the southern concentration of burned flint microartifacts, the sub-square that encircles the kernel exhibits a 3.32% deviation between the observed and expected values of burning and displays a significant SR value (SR = 7.60;

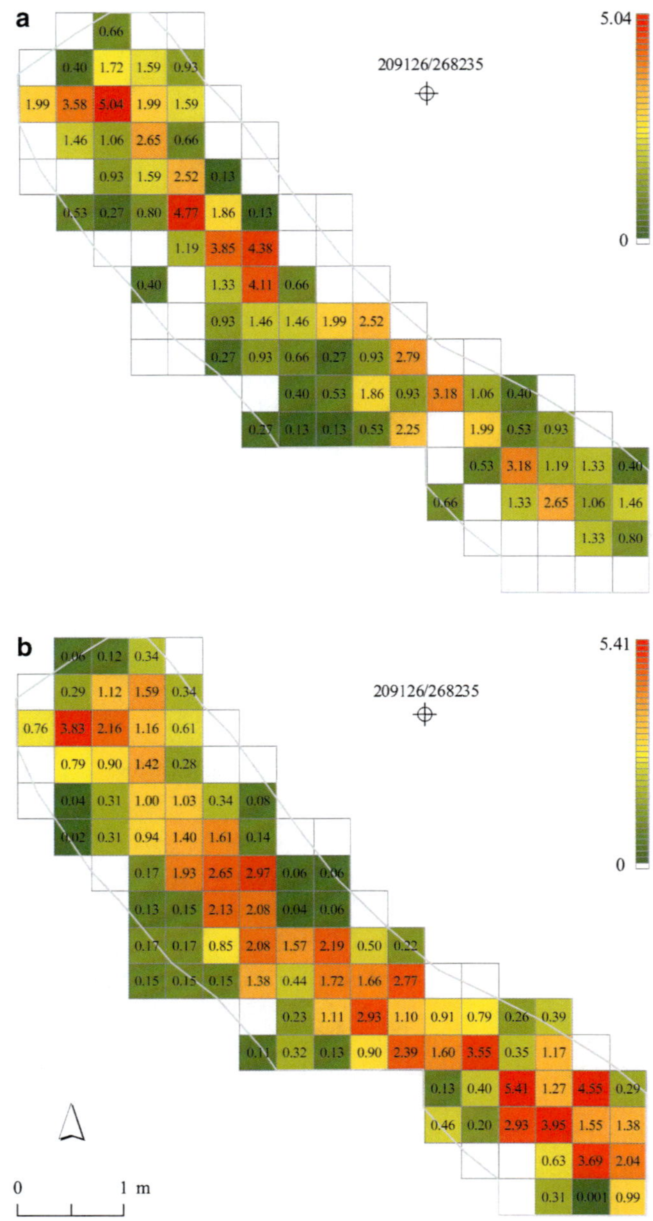

Fig. 3.24 Percentages of flint microartifacts per excavated unit in Layer II-6 L-1. (**a**) Burned flint microartifacts (N = 754) and (**b**) unburned flint microartifacts (N = 53,081)

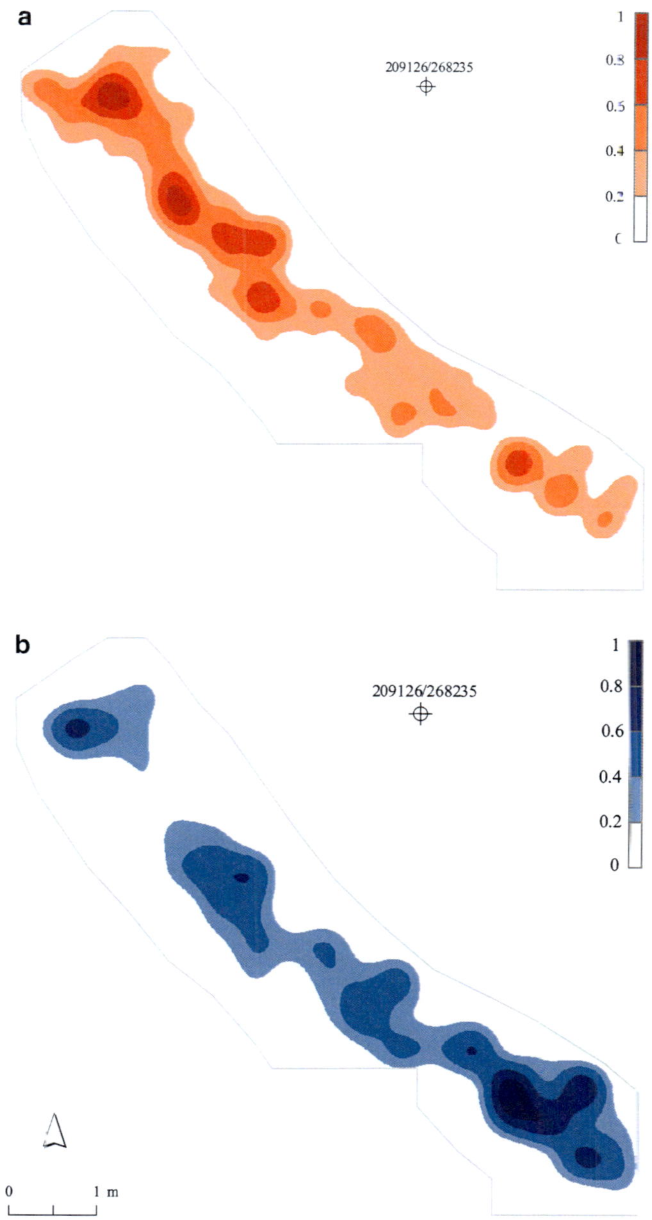

Fig. 3.25 Kernel density maps of flint microartifacts in Layer II-6 L-1. (**a**) Burned flint microartifacts (N = 754) and (**b**) unburned flint microartifacts (N = 53,081)

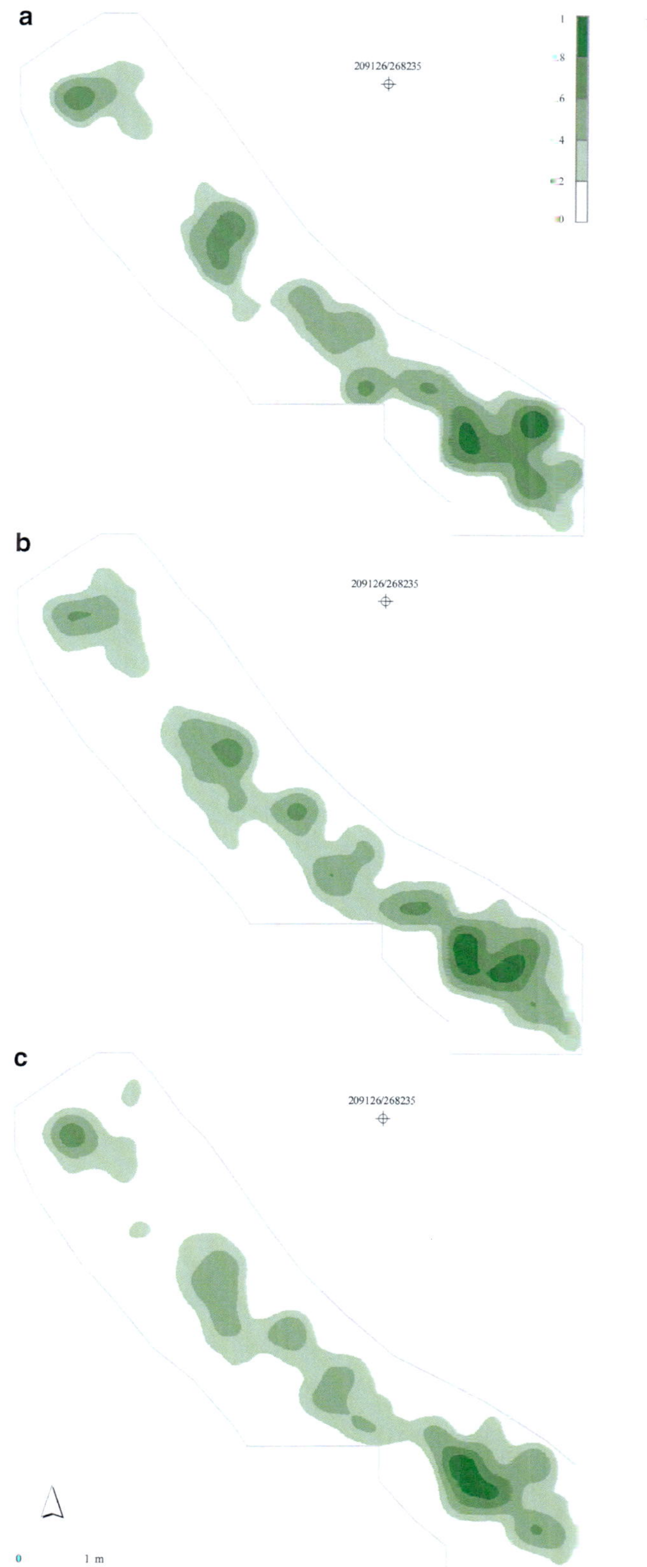

Fig. 3.26 Kernel density maps of three randomly selected data sets (N = 754) for Layer II-6 L-1

N [expected] = 10.9). The kernel of the southern concentration covers an area of 0.117 m^2 in which 3.71% of the burned flint microartifacts of the layer and only 0.59% of the unburned ones are included.

Additional burned flint items are found in the lithic assemblage of Layer II-6 L-1 and include six pebbles and 17 macroartifacts (Table 3.10). These seem to be scattered throughout the excavated surface, with only three macroartifacts in close vicinity to the northern concentration of burned flint microartifacts (Fig. 3.28).

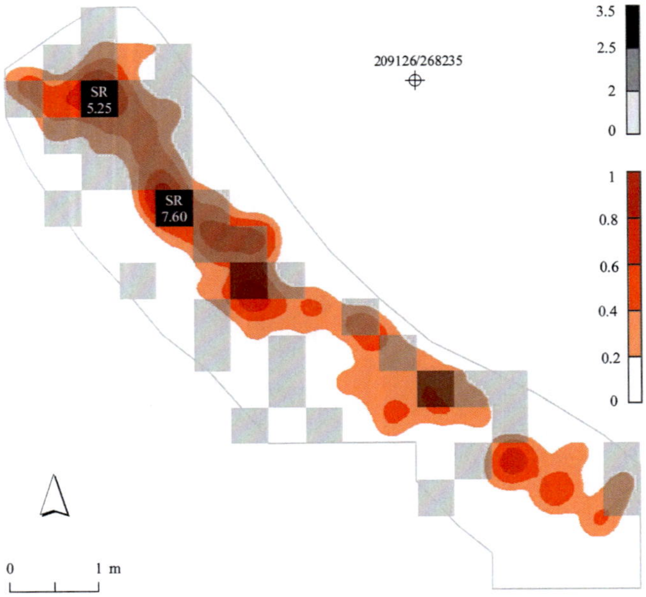

Fig. 3.27 The kernel density map of burned flint microartifacts of Layer II-6 L-1 and excavated units in which the observed percentage of burning exceeds the expected percentage; significant SR values are marked on the map

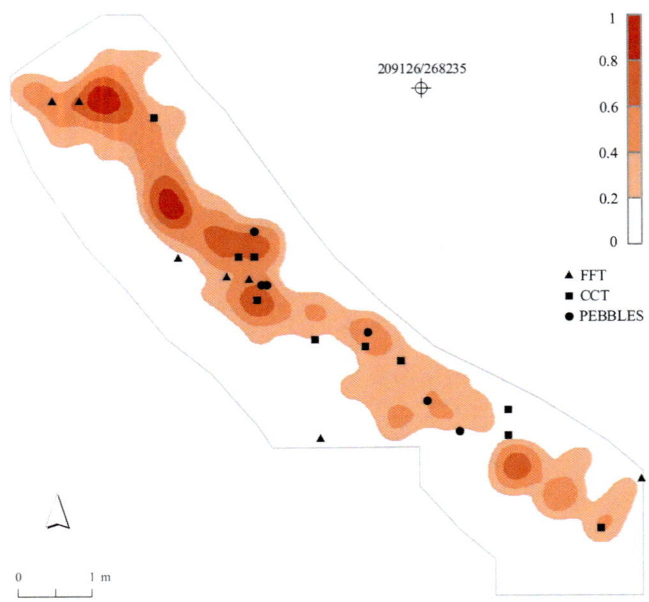

Fig. 3.28 The kernel density map of burned flint microartifacts of Layer II-6 L-1 and the distribution of large burned flint items (FFT: N = 7; CCT: N = 10; Pebbles: N = 6)

3.9 Layer II-6 L-2

A large lithic assemblage, consisting of some 79,670 microartifacts and 1,412 macroartifacts, was recovered from the 25.62 m² exposure of Layer II-6 L-2. Flint is the principal raw material among the microartifacts, while the majority of macroartifacts are modified on basalt (Table 3.11).

Flint exhibits very low frequencies of burning, with only 0.76% of the microartifacts and 1.05% of the macroartifacts being burned. In addition, 0.25% of the flint pebbles show signs of burning (Table 3.11).

Excavated units in which burned flint microartifacts occur consist of only 48 of the 114 excavated sub-squares. Close to 60% of the burned flint microartifacts are concentrated in a 3.25 m² area in the southeastern corner of the excavated surface (Fig. 3.29). Only 22% of the unburned flint microartifacts occur in this 3.25 m² area; they are scattered throughout most of the excavated surface (Fig. 3.29). In contrast with the burned flint microartifacts, the unburned ones exhibit the highest frequencies (57%) in the northwestern corner of the excavated surface (Fig. 3.29).

This divergent patterning is well illustrated in the density maps of the burned and unburned flint microartifacts (Fig. 3.30). The density map of the burned flint microartifacts displays a single high-density concentration in the southeastern corner of the excavated surface. A single high-density concentration is also presented in the density map of the unburned flint microartifacts; however, it is located in the northwestern corner of the excavated area (Fig. 3.30). This spatial deviation is also manifested in the random density maps, which suggest the northwestern part of the excavated surface as most likely to exhibit high density of burning (Fig. 3.31).

The chi square test of the burned flint microartifacts substantiates the significance of the apparent clustering of burned microartifacts ($\Sigma\chi^2 = 913.27$; $df = 68$; $p < 0.001$).

Furthermore, within the concentration of burned flint microartifacts, the percentage of burned flint microartifacts in the sub-square that encircles the highest-density kernel is 12.63% higher than what we would expect if the distribu-

Table 3.11 Lithic assemblage of Layer II-6 L-2

Category	Flint				Basalt	Lime-stone	Total
	Unburned		Burned				
	N	%	N	%	N	N	N
Microartifacts[a]	73,064	99.23	563	0.76	3,889	2,154	79,670
FFT artifacts[a]	300	99.00	3	0.99	771	15	1,089
CCT artifacts[a]	165	98.80	2	1.19	116	8	291
Handaxes	4	100.00	–		18	–	22
Cleavers	–		–		10	–	10
Pebbles[a]	792	99.74	2	0.25	875	107	1,776
Total	74,325	99.23	570	0.76	5,679	2,284	82,858

[a] The percentage of burned and unburned flint items is calculated within each lithic category

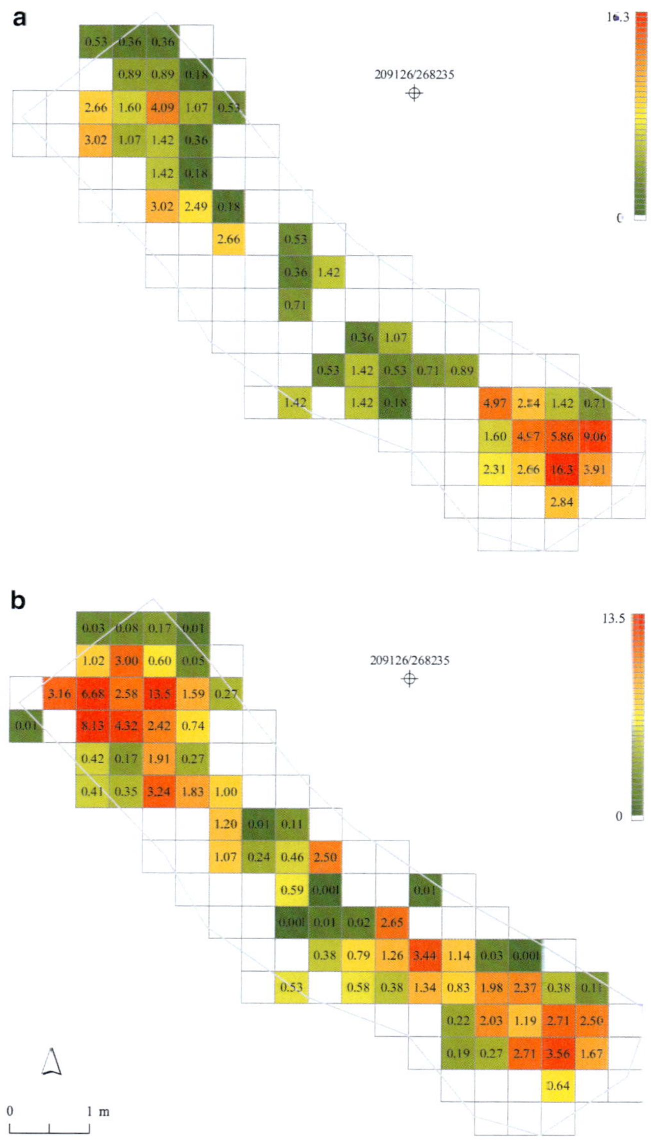

Fig. 3.29 Percentages of flint microartifacts per excavated unit in Layer II-6 L-2. (**a**) Burned flint microartifacts (N = 563) and (**b**) unburned flint microartifacts (N = 73,064)

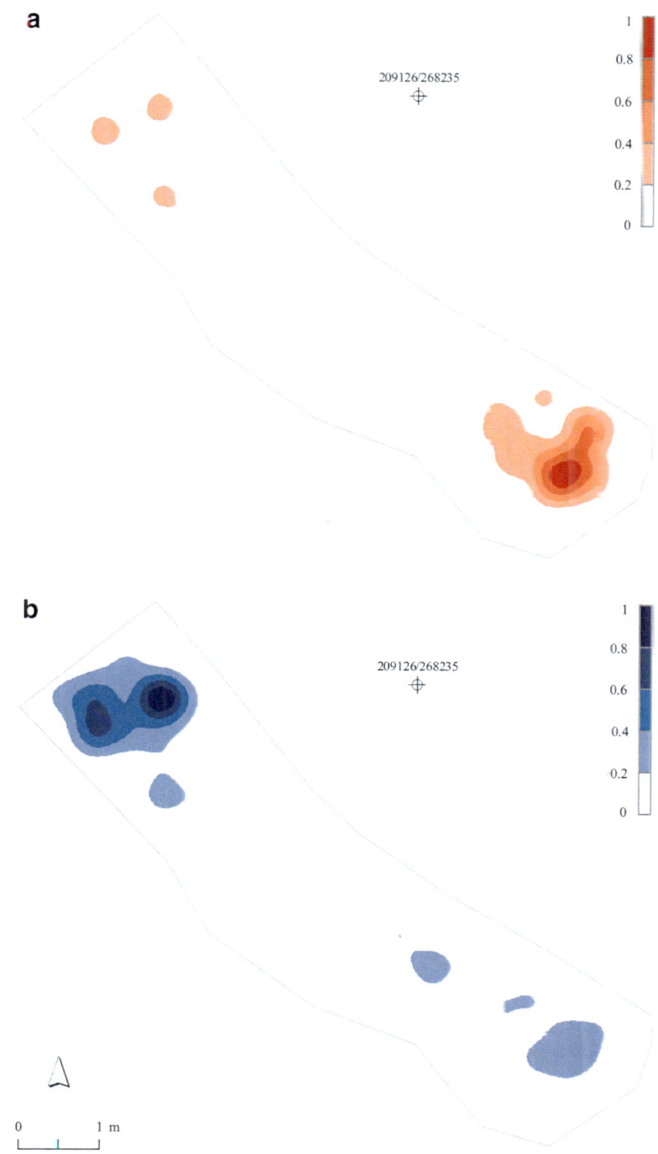

Fig. 3.30 Kernel density maps of flint microartifacts in Layer II-6 L-2. (**a**) Burned flint microartifacts (N = 563) and (**b**) unburned flint microartifacts (N = 73,064)

tion of the burning were uniform (Fig. 3.32). This pattern and the high significance of the standardized residual test of this sub-square (SR = 15.79; N [expected] = 20.5) points to this concentration as a major contributor to the observed clustering. The highest SR values occur in the sub-squares that encircle the concentration of burned flint microartifacts (within the 13 sub-squares included in the cluster, the average SR value is 5.07). The kernel of the southeastern concentration covers an area of 0.165 m^2 and contains 9.41% of the burned flint microartifacts of the layer and 2.39% of the unburned ones.

Five burned flint macroartifacts and two burned flint pebbles are recorded within the lithic assemblage of Layer II-6 L-2 (Table 3.11). Two burned flint macroartifacts occur within the high-density concentration of burned flint microartifacts. The remaining burned flint macroartifacts and the two burned flint pebbles occur mostly in the central part in the excavated surface (Fig. 3.33).

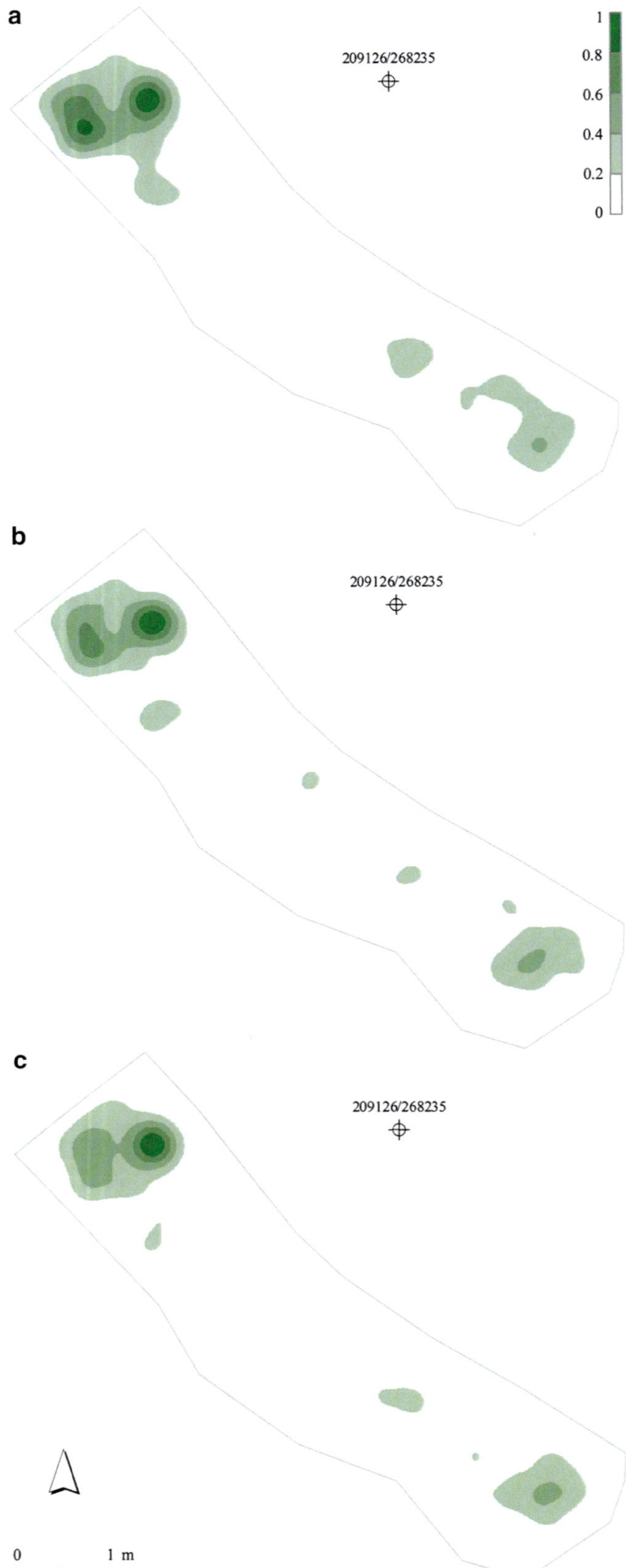

Fig. 3.31 Kernel density maps of three randomly selected data sets (N = 563) for Layer II-6 L-2

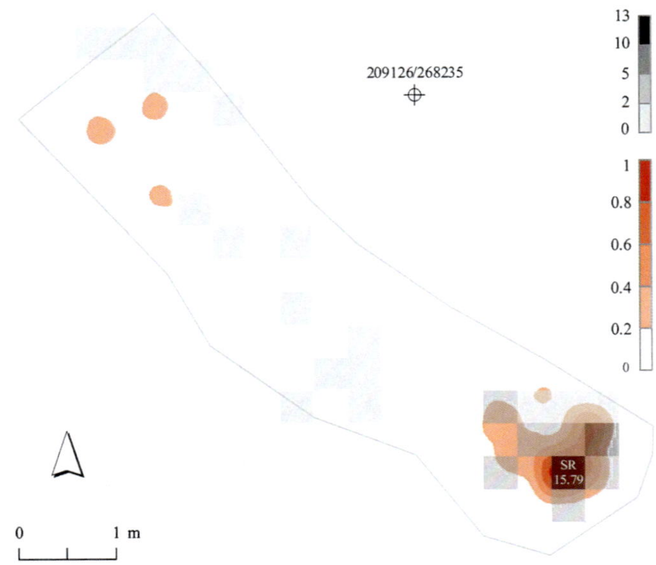

Fig. 3.32 The kernel density map of burned flint microartifacts of Layer II-6 L-2 and excavated units in which the observed percentage of burning exceeds the expected percentage; significant SR value is marked on the map

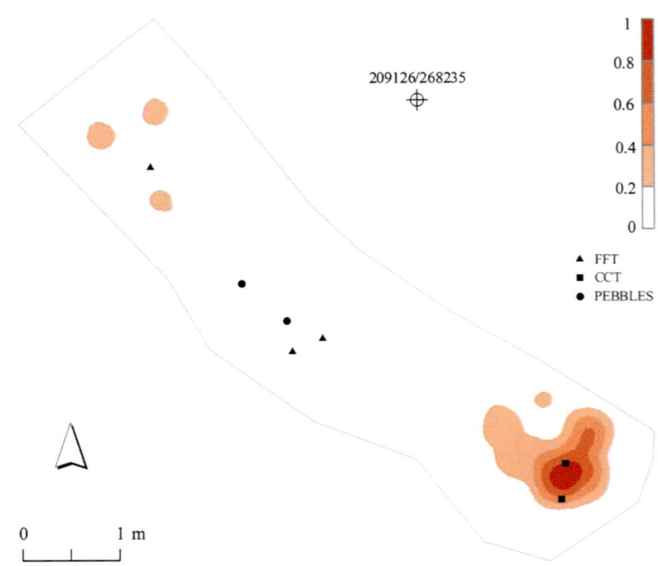

Fig. 3.33 The kernel density map of burned flint microartifacts of Layer II-6 L-2 and the distribution of large burned flint items (FFT: N = 3; CCT: N = 2; Pebbles: N = 2)

3.10 Layer II-6 L-3

Some 17.92 m^2 of exposed surface of Layer II-6 L3 yielded the large number of 96,094 microartifacts and 1,199 macroartifacts. The microartifacts are predominantly flint, while basalt is more dominant amongst the macroartifacts (Table 3.12). While the flint microartifacts exhibit a low percentage of burning (0.95%), amongst the flint macroartifacts a higher

Table 3.12 Lithic assemblage of Layer II-6 L-3

Category	Flint				Basalt	Limestone	Total
	Unburned		Burned				
	N	%	N	%	N	N	N
Microartifacts[a]	91,050	99.04	877	0.95	2,597	1,570	96,094
FFT artifacts[a]	319	98.45	5	1.54	580	21	925
CCT artifacts[a]	175	94.08	11	5.91	58	12	256
Handaxes	–		–		6	–	6
Cleavers	–		–		12	–	12
Pebbles[a]	1,101	99.90	1	0.09	730	154	1,986
Total	92,645	99.04	894	0.95	3,983	1,757	99,279

[a] The percentage of burned and unburned flint items is calculated within each lithic category

percentage of burning is recorded (3.13%). In addition, burning occurs on 0.09% of the flint pebbles (Table 3.12).

Burned flint microartifacts are distributed over most of the excavated area, with two areas displaying the highest frequencies of burning (Fig. 3.34). The first, in the center of the exposed surface, covers an area of 1.25 m^2 and includes 24.18% of the burned flint microartifacts. The other, slightly to the northwest, includes 21.93% of the burned flint microartifacts in a 1 m^2 area (Fig. 3.34). Comparison of these patterns with the distribution of unburned flint microartifacts demonstrates that the 1.25 m^2 of the central concentration of burned flint microartifacts display similarly higher relative percentages of unburned flint microartifacts (28.16%). A different pattern is evident in the 1 m^2 northwestern concentration, where the relative percentage of unburned flint microartifacts is significantly smaller (11.51%) than that of the burned ones (Fig. 3.34).

The density map of the burned flint microartifacts similarly emphasizes the northwestern concentration as exhibiting the highest density values, while the unburned flint microartifacts display two different areas of high density, in the center and in the southeastern corner of the excavated surface (Fig. 3.35).

The central area correspondingly displays high levels of density in all three random density maps and in two of these, high levels of density are evident in the southeastern corner as well (Fig. 3.36). The northwestern concentration, which displays the highest levels of density within the burned flint microartifacts and in which a substantial difference was observed between the relative percentages of the burned (21.93%) and unburned (11.51%) flint microartifacts, does not display high levels of density in any of the random density maps (Fig. 3.36).

The various distribution and density maps suggest that the distribution of the burned flint microartifacts is not uniform. The chi square test of the burned flint microartifacts further supports this observation ($\Sigma\chi^2 = 673.37$; $df = 65$; $p < 0.001$). The major contributor to this pattern is the northwestern concentration of burned flint microartifacts. This concentration is not congruent with the density patterns of the unburned flint microartifacts and is not represented in the random density maps as the area likely to display high density of burning. The contribution of this area to the observed patterning is supported by a comparison between the observed and expected percentages of burned flint microartifacts (Fig. 3.37).

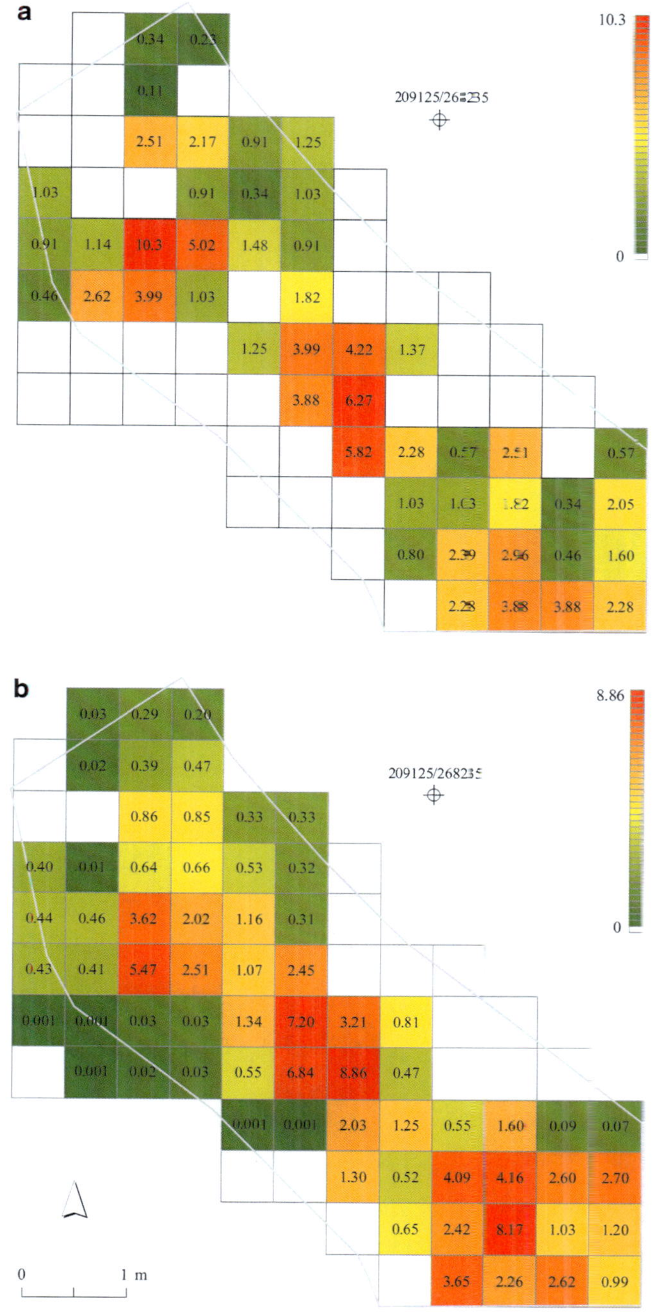

Fig. 3.34 Percentages of flint microartifacts per excavated unit in Layer II-6 L-3. (**a**) Burned flint microartifacts (N = 877) and (**b**) unburned flint microartifacts (N = 91,050)

Excavated units in which the observed values considerably exceed the expected ones occur in the vicinity of this concentration. Particularly, the sub-square associated with the kernel of the concentration, in which the percentage of burned flint microartifacts is 6.61% higher than the expected one, also

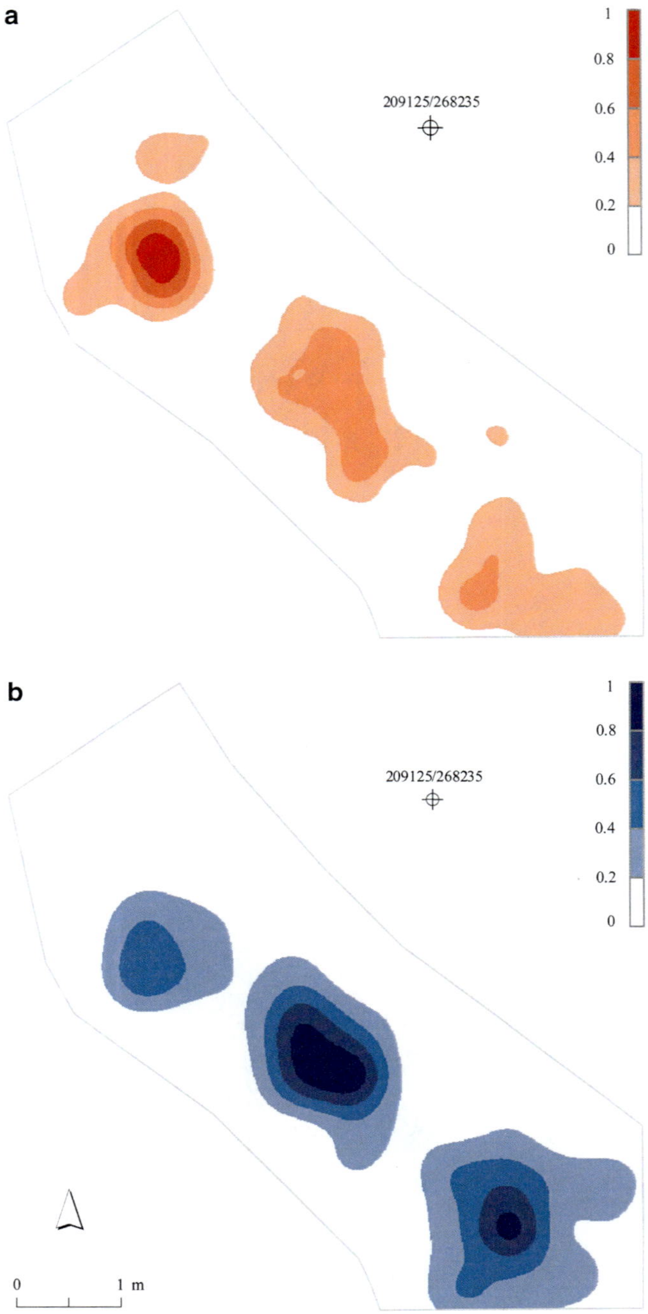

Fig. 3.35 Kernel density maps of flint microartifacts in Layer II-6 L-3. (**a**) Burned flint microartifacts (N = 877) and (**b**) unburned flint microartifacts (N = 91,050)

displays the highest SR value (SR = 10.18; N [expected] = 32.2). In the sub-square to the east, which covers the eastern edge of the kernel, the percentage of burned flint microartifacts is 2.96% higher than the expected one (SR = 6.16; N [expected] = 17.9). These point to this concentration as the key contributor to the observed clustering of the burned flint microartifacts.

A single burned flint pebble and 16 burned flint macroartifacts were recorded for Layer II-6 L-3 (Table 3.12). These seem

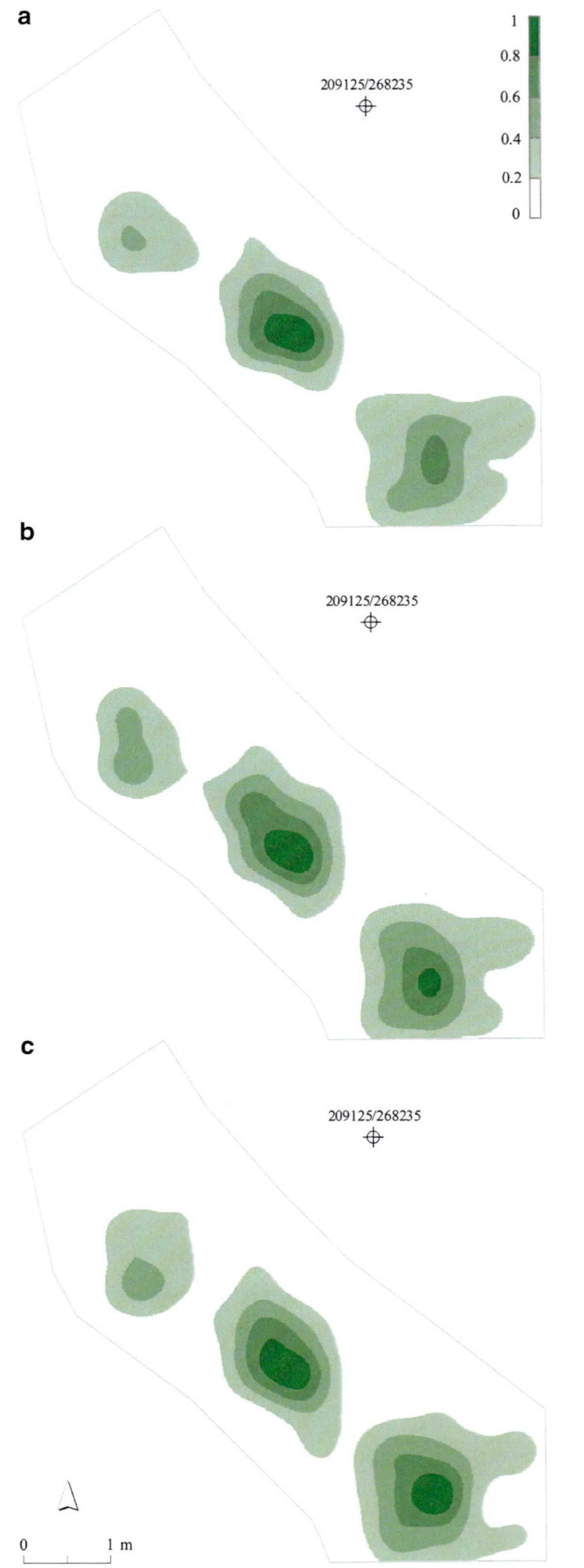

Fig. 3.36 Kernel density maps of three randomly selected data sets (N = 877) for Layer II-6 L-3

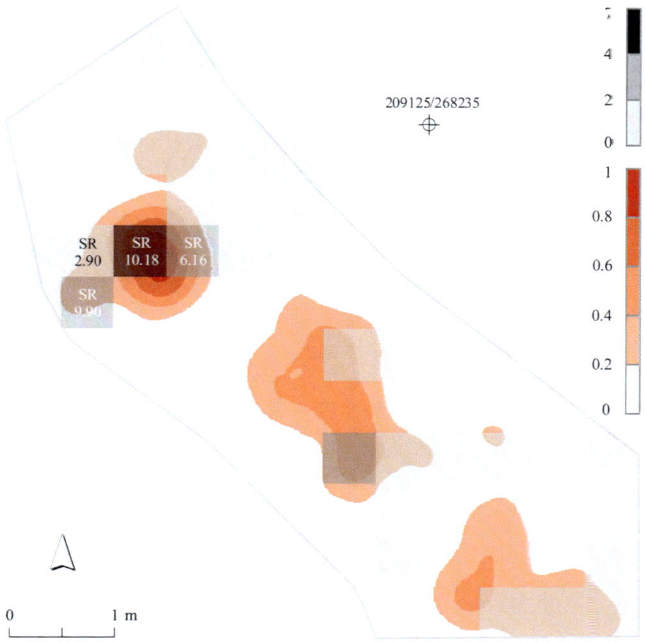

Fig. 3.37 The kernel density map of burned flint microartifacts of Layer II-6 L-3 and excavated units in which the observed percentage of burning exceeds the expected percentage; significant SR values are marked on the map

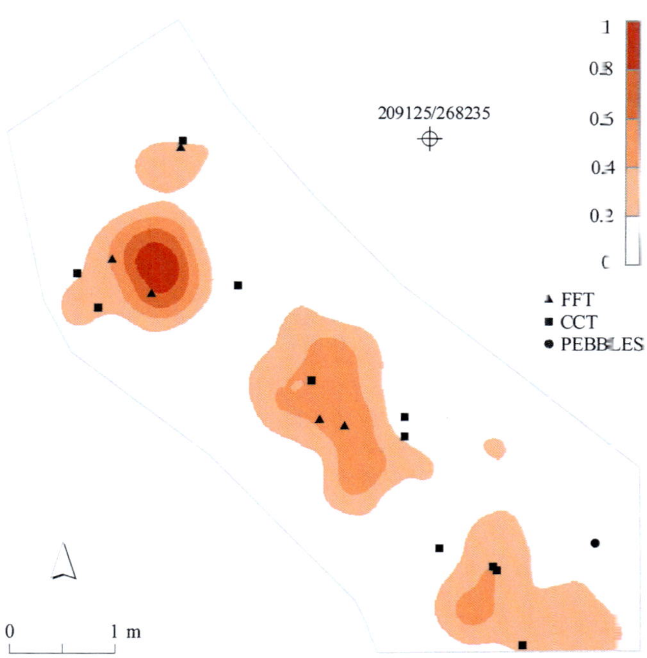

Fig. 3.38 The kernel density map of burned flint microartifacts of Layer II-6 L-3 and the distribution of large burned flint items (FFT: N = 5; CCT: N = 11; Pebbles: N = 1)

to be scattered throughout the excavated surface, and only four of the burned flint macroartifacts occur within the high-density concentration of burned flint microartifacts (Fig. 3.38).

3.11 Layer II-6 L-4

The 16.64 m^2 surface of Layer II-6 L-4 yielded the largest assemblage of microartifacts (N = 118,434) within the stratigraphic sequence of Gesher Benot Ya'aqov. While the majority of microartifacts are modified on flint, amongst the 1,729 macroartifacts basalt is the predominant raw material (Table 3.13). Burned items comprise 1.32% of the flint microartifacts, 2.45% of the flint macroartifacts, and only 0.85% of the flint pebbles (Table 3.13).

Burned flint microartifacts occur in most of the excavated units, in varying frequencies. The highest frequencies of burning are observed in two areas, in the center of the exposed surface, where four sub-squares incorporate 21.76% of the burned flint microartifacts, and in the southeastern part with six sub-squares of high percentages adding up to 22.6[illegible]% of the burned flint microartifacts (Fig. 3.39).

Unburned flint microartifacts display generally similar patterns, with the highest frequencies in the center and in the southeastern parts of the excavated surface (Fig. 3.39). The high frequencies of the central area are more dispersed and are observed within some ten sub-squares, differing from the more clustered pattern (i.e., four sub-squares of high frequency) observed in that area for the burned flint microartifacts. These four sub-squares, in which high frequencies of burned flint microartifacts are observed (a total of 21.76%), consist of 18.59% of the unburned flint microartifacts (Fig. 3.39).

A more substantial difference between the distribution of the burned and unburned flint microartifacts is observed in the southeastern area. There, the relative frequencies of the unburned flint microartifacts are higher than those of the burned ones. However, the six sub-squares in which the observed frequencies of burned flint microartifacts are high (adding up to 25.82%) contained only 17.03% of the unburned flint microartifacts (Fig. 3.39).

The general resemblance in the distribution of the burned and unburned flint microartifacts is illustrated in the density maps (Fig. 3.40). Both burned and unburned flint microartifacts

Table 3.13 Lithic assemblage of Layer II-6 L-4

Category	Flint				Basalt	Lime-stone	Total
	Unburned		Burned				
	N	%	N	%	N	N	N
Microartifacts[a]	105,022	98.67	1,406	1.32	7,279	4,727	118,434
FFT artifacts[a]	358	97.81	8	2.18	721	22	1,109
CCT artifacts[a]	275	97.17	8	2.82	95	23	401
Handaxes	2		–		159	–	161
Cleavers	–		–		58	–	58
Pebbles[a]	578	99.14	5	0.85	869	344	1,796
Total	106,235	98.67	1,427	1.32	9,181	5,116	121,959

[a]The percentage of burned and unburned flint items is calculated within each lithic category

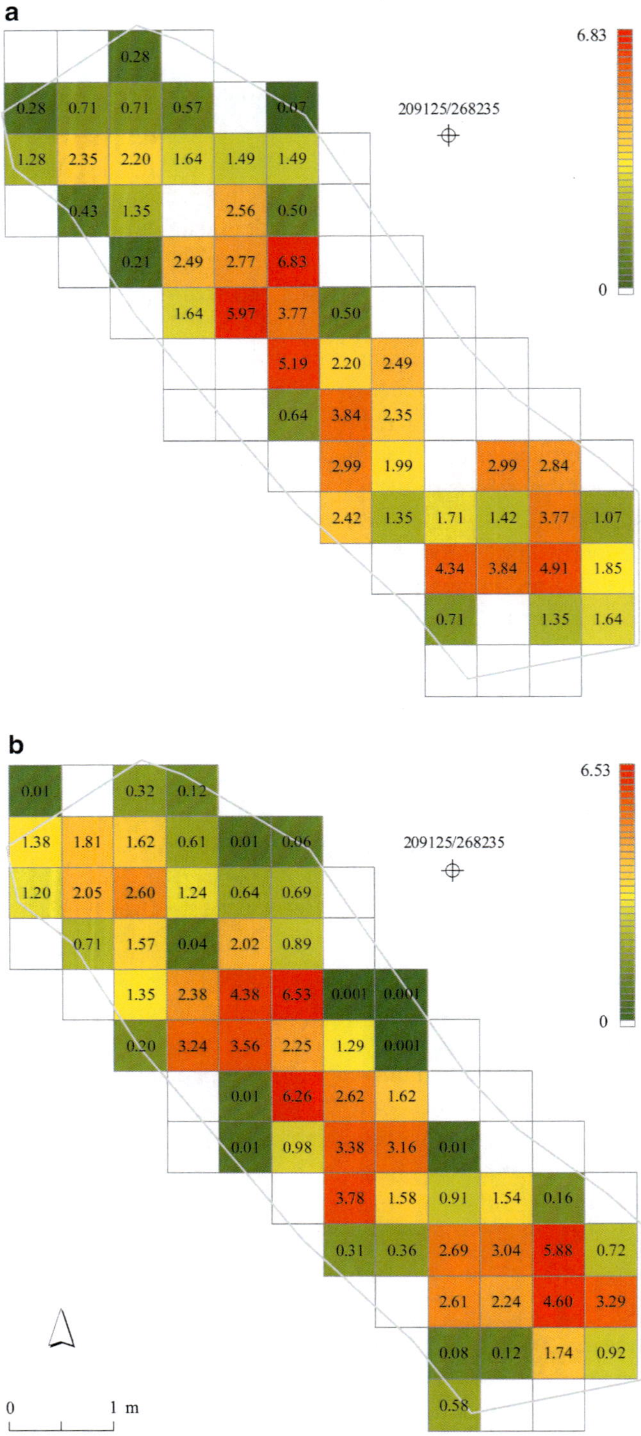

Fig. 3.39 Percentages of flint microartifacts per excavated unit in Layer II-6 L-4. (**a**) Burned flint microartifacts (N = 1,406) and (**b**) unburned flint microartifacts (N = 105,022)

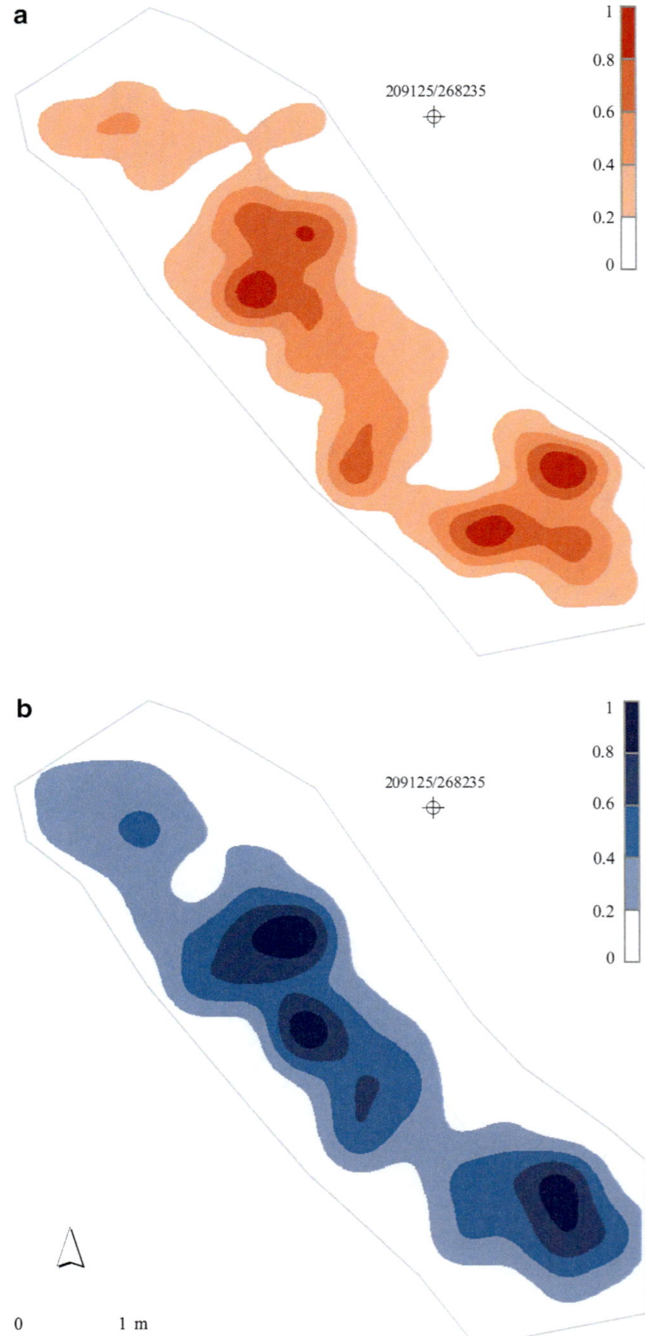

Fig. 3.40 Kernel density maps of flint microartifacts in Layer II-6 L-4. (**a**) Burned flint microartifacts (N = 1,406) and (**b**) unburned flint microartifacts (N = 105,022)

exhibit the highest levels of density in the center and in the southeastern area of the excavated surface. Due to the differences in relative frequencies of the burned and unburned flint microartifacts within particular excavated units (discussed above), the high-density clusters of the burned and unburned flint microartifacts exhibit different configurations and do not entirely overlap each other (Fig. 3.40).

The three random density maps (Fig. 3.41) exhibit greater similarities to the density patterns observed for the unburned flint microartifacts (Fig. 3.40). In particular, the configuration of the random dense clusters resembles those of the unburned

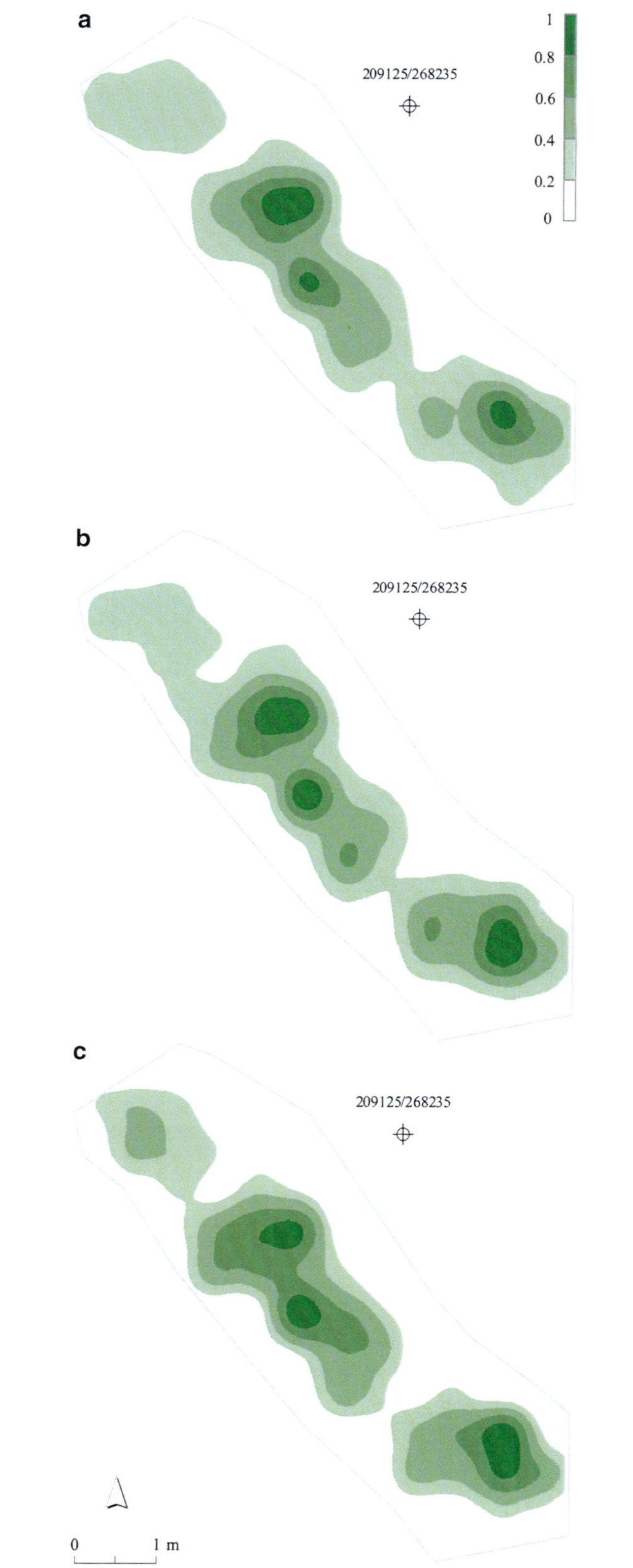

Fig. 3.41 Kernel density maps of three randomly selected data sets (N = 1,406) for Layer II-6 L-4

flint microartifacts more closely than those of the burned ones. Comparison of the density patterns of the burned flint microartifacts suggests that the observed difference is the result of the location of the kernels of the burned concentrations; the location of the kernel (i.e., the highest density level) of the observed burned flint microartifacts (Fig. 3.40) does not coincide with those of the random clusters (Fig. 3.41)

The various distribution and density maps suggest that the burned flint microartifacts are not evenly distributed. Rather, they display two areas in which density levels are relatively high. This patterning is confirmed by the chi square test applied to the burned flint microartifacts, which suggests that the distribution of these is significantly different from an expected, uniform distribution ($\Sigma\chi^2 = 1,063.87$; $df = 60$; $p < 0.001$). Calculation of standardized residuals for burned flint microartifacts of different excavated units suggested that significant values (SR > 2), pointing to the potential contributors of the observed clustering, occur in sub-squares within and in the vicinity of the burned concentrations, specified as follows.

The two areas in which the density and the frequencies of burning are high, occur in the southeastern part (henceforth: southern) and to its northwest (henceforth: northern) (Fig. 3.40).

Examination of the deviation between the observed percentages of burned flint microartifacts and the expected ones demonstrates that the major deviations, in which the observed percentage of burning exceeds the expected one, occur within the observed concentrations of high density of burning (Fig. 3.42). This pattern is characteristic of both the southern and the northern concentration. In the center of the exposed surface, a lower-density concentration is also associated with a higher (2.07%) percentage of observed burned flint microartifacts than what we would expect in a uniform distribution of the burning. However, since it is associated with a lower density concentration it is considered less significant.

In the northern concentration, several excavated units display higher percentages of burning than what we would expect if the distribution of the burned flint microartifacts were uniform (Fig. 3.42). Particularly, the sub-square that encircles the larger kernel of the concentration displays a 2.38% deviation between the observed and expected values of burning; the SR value for this sub-square is significant (SR = 4.71; N [expected] = 50.5). The sub-square next to it on the east, where the observed percentage of burning is 1.49% higher than expected, the SR value is significant as well (SR = 3.73; N [expected] = 31.9). The kernel of this concentration covers an area of 0.121 m^2 and includes 3.34% of the burned flint microartifacts and 1.79% of the unburned ones.

In the southern concentration, two kernels of high density value are observed. The first includes the sub-square in which the observed percentage of burned flint microartifacts is 2.64% higher than the expected one; the highest recorded SR

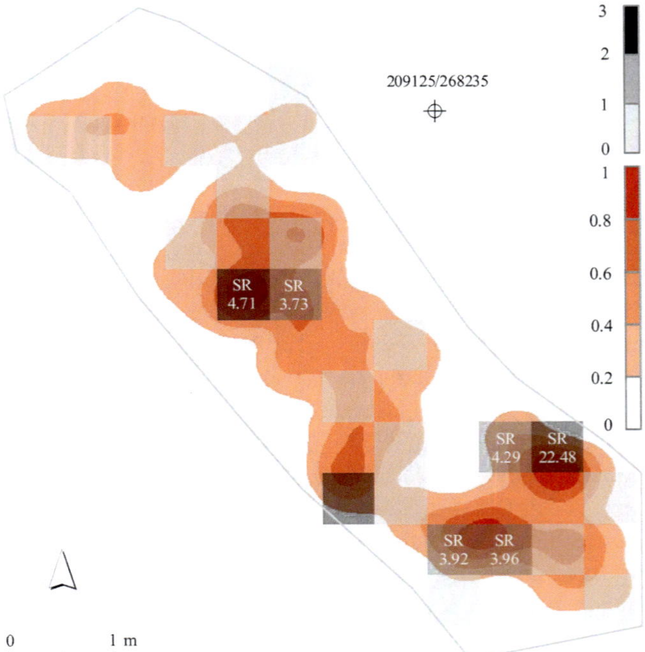

Fig. 3.42 The kernel density map of burned flint microartifacts of Layer II-6 L-4 and excavated units in which the observed percentage of burning exceeds the expected percentage; significant SR values are marked on the map

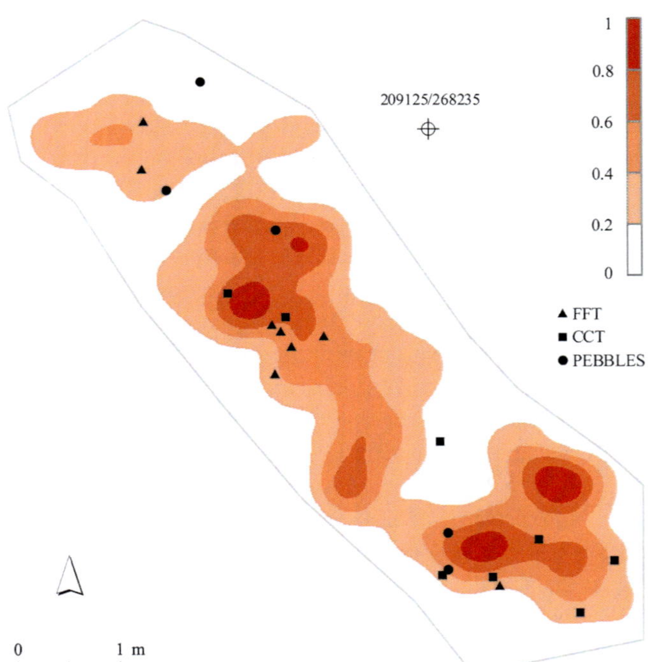

Fig. 3.43 The kernel density map of burned flint microartifacts of Layer II-6 L-4 and the distribution of large burned flint items (FFT: N = 8; CCT: N = 8; Pebbles: N = 5)

value is recorded in this sub-square (SR = 22.48; however N [expected] = 2.74). Within the sub-square next to it (to the west), the observed percentage is 1.42% higher than the expected one and the SR value is 4.29 (N [expected] = 21.9). This kernel covers an area of 0.137 m^2 and consists of 5.83% of the burned flint microartifacts and 1.67% of the unburned ones.

The second high-density kernel of the southern concentration is slightly southwest of the first and is encircled by two sub-squares in which the observed percentage is higher than the expected one, 1.58% higher in the eastern sub-square with an SR value of 3.96 (N [expected] = 31.7) and 1.69% higher in the western sub-square where SR = 3.92 (N [expected] = 37.1). Within this 0.111 m^2 kernel, 3.27% of the burned and 1.00% of the unburned flint microartifacts are included.

Sixteen burned flint macroartifacts and five burned flint pebbles were recovered from Layer II-6 L-4 (Table 3.13). The central part of the excavated surface is almost devoid of these items, and the majority of these occur in vicinity to the kernels of the southern (N = 6) and northern (N = 7) concentrations of burned flint microartifacts (Fig. 3.43).

3.12 Layer II-6 L-4b

The 13.69 m^2 exposure of Layer II-6 L-4b yielded some 8,778 microartifacts and 768 macroartifacts of different raw materials (Table 3.14). Basalt is extremely dominant amongst the macroartifacts and flint predominates amongst microartifacts.

The highest percentage of burned flint microartifacts within the Gesher Benot Ya'aqov sequence is observed in this layer. Some 5.80% of the flint microartifacts, 3.20% of the flint macroartifacts, and 1.94% of the flint pebbles are burned (Table 3.14).

Burned flint microartifacts are recorded in 31 of the 63 excavated sub-squares. The highest frequencies, adding up to 25.70% of the burned flint microartifacts, occur within two sub-squares in the southeastern corner of the excavated area. Relatively high frequencies also occur in the central part of the exposed surface (where 20.54% of the burned flint microartifacts occur in four sub-squares) and in the northern part, where three sub-squares incorporate together 16.02% of the burned flint microartifacts (Fig. 3.44).

Table 3.14 Lithic assemblage of Layer II-6 L-4b

Category	Flint				Basalt	Limestone	Total
	Unburned		Burned				
	N	%	N	%	N	N	N
Microartifacts[a]	7,182	94.19	443	5.80	1,008	145	8,778
FFT artifacts[a]	127	98.44	2	1.55	462	25	616
CCT artifacts[a]	21	87.50	3	12.50	42	6	72
Handaxes	3		–		57	2	62
Cleavers	–		–		18	–	18
Pebbles[a]	202	98.05	4	1.94	493	41	740
Total	7,535	94.34	452	5.65	2,080	219	10,286

[a] The percentage of burned and unburned flint items is calculated within each lithic category

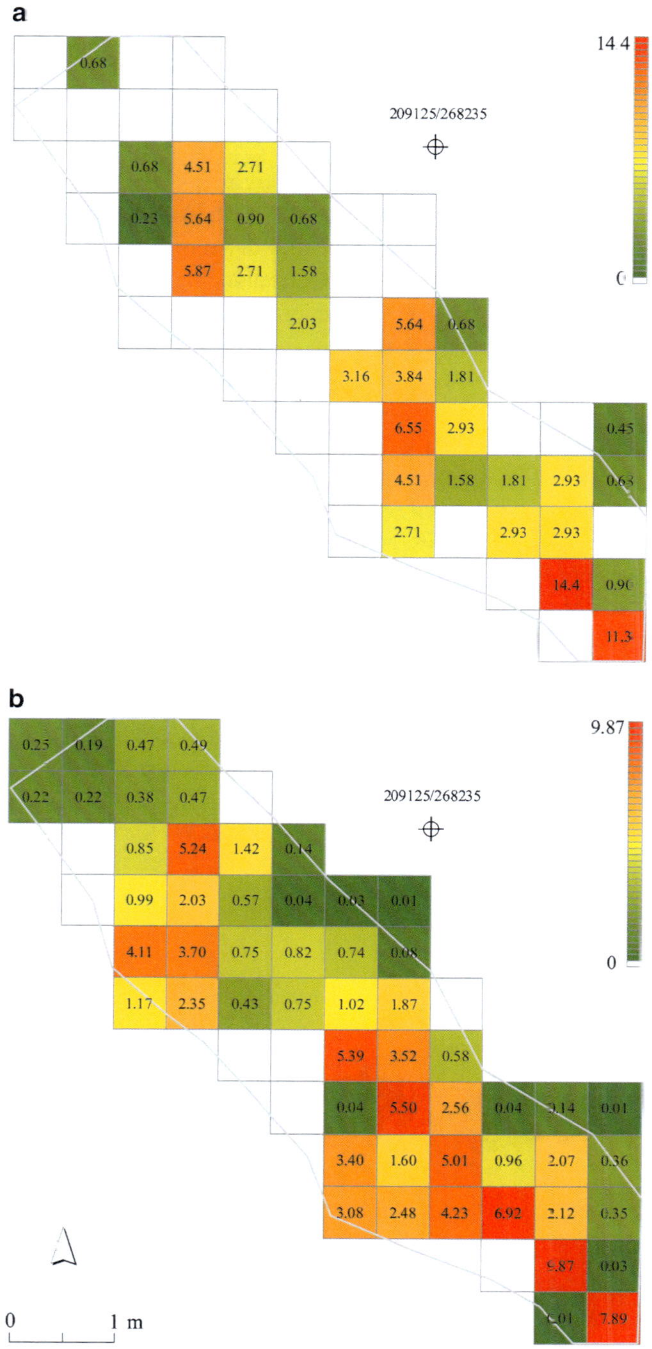

Fig. 3.44 Percentages of flint microartifacts per excavated unit in Layer II-6 L-4b. (**a**) Burned flint microartifacts (N = 443) and (**b**) unburned flint microartifacts (N = 7,182)

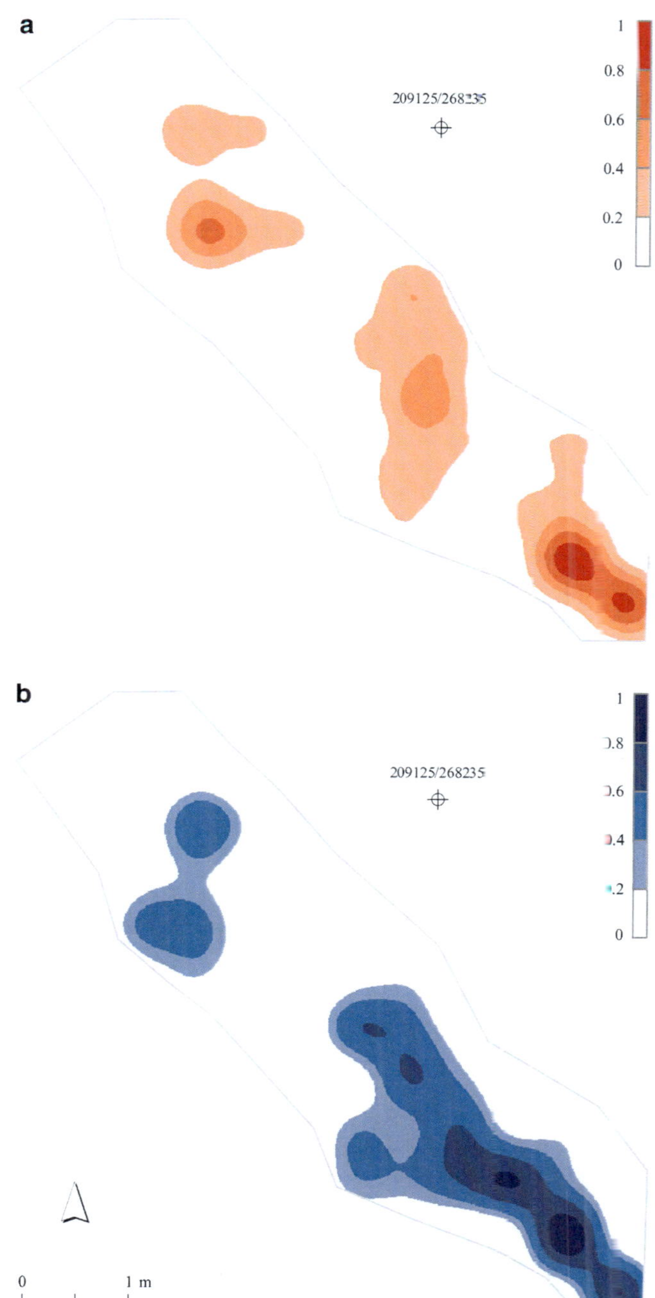

Fig. 3.45 Kernel density maps of flint microartifacts in Layer II-6 L-4b. (**a**) Burned flint microartifacts (N = 443) and (**b**) unburned flint microartifacts (N = 7,182)

Unburned flint microartifacts occupy a larger area, occurring in most of the excavated units. In comparison with the burned flint microartifacts, relatively high percentages of unburned flint microartifacts are recorded in a larger number of sub-squares. These occur in the southeastern, central, and northwestern parts of the surface, similarly to the general pattern of distribution of the burned flint microartifacts (Fig. 3.44).

A single concentration in which density levels are high is illustrated in the density map of the burned flint microartifacts in the southeastern corner of the exposed surface. The relatively high percentages observed in the central and northwestern areas (Fig. 3.44) are not depicted as high levels of density (Fig. 3.45).

Patterns of density within the unburned flint microartifacts similarly highlight the southeastern corner as displaying the highest levels of density; however, the dense cluster appears to be larger and more diffuse for the unburned flint microartifacts (Fig. 3.45).

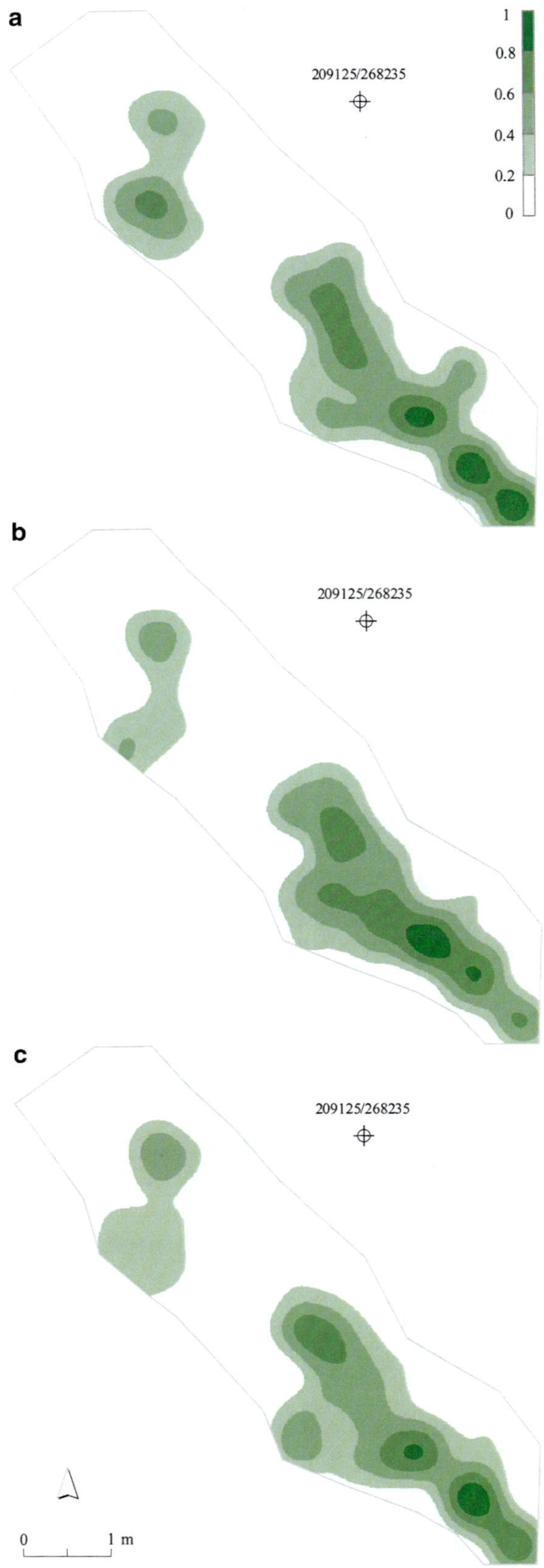

Fig. 3.46 Kernel density maps of three randomly selected data sets (N = 443) for Layer II-6 L-4b

A large and diffuse configuration is likewise illustrated in the random density maps. The southeastern area is highlighted in all three random density maps, and the general patterning resembles that observed for the unburned flint microartifacts (Fig. 3.46).

Thus, the distribution and density maps suggest a non-uniform distribution of the burned flint microartifacts and illustrate a single high-density concentration in the southeastern corner of the excavated surface. Correspondingly, the chi square test applied to the burned flint microartifacts suggests that the distribution of these is significantly different from an expected, uniform distribution ($\Sigma\chi^2 = 386.27$; $df = 55$; $p < 0.001$).

Differences between the observed and expected percentages of burning (specified below) in the area of the southeastern concentration suggest that this area is the key contributor to the observed pattern.

High density values are represented in this concentration in two kernels, which together encompass an area of 0.178 m^2 and incorporate 16.47% of the burned flint microartifacts of the layer and 5.82% of the unburned ones. The sub-square that displays the highest deviation between the observed and expected percentages of burning (4.30%) encircles a high-density kernel and exhibits a significant SR value (SR = 2.86; N [expected] = 44.8). In the sub-square that encircles the smaller high-density kernel, the observed percentage of burning is 3.20% higher than the expected one, and the SR value (SR = 2.37; N [expected] = 35.8) is likewise significant (Fig. 3.47).

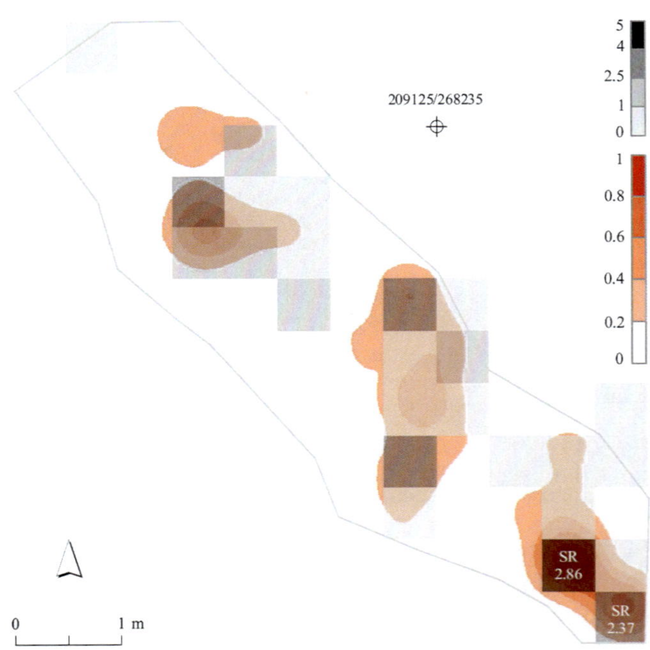

Fig. 3.47 The kernel density map of burned flint microartifacts of Layer II-6 L-4b and excavated units in which the observed percentage of burning exceeds the expected percentage; significant SR values are marked on the map

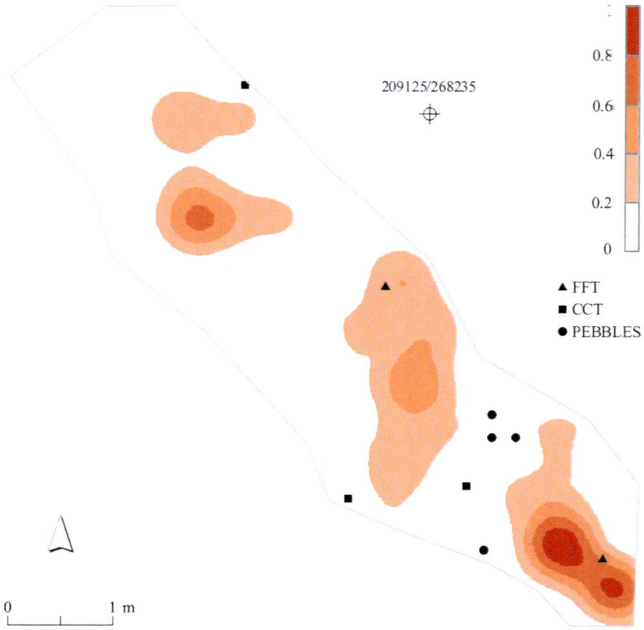

Fig. 3.48 The kernel density map of burned flint microartifacts of Layer II-6 L-4b and the distribution of large burned flint items (FFT: N = 2; CCT: N = 3; Pebbles: N = 4)

Five burned flint macroartifacts and four burned flint pebbles were recorded within the lithic assemblage of Layer II-6 L-4b (Table 3.14). One burned flint macroartifact occurs within the high-density concentration of burned flint microartifacts and several other burned items are located in close vicinity to it (Fig. 3.48). Three burned flint pebbles are recorded within a single sub-square some 1 m northwest of the high-density concentration of burned flint microartifacts (Fig. 3.48).

3.13 Layer II-6 L-5

The 13.39 m^2 of exposed surface in Layer II-6 L-5 uncovered some 37,609 microartifacts and 450 macroartifacts, modified predominantly on flint. Relatively high frequencies of burned flint are recorded for both microartifacts (3.66%) and macroartifacts (6.06%). In contrast, only 0.78% of the flint pebbles are burned (Table 3.15).

Table 3.15 Lithic assemblage of Layer II-6 L-5

Category	Flint				Basalt	Lime-stone	Total
	Unburned		Burned				
	N	%	N	%	N	N	N
Microartifacts[a]	31,862	96.33	1,211	3.66	2,540	1,996	37,609
FFT artifacts[a]	147	96.71	5	3.28	185	24	361
CCT artifacts[a]	37	84.09	7	15.90	15	1	60
Handaxes	2		–		14	–	16
Cleavers	–		–		13	–	13
Pebbles[a]	379	99.21	3	0.78	874	145	1,401
Total	32,427	96.35	1,226	3.64	3,641	2,166	39,460

[a] The percentage of burned and unburned flint items is calculated within each lithic category

Burned flint microartifacts are spread all over the exposed surface, occurring in most (48 out of 63) of the excavated sub-squares. High percentages are recorded for quite a few sub-squares, which extend from the center to the northern part of the exposed surface (Fig. 3.49). Apart from the two distinct sub-squares in the northern part, the distributions of high-frequency units seem relatively dispersed (Fig. 3.49). Comparable patterns emerge from the distribution map of the unburned flint microartifacts, which is largely similar to that of the burned flint microartifacts (Fig. 3.49).

This observed resemblance in distribution is further illustrated in the density maps of the burned and unburned flint microartifacts (Fig. 3.50). The two maps overlap almost completely; three dense areas are marked, with a similar location of the high-density kernels. Minor differences are observed within the configuration of the dense clusters: for the unburned flint microartifacts the central concentration appears more continuous, and midway between the central and northern concentrations the burned flint microartifacts display an additional, smaller, concentration that does not exhibit the high density level observed in the other concentrations (Fig. 3.50).

Correspondingly, the random density maps are notably similar to the density patterns observed within the flint microartifacts, both burned and unburned. On the whole, however, they display greater similarity to the density patterns of the unburned flint microartifacts, for example in a more continuous configuration of the central concentration (Fig. 3.51).

The distribution and density patterns of the burned flint microartifacts are very similar to those of the unburned ones. Neither is distributed evenly throughout the exposed surface and both exhibit higher frequencies in the central and northern parts of the excavated area. The chi square test results for the burned flint microartifacts suggest that their observed distribution is significantly different from an expected, uniform distribution ($\Sigma\chi^2 = 241.03$; $df = 54$; $p < 0.001$). However, calculations of standardized residuals for different excavated units imply that the major contributors to this are sub-squares that lie beyond the concentrations of burning (discussed below).

Examination of the difference between the observed and expected percentages of burning suggests generally minor variations; where the observed percentages of burned flint microartifacts are higher than the expected ones, they do not occur in the inner kernels of the concentrations and in no case exceed 2.00% (Fig. 3.52). For instance, close to the southern dense concentration, the two sub-squares to the south display higher observed percentages of burning (Fig. 3.52). These are recorded virtually outside the concentration and display relatively minor deviations between the observed and expected percentage of burned flint microartifacts; however, their SR values are significant (in the western sub-square: 1.31% deviation; SR = 2.55; N [expected] = 39.01;

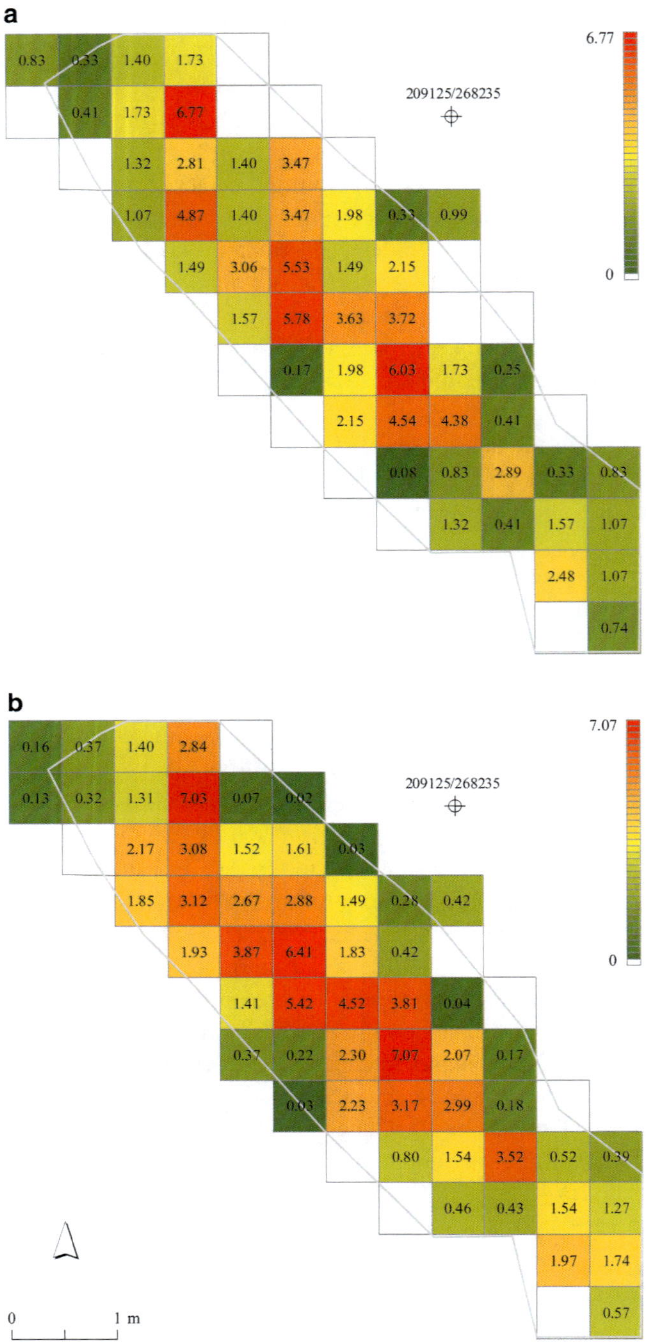

Fig. 3.49 Percentages of flint microartifacts per excavated unit in Layer II-6 L-5. (**a**) Burned flint microartifacts (N = 1,211) and (**b**) unburned flint microartifacts (N = 31,862)

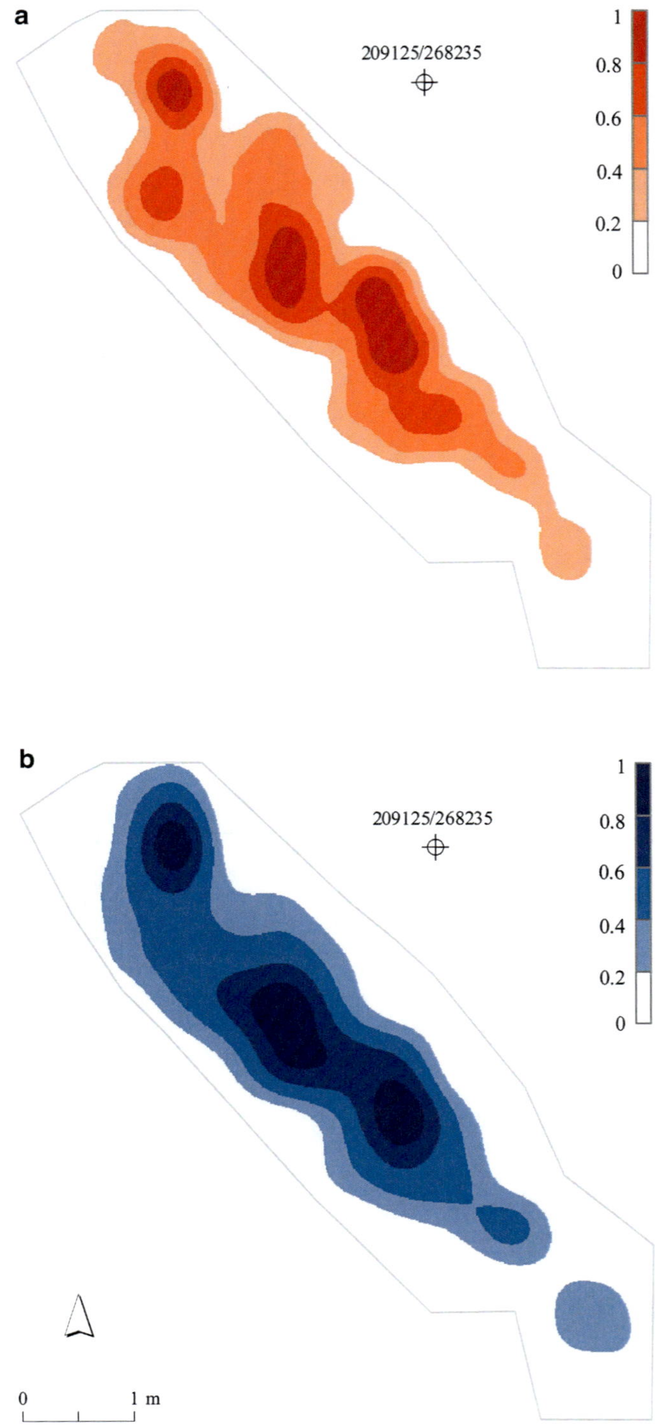

Fig. 3.50 Kernel density maps of flint microartifacts in Layer II-6 L-5. (**a**) Burned flint microartifacts (N = 1,211) and (**b**) unburned flint microartifacts (N = 31,862)

in the eastern sub-square: 1.33% deviation; SR = 2.65; N [expected] = 36.85). The highest recorded SR value is observed in a sub-square located on the northern edge of this concentration. This sub-square displays a 1.66% deviation between the observed and expected percentage of burning and SR = 8.36 (N [expected] = 5.81) (Fig. 3.52).

Overall, the burned flint microartifacts exhibit three high-density concentrations; two in the central part of the exposed surface (henceforth: southern and central) and another in the northern area (henceforth: northern).

The kernel of the southern concentration covers an area of 0.335 m^2 and includes 9.66% of the burned flint microartifacts and 6.44% of the unburned ones; the kernel of the central concentration covers an area of 0.227 m^2 and includes 6.52%

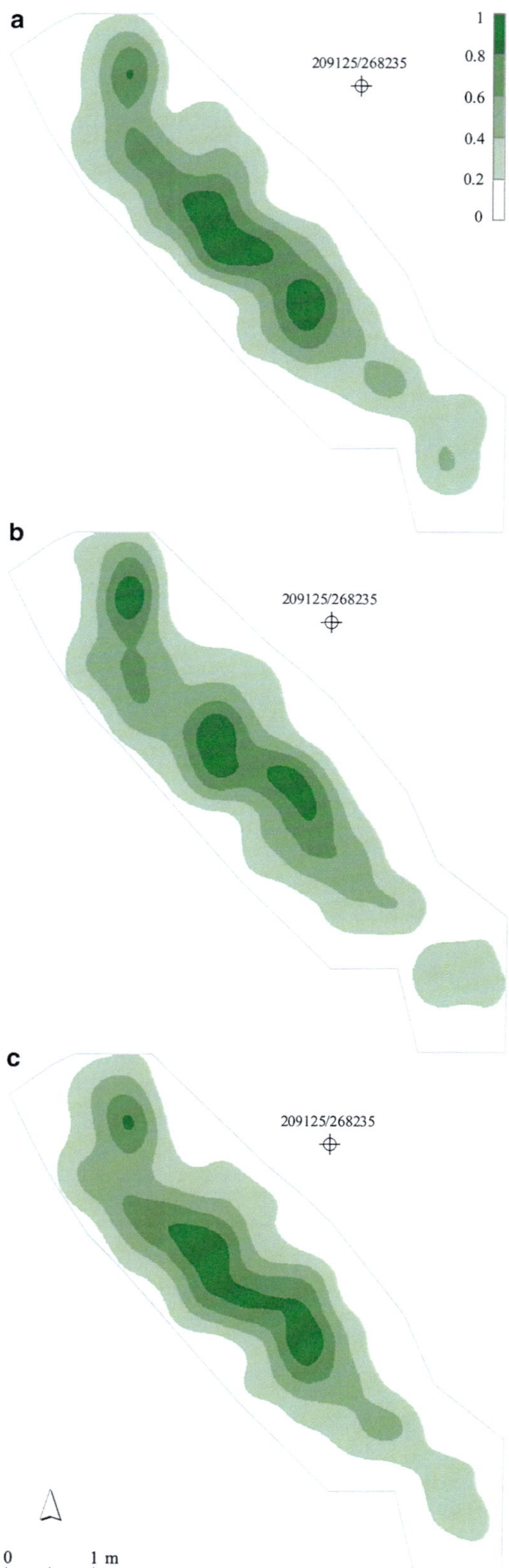

Fig. 3.51 Kernel density maps of three randomly selected data sets (N = 1,211) for Layer II-6 L-5

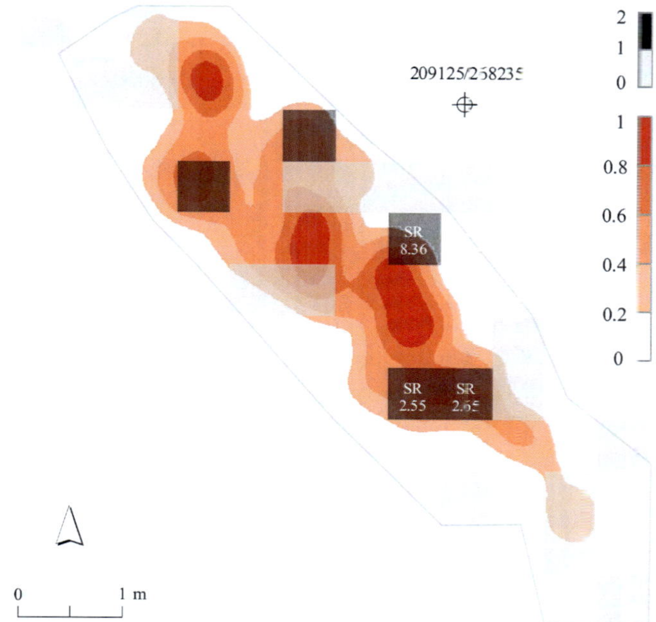

Fig. 3.52 The kernel density map of burned flint microartifacts of Layer II-6 L-5 and excavated units in which the observed percentage of burning exceeds the expected percentage; significant SR values are marked on the map

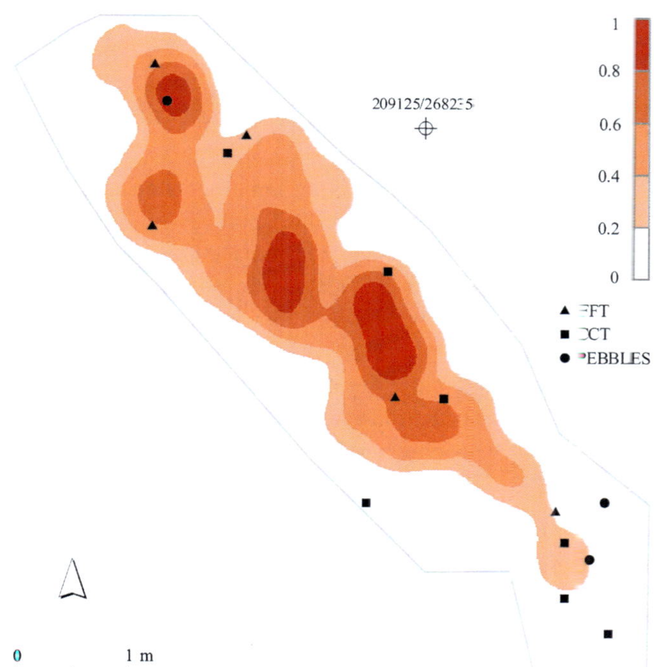

Fig. 3.53 The kernel density map of burned flint microartifacts of Layer II-6 L-5 and the distribution of large burned flint items (FFT: N = 5; CCT: N = 7; Pebbles: N = 3)

of the burned flint microartifacts and 5.42% of the unburned ones; and the kernel of the northern concentration covers an area of 0.095 m^2 and includes 4.12% of the burned flint microartifacts and 2.59% of the unburned ones.

In addition to burned flint microartifacts, Layer II-6 L-5 yielded 12 burned flint macroartifacts and three burned flint pebbles (Table 3.15). Six of these occur within a relatively small area (ca. 1.5 m^2) in the southeastern part of the excavated area, while the remaining nine burned items seem to be scattered throughout the exposed surface (Fig. 3.53).

3.14 Layer II-6 L-6

The 12.62 m^2 of excavated surface in Layer II-6 L-6 yielded some 13,357 microartifacts and 732 macroartifacts (Table 3.16). Burning was observed on 2.00% of the flint microartifacts, on 2.69% of the flint macroartifacts, and on only 0.64% of the flint pebbles (Table 3.16).

Burned flint microartifacts are recorded in 36 of the 60 excavated sub-squares, with only a few of these exhibiting high percentages of burning. The highest percentages of burning occur in a 1.25 m^2 area (i.e., five sub-squares) in the northwestern corner of the excavated area, where they add up to 25.10% of the burned flint microartifacts, and in the southeastern corner, where an equivalent area contributes 26.69% of the burned flint microartifacts (Fig. 3.54).

Unburned flint microartifacts occupy a larger area and cover most of the exposed surface. The highest percentages of these occur in quite a few sub-squares in the southeastern, central, and northwestern parts of the surface, displaying a more dispersed distribution than that of the burned flint microartifacts (Fig. 3.54).

In terms of density levels, the unburned flint microartifacts show higher densities in the southeastern and northwestern parts of the surface (Fig. 3.55). The northwestern concentration overlaps the single high-density cluster of burned flint microartifacts, which, however, covers a smaller area (Fig. 3.55).

The three random density maps point to the southeastern part of the excavated surface as being most likely to display high levels of density, while the northwestern concentration is illustrated as an isolated high-density cluster in only one of the three random density maps (Fig. 3.56).

The distribution and density maps suggest a general overlapping between the burned and unburned flint microartifacts.

Table 3.16 Lithic assemblage of Layer II-6 L-6

Category	Flint				Basalt	Lime-stone	Total
	Unburned		Burned				
	N	%	N	%	N	N	N
Microartifacts[a]	12,282	97.99	251	2.00	493	331	13,357
FFT artifacts[a]	269	97.46	7	2.53	296	29	601
CCT artifacts	56	96.55	2	3.44	46	5	109
Handaxes	–		–		16	–	16
Cleavers	–		–		5	1	6
Pebbles[a]	463	99.35	3	0.64	2,231	218	2,915
Total	13,070	98.03	263	1.97	3,087	584	17,004

[a] The percentage of burned and unburned flint items is calculated within each lithic category

a

b

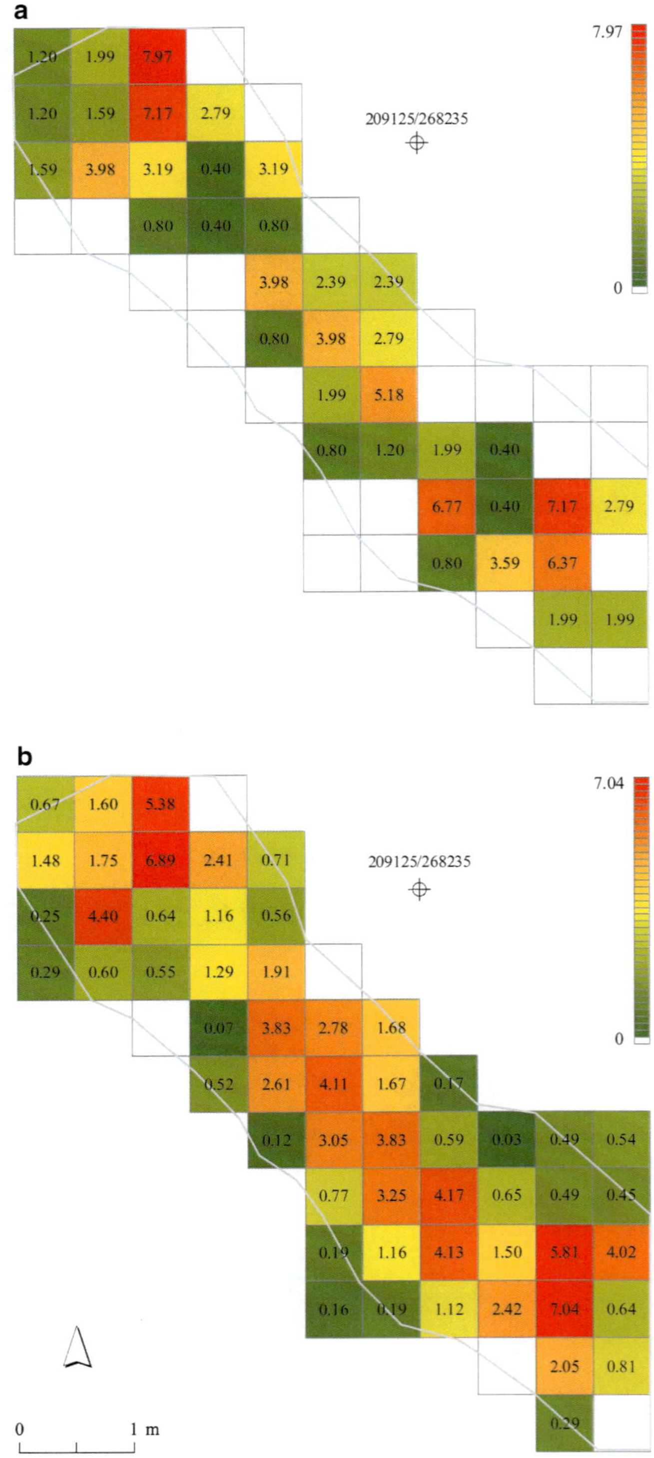

Fig. 3.54 Percentages of flint microartifacts per excavated unit in Layer II-6 L-6. (**a**) Burned flint microartifacts (N = 251) and (**b**) unburned flint microartifacts (N = 12,282)

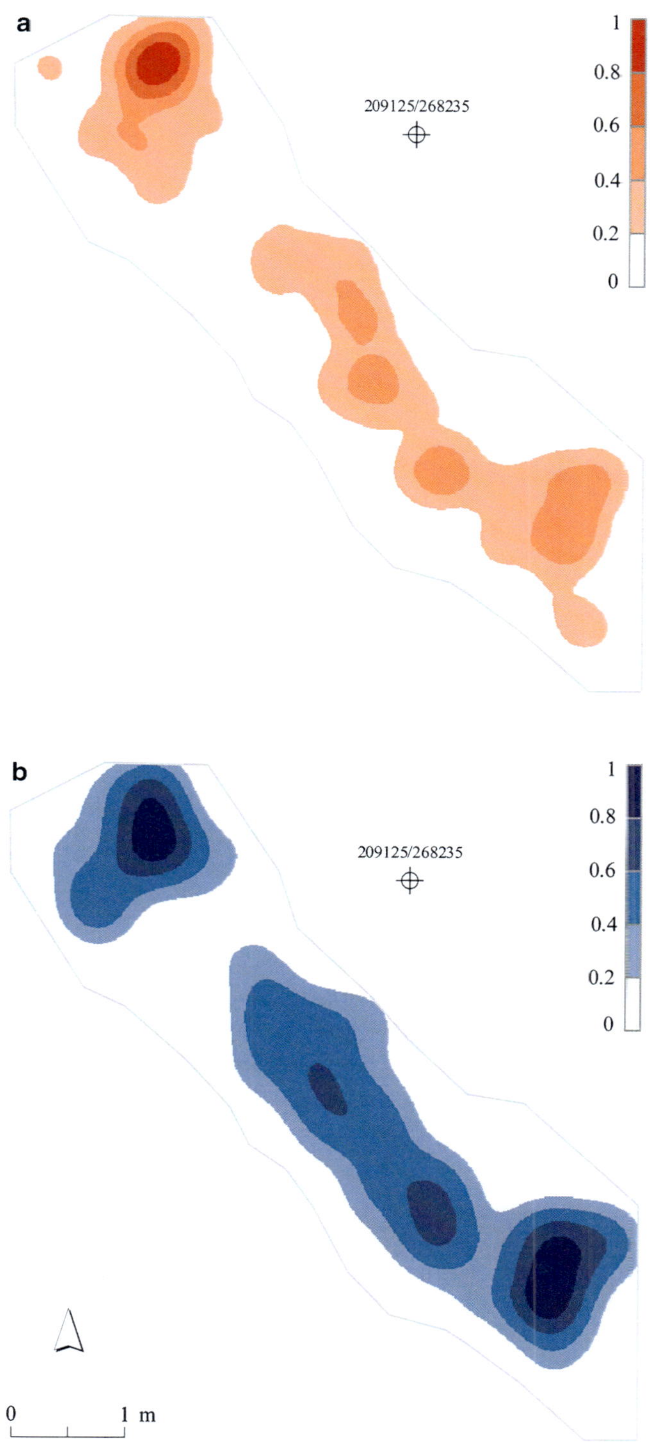

Fig. 3.55 Kernel density maps of flint microartifacts in Layer II-6 L-6. (**a**) Burned flint microartifacts (N = 251) and (**b**) unburned flint microartifacts (N = 12,282)

The northwestern concentration is, however, more marked within the distribution of the burned flint microartifacts, which exhibit a smaller, denser, concentration in this area. The chi square test applied to the burned flint microartifacts suggests that the distribution of these is significantly different

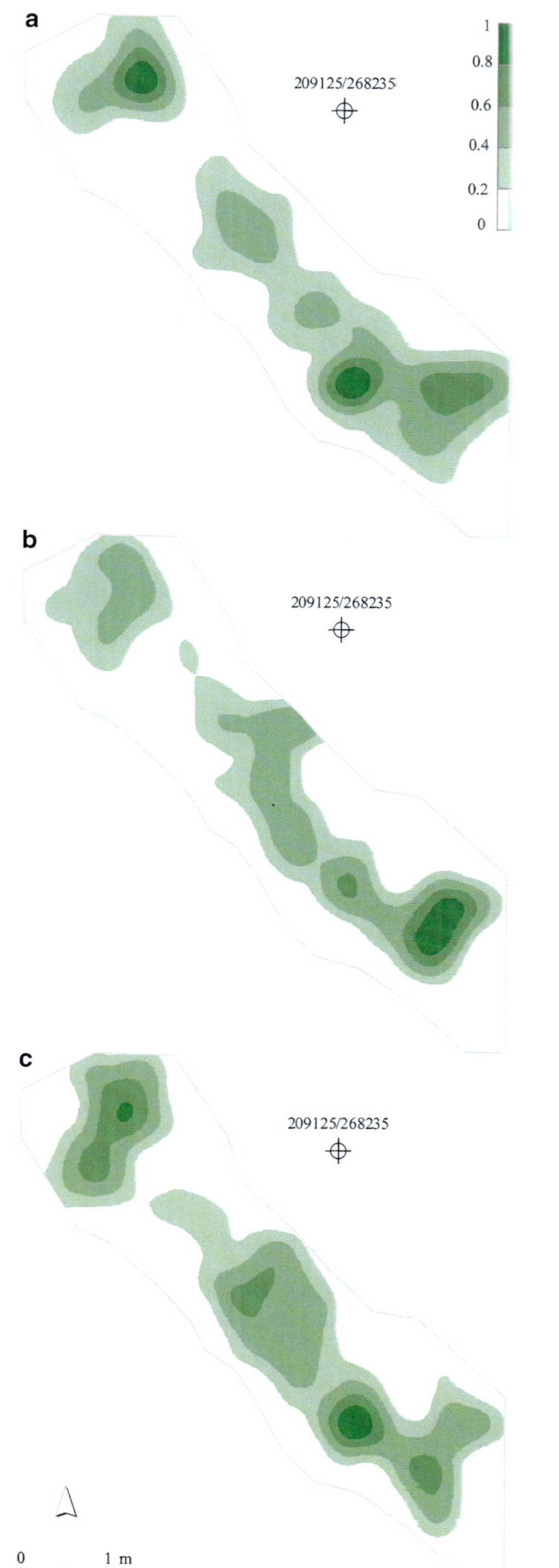

Fig. 3.56 Kernel density maps of three randomly selected data sets (N = 251) for Layer II-6 L-6

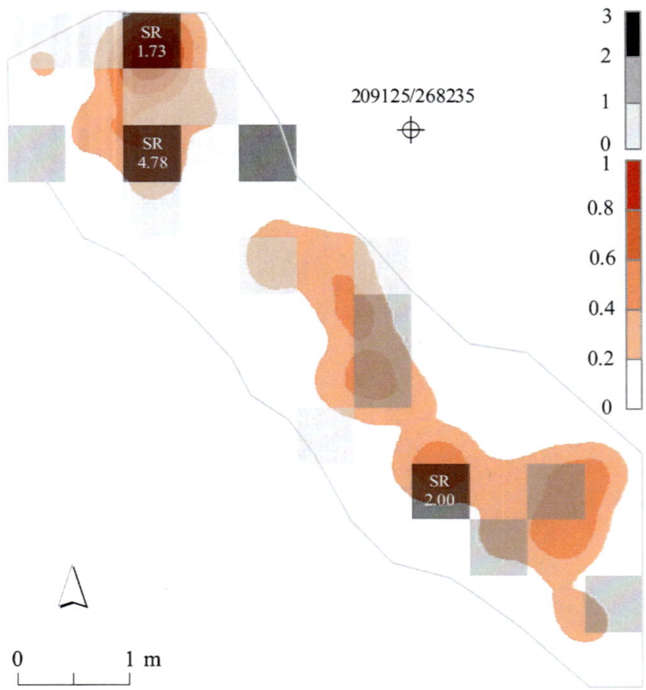

Fig. 3.57 The kernel density map of burned flint microartifacts of Layer II-6 L-6 and excavated units in which the observed percentage of burning exceeds the expected percentage; SR values are marked on the map

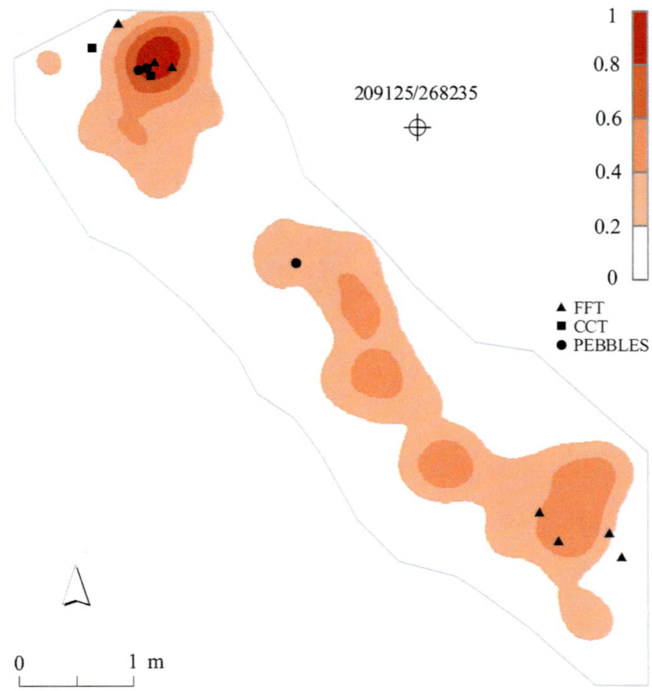

Fig. 3.58 The kernel density map of burned flint microartifacts of Layer II-6 L-6 and the distribution of large burned flint items (FFT: N = 7; CCT: N = 2; Pebbles: N = 3)

from an expected, uniform distribution ($\Sigma\chi^2 = 288.06$; $df = 57$; $p < 0.001$). Differences between the observed and expected percentages of burning (specified below) in the area of the northwestern concentration suggest that this area is the key contributor to the observed pattern.

Excavated units in which the observed percentages of burned flint microartifacts exceed the expected ones occur in the vicinity of the northwestern concentration (Fig. 3.57).

Within the sub-square associated with the kernel of the concentration, the percentage of burned flint microartifacts is 2.53% higher than the expected one; the SR value of this sub-square is, however, not significant (SR = 1.73; N [expected] = 13.6). Significant SR values are observed within two sub-squares on the edges of the concentration; in the first, located within the concentration on its southern edge, the percentage of burned flint microartifacts is 2.50% higher than the expected one (SR = 4.78; however N [expected] = 1.72); in the second, 0.5 m to the east, the percentage of burned flint microartifacts is 2.57% higher than the expected one (SR = 5.20; however N [expected] = 2.57). These excavated units may point to this area as a contributor to the observed differentiation in the distribution of the burned flint microartifacts. Another potential contributor is a sub-square located in the southeastern part of the exposed surface, where the observed percentage of burned flint microartifacts is 2.58% higher than the expected one (Fig. 3.57; the significance of the SR value for this sub-square is, however, not certain (SR = 2.00; N [expected] = 10.5).

The kernel of the northern concentration covers an area of 0.120 m^2 and comprises 7.96% of the burned flint microartifacts and 2.80% of the unburned ones.

The 12 burned flint items larger than 2 cm of Layer II-6 L-6 include nine macroartifacts and three pebbles (Table 3.16). Seven of these occur within and in close vicinity to the northern concentration of burned flint microartifacts (Fig. 3.58).

3.15 Layer II-6 L-7

3.15.1 Layer II-6 L-7: Upper Occupational Floor

The excavated surface of the upper occupational floor of Layer II-6 L-7 (12.60 m^2) yielded some 25,915 microartifacts and 1,098 artifacts, modified predominantly on flint (Table 3.17). Evidence of burning is seen on 2.80% of the flint microartifacts, 3.07% of the flint macroartifacts, and 0.63% of the flint pebbles (Table 3.17).

Burned flint microartifacts are recorded in most excavated units, covering 48 of the 62 excavated sub-squares. High per-

Table 3.17 Lithic assemblage of Layer II-6 L-7 (upper occupational floor)

Category	Flint				Basalt	Lime-stone	Total
	Unburned		Burned				
	N	%	N	%	N	N	N
Microartifacts[a]	23,455	97.19	677	2.80	955	828	25,915
FFT artifacts[a]	511	97.14	15	2.85	358	63	947
CCT artifacts[a]	87	95.60	4	4.39	37	6	134
Handaxes	–		–		8	–	8
Cleavers	–		–		9	–	9
Pebbles[a]	784	99.36	5	0.63	2,228	258	3,275
Total	24,837	97.25	701	2.74	3,595	1,155	30,288

[a] The percentage of burned and unburned flint items is calculated within each lithic category

centages of these are observed in several sub-squares, extending from the southern to the northern corner of the excavated area (Fig. 3.59). In the southeastern part of the exposed surface, three sub-squares (0.75 m^2) of relatively high percentages incorporate 16.40% of the burned flint microartifacts of the layer; slightly to the northwest, 12.84% are recorded within an equivalent area of 0.75 m^2; the remaining ten sub-squares in which relatively high percentages of burning are recorded extend from the center to the northwest, adding up to 41.79% of the burned flint microartifacts (Fig. 3.59).

The distribution of the unburned flint microartifacts displays similar patterns (Fig. 3.59). The three southeastern sub-squares in which the percentages of burning are relatively high similarly display relatively high frequencies and include 11.06% of the unburned flint microartifacts. The remaining excavated units in which the percentage of the unburned flint microartifacts is high encompass a larger area than that observed for the burned flint microartifacts; here, sixteen sub-squares of relatively high frequencies extend continuously from the center to the northwest and amount to 64.70% of the unburned flint microartifacts of the layer (Fig. 3.59).

Thus both the burned and unburned flint microartifacts display a generally similar pattern, with high percentages of microartifacts in a relatively continuous distribution extending from the center to the northwest (more markedly for the unburned flint microartifacts) and a single, more isolated area of high frequencies in the southeast. The percentage of the burned flint microartifacts within this southeastern concentration (16.40%) is higher than that of the unburned ones (11.06%).

These patterns are clearly illustrated in the density maps of the burned and unburned flint microartifacts (Fig. 3.60). The bulk of the exposed surface, from the center to the northwest, displays large concentrations of flint microartifacts with higher levels of density within the unburned than the burned ones. The southeastern concentration displays higher levels of density for the burned flint microartifacts (Fig. 3.60).

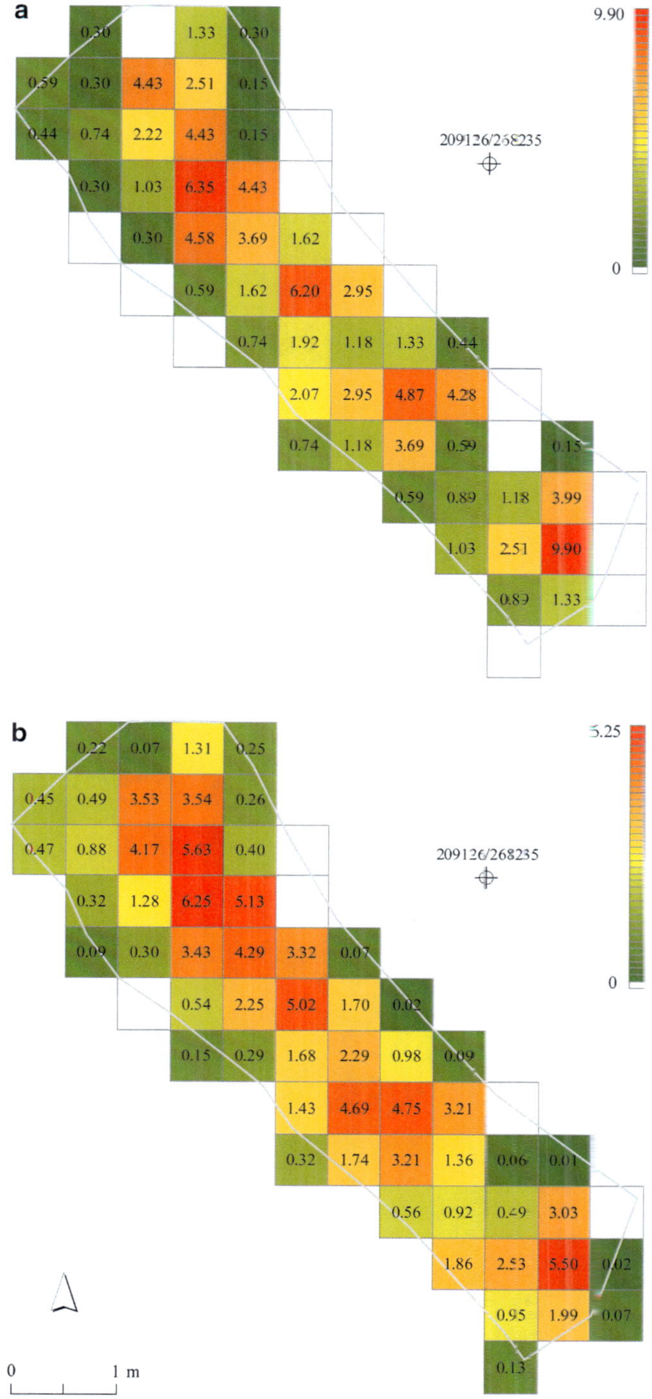

Fig. 3.59 Percentages of flint microartifacts per excavated unit in Layer II-6 L-7 upper occupational floor. (**a**) Burned flint microartifacts (N = 677) and (**b**) unburned flint microartifacts (N = 23,455)

The chi square test results for the burned flint microartifacts suggest that the distribution of these is significantly different from an expected, uniform distribution ($\Sigma\chi^2$ = 109.32; $df = 57$; $p < 0.001$). Calculation of standardized residuals for burned flint microartifacts of different excavated units

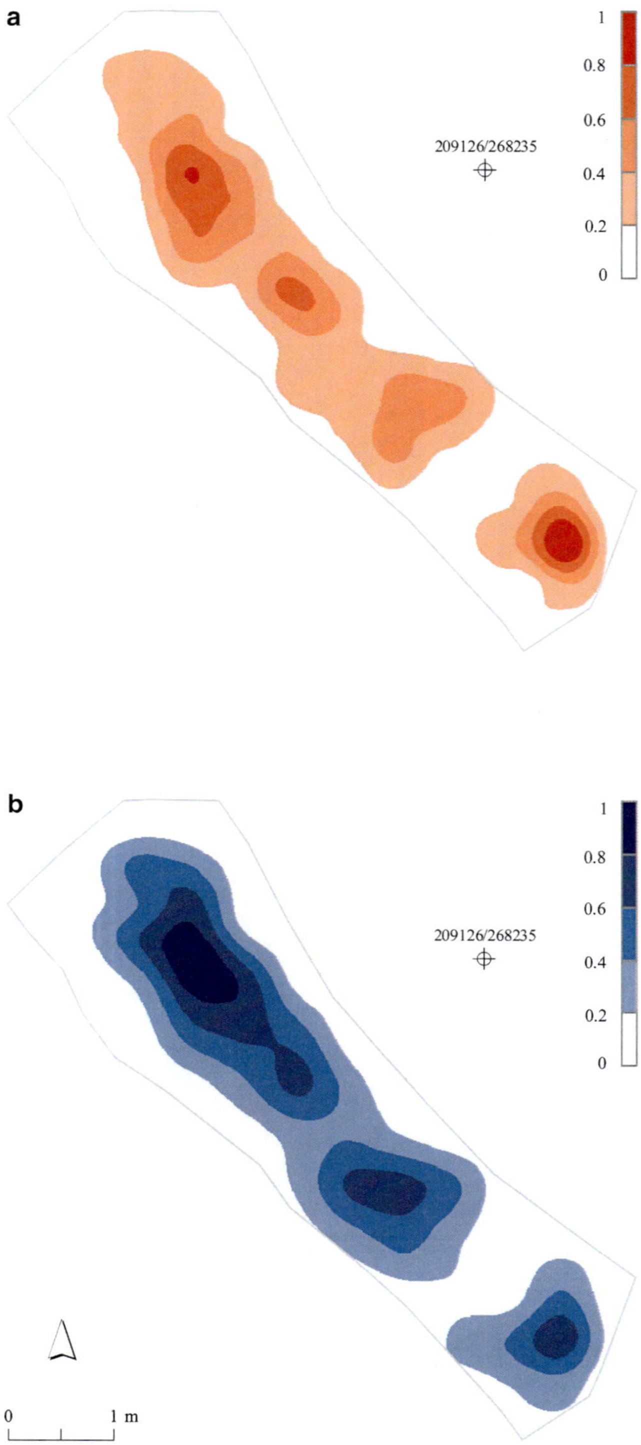

Fig. 3.60 Kernel density maps of flint microartifacts in Layer II-6 L-7 upper occupational floor. (**a**) Burned flint microartifacts (N = 677) and (**b**) unburned flint microartifacts (N = 23,455)

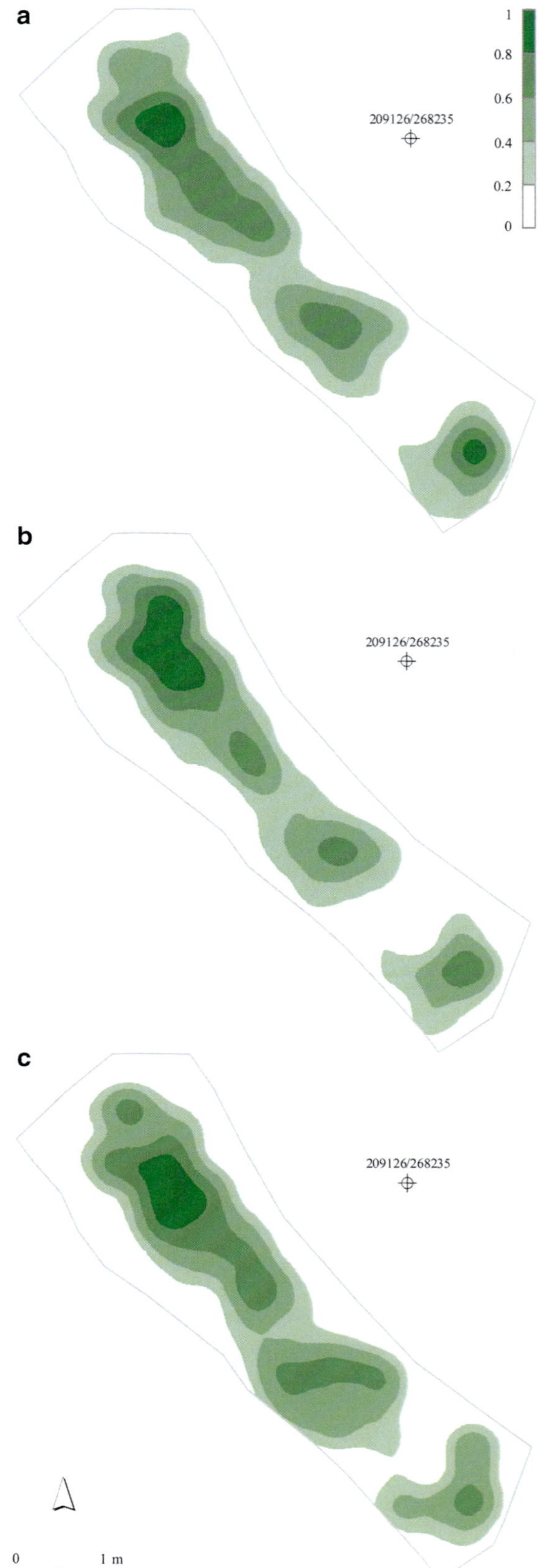

Fig. 3.61 Kernel density maps of three randomly selected data sets (N = 677) for Layer II-6 L-7 upper occupational floor

suggests that the southeastern concentration of the burned flint microartifacts is the major contributor to this pattern (discussed below).

The southeastern area appears in all three random density maps, reaching the fifth and highest level of density in only one of the three. In general, however, the observed patterns of distribution and density of the burned flint microartifacts resemble the patterns illustrated in the random density maps (Fig. 3.61).

Examination of the differences between the observed and expected percentages of burning within various excavated units reveals minor variations throughout the exposed surface. It is only within the southeastern concentration that the observed percentage of burned flint microartifacts notably exceeds the expected one (Fig. 3.62). Within the sub-square covering most of the kernel of this concentration, the observed percentage of burning is 4.27% higher than the expected one, with a significant SR value (SR = 4.70; N [expected] = 38). Merely for the sake of comparison, in the northern part of the exposed surface the burned flint microartifacts exhibit a concentration in which the high-density kernel is particularly small. Within the sub-square encircling this kernel, the percentage of burned flint microartifacts is only 0.09% higher than the expected one and the SR value is insignificant (SR = 0.10; N [expected] = 42.3) (Fig. 3.62).

Thus, the pattern observed within the southeastern concentration of burned flint microartifacts does not coincide with that of the unburned ones. Furthermore, the kernel of this concentration, which covers an area of 0.125 m², includes 8.12% of the burned and only 3.00% of the unburned flint microartifacts.

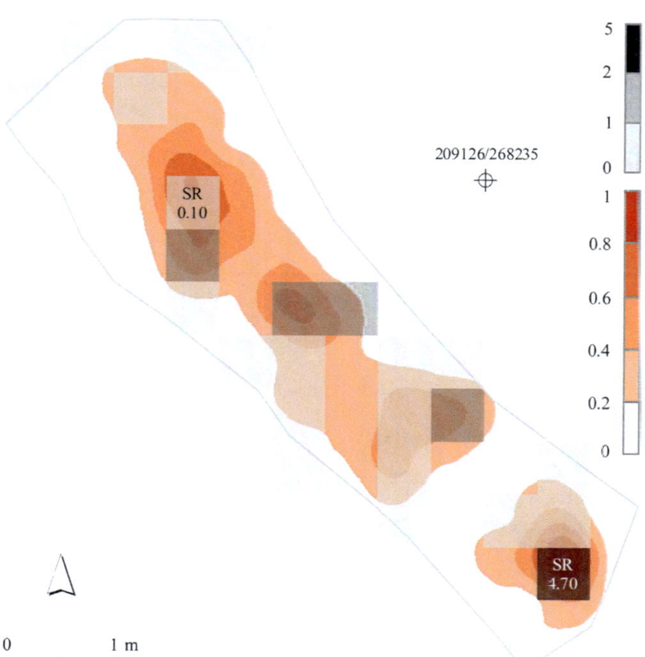

Fig. 3.62 The kernel density map of burned flint microartifacts of Layer II-6 L-7 upper occupational floor and excavated units in which the observed percentage of burning exceeds the expected percentage; SR values are marked on the map

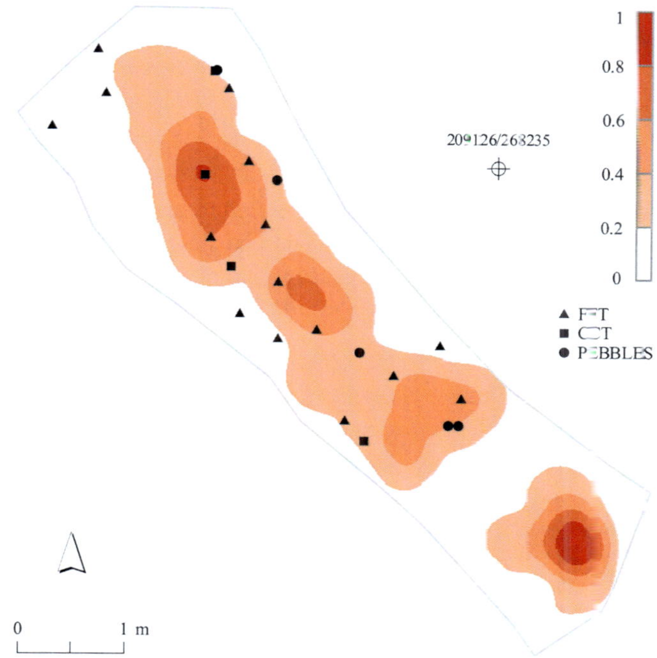

Fig. 3.63 The kernel density map of burned flint microartifacts of Layer II-6 L-7 upper occupational floor and the distribution of large burned flint items (FFT: N = 15; CCT: N = 4; Pebbles: N = 5)

The upper occupational floor of Layer II-6 L-7 yielded 19 burned flint macroartifacts and five burned flint pebbles (Table 3.17). None of these occurs in the vicinity of the southeastern concentration of burned flint microartifacts (Fig. 3.63).

3.15.2 Layer II-6 L-7: Test Pits

Following the removal of the assemblages of the upper occupational horizon of Layer II-6 L-7, two test pits (northern and southern) were excavated to a deeper extent, reaching the contact between II-6 and the underlying II-7 at the base of the level (the excavation of these test pits and the methodology that facilitated their spatial plotting are discussed in detail in Chapter 2, Section 2.4.4). The minimal spatial extent of these exposures does not permit a meaningful spatial analysis; thus, the following discussions present the general lithic inventory of these two test pits alongside schematic illustrations of the spatial distribution of the burned and unburned flint microartifacts.

3.15.2.1 The Northern Pit

The Northern Pit of Layer II-6 L-7 yielded some 12,555 microartifacts and 332 macroartifacts from a 2.75 m² area.

Flint is the dominant raw material, exhibiting burning on 2.62% of the microartifacts and 2.80% of the macroartifacts (Table 3.18).

The burned and unburned flint microartifacts appear to be distributed similarly and to overlap each other. Burned flint microartifacts occur in 8 of the 11 excavated units and display relatively high frequencies in several sub-squares; thus 86.4% of the burned flint microartifacts are recorded within four sub-squares (Fig. 3.64). These four sub-squares also incorporate 87.10% of the unburned flint microartifacts, which generally occur within all excavated units (Fig. 3.64).

Five burned macroartifacts were recovered from the Northern Pit of Layer II-6 L-7 (Table 3.18). These occur within two sub-squares in which relatively high frequencies of burned flint microartifacts are recorded (Fig. 3.64).

Table 3.18 Lithic assemblage of Layer II-6 L-7 (Northern Pit)

Category	Flint				Basalt	Lime-stone	Total
	Unburned		Burned				
	N	%	N	%	N	N	N
Microartifacts[a]	10,940	97.37	295	2.62	763	557	12,555
FFT artifacts[a]	155	97.48	4	2.51	119	13	291
CCT artifacts[a]	18	94.73	1	5.26	13	6	38
Handaxes	–		–		1	1	2
Cleavers	–		–		1	–	1
Pebbles	88	100.00	–		506	15	609
Total	11,201	97.39	300	2.60	1,403	592	13,496

[a] The percentage of burned and unburned flint items is calculated within each lithic category

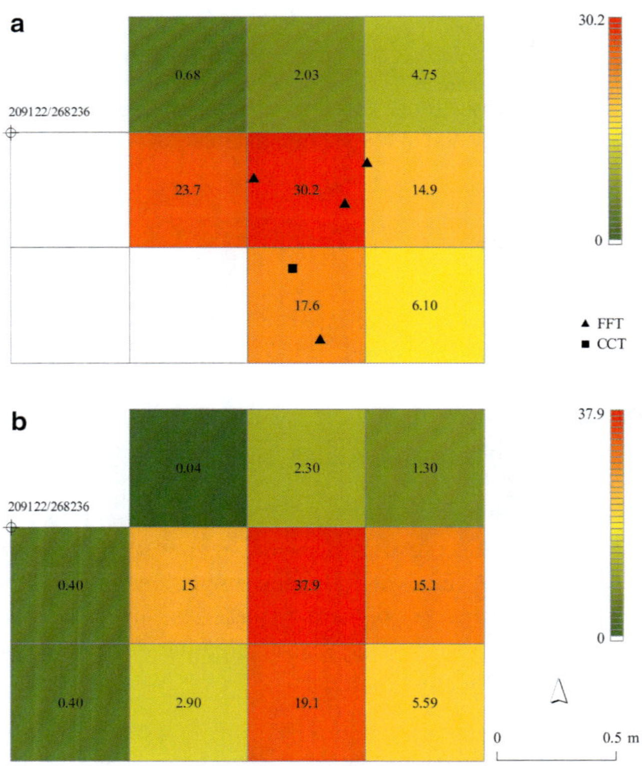

Fig. 3.64 Percentages of flint microartifacts per excavated unit in Layer II-6 L-7 Northern Pit. (**a**) Burned flint microartifacts (N = 295); distribution of burned flint macroartifacts is marked on the map (FFT: N = 4; CCT: N = 1) and (**b**) unburned flint microartifacts (N = 10,940)

3.15.2.2 The Southern Pit

The southern pit, covering an area of 4.25 m^2, yielded 6,874 microartifacts and 104 macroartifacts of various raw materials, predominantly flint (Table 3.19).

Evidence of burning was observed on 3.72% of the flint microartifacts and on 1.78% of the flint macroartifacts.

The distribution of the burned and unburned flint microartifacts exhibits a general overlapping. Of the 14 excavated units in which burned flint microartifacts occur, high percentages are recorded in eight; these excavated units correspond with the units of relatively high percentages of unburned flint microartifacts, with the exception of one sub-square in the western part of the exposed surface (Fig. 3.65).

In addition to the burned flint microartifacts, a single burned flint macroartifact, found in the central part of the excavated area (Fig. 3.65), was recorded in the Southern Pit of Layer II-6 L-7 (Table 3.19).

Table 3.19 Lithic assemblage of Layer II-6 L-7 (Southern Pit)

Category	Flint				Basalt	Lime-stone	Total
	Unburned		Burned				
	N	%	N	%	N	N	N
Microartifacts[a]	6,228	96.27	241	3.72	188	217	6,874
FFT artifacts[a]	40	97.56	1	2.43	35	3	79
CCT artifacts[a]	15	100.00	–		9	1	25
Handaxes	–		–		–	–	–
Cleavers	–		–		–	–	–
Pebbles	61	100.00	–		51	7	119
Total	6,344	96.32	242	3.67	283	228	7,097

[a] The percentage of burned and unburned flint items is calculated within each lithic category

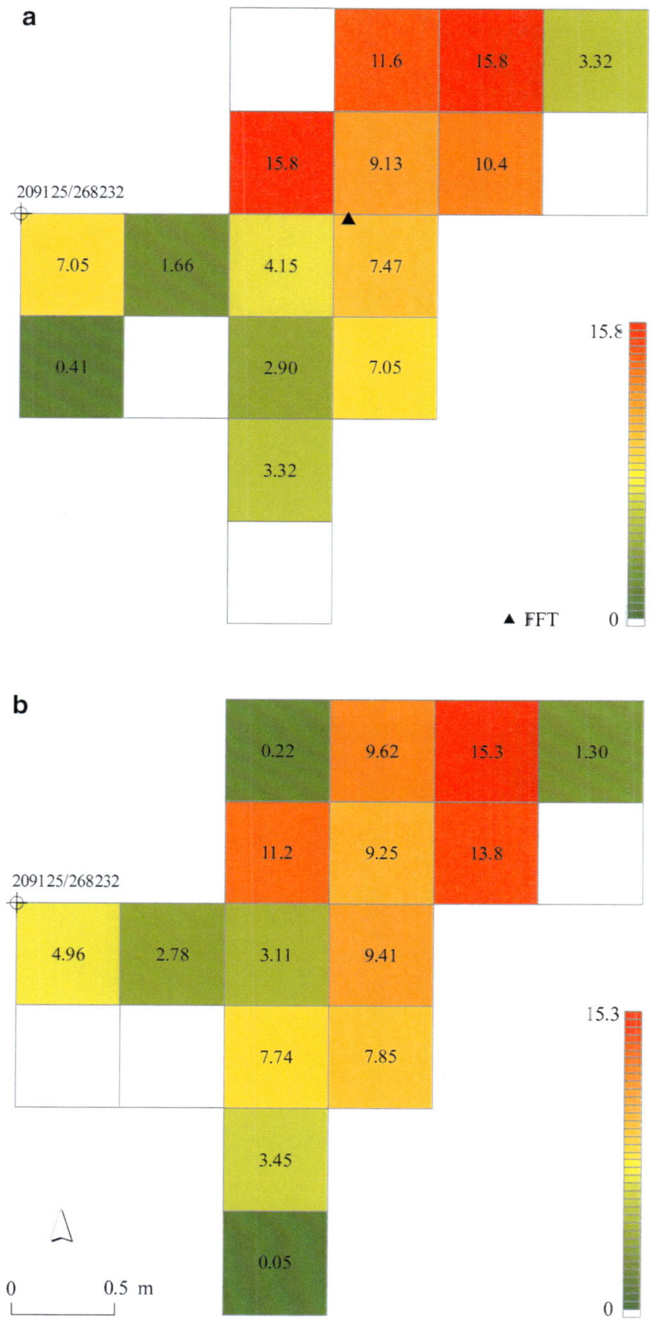

Fig. 3.65 Percentages of flint microartifacts per excavated unit in Layer II-6 L-7 Southern Pit. (**a**) Burned flint microartifacts (N = 241), location of burned flint macroartifact is marked on the map (FFT: N = 1) and (**b**) unburned flint microartifacts (N = 6,228)

Chapter 4
Discussion and Conclusions

The previous chapter presented data on the presence and spatial distribution of burned flint items throughout the stratigraphic sequence at GBY. It demonstrated that, while burned flint occurs in all the studied archaeological horizons, the burned flint microartifacts are not evenly distributed throughout the excavated surface and denser concentrations of burned material are observed (Table 4.1).

This chapter will investigate the possible agents influencing the spatial configuration of the burned flint items in the archaeological layers at GBY. In outlining the research hypotheses of this study (Section 2.3), three agents were considered as potentially affecting the spatial arrangement of the archaeological material, and specifically that of the burned flint items. These include lake-margin processes, fires controlled by humans, and natural fires. These issues are discussed in this chapter – the issue of natural fires (Section 4.1) and anthropogenic fires (Section 4.2). This is followed by an examination of the use of fire in relation to other aspects of hominin activities and behavior, as documented by different archaeological layers (Section 4.3). The conclusions emerging from this examination, and from this study in general, are incorporated in the concluding part of this chapter (Section 4.5).

The outline of the hypotheses of this study addressed the issue of lake-margin processes that may have affected the distribution patterns of small lithic artifacts. Review of this issue suggested that if the archaeological occurrences of GBY were subjected to such lake-margin processes, the expectation is that flint microartifacts would be distributed in particular configurations. This study has demonstrated that these configurations do not occur within the analyzed archaeological layers. The flint microartifacts do not exhibit a linear distribution along a presumed shoreline; rather, clusters of microartifacts are recorded and are always associated with larger artifacts (see details below). Thus, our basic hypothesis, which assumes the preservation of the original spatial configuration of the archaeological remains at GBY, is supported by the observed distribution patterns of the flint microartifacts and macroartifacts.

The spatial association between microartifacts and other components of the archaeological layers is presented in this chapter. Chapter 3 presented the data on the spatial configuration of the larger-sized burned flint items (i.e. macroartifacts and pebbles). With the exception of two layers (Layer V-5 and Layer II-6 L-7, upper occupational floor), in which the larger burned flint items are not spatially associated with clusters of burned flint microartifacts, the archaeological layers exhibit a spatial association between larger and smaller burned flints to various degrees (Table 4.2).

Table 4.2 and the distribution maps of the large burned flint items (presented in Chapter 3) demonstrate that in several layers most of the large burned items occur within or in close vicinity to the concentrations of burned flint microartifacts (i.e., Layers II-5, II-5/6, II-6 L-4, II-6 L-6). In other layers only a few burned large flints are associated with the clusters of burned flint microartifacts, while the remaining majority is scattered throughout the excavated surface (i.e., Layers II-6 L-1, II-6 L-2, II-6 L-3, II-6 L-4b, II-6 L-5).

The relatively small numbers of burned flint macroartifacts and pebbles do not provide sufficient sample sizes for further in-depth spatial analyses. However, their presence is significant for reasons beyond the spatial association of small and large items discussed above. These items will be referred to in subsequent parts of this chapter in the discussion of the issue of natural fires.

The results of this study have demonstrated that, although burned flint is present throughout the archaeological sequence, the relative frequencies, and particularly the patterns of distribution, vary between the different layers. This research has examined three models that may explain the presence and distribution of the flint items (see Section 2.3.3). *Model 1* suggested that an absence of burned flint items indicates that neither an anthropogenic nor a natural fire operated at the site. The results of this study have determined that we can confidently reject *Model 1*, as burned flint items occur in each of the examined archaeological layers. The other two models integrate the presence of burned flint, considering the degree of spatial association between

N. Alperson-Afil and N. Goren-Inbar, *The Acheulian Site of Gesher Benot Ya'aqov Volume II: Ancient Flames and Controlled Use of Fire*, Vertebrate Paleobiology and Paleoanthropology, DOI 10.1007/978-90-481-3765-7_4, © Springer Science+Business Media B.V. 2010

Table 4.1 Summary table – characteristics of the high-density kernels of burned clusters; measurements of length (L) and width (W) axis are given in meters; areas in m²

Layer	Unburned flint microartifacts	Burned flint microartifacts	Area	L	W
II-5	N = 267 (7.73%)	N = 17 (10.49%)	0.219	0.61	0.51
II-5/6 North	N = 390 (4.59%)	N = 32 (8.00%)	0.167	0.97	0.23
II-5/6 South	N = 169 (1.99%)	N = 18 (4.5%)	0.122	0.40	0.38
II-6 L-1 North	N = 664 (1.25%)	N = 30 (3.97%)	0.148	0.46	0.41
II-6 L-1 South	N = 318 (0.59%)	N = 28 (3.71%)	0.117	0.46	0.31
II-6 L-2	N = 1,751 (2.39%)	N = 53 (9.41%)	0.165	0.51	0.40
II-6 L-3	N = 1,947 (2.13%)	N = 59 (6.72%)	0.161	0.50	0.41
II-6 L-4 North	N = 1,884 (1.79%)	N = 47 (3.34%)	0.121	0.41	0.37
II-6 L-4 Southeast	N = 1,764 (1.67%)	N = 82 (5.83%)	0.137	0.47	0.36
II-6 L-4 Southwest	N = 1,054 (1.00%)	N = 46 (3.27%)	0.111	0.47	0.29
II-6 L-4b	N = 418 (5.82%)	N = 73 (16.47%)	0.178	0.94	0.34
II-6 L-5 North	N = 828 (2.59%)	N = 50 (4.12%)	0.095	0.39	0.31
II-6 L-5 Center	N = 1,727 (5.42%)	N = 79 (6.52%)	0.227	0.75	0.38
II-6 L-5 South	N = 2,052 (6.44%)	N = 117 (9.66%)	0.335	1.06	0.44
II-6 L-6	N = 344 (2.80%)	N = 20 (7.96%)	0.120	0.42	0.36
II-6 L-7 (upper)	N = 705 (3.00%)	N = 55 (8.12%)	0.125	0.44	0.36
V-5	N = 1,233 (4.06%)	N = 53 (9.46%)	0.116	0.42	0.35
V-6 North	N = 31 (0.70%)	N = 4 (4.81%)	0.022	0.18	0.16
V-6 South	N = 217 (4.90%)	N = 8 (9.63%)	0.13	0.53	0.33

Percentages are the relative proportion of microartifacts within the high-density kernels, out of the total number of items of each category; length (L axis) depicts the longest axis of the kernel; width (W axis) stands for the longest axis perpendicular to L

Table 4.2 Counts of large burned flint items according to their proximity to high-density concentrations of burned flint microartifacts in different layers of GBY: C = concentration; FFT = flakes and flake-tools; CCT = cores and core-tools; PEB = pebbles

	Inside C			Close vicinity to C			Outside C			
Layer	FFT	CCT	PEB	FFT	CCT	PEB	FFT	CCT	PEB	Total
V-6	1	–	–	–	–	–	1	–	–	2
II-5	2	–	–	–	1	–	–	1	–	4
II-5/6	4	–	–	–	–	–	2	–	–	6
II-6 L-1	2	–	–	1	1	–	4	9	6	23
II-6 L-2	–	2	–	–	–	–	3	–	2	7
II-6 L-3	2	1	–	–	2	–	3	8	1	17
II-6 L-4	6	5	3	–	2	–	2	1	2	21
II-6 L-4b	1	–	–	–	–	–	1	3	4	9
II-6 L-5	1	–	1	1	1	–	3	6	2	15
II-6 L-6	2	1	2	1	1	–	4	–	1	12
Sub Total	21	9	6	3	8	–	23	28	18	116
V-5	–	–	–	–	–	–	-	1	–	1
II-6 L-7 (upper)	–	–	–	–	–	–	15	4	5	24
Total	21	9	6	3	8	–	38	33	23	141

the burned and unburned flints to be an indication for the origin (i.e., anthropogenic or natural) of the fire. *Model 2* considers a scenario in which the burned and unburned flint items are evenly distributed, so that we cannot rule out the possibility of a natural fire that deforms flint wherever it occurs. In *Model 3* the burned and unburned flints do not coincide and the burned items exhibit clusters. On the basis of various theoretical considerations (specified in Chapter 2), the significant differences in the distributions of burned and unburned flint items are considered firm evidence of an anthropogenic fire and the clusters of burned flint items are thus interpreted as remnants of hearths.

Several archaeological layers at GBY (e.g., II-6 L-1, II-6 L-2, II-6 L-3) display patterns of distribution similar to those suggested by *Model 3*, exhibiting evidence that unambiguously favors anthropogenic fire. Other archaeological levels (e.g., II-5, II-6 L-4b, II-6 L-6) demonstrate spatial patterning that better corresponds to *Model 2*, according to which we cannot rule out the possibility of a natural fire as the agent of the observed spatial patterns.

The following paragraphs will attempt a thorough inquiry into this possibility of natural fire. More specifically, we will inquire into the circumstances in which a natural fire would have ignited and spread through the Acheulian lake-shore occupations of GBY. In order to do so, we need to explore numerous issues related to fire ecology and fire dynamics. Insight into these issues is a prerequisite to visualizing the environmental conditions that would have allowed such a fire, as well as its effects on the archaeological material.

4.1 Fire Ecology

> We cannot assert that primitive man never saw a lightning fire anywhere. If he did so it was under most exceptional circumstances which did not encourage him to stay around and see what he could do with it. (Sauer 1961b:299)

Nearly half a century has passed since Sauer's thoughts on "Fire and Early Man" (Sauer 1961b), and we have learned that lightning strikes do not require "exceptional circumstances"; rather, they are common to such a degree that most fires throughout the world are started by lightning (Scott et al. 2000). This substantial development in our knowledge of fire dynamics is best illustrated by a debate conducted in the 1955 international symposium on "Man's Role in Changing the Face of the Earth" (Thomas 1956:410–422). The debate revolved around the significance of lightning as a triggering factor in the ignition of fire. Since lightning strikes had not been systematically documented, the most credible references were local newspapers reporting on local fires (ibid.:413). Thus, according to the available data documented at that time, "roughly a hundred thousand lightning strokes [occur] per day…" (ibid.:413), whereas the data available today document some eight million lightning strikes per day (Pyne et al. 1996; Scott et al. 2000).

Similarly, our knowledge of fire dynamics in different ecosystems is constantly growing and a large body of scientific data has accumulated through attempts to reconstruct the fire history of various ecosystems. These reconstructions use an assortment of methods, which include examination of historical records, analyses of tree-ring records, dating of fire-scar samples from standing trees, and analyses of charcoal within lake sediments (Pyne et al. 1996). Particularly essential is the use in paleoenvironmental reconstructions of microscopic charcoal, which incorporates fire histories and fire cycles of various chronological scales, as well as reflecting the impact of human manipulation of the environment through the use of fire. Examples of such studies can be found in the reconstruction of the fire history of Bolan Lake (Oregon) during the past 14,500 years using charcoal extracted from a sediment core (Briles et al. 2005), and in the 3,000-year-old charcoal record from Cliff Palace Pond (Kentucky) (Delcourt et al. 1998). There, a correlation between periods of human occupation and increase in local fires was observed, suggesting that the fires recorded by the charcoal are the result of human manipulation of the environment (Delcourt et al. 1998). Similarly, attempts to differentiate between natural fires and anthropogenic large-scale fires have been carried out mostly through charcoal analyses (e.g., Figueiral and Mosbrugger 2000; Haberle et al. 2001; Boyd 2002; Thevenon and Anselmetti 2007). Archaeological data can also contribute to our knowledge of fire history and suggest that humans have long conducted large-scale burning (e.g., for vegetation clearing or hunting purposes) in different areas of the world (Westbroek et al. 1993; see also a thorough review in Grayson 2001: Table V).

A variety of factors currently limits the interpretation of the fire history of the site of GBY. The diverse evidence of burned materials from the site (wood, charcoal, fruits, seeds, and flint) is adequate for the general assumption of a "fire history". However, the agent responsible cannot be inferred from the mere presence of these burned items. Nevertheless, the large body of scientific data that has accumulated, primarily through efforts to prevent *future* fire disasters, enables us to reconstruct a scenario of *past* natural fires at GBY. Adopting this line of thought, the following section attempts to evaluate the circumstances in which a natural fire may have ignited and spread at the site, thus contributing burned flint items to the archaeological layers. To do so, we should consider the various factors involved in the complex process of fire ignition, combustion, and behavior, available in the extensive literature on fire ecology.

4.1.1 Ignition and Combustion

Combustion is a rapid physical–chemical process in which the burning of plant material releases carbon dioxide, water, and the solar energy stored in the plant. These components are absorbed by plants through the process of photosynthesis, such that fire can be described as the reverse, rapid process of photosynthesis (Pyne et al. 1996:5; DeBano et al. 1998:20).

Although a wide range of fuels may be available for combustion, a common sequence of physical processes occurs in all fuels before the energy stored in them can be released and transferred. More specifically, three components are required for a fire to ignite and initiate combustion: *fuel*, *heat*, and *oxygen* (DeBano et al. 1998:20). Thus, combustible fuel must be available, enough heat must be applied to the fuel to raise its temperature to the ignition point, and there must be enough air to supply the oxygen needed to keep the combustion process going and maintain the heat supply for ignition of unburned fuels. These three components form the "fire triangle" that must be present or there will be no fire (DeBano et al. 1998:20).

Although spontaneous ignition[1] is possible, most fires require an ignition source. Lightning is the primary non-anthropogenic ignition source, resulting in forest, shrubland, and grassland fires (Pyne et al. 1996:56; DeBano et al. 1998:22). Although lightning is a major cause of wildfires, most lightning strikes do not in fact cause fires. Lewis (1989) differentiates between two types of lightning strikes in the Northern Rockies: "cold lightning", which accounts for about 80% of all cloud-to-ground discharges, and "hot lightning", which accounts for the remaining 20% and is the cause of most fires (Lewis 1989). In addition, during the 2 months in which electrical storms occur there, the ratio of strikes to fires can vary from as much as 1:1 to 1,000:1 or none, depending upon the object struck, the fuel conditions, and the weather (Lewis 1989:15). Similarly, Pyne et al. (1996) report on a 5-year study that demonstrated that only 0.01% to less than 0.001% of the cloud-to-ground lightning strikes actually started a wildfire (Fuquary 1962, cited by Pyne et al. 1996:19).

Lightning is also the major cause of wildfires in the Mediterranean zone (Whelan 1995), where the climate is a transitional regime between cold temperate and dry tropical climates. The Mediterranean Basin thus presents a unique climatic system of mild, dry summers and wet winters, with 90% or more of the annual precipitation falling within the 6 cool months (Naveh and Carmel 2004). The bimodal Mediterranean climate that we know today first appeared during the late Pliocene, at about 3.2 Ma, as part of a global cooling trend, and became firmly established throughout the region about 2.8 Ma (Blondel and Aronson 1999:21).

Similarly, floral and faunal indications have demonstrated that "the present-day climatic zones of Palestine, i.e. arid desert of the Jordan Valley in the East, Mediterranean seasonal climate of the hill country in the west, were ... already developed in the Pleistocene" (Picard 1952:147). In addition, the Mediterranean wood species identified at GBY (Goren-Inbar et al. 2002b), and other paleobiological evidence (e.g., remains of mollusks, crabs, fish, and mammals), strongly suggest that the seasonal climate pattern at the time of deposition resembled the pattern seen in the present-day Hula Valley.

[1] Spontaneous ignition is likely to evolve in large (greater than 1 m) piles of thin fuels (i.e., hay, chip, and sawdust) with a moisture content greater than 20% and soil mixed into the pile (Pyne et al. 1996:20).

The most probable type of natural fire in the Mediterranean region is surface wildfire (Whelan 1995), resulting from natural ignition and combustion. Even when natural ignition such as lightning does occur, it requires appropriate climatic conditions in order to combust and evolve into a wildfire. In the present-day Hula Valley, lightning storms are most common from October to March (data from the Israel Meteorological Service). However, lightning occurring at that time of year (the rainy season) will rarely produce spontaneous fires (Whelan 1995:26).

In our attempts to reconstruct the hypothetical circumstances of a natural fire at GBY, we can thus suggest lightning as a possible ignition source. However, the probability of ignition varies among different environments. Probability of ignition is the chance that an ignition will result if a firebrand lands on flammable material and is defined as a function of fuel moisture and fuel temperature (Pyne et al. 1996:56). These definitions are based on experiments in which lighted matches were dropped onto fuel beds with various levels of moisture content (Blackmarr 1972, cited by Pyne et al. 1996:56). Certainly, the energy supplied by lighted matches cannot compete with the energy discharged by lightning strikes. In addition, these experiments considered a particular type of fuel (slash pine litter). However, they do demonstrate the fact that it takes more than an ignition source to set a fire and that, following the ignition point, various environmental factors (e.g., fuel moisture) are involved in determining whether heat will transfer and fire will occur. These are discussed in the following paragraph.

4.1.2 Heat Transfer

The mere presence of a heat source does not necessarily result in a fire; heat must be transferred from the fire source to the unburned fuel for a fire to continue to burn. Although heat is transferred in all directions, large amounts of heat are lost into the atmosphere and a significantly smaller amount of the heat is transferred to unburned fuels to sustain the fire (Pyne et al. 1996:12; DeBano et al. 1998:31). Thus, even if ignition has occurred, fire encounters a second obstacle in the efficient transfer of the heat from the ignition source to nearby fuels.

The efficiency of combustion is largely determined by the moisture level of the fuel and its surrounding soil. At GBY, all occupation episodes are associated with lake-margin deposits and are waterlogged. The permanently moist conditions of the GBY deposits have enabled the preservation of botanical remains throughout the entire stratigraphic sequence. This is extremely significant, since sediment moisture appears to have a substantial influence over the dynamics of heat transfer. In wet deposits, like those of the waterlogged site of

GBY, moisture reduces underground temperatures. When the surface temperature of the fire exceeds the boiling point of water, evaporation delays heating of the underlying soil (Whelan 1995). Consequently, moisture increases the amount of heat required. Before a fire can become self-sustaining, sufficient heat must be absorbed by fuels to evaporate much of the water and make them flammable. Accordingly, "excess heat-absorbing water ... can result in a failure of a fire to ignite" (DeBano et al. 1998:21). Moisture in fuels increases their ignition time and decreases their burning rate. In short, "dry fuels burn hot, completely and quickly, while moist fuels either do not burn or do so slowly and at lower temperatures" (DeBano et al. 1998:28).

Waterlogged environments (e.g. peatlands, bogs, and marshes) can be subject to fires. However, fire in wetlands and riparian ecosystems occurs following a period of drought that reduces the water table and allows burning of the available fuel (DeBano et al. 1998:229–243).

Let us assume a scenario at GBY in which, despite the waterlogged sediments, heat was efficiently transferred and moist fuels evaporated water to a degree that allowed them to combust and burn. Will our fire have produced sufficiently high temperatures to burn the flint artifacts scattered on the surface? In order to address this question, we should consider aspects of fire behavior that determine the impact of fire on various environmental settings.

4.1.3 Fire Behavior

This section discusses the final stage of our hypothetical reconstruction of a natural wildfire at GBY. This fire began with a lightning strike, which has managed to overcome the moisture of the sediments and produce an ignition source. Subsequently, the ignition source has been able to transfer sufficient heat to the surrounding sediments, initiating combustion. We should now consider the possible intensity of such a fire, taking into account the environmental setting of GBY.

The intensity of a fire varies vertically (i.e., different temperature profiles above and below ground). The vertical distribution of temperatures in a fire is determined by several factors, including distribution of the fuel, wind speed, and direction of the fire front (i.e., head fire or back fire) (Whelan 1995). Although we clearly cannot determine these factors from the archaeological record, general data regarding measurements of peak temperatures above and below ground are of great importance when attempting to evaluate the origin of a fire.

Most available measurements record only peak temperatures and not duration of temperature, and indicate that above-ground temperature declines with height (Whelan 1995:15). Whelan further reports on a study that measured peak temperatures of a fire in several locations and at three different heights (Trollope 1984, cited by Whelan 1995:15). According to that study, the highest temperatures in both head and back fires occurred in the grass canopy. This and other studies suggest that in fires in grassland and shrubland, peak temperatures reach 200–300°C (light to moderate fires) and even 500–600°C or more (heavy fires) (Whelan 1995: Fig. 2.3).

Based on various experiments conducted on the burning of flint (discussed in Section 2.3.2), these recorded temperatures would have been sufficient to burn flint items at GBY. Yet, others have suggested that little damage to lithic artifacts is likely to occur during wildfires of low severity and no adverse effects are likely to occur below 500°C (DeBano et al. 1998). In addition, "... most of the damage to these artifacts occurs where there are surface accumulations of fuels, such as downed logs, that are burned. The resulting high and long-duration temperatures can cause sooting, potlids, and some crazing of the artifacts" (DeBano et al. 1998:271).

The intensity of a fire and thus its eventual effects are influenced by a variety of parameters, including the amount of available fuel, moisture level of the fuel and sediments, local weather conditions, and the topography of the burning site (Whelan 1995; Pyne et al. 1996; DeBano et al. 1998). The following section attempts to examine the ecological data on fire ignition, combustion, and behavior in relation to the archaeological site of GBY.

4.1.4 Probability of a Natural Fire at GBY

This discussion attempts to reconstruct the possible history of the fire regime in the area of GBY ca. 790,000 years ago. Common methods such as the analyses of charcoal records, tree-rings, or fire-scar samples are not available to us. However, the above review has provided valuable data on the required circumstances in which a natural fire would have ignited and spread at GBY (see also Appendix 4).

The data on the various environmental parameters involved in a natural fire reject the scenario of a natural fire at GBY. The Mediterranean climatic system and the waterlogged deposits of the site do not conform with the conditions required by a natural fire to ignite and spread. Thus, the combination of the three components of the "fire triangle" (*oxygen*, *fuel*, and *heat*) was most probably absent from the lake-shore occupations of GBY. Apart from the air (*oxygen*) required to keep the combustion process going, fire needs large quantities of combustible *fuel*. At GBY abundant fuel (i.e., the wood assemblages) was recovered from the excavated archaeological occurrences but was rarely found burned; according to Goren-Inbar et al. (2002b), less than

1% of the wood segments from GBY (14 out of 1,568) are burned. Finally, considering the constantly damp conditions at the site, a natural ignition source (e.g., lightning) most likely could not apply enough *heat* to the fuel to raise its temperature to the ignition point.

In summary, the necessary conditions for a natural fire at GBY would have had to include the following (see also Appendix 4):

1. An ignition source (most likely a lightning strike).
2. A dry interval in the cold and wet season (during which lightning strikes occur in the Mediterranean zone).
3. Abundant availability of combustible fuel to allow heat transfer.
4. Extremely high combustion temperatures to allow evaporation of the soil's moisture.

In the event that such a fire indeed occurred, we would expect this fire to:

1. Consume the available fuels on the surface.
2. Practically "boil" the sediments through evaporation of the soil's moisture.
3. Extensively damage the flint artifacts scattered on the surface in direct contact with the fire, while exceeding the temperatures required to alter flint (ca. 350°C). These would be particularly large items (e.g., macroartifacts and pebbles), which are exposed on the surface, rather than smaller ones (e.g., microartifacts), which are slightly submerged in the wet surface.
4. Finally, considering the fact that fire occurs sequentially throughout the stratigraphic sequence at GBY, we are obliged to consider this scenario as characteristic of a fire regime in which such exceptional circumstances occurred repeatedly, frequently setting off natural fires on the lake margin.

The archaeological data, however, are not in accordance with such a scenario, whether of a natural fire that ignited and spread during the time of occupation (i.e., surface fire with all archaeological material scattered on the surface) or of a fire that ignited and spread after deposition (i.e., subsurface fire with all archaeological material buried underground at various depths).

Surface Fire: If we assume that a wildfire occurred during (or immediately following) occupation, we must take into consideration the fact that the highest temperatures in such fires can reach 550°C (Whelan 1995), hot enough to damage organic material as well as flint items. If surface wildfires were responsible for the burning of the organic and inorganic material at GBY, we would expect to find high frequencies of burned material. The GBY layers yielded large quantities of unburned wood interpreted as driftwood (Goren-Inbar et al. 2002b), an excellent fuel that would have fanned any wildfire, thus increasing the frequencies of burned material. However, less than 1% of the wood segments (Goren-Inbar et al. 2002b) and less than 2% of the carbonized wood pieces (Goren-Inbar et al. 2004) are burned. A low percentage of burning is also recorded in the different lithic categories of the excavated flint pieces (see Chapter 3). Flint pebbles, which in most cases do not show any signs of burning (a range of 0.00–1.94% of the flint pebbles within all layers), exhibit particularly low frequencies of burning in comparison to the flint macroartifacts (0.31–6.06%) and microartifacts (0.76–5.80%). It is interesting to note that comparable frequencies of burning (i.e., 4% of the microartifacts [smaller than 1 cm]) are recorded at Upper Paleolithic sites in Western Europe, where the hearths are particularly visible structures (Leesch et al. 2005; Plumettaz 2006). In addition, the frequencies of burning among the large flint items, as well as their spatial configuration, further undermine a scenario of natural fire. With the exception of Layer II-5/6, all the GBY layers exhibit higher relative frequencies of burning in the CCT category (i.e., cores and core-tools) in comparison with the FFT category (i.e., flakes and flake-tools) (see tables in Chapter 3). Yet, when examining the spatial association between those burned items and the concentrations of burned flint microartifacts, it seems that burned FFTs tend to be found within those clusters more often than CCTs and pebbles (Table 4.2).

If surface wildfires were responsible for the burning of the flint items, we would expect to find higher frequencies of burning amongst larger items, which lie on the surface, than amongst smaller, thinner, items, which tend to be submerged in the sediment. Indeed, the CCT category exhibits higher frequencies of burning. However, flint pebbles, which like the CCTs are thick lumps of rock and should display higher frequencies of burning, exhibit particularly low frequencies of burning. A natural wildfire would not differentiate between pebbles and CCTs while burning larger lumps of flint items on the surface. The variability of burning frequencies observed amongst the different lithic categories, and the spatial distribution of the large burned flint items, are more likely the result of human activities than of natural wildfires. While drawing on the above assertions, however, we should take into account the fact that the large burned flint items generally occur in relatively small numbers and do not provide sufficient sample sizes for in-depth analyses.

Subsurface Fire: The scenario of burning of the archaeological material subsequent to deposition is a possible one for areas where there are heavy accumulations of organic matter that can undergo a ground fire, burning deeply into the organic material above and within the soil profile (DeBano et al. 1998:56). Various studies have indicated that peak temperatures at 2.5 cm below the surface are likely to be well below 100°C, even when the fire above is of very high intensity (Whelan 1995:17). Drawing from experimental work on the effects of fire on flint (see Section 2.3.2), it is clear that the burning of the flint items at GBY required on the one hand an intensive fire with relatively high temperatures, and on the other hand direct contact with the flints. The facts that fire damaged relatively low frequencies of flint items and that the burned flint microartifacts are found spatially clustered are suggestive of an anthropogenic rather than a natural fire. More specifically, the low underground temperatures described above are unlikely to have damaged subsurface flint items at the site.

Based on these considerations, the combination of the ecological data and the archaeological record allows the firm rejection of the possibility of recurrent natural fires at the Acheulian lake-shore occupations of GBY.

4.2 Use of Fire at GBY

Burned flints are recorded within each of the archaeological horizons at GBY. In all of the analyzed assemblages, the frequencies of burned artifacts are low and the burned flint microartifacts exhibit various patterns of clustering and are unevenly distributed throughout the occupation surfaces. Examination of the distribution patterns of the burned and unburned flint items in the various archaeological layers (see Chapter 3) has demonstrated that the main differentiating parameter is the degree of overlap between the burned and unburned flint microartifacts. Thus, while in some layers the burned and unburned flint microartifacts overlap each other to different extents (either moderately or entirely), in others they exhibit clustering at distinctly different locations.

When constructing the hypotheses of this study, we chose to be extremely cautious in analyzing the distribution patterns of the burned flints. Such circumspection was essential for the careful distinction between patterns of anthropogenic and natural fires, particularly when attempting to identify early hominin use of fire. The three possible models were discussed earlier in this chapter. *Model 1*, which postulates an absence of burned flint items, has been confidently rejected. In cases in which a significant overlapping between the distribution of the burned and unburned flints is observed, it has been determined that we cannot rule out the possibility of a natural fire that damaged flint wherever it occurred (i.e., *Model 2*). Thus, only cases in which the burned and unburned flints do not coincide and the burned flint microartifacts are clustered in distinctively different areas have been considered to represent evidence of an anthropogenic fire (i.e., *Model 3*).

The fire ecology data (reviewed above) have established a solid basis for rejection of the hypothesis of natural fire during the Acheulian occupations at GBY. In addition, it is clear at this point that several layers within the GBY occupational sequence (e.g., II-6 L-1, II-6 L-2, II-6 L-3) exhibit distribution patterns that accord with *Model 3* and are thus unambiguously in favor of anthropogenic fire. These archaeological occurrences indicate that the knowledge and technology of fire use were at hand during the Acheulian occupations at GBY.

We should, however, inquire into the cases in which the patterns of distribution of the burned and unburned flints are not consistent with *Model 3*. These are layers that exhibit overlapping distribution patterns of the burned and unburned flint microartifacts. This is the main objective of the following discussion.

4.2.1 Differentiation in the Distribution of Burned and Unburned Flint

A fundamental assumption in the framework of this study is that the aggregation of human activities in vicinity to hearths results in denser concentrations of small waste products in situ, and thus that clustering of burned waste is evidence for the location of ancient hearths (see Section 2.2). Where hominins carried out flint knapping activities in several locations on the occupational surface, with only some of these in proximity to hearths, the distribution of the burned and unburned flint will not entirely coincide. However, where knapping activities were confined to the hearth(s) area, we will expect to find overlapping of the burned and unburned flint items. Such circumstances are not exceptional at sites in which hearths were used as a focal point of activities. An example of this can be found at the Magdalenean sites of Champréveyres and Monruz, where Leesch et al. (2005) have repeatedly observed that "…the burned and unburned flint chips … are found regularly together in the hearth residues" (Leesch et al. 2005:6). A detailed comparison between the frequencies of burned and unburned flint microartifacts within the hearths further suggests that the frequencies of unburned flint are often higher than those of the burned ones (Plumettaz 2007: Fig. 3).

The following section examines the characteristics of the various occupational layers in relation to the degree of observed spatial differentiation between the distributions of the burned and unburned flint microartifacts (Table 4.3).

4.2.1.1 Highly Significant Differentiation

Three archaeological layers (II-6 L-1, II-6 L-2, II-6 L-3) exhibit a spatial clustering of the burned flint microartifacts that is significantly different from that of the unburned ones, as well as other parameters (e.g., statistical tests, random plotting tests; see Chapter 3 for a thorough presentation)

Table 4.3 Attributes of the GBY layers relative to the degree of spatial differentiation between burned and unburned flint microartifacts; dimensions are in m (LEN and WID axis) and m^2 (area)

	Entire layer								Kernel of cluster					[c]SSQ Encircling Kernel	
	Frequencies of burned flint			[a]BFM percentage per sub-square			Chi square test of BFM		Dimensions		[b]Percentage of BFM and UBFM				
	Microartifacts N (%)	Macroartifacts N (%)	Pebbles N (%)	Mean; maximum	Std	[d]Relative area BFM	Σx^2	*df*; *p*	LEN axis; WID axis	Area	% BFM	% UBFM	Ratio % BFM/UBFM	OBS – EXP % BFM	SR for BFM; n (expected)
Highly significant differentiation															
II-6 L-1	754 (1.40)	17 (1.40)	6 (0.25)	0.34; 5.03	0.84	0.63	580.57	$df = 90; p < 0.001$							
N									0.46 0.41	0.148	3.97	1.25	3.17	2.83	5.25; n=16.6
S									0.46 0.31	0.117	3.71	0.59	6.28	3.32	7.60; n=10.9
II-6 L-2	563 (0.76)	5 (1.05)	2 (0.25)	0.31; 16.30	1.28	0.42	913.27	$df = 69; p < 0.001$	0.51 0.40	0.165	9.41	2.39	3.39	12.63	15.79; n=20.5
II-6 L-3	877 (0.95)	16 (3.13)	1 (0.09)	0.69; 10.30	1.48	0.55	673.37	$df = 66; p < 0.001$	0.50 0.41	0.161	6.72	2.13	3.15	6.61	10.18; n=32.2
Relative overlapping															
V-6	83 (1.84)	2 (0.70)	00 (0.00)	2.00; 20.50	3.63	0.48	56.51	$df = 31; p < 0.01$							
N									0.18 0.16	0.022	4.81	0.70	6.87	1.10	0.40; n=5.08
S									0.53 0.33	0.13	9.63	4.90	1.96	10.00	2.80; n=8.7
II-5/6	400 (4.50)	6 (5.30)	00 (0.00)	0.39; 8.25	1.23	0.39	204.48	$df = 64; p < 0.001$							
N									0.97 0.23	0.167	8.00	4.59	1.74	−2.25	-1.40; n=42.1
S									0.40 0.38	0.122	4.50	1.99	2.26	2.26	2.08; n=18.9
II-6 L-4	1,406 (1.32)	16 (2.45)	5 (0.85)	0.59; 6.82	1.25	0.60	1063.8	$df = 60; p < 0.001$							
N									0.41 0.37	0.121	3.34	1.79	1.86	2.38	4.71; n=50.5
SE									0.47 0.36	0.137	5.83	1.67	3.49	2.64	22.48; n=2.7
SW									0.47 0.29	0.111	3.27	1.00	3.27	1.58	3.90; n=31.7
II-6 L-7 (upper)	677 (2.80)	19 (3.07)	5 (0.63)	0.51; 9.89	1.34	0.77	109.32	$df = 57; p < 0.001$	0.44 0.36	0.125	8.12	3.00	2.70	4.27	4.70; n=38

	Entire layer								Kernel of cluster					SSQ Encircling Kernel[c]	
	Frequencies of burned flint			BFM percentage per sub-square[a]			Chi square test of BFM		Dimensions		Percentage of BFM and UBFM[b]				
	Microartifacts N (%)	Macroartifacts N (%)	Pebbles N (%)	Mean; maximum	Std	Relative area BFM[d]	Σx^2	*df*; *p*	LEN axis; WID axis	Area	% BFM	% UBFM	Ratio % BFM/UBFM	OBS – EXP % BFM	SR for BFM; n (expected)
Almost complete overlapping															
V-5	560 (1.81)	1 (0.31)	00 (0.00)	1.81; 13.40	2.87	0.80	176.43	$df = 33$; $p < 0.001$	0.42 0.35	0.116	9.46	4.06	2.33	0.79	0.55; n=70.3
II-5	162 (4.48)	4 (3.41)	00 (0.00)	0.34; 11.10	1.45	0.21	200.43	$df = 73$; $p < 0.001$	0.61 0.51	0.219	10.5	7.73	1.35	−1.19	-0.44; n=20
II-6 L-4b	443 (5.80)	5 (3.20)	4 (1.94)	0.69; 14.40	1.95	0.49	386.27	$df = 55$; $p < 0.001$	0.94 0.34	0.178	16.5	5.82	2.82	4.30	2.86; n=44.8
II-6 L-5	1,211 (3.66)	12 (6.06)	3 (0.78)	0.69; 6.77	1.38	0.76	241.03	$df = 54$; $p < 0.001$							
N									0.39 0.31	0.095	4.12	2.59	1.59	−0.24	-0.31; n=84.9
C									0.75 0.38	0.227	6.52	5.42	1.20	−0.84	-1.16; n=77.2
S									1.06 0.44	0.335	9.66	6.44	1.50	−0.09	-0.16; n=46.1
II-6 L-6	251 (2.00)	9 (2.69)	3 (0.64)	0.69; 7.96	1.58	0.60	288.06	$df = 57$; $p < 0.001$	0.42 0.36	0.120	7.96	2.80	2.84	2.53	1.73; n=13.6

BFM = burned flint microartifacts; UBFM = unburned flint microartifacts; SSQ = sub-square; N = north; C = center; S = south; E = east; W = west; LEN = length; WID = width; OBS = observed; EXP = expected; SR = standardized residual

[a]Statistics for percentage of burned flint microartifacts per excavated unit/sub-square (0.5 m^2)

[b]Percentages are the relative proportion of microartifacts within the high-density kernel of the cluster, out of the total number of microartifacts in each category (burned or unburned)

[c]The sub-square that either encircles or occupies the majority of the high-density kernel of the cluster

[d]The ratio between the number of excavated units in which burned flint microartifacts occur and the total number of excavated units of the layer

that support the observed spatial differentiation and are thus suggestive of an anthropogenic fire. The characteristics of these layers include:

1. A low percentage of burning amongst the flint items. The percentage of burned microartifacts in these layers is in the range of 0.76–1.40%, burning of flint macroartifacts is in the range of 1.05–3.13%, and flint pebbles exhibit particularly low percentages of burning (0.09–0.25%) (Table 4.3).
2. The spatial distribution of burned flint macroartifacts and pebbles demonstrates that in these layers most of the burned flint macroartifacts, and all the burned flint pebbles, occur outside the high-density concentrations of burned flint microartifacts (Figs. 3.28, 3.33, 3.38; Table 4.2). Thus, in these layers several large burned items occur within and in close proximity to the high-density concentrations but are not confined to these areas; rather, they seem to be scattered throughout the occupation surfaces.
3. The burned flint microartifacts do not occur throughout the entire excavated surface but occupy a smaller area. The ratio between the number of excavated sub-squares in which burned flint microartifacts are recorded and the total number of excavated sub-squares ranges in these layers between 0.42 and 0.63 (Table 4.3).
4. Within these layers, examination of the percentages of burned flint microartifacts in each of the excavated units (Figs. 3.24, 3.29, 3.34) demonstrates that the spatial distribution of the burned flint microartifacts is uneven, and that several sub-squares exhibit higher frequencies. Accordingly, a significant deviation is observed in these layers between the mean percentage (with a range of 0.31–0.69%) and the maximum percentage (with a range of 5.03–16.30%) of burned flint microartifacts per excavated unit (Table 4.3).
5. The kernel density maps demonstrate that in these layers the burned flint microartifacts are clustered. A single cluster is recorded in Layer II-6 L-2 and in Layer II-6 L-3, while in Layer II-6 L-1 two adjacent clusters are recorded (Figs. 3.25, 3.30, 3.35).
6. The distribution patterns of the burned flint microartifacts in these layers are notably different from those of the unburned ones. In addition, since the latter occur in much higher frequencies, the random density maps exhibit greater similarity to the distribution patterns of the unburned flint microartifacts than to those of the burned ones (Figs. 3.26, 3.31, 3.36).
7. A chi square test on the burned flint microartifacts of these layers suggests that their distribution is significantly different from an expected, uniform distribution (i.e., $p < 0.001$) (Table 4.3).
8. Calculation of Standardized Residuals (SR) on the burned flint microartifacts of these layers demonstrates that significant SR values are recorded within the burned clusters (Table 4.3). This suggests that the concentrations of burned flint microartifacts in these areas are the major contributors to the observed spatial differentiation.
9. In the sub-squares that encircle the high-density kernels of the burned clusters, the observed percentage of burned flint microartifacts is higher than the expected percentage. The deviation between the observed and expected percentage of burning in these areas ranges between 2.83 and 12.63 (Table 4.3).
10. Within the area of the high-density kernel of the clusters, the percentage of burned flint microartifacts is higher than that of the unburned ones. The ratio between the percentage of the burned flint microartifacts and the percentage of the unburned ones within the high-density kernel of the clusters ranges in these layers between 3.17 and 6.28 (Table 4.3).

4.2.1.2 Relative and Complete Overlapping

For most of the analyzed archaeological layers, the burned and unburned flint microartifacts coincide with each other to various extents. In some layers (Layers V-6, II-5/6, II-6 L-4, II-6 L-7) the patterns of distribution overlap only partially, while in others (Layers V-5, II-5, II-6 L-4b, II-6 L-5, II-6 L-6) they overlap almost completely. However, when comparing the different parameters that characterize the "highly significant differentiation" patterns (listed above) to those of the "relative and complete overlapping" patterns, the similarities appear to be larger than the discrepancies (Table 4.3). Thus, the percentage of burning amongst the flint items is relatively low, particularly within the flint pebbles, which rarely exhibit burning damage, and when they do it is in very low frequencies (Table 4.3). The burned flint microartifacts are never evenly distributed throughout the exposed surface, resulting in a considerable deviation between the mean and maximum percentage of burning per excavated unit (Table 4.3). In most cases, the relative area in which the burned flint microartifacts occur is no higher than that recorded for the "highly differentiated" patterns (three exceptions are Layers V-5, II-6 L-5, II-6 L-7). Apart from one layer (Layer V-6, which has the smallest sample of burned flint microartifacts: N = 83), the chi square test on the burned flint microartifacts of these layers suggests that their distribution is significantly different from an expected, uniform distribution (Table 4.3). Furthermore, within the high-density kernel of the burned clusters, the relative percentage of burned flint microartifacts is always higher than that of the unburned ones (Table 4.3).

Other parameters, which derive from the correlation between the distribution of the burned and the unburned flint microartifacts (e.g., observed vs. expected values of burning,

SR values, random distribution patterns), are less significant in these layers (Table 4.3). A particularly prominent example of this can be found in the patterns exhibited in Layer II-6 L-5. There, the burned flint microartifacts occur throughout most of the excavated surface. The density maps of the burned and unburned flint microartifacts overlap almost completely, and both exhibit three dense areas with only minor differences observed within the configuration of the clusters (Fig. 3.50). Accordingly, the patterns illustrated by the random density maps are similar to those of the observed distribution of the burned flint microartifacts (Fig. 3.51). The chi square test of the burned flint microartifacts of Layer II-6 L-5 suggested that their observed distribution is significantly different from an expected, uniform distribution. However, calculations of standardized residuals for different excavated units imply that the major contributors to this are sub-squares that lie outside the concentrations of burned items. Despite the significance of the SR values, these sub-squares exhibit relatively minor deviations between the observed and expected percentages of burned flint microartifacts (Fig. 3.52). Nonetheless, amongst the three dense clusters of burning in Layer II-6 L-5, the high-density kernel exhibits higher percentages of burned flint microartifacts than those of the unburned ones (Table 4.3).

4.2.1.3 Levels of Differentiation: Summary

Burned flint items occur in all the Acheulian occupations at GBY. Analyses of their spatial distribution have demonstrated that these are not evenly distributed throughout the excavated surfaces, and dense clusters of burned flint microartifacts were repeatedly identified. These clusters are relatively small and incorporate both burned and unburned flint microartifacts. However, the relative percentage of the burned flint microartifacts within the high-density kernels of these clusters is always higher than that of the unburned ones.

When comparing the distribution patterns of the burned and unburned flint microartifacts in each of the assemblages, the patterns were found to exhibit different degrees of overlapping, from complete overlap to distinct differentiation. This spatial variation was initially used to distinguish between layers in which the evidence of hominin use of fire is highly significant (i.e., the distinct differentiation of *Model 3*) and those where the evidence may equally be the result of anthropogenic or natural fires (i.e., the overlapping patterns of *Model 2*).

A variety of ecological considerations, specified above, reject a scenario of natural fires as the agent responsible for the burning of the flint items in the different occupational horizons at GBY. Thus, the joint occurrence of two different spatial patterns (i.e., overlapping vs. differentiation of burned and unburned flints) is interpreted here as reflecting the variability of the spatial patterning of activities throughout the occupational horizons. Specifically, the results of this study suggest that in some cases flint knapping was carried exclusively in vicinity to hearth(s), so that the distributions of the burned and unburned flint microartifacts coincide, and in other cases flint knapping was not confined to the hearth area, so that the burned and unburned flint microartifacts are distributed in distinctively different clusters.

The spatial complexity of activities amongst the GBY layers, which is demonstrated in the distribution of the burned and unburned flint microartifacts, is further illustrated by the spatial configuration of other components of the archaeological material. A thorough spatial analysis of these other components, which will surely provide valuable data on the behavioral complexity of the Acheulian hominins of GBY, is beyond the scope of this study. The role that fire may have played within the various activities is discussed in the following section.

4.3 Patterns of Human Activities and Fire at GBY

The different archaeological layers at GBY are all components of the same cultural complex and share similar cultural characteristics. However, despite the general similarities, the various archaeological layers exhibit different patterns of activity. The remnants of these activities can be found primarily in the lithic assemblages (e.g., emphasis on the production of particular artifacts) and the faunal assemblages (e.g., butchering patterns).

The previous chapters have established evidence indicative of the use of fire by the hominins of GBY. In the following discussion we will investigate the role played by fire in relation to different activities carried out within different occupational levels of the site. More specifically, we will examine whether the use of fire is associated with particular tasks or is an integral part of the cultural repertoire, regardless of the type of activity. In order to achieve this goal, several archaeological layers at GBY for which data are published and available for such a discussion are presented.

4.3.1 The Carcass-Processing Site of Layer V-6

The excavation of Layer V-6 (Fig. 4.1) yielded extremely rich, dense, and remarkably well-preserved faunal assemblages (Rabinovich et al. 2008, in press), together with a flint-dominated lithic assemblage and paleobotanical remains of wood, bark, fruits, and seeds.

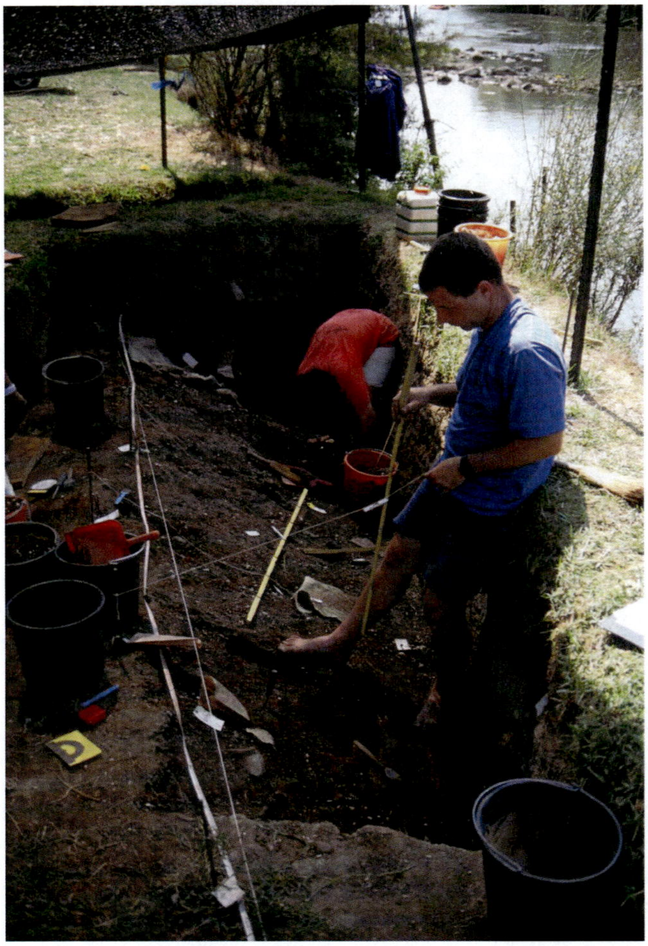

Fig. 4.1 General view of the excavations of Layer V-6

Several considerations indicate that the excavated surface represents the original spatial configuration of the archaeological material. The depositional setting of the archaeological material is at the interface between fine-grained offshore muds and a mollusk coquina. This setting is the outcome of hominin activities that were carried out on a land surface following a drop in the lake level; the occupational surface was buried shortly afterwards due to a rise in the lake level (Feibel 2001). This sealing, together with negligible taphonomic disturbances, left the archaeological material in an excellent state of preservation: the flint artifacts are in mint condition, no significant signs of weathering are present on the bones, the assemblages of fossil freshwater crabs include complete mandibles and pincers in their original anatomical configuration (Ashkenazi et al. 2005), and several bones have been refitted.

Unlike the cultural sequence represented in Area B (e.g., Layer II-6 L-1–7), the lithic assemblage of Layer V-6 (as well as that of Layer V-5) is characterized by a predominance of flint artifacts and a paucity of bifacial tools. A detailed techno-typological analysis of the lithic assemblage identified several typical products of handaxe manufacture, demonstrating that flint handaxes were manufactured during the time of occupation of Layer V-6, introduced as finished tools, and exported from the site (Goren-Inbar and Sharon 2006).

An interesting pattern emerges from the spatial distribution of the flint-dominated lithic assemblage. The percentage of flint is significantly higher than that of basalt or limestone amongst microartifacts (N = 6,585, of which 68.44% are flint, 30.09% basalt, and 1.45% limestone) and amongst FFTs (N = 322, of which 85.40% are flint, 14.28% basalt, and 0.31% limestone). Limestone artifacts are not recorded, and basalt is more dominant than flint within the lithic categories of CCTs (N = 28, of which 32.14% are flint and 67.85% basalt) and bifacial tools (N = 6: a single flint handaxe and five basalt cleavers) (see Section 3.2, Table 3.2).

The dominance of basalt within the bifacial tools category is interesting, particularly in view of the abundance of flint flakes that are typical of the production of handaxes (discussed above and see Goren-Inbar and Sharon 2006). In this context, it is worth examining the spatial distribution of the basalt and flint microartifacts and macroartifacts. Figure 4.2 shows that the basalt microartifacts of Layer V-6 (N = 1,982) occur in two adjacent concentrations in the northern part of the excavated surface. These concentrations do not coincide with the concentrations of burned and unburned flint microartifacts (Fig. 3.7). Furthermore, examination of the spatial distribution of basalt macroartifacts in comparison with the density map of basalt microartifacts suggests that most macroartifacts, particularly the cleavers, are spatially associated with the concentrations of basalt microartifacts (Fig. 4.2). This pattern differs from that displayed by the distribution of the flint artifacts, in which both microartifacts and macroartifacts seem to be scattered throughout the exposed surface (Fig. 4.2).

Several conclusions can be drawn from the spatial patterning of the lithic assemblage:

1. The concentrations of basalt microartifacts in the northern part of the excavated area demonstrate an emphasis on basalt knapping in that area.
2. This knapping likely involved the manufacturing of basalt cleavers (only two of which are represented in the field map; Fig. 4.3) as well as basalt flakes, flake-tools, and core-tools.
3. The manufacturing of flint artifacts does not seem to be restricted to a particular area and the products of flint knapping occur throughout the exposed surface.
4. The location of the high-density concentrations of burned flint microartifacts in the central part of the excavated surface cannot be spatially associated with the knapping of basalt or that of flint. The northernmost concentration

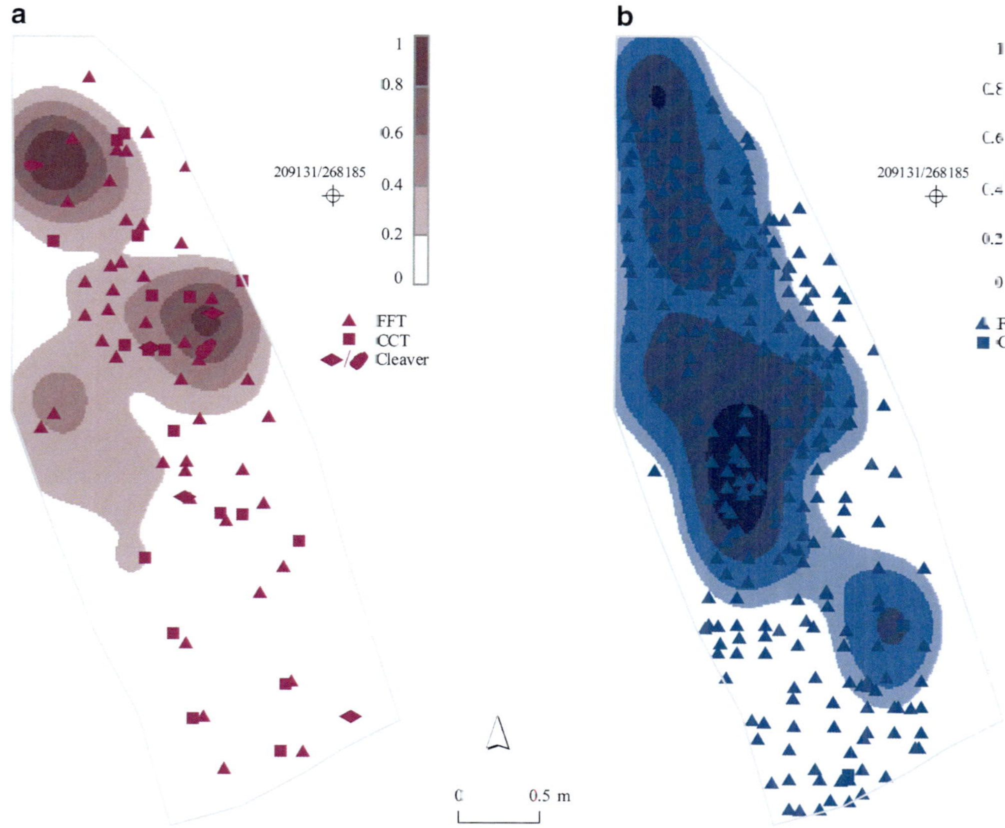

Fig. 4.2 Layer V-6. (**a**) Kernel density map of basalt microartifacts and the distribution of basalt macroartifacts and (**b**) kernel density map of unburned flint microartifacts and the distribution of flint macroartifacts

of basalt microartifacts seems to be more isolated from the central area, where the use of fire is recorded. The second, southern, high-density concentration of basalt microartifacts, which is spatially associated with three basalt cleavers, is, however, in close vicinity to a high-density concentration of burned flint microartifacts.

The wood assemblage of Layer V-6 comprises 26 fragments, on which no signs of burning were observed. Taxonomic identification was carried out on 21 fragments, which include ash (*Fraxinus syriaca*), willow (*Salix* sp.), cedar (*Cedrus* sp.), oak (*Quercus* sp.), and juniper (*Juniperus* sp.) (Goren-Inbar et al. 2002b: Tables 4 and 9). Of the 26 wood fragments, 23 are drawn in the field map (Fig. 4.3). The spatial distribution of these unburned wood fragments demonstrates that they occur throughout the entire exposed surface, including the area within and in the vicinity of the high-density concentrations of burned flint microartifacts (Fig. 4.3).

The diverse species represented in the faunal assemblage of Layer V-6 consist primarily of fallow deer (*Dama*), as well as horse, hippopotamus, and elephant. The excellent state of preservation of the faunal assemblage permitted the performance of detailed taxonomic, morphometric, taphonomic, and microscopic analyses (Rabinovich et al. 2008, in press).

Traces of animal-induced modifications (i.e., by rodents and carnivores) are rare and are discerned on only 2.8% of the entire bone assemblage of Layer V-6 (NISP = 1,248). Detailed analyses of hominin-induced damage were carried out on the skeletal elements of *Dama* (NISP = 504; MNI = 4) and on bones assigned to a *Dama*-sized species (NISP = 293). A large variety of modifications was observed within the *Dama* and *Dama*-sized groups and included cut marks (6.6%; NISP = 53) and percussion marks (9.6%; NISP = 77); the latter are conical fractures and bone flakes that constitute evidence of marrow extraction (Rabinovich et al. 2008).

These analyses indicated that systematic butchering of *Dama* was practiced by the Acheulian hominins of GBY. It involved skinning (evidenced by cut marks on crania, metapodials, and phalanges), disarticulation (evidenced by cut marks and hack marks on first cervical vertebrae, mandibles, and limb elements), defleshing and filleting (evidenced by cut marks on mandibles, vertebrae, ribs, scapulae, humeri, radii, ulnae, pelves, femora, and tibiae), and marrow extraction (evidenced by percussion marks on humeri, radii, metapodials, femora, tibiae, and phalanges)

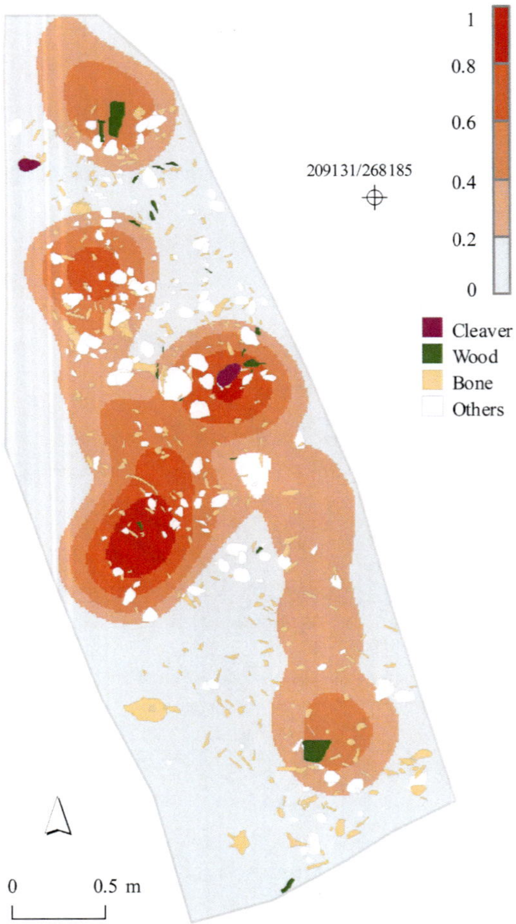

Fig. 4.3 Layer V-6. The field map superimposed on the kernel density map of burned flint microartifacts

(Rabinovich et al. 2008). The occurrence of all the major skeletal elements of *Dama* in this area, and the fact that they display evidence of all types of hominin-induced damage, suggested that "… the entire sequence of carcass processing took place in situ" (Rabinovich et al. 2008:143). This systematic butchering sequence was repeatedly practiced, suggesting that the hominins of GBY "… possessed detailed knowledge of their prey's anatomy and exploited game in an efficient, systematic manner" (Rabinovich et al. 2008:143). Interestingly, the similarities that emerged from the comparison between the *Dama* exploitation patterns at GBY with those of *Dama mesopotamica* from the Upper Paleolithic site of Hayonim Cave suggest that the expertise displayed by the GBY hominins in processing the *Dama* carcasses is comparable to that of the anatomically modern humans of Hayonim (Rabinovich et al. 2008).

The spatial distribution of the bone assemblage from Layer V-6 was examined to inquire into the possible role of fire in relation to animal-processing activities.

The large bone assemblage of Layer V-6 comprises 1,869 items (R. Rabinovich 2007, personal communication). Spatial data were available for 1,795 bones, which were spatially plotted and examined. The spatial distribution of the bone assemblage was examined according to several parameters (e.g., species definition, cut marks, breakage, and gnawing marks). No clustering was observed for any of the examined parameters, suggesting that the bones are randomly distributed throughout the excavated surface. In addition, the area surrounding the two concentrations of burned flint microartifacts (i.e., an oval area of 1.55 m^2) was examined to ascertain the frequencies of various faunal elements in that area. As with the general distribution of the bone assemblage, this area does not exhibit significant patterns of difference for the characteristics of the bones (Table 4.4).

Table 4.4 Layer V-6: characteristics of the general bone assemblage and of the bones in proximity to the concentrations of burned flint microartifacts (C)

	Total assemblage		In proximity to C	
	N = 1,795		N = 475	
	N	%	N	%
Cut marks	73	4.06	13	2.73
Gnawing marks	58	3.23	16	3.36
Elephant	20	1.11	7	1.47
Dama species	232	12.92	55	11.57

Of the large number of bones of Layer V-6, 332 are represented in the field map. The field map clearly illustrates the dense appearance of the faunal assemblage of Layer V-6. In addition, it seems that larger bones occur in the southern part of the excavated surface (Fig. 4.3).

In sum, the relatively small assemblage of burned flint microartifacts (N = 83) of Layer V-6 displays two adjacent high-density concentrations in the central part of the excavated surface. This area is spatially associated with one of the two concentrations of basalt microartifacts, suggesting that knapping of basalt was partly associated with the presumed location of the hearths. In addition, the analysis of the basalt component suggested that the concentrations of basalt microartifacts are spatially associated with basalt macroartifacts, particularly cleavers. This is markedly different from the distribution of flint microartifacts and macroartifacts, which are scattered throughout the exposed surface.

The faunal assemblage, which attests to the carcass processing of several species (particularly *Dama*) as well as marrow consumption, seems to be randomly distributed throughout the exposed surface. No clustering of specific species or of particular features (e.g., human- or animal-induced damage) was observed.

Although the faunal assemblage of Layer V-6 is suggestive of in situ processing of *Dama* (Rabinovich et al. 2008), the *Dama* bones, like the general assemblage, seem to be randomly distributed. Various parameters (discussed above) suggest that Layer V-6 was rapidly covered and sealed. Yet, unlike the lithic assemblage, which preserves its original spatial patterns, the bone assemblage seems to have been spatially reorganized.

Two agents can be considered as potential disturbers of the spatial configuration of the bones of Layer V-6: carnivore and human involvement. Considering the small percentage of carnivore gnawing marks on the bones of Layer V-6, it seems more likely that hominin activity is the agent responsible for the spatial rearrangement of the bones. The field map suggested that larger faunal elements are more common in the southern part of the excavated surface (Fig. 4.3), although these observations are not sufficient evidence for the existence of a dumping or tossing area of bones here.

4.3.2 The Elephant-Butchering Site of Layer II-6 L-1

The archaeological assemblage of Layer II-6 L-1 yielded a variety of lithic, faunal, and botanical remains. The latter comprise seeds, fruits, bark, wooden logs, and wood fragments. Some 83% of the wood segments of this layer (142 out of 171) were botanically identified and include ash (*Fraxinus syriaca*), olive (*Olea europaea*), Atlantic terebinth (*Pistacia atlantica*), oak (*Quercus* sp.), and willow (*Salix* sp.) (Goren-Inbar et al. 2002b: Table 13). The lithic assemblage incorporates giant basalt cores (Madsen and Goren-Inbar 2004) and their end-products, namely basalt handaxes and cleavers (Goren-Inbar and Saragusti 1996), as well as a variety of cores and tools of various raw materials (i.e., basalt, flint, and limestone).

The unique discovery of this layer is the skull of a straight-tusked elephant (*Palaeoloxodon antiquus*), which was found closely associated with stone and wood items (Fig. 4.4). The specimen was found in a good state of preservation and comprises most of the facial part of an adult female elephant cranium (Goren-Inbar et al. 1994).

Interestingly, the entire palatal and basicranial region of the skull had been removed, and the remaining surface is totally crushed. The skull exhibits a damaged area, ca. 30 cm long by 6 cm across, just below the nasal opening; the bone surface in this area has been removed by percussion to a depth of 3 cm. Thousands of tiny bone fragments were found embedded in the sediment adhering to and in direct proximity to the skull. About half of these fragments have the thin-walled appearance that is typical of the inner lining of the brain case and sinuses of an elephant skull, and very likely belong to it (Goren-Inbar et al. 1994). In addition, small fragments of elephant molar and a fragment of an elephant tusk were found in close proximity to the skull. Other, larger skull and tusk fragments were found in the area surrounding the skull.

The skull was recovered with the base facing up, laid on a large basalt core and a 1.5 m long log of oak (the hardest wood in the assemblage). Some seven basalt bifaces were found in the area surrounding the skull. The spatial configuration of the battered elephant skull, the wooden log, the basalt core and the basalt tools does not point to a uniform orientation. Furthermore, the good preservation state of the cranial surface,

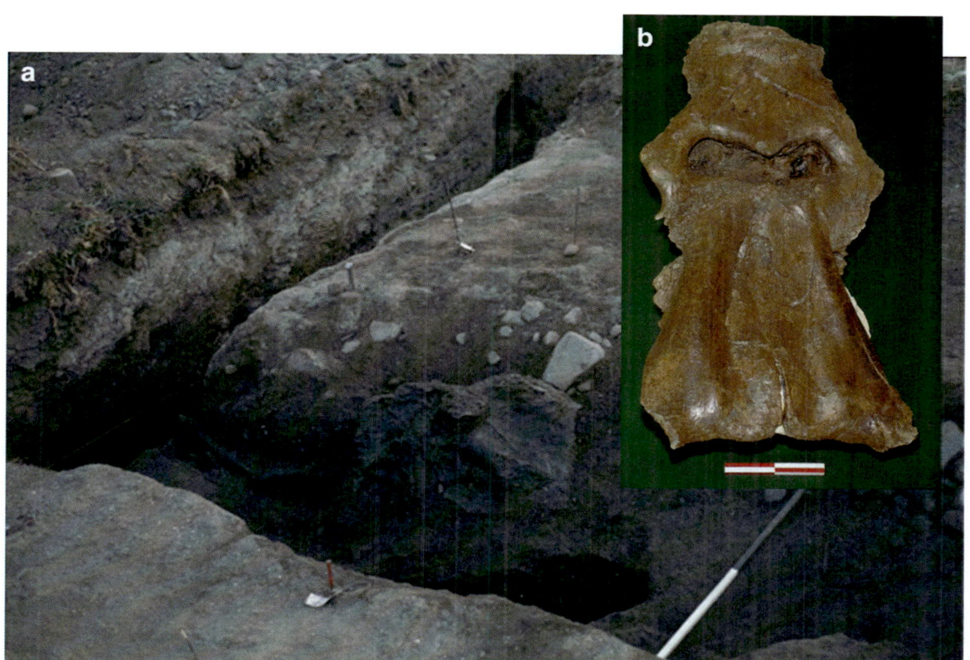

Fig. 4.4 Layer II-6 L-1. (**a**) The exposed living floor during field work and (**b**) the elephant skull after retrieval from the field

the lake-side sedimentary context, and the co-occurrence of large items and small fragments of bone and stones suggest that fluvial transport is an unlikely explanation for the presence of the elephant skull (Goren-Inbar et al. 1994).

The findings of Layer II-6 L-1 are interpreted as the remnants of an in situ activity that involved the processing of the elephant skull. The battering damage on the skull and the numerous occipital and alveolar fragments (found in their "correct" anatomical positions relative to the cranium) suggest that breakage occurred while the skull was still exposed on the surface and that the skull was treated to extract the highly nutritious brain (Goren-Inbar et al. 1994). This procedure may have involved the use of the large basalt core, deliberately positioned under the skull in order to prevent it from sinking into the mud, as well as the long log, which may have been used as a lever to maneuver the skull and turn its basal side up (Goren-Inbar et al. 1994). The involvement of hominins in processing the skull is clear, considering the battering damage and the position of the skull and skull fragments, although direct evidence that the hominins hunted the elephant is more difficult to identify. However, the various lines of evidence discussed above are suggestive that "... the observed arrangement of finds actually reflects the terminal, dismemberment stage of the hunt ... the killing stage had been planned in advance to take place at the location most convenient for the hunters. As it seems against the nature of the wounded animal to have struggled purposefully into the midst of a hominid occupation zone ... towards the end of the hunt it might have been driven there by the Acheulian hunters" (Goren-Inbar et al. 1994:109).

In the framework of this study, we examine the role of fire within this particular activity. As previously discussed (Section 3.8), analyses of the spatial distribution of the burned flint microartifacts (N = 754) concluded that two clusters of burned material are recorded in Layer II-6 L-1 and that these clusters are remnants of anthropogenic-controlled fire in the form of open hearths. Examination of the spatial association of these hearths with other components of the occupation horizon illustrates that the elephant skull is located between the two hearths (Fig. 4.5), suggesting that the use of fire was involved in the processing of the elephant. In addition, several observations can be drawn from the spatial configuration of the finds from Layer II-6 L-1:

- The exposed archaeological horizon illustrates the distribution of various categories of the archaeological assemblage of Layer II-6 L-1 (Fig. 4.5). Despite the overall density of finds on the living floor, the vicinity of the phantom hearths is not as dense as the surrounding area, particularly the northern hearth, where a clear void is observed.

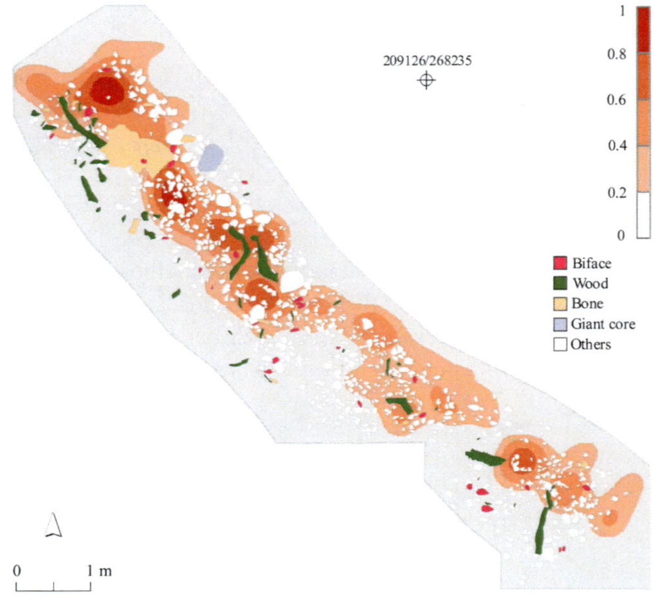

Fig. 4.5 Layer II-6 L-1. The field map superimposed on the kernel density map of burned flint microartifacts

- The distribution of wood pieces throughout the archaeological horizon (Fig. 4.5) illustrates the large amount of preserved *unburned* wood pieces. Layer II-6 L-1 yielded an extensive assemblage of wood segments (N = 171), none of which was identified as burned (Goren-Inbar et al. 2002b). The presence of the unburned wood segments reinforces the assumption that the burned clusters represent remnants of human-controlled hearths.
- Bifacial tools appear to be scattered throughout the excavated surface. With the exception of five items (three of which are associated with the elephant skull), most bifaces fall outside the area of the phantom hearths (Fig. 4.5).

The distribution patterns of the archaeological material of Layer II-6 L-1 suggest a close proximity between the hearths and the battered elephant skull. This spatial association may imply that the processing of the skull, and perhaps the consumption of the animal's brain, involved the use of fire.

4.3.3 The Basalt Biface Workshop Site of Layer II-6 L-4

The excavation of Layer II-6 L-4 exposed an extremely dense concentration of bifacial tools, primarily basalt handaxes and cleavers (Fig. 4.6). These were found, together with other stone artifacts of various raw materials (basalt, flint, and limestone; see Table 3.13; Section 3.11), a relatively small assemblage of bones (N = 111; R. Rabinovich 2007, personal

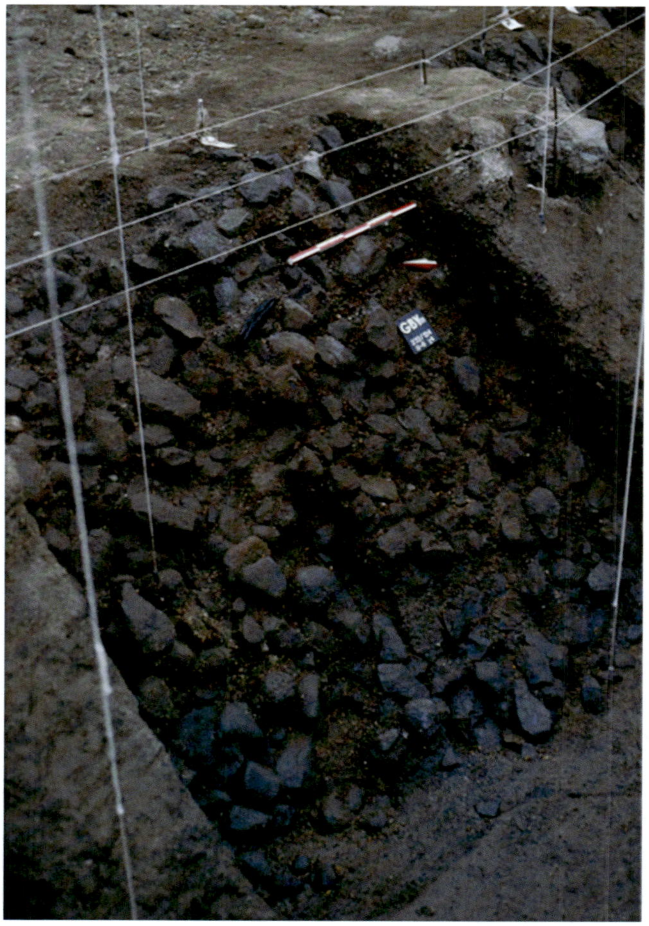

Fig. 4.6 Layer II-6 L-4. View of the northern part of the excavated living floor during field work

communication), and organic material such as wood, bark, fruits, and seeds (Goren-Inbar and Saragusti 1996). Wood fragments from this layer (N = 46, of which 41 are taxonomically identified) include oak (*Quercus* sp.), pistachio (*Pistacia vera*), and ash (*Fraxinus syriaca*) (Goren-Inbar et al. 2002b:23, Table 4).

The bifacial tools are all patinated and exhibit variable degrees of weathering (i.e., from slight abrasion to complete exfoliation). Infrared spectrometry analysis conducted on the most degraded basalt artifacts suggested that, since their chemical composition is entirely clayey, these basalts apparently underwent in situ chemical weathering (Goren-Inbar and Saragusti 1996).

Detailed technological analysis suggested that most bifaces were made on large, wide basalt flakes of various techniques (e.g., Kombewa and Levallois), so that minimal retouch was required in order to modify the sharp active edges of the tools. The flakes on which the basalt handaxes and cleavers were modified were the subject of extensive knapping experiments (Madsen and Goren-Inbar 2004), which underlined the role of selection and transportation of good-quality basalt by the GBY hominins. These experiments suggested that, in view of the various size categories of the artifact classes and the under-representation of certain artifacts in the archaeological assemblages, it is likely that the flaking of heavy (i.e., giant) basalt cores commenced at the outcrop and that suitable large flakes were sorted and selected as blanks for future preparation of handaxes and cleavers (Madsen and Goren-Inbar 2004).

The detailed technological analyses of the bifacial component of Layer II-6 L-4 (Goren-Inbar and Saragusti 1996) further suggested that "... handaxes and cleavers are morphometrically very similar to each other, regardless of the specific technique by which they were modified" (Goren-Inbar and Saragusti 1996:24). Morphometric analyses, which applied a geometric model to the handaxe assemblage of Layer II-6 L-4, demonstrated that the artifacts' outlines display uniformity in "geometric shape" (Brande and Saragusti 1996). The fact that the bifacial component of Layer II-6 L-4 displays a high level of standardization and homogeneity in the size and morphology of the end-products is an indication of knapping expertise and may even be suggestive of an expert (i.e., individual) knapper.

In our attempt to examine the role of fire in various activities, the biface assemblage (as illustrated in the field map) has been superposed on the density map of the burned flint microartifacts (N = 1,406), where three concentrations of burned flint microartifacts are recorded (Fig. 3.40). The dense appearance of the bifacial tools is clearly illustrated in Fig. 4.7. Despite the general density, only a few bifaces occur within the high-density kernels of the burned flint microartifacts (Fig. 4.7). Apart from this, the biface assemblage does not exhibit particular patterns of distribution (e.g., clustering) in relation to the concentration of burned flint microartifacts and seems to be spread throughout the excavated surface.

The lithic assemblage of Layer II-6 L-4 does not exhibit characteristics of a regular workshop site. The abundance of basalt bifaces is not matched by the number of basalt waste products that is likely to be found in association with such a large amount of end-products (Goren-Inbar and Sharon 2006). Indeed, experimental studies have suggested that the flaking of heavy (i.e., giant) basalt cores commenced at the outcrop and that suitable large flakes were sorted and selected as blanks for future preparation of handaxes and cleavers such as those of Layer II-6 L-4 (Madsen and Goren-Inbar 2004). The archaeological and experimental data suggest that the bifaces of Layer II-6 L-4 may represent evidence of a stocking site to which bifacial tools were transported as finished products.

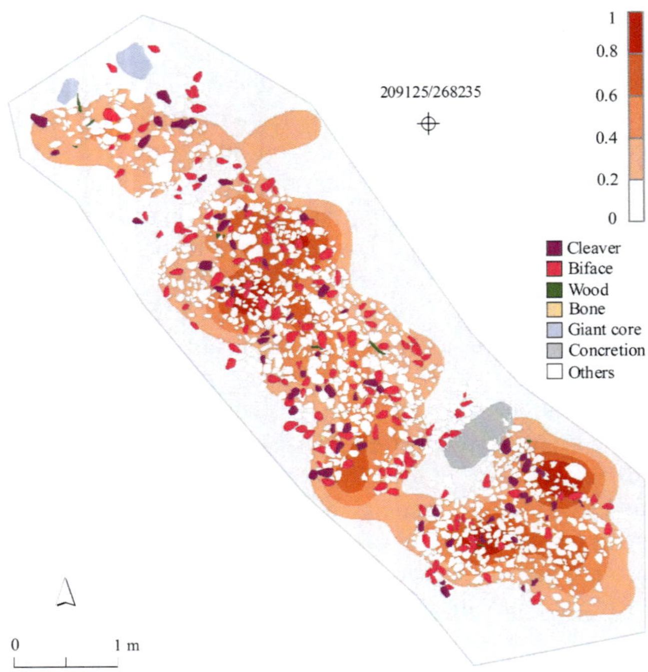

Fig. 4.7 Layer II-6 L-4. The field map superimposed on the kernel density map of burned flint microartifacts

4.3.4 Humans and Fire at GBY: Summary

A detailed presentation of the spatial configuration of each of the archaeological horizons of GBY is beyond the scope of this study. However, in order to illustrate the variety of activities associated with fire, lithic and faunal assemblages from several archaeological layers have been spatially analyzed.

The opening paragraph of Section 4.3 raised a question with regard to the role of fire: is the use of fire associated with particular tasks or is it an integral part of the cultural repertoire, regardless of the type of activity carried out in each of the occupational levels? The three archaeological layers presented above demonstrate that fire occurs in association with a variety of activities, and is certainly not limited to a particular task.

In Layer V-6, the concentrations of flint and basalt microartifacts do not coincide and exhibit different distribution patterns, suggesting that the knapping of flint was carried out throughout the occupational surface while the knapping of basalt was confined to the northern part of the exposed surface. One of the two high-density concentrations of basalt microartifacts is in close vicinity to a high-density concentration of burned flint microartifacts. This may suggest that the knapping of basalt was carried out close to the presumed location of the hearth.

While in Layer V-6 the knapping of basalt can be spatially associated with the presumed hearth location, in Layer II-6 L-4 no association was found between the high-density concentrations of burned flint microartifacts and the numerous basalt handaxes and cleavers. The particularly dense appearance of these tools may represent stocking of basalt bifaces, which is not spatially associated with the use of fire.

In Layer V-6 the rich and dense faunal assemblage did not exhibit any spatial association with the concentrations of burned flint microartifacts. Thus the presumed hearth locations are not related to a particular species or to a particular feature of carcass processing (e.g., cut marks, percussion marks). Such an association, however, is illustrated at the elephant butchering site of Layer II-6 L-1. There, the battered elephant skull, which exhibits various damage features suggesting that the skull was processed for the purpose of extracting the highly nutritious brain, was found between the two concentrations of burned flint microartifacts. The position of the skull in that area suggests that the processing of the skull, as well as the consumption of the elephant's brain, may have involved the use of fire.

In a previous study of pitted anvils from GBY it has been demonstrated that the co-occurrence of these pitted stones and of edible nuts remains is suggestive of the processing of nuts by the Acheulian hominins at the site (Goren-Inbar et al. 2002a). Pitted anvils, which occur throughout the stratigraphic sequence at GBY, are cores, blocks, slabs, and flakes made on basalt and limestone that exhibit pits of various quantities, sizes, and depths (Goren-Inbar et al. 2002a). In the framework of the current study, spatial analyses suggested that in several archaeological layers these pitted stones occur in distinct clusters.

Interestingly, in Layer II-6 L-2 seven of the eight pitted stones recorded in the layer are found within and in close vicinity to the concentration of burned flint microartifacts (Fig. 4.8). The field map of this layer illustrates that the location of the phantom hearth is also the area in which unburned wood segments and the bulk of the bifacial tools are recorded (Fig. 4.8). Another interesting phenomenon illustrated in Layer II-6 L-2 is the fact that the largest basalt item exposed on the living floor is recorded in close vicinity to the phantom hearth (Fig. 4.8). The compilation of these data suggests that in Layer II-6 L-2 the hearth served as a focal point of activities. The clear spatial association between the hearth and the pitted stones is suggestive that the processing of nuts may have involved the use of fire.

Similar patterns emerge from the distribution of archaeological finds from Layer II-6 L-6, whereby the largest basalt items are recorded in close vicinity to the location of the phantom hearth (Fig. 4.9). The distribution patterns of pitted stones in Layer II-6 L-6 (N = 23) exhibit three clusters; one of these includes eight items and is recorded within and in the immediate vicinity of the phantom hearth (Fig. 4.9). Furthermore, bifacial tools, particularly handaxes, are not recorded in the area of the phantom hearth but clearly are

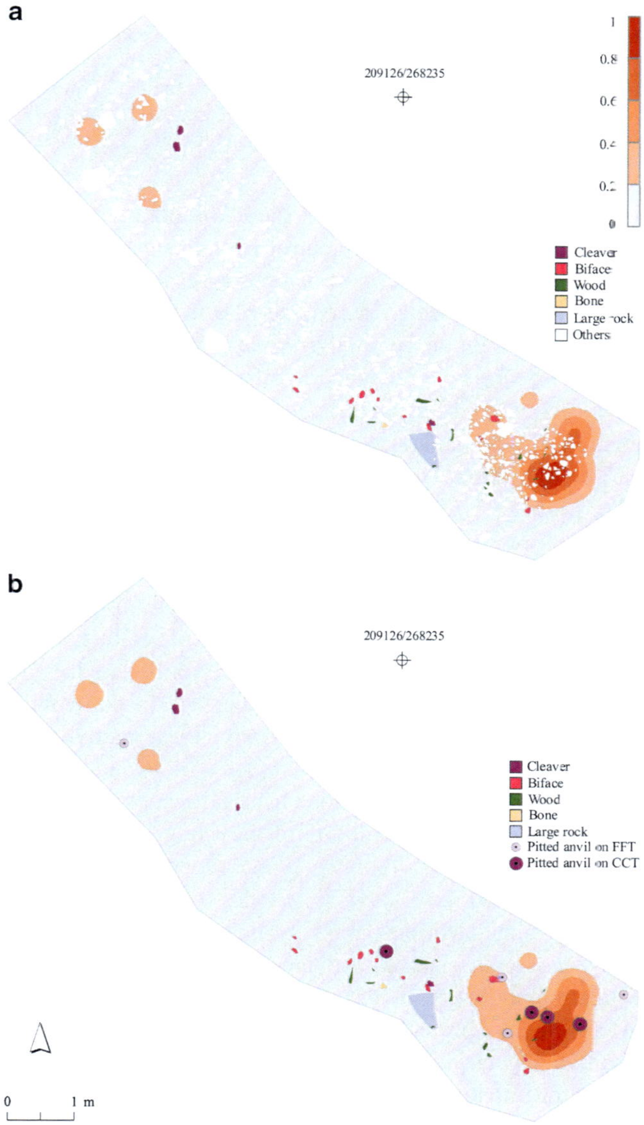

Fig. 4.8 Layer II-6 L-2. (**a**) The complete field map superimposed on the kernel density map of burned flint microartifacts and (**b**) selected items of the field map (largest basalt slab, bones, wood, handaxes, and cleavers) and the pitted anvils superimposed on the kernel density map of burned flint microartifacts

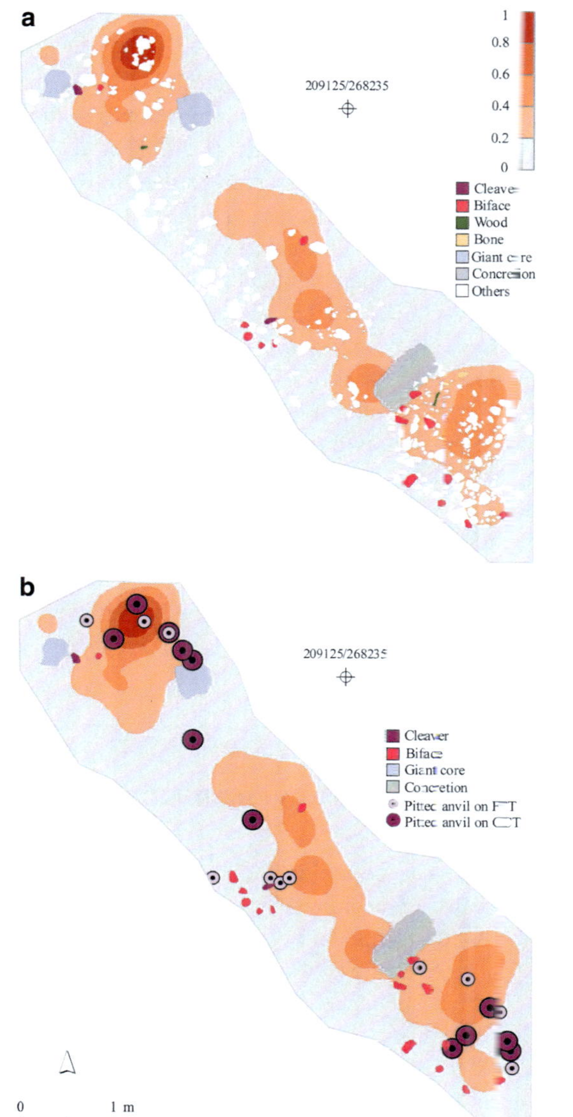

Fig. 4.9 Layer II-6 L-6. (**a**) The complete field map superimposed on the kernel density map of burned flint microartifacts and (**b**) selected items of the field map (largest basalt cores and bifacial tools) and the pitted anvils superimposed on the kernel density map of burned flint microartifacts

spatially associated with the other two concentrations of pitted stones (Fig. 4.9).

In sum, the spatial analyses of different components of the archaeological record at GBY have uncovered complex and variable patterns of distribution. These illustrate that the archaeological record has preserved indisputable evidence for spatial patterning of a variety of activities (e.g., stone knapping, carcass processing, nut cracking). The extremely complex and diversified issue of spatial patterning of activities is beyond the scope of this study. However, in the framework of this study the archaeological evidence has clearly demonstrated that the use of fire at GBY was an integral part of the Acheulian cultural repertoire and that fire was used by the hominins throughout the entire occupational sequence. In several cases we have been able to establish a spatial association between the hearth location and particular activities (e.g., knapping of basalt in Layer V-6, processing of the elephant skull in Layer II-6 L-1, processing of nuts in Layers II-6 L-2 and II-6 L-6).

In other cases, however, we have encountered patterns of distribution that are not spatially associated with fire (e.g., stocking of basalt bifaces in Layer II-6 L-4, butchering of *Dama* carcasses in Layer V-6), or patterns that seem to be spatially associated with the hearth location (e.g., the occurrence of large basalt items in proximity to the hearths in Layers II-6 L-2 and Layer II-6 L-6). The archaeological record at GBY clearly preserves further information that may shed light on the complex spatial patterning of activities carried out in each of the archaeological horizons at the site. A comprehensive understanding of this complex system will require detailed spatial analyses of the various archaeological components of each of the hominin occupation episodes at GBY. The study of fire-damaged microartifacts from the site has established evidence for the use of fire and enabled the reconstruction of the locations of ancient hearths throughout the occupational sequence. In addition, it has been suggested that the use of fire at GBY should be considered a major component in any study of spatial patterning, as it most likely served as a focal point for a variety of activities carried out by the Acheulian hominins.

4.4 Paleolithic Fire in Perspective

The evidence for the use of fire presented in this study adds to the wealth of accumulating data on the activities and behavior of the Acheulian hominins of GBY. The fact that the evidence for the use of fire is continuous throughout the archaeological sequence at GBY implies that the use of fire was an integral part of their cultural repertoire, regardless of the type of activity.

Control over fire provided the hominins of GBY with a remarkably powerful tool. In the framework of this study we have presented evidence that spatially associates the use of fire with a variety of activities (e.g., stone knapping, animal processing, and nut cracking; see Section 4.3). Moreover, it is likely not only that fire was incorporated into these everyday activities of the GBY hominins, but also that it had far-reaching implications for their lives that cannot be detected in the archaeological residues.

The advantages conferred on humans by the control and use of fire are diverse and include warmth and light, protection from predators, the exploitation of a new range of foods, the emergence of new technologies that require fire use, and a variety of behavioral and social benefits. The following discussion attempts to explore various aspects of the human mastery of the use of fire. Though it is clear that we cannot yet directly ascribe the full scope of these advantages to the hominins of GBY, we will attempt to shed light on the options that fire may have provided for these ancient hominins.

> And then the sun taught them to cook food and soften it by the heat of flame, since they saw many things among the fields grow mellow, vanquished by the lashing of his rays and by the heat. And day by day those who excelled in understanding and were strong in mind showed them more and more how to change their former life and livelihood for new habits and for fire. (Lucretius, *On the Nature of Things* Book V: 1102–1105)

These archaic thoughts on the nature of things encompass the realization that human control over fire was a cultural point of no return. Furthermore, it emphasizes the role of fire in food preparation, which is considered a major evolutionary incentive. Evolutionary adjustments that may be related to the use of fire in food preparation are often attributed to *Homo erectus* and contemporaneous hominin taxa. *H. erectus* exhibits various anatomical traits that distinguish it from earlier hominins, including an overall increase in body size, reduced body size dimorphism, smaller molars and jaws, reduced prognathism, and increased brain size. Aiello and Wheeler (1995) have established a hypothesis for this evolutionary shift. Their "expensive-tissue hypothesis" suggests that the metabolic requirements of relatively large brains are offset by a corresponding reduction of the gut. Gut size is highly correlated with diet and in particular a small gut (characteristic of humans) is compatible only with high-quality, easily digestible food (Aiello and Wheeler 1995). This evolutionary change has been widely associated with an increased consumption of meat (e.g., Milton 1999; Kaplan et al. 2000; Plummer 2004; but see discussion in Ungar et al. 2006).

According to Milton (1999), estimations of early hominin body and brain size, and of the anatomy and kinetics of extant hominoid gut, indicate that the most expedient dietary avenue open to proto-humans was increasing reliance on the intentional consumption of animal matter on a routine rather than a fortuitous basis. This dietary shift, from lower-quality plant food to higher-quality meat, became possible through technological innovations that enabled nonsomatic digestion (i.e., food preparation) prior to food consumption. In humans, nonsomatic digestion frequently occurs before a food item is ever brought into contact with the mouth and gastrointestinal tract, a behavior that could ultimately have affected human gut proportions (Milton 1999).

It has also been suggested (Wrangham et al. 1999) that certain anatomical traits of *H. erectus* can be linked with a dietary change that involved such nonsomatic digestion, i.e., cooking. Cooking increases energy intake substantially more than substituting meat for plant material (Wrangham et al. 1999). The fact that the consumption of cooked meat provides an energetic benefit over the consumption of raw meat has been recently supported by experimental studies (Boback et al. 2007); these experiments indicated that consumption of cooked meat decreases the cost of gastric digestion and reduces the investment of time and effort in chewing (Boback et al. 2007). Cooking improves the digestibility of food by eliminating physical barriers (e.g., thick skins and husks) and by changing the structure of molecules as in proteins and starches. In addition, the use of fire in food preparation by cooking, roasting, or smoking makes food more durable and is a means of detoxifying certain poisonous foodstuffs, thus substantially broadening the range of edible species (e.g., Stahl 1984; Wandsnider 1997). The ability to identify and avoid certain poisonous foods is physiologically expressed by a bitter taste. However, through the evolution of the human lineage some have lost this ability. Recently, the genes of bitter taste receptors of humans and other primates were cloned and their sequences analyzed; these studies have suggested that the loss of constraint occurred in two phases, an early one that affected the ancestry of both humans and chimpanzees and another one at approximately 0.75 Ma that affected the hominin lineage alone (Wang et al. 2004). Since cooking detoxifies poisonous food, by consuming cooked food hominins reduced their exposure to toxins and as a result reduced the selective pressure of human bitter taste genes (Wang et al. 2004; Meyerhof 2005). Interestingly, the estimate of the starting time (i.e., 0.75 Ma) of the complete functional relaxation in human bitter taste genes coincides with the age of the Acheulian site of GBY, where controlled use of fire is recorded.

As cooked foods (of both animal and plant origin) require less extensive digestion than raw foods, the adoption of cooking may have influenced the morphology of dentition and the intestine, reducing the size of teeth and gut (Aiello and Wheeler 1995). Wrangham et al. (1999) have extended this argument, emphasizing the role of fire, and particularly cooking, in the consumption of *plant* food by early hominins; thus it was not necessarily the consumption of meat or cooked meat that triggered the dietary and evolutionary shift, but rather the cooking of *plant* materials (Wrangham et al. 1999). It is noteworthy that a virtually intuitive preference for cooked plant foods has been recorded for a group of chimpanzees following a bush fire: "… I was amazed to see Tina sorting through the ashes at the base of an afzalia tree and picking up the charred-looking seeds. Once cooked, they crumbled easily between strong molars … the chimps loved them …" (Brewer 1978:232). The hypothesis that great apes perceive properties of cooked food and prefer them to those of raw food has recently been supported by an experiment showing that several populations of captive apes prefer their food, from tubers to meat, cooked rather than raw (Wobber et al. 2008). These experiments actually imply that the preference for cooked foods is a pre-adaptation, suggesting that when cooking was first adopted hominins would have readily preferred their food cooked (Wobber et al. 2008).

Since the cooking of plant foods increases energy availability, it may have also enabled an intensification of the high-risk activity of hunting (Wrangham et al. 1999). Hunting is yet another example of the benefits that fire may have brought to ancient hominins; particularly, the use of fire in hunting may have further expanded the dietary change provided by fire. The exclusively human control over fire has affected the relationship between human beings and the world they live in, including their relationship with other animals, as clearly illustrated by the course of human supremacy over other animals and the differentiation in power and conduct between hominins and other large mammals (Goudsblom 1992). This human supremacy is particularly expressed by hunting. However, apart from the presence and character of fossil faunal evidence, archaeological evidence for hunting is limited, and recognizable indications of the use of fire in hunting are even scarcer. Nevertheless, a variety of archaeological, and particularly ethnographic, data suggest that humans have used fire in order to chase and hunt game (e.g., Day 1953; Grayson 2001; Rolland 2004). Furthermore, the burning of particular habitats enables humans to drive animals and thus enhance their hunting ability. Recurrent burning allows humans to control these habitats by improving the nutritional quality of the forage supplies available for the animals thus ensuring availability of the hunt in these habitats (e.g., Sauer 1956, 1947; Lewis 1972; Mellars 1976; Naveh 1990; Marlowe 2005; Fairbairn et al. 2006).

The use of fire eventually led humans to experiment with this powerful tool and to give rise to a variety of technological innovations. Fire-using technologies, or pyrotechnologies, occupy a major place in the attempts to model and alter natural resources and materials: "… we cannot help marveling that there is almost nothing that is not brought to a finished state by means of fire. Fire takes this or that sand, and melts it, according to the locality, into glass, silver, cinnabar, lead of one kind or another, pigments or drugs. It is fire that smelts ore into copper, fire that produces iron and also tempers it, fire that purifies gold… Fire is a vast, unruly element, and one which causes us to doubt whether it is more a destructive or a creative force" (Pliny, *Natural History* Book XXXVI:200–201).

The foundations of such pyrotechnologies are rooted in our prehistoric past and can be traced in the use of fire for quarrying and mining (e.g., Forbes 1963; Shepherd 1994; Voytek 1997; Ambret 2002) or for splitting boulders/nodules of raw material (see references in Rolland 2004: Table 1), methods that may have been used as early as the Lower Paleolithic. Oakley (1956), for example, described a Late Acheulian sandstone factory site in South Africa where large and thermally altered flakes were found. Oakley further reported that "… Acheulian man obtained the flakes by the method of "fire-setting", that is to say burning fires around the blocks of sandstone and then dashing water on the heated rock to cause exfoliation" (Oakley 1956:45).

In addition to the procurement of raw materials through quarrying or mining, fire is known to have contributed to the process of manufacturing and modifying stone tools either through the controlled heating of flint in order to improve its knapping quality (e.g., Crabtree and Butler 1964; Inizan et al. 1975; Price et al. 1982; Purdy 1982) or through the hafting of stone tools with adhesives that require the use of fire in their preparation (e.g., Inizan 1976; Tankersley 1994; Boëda et al. 1996). The innovative art of using fire in the preparation of adhesives enabled ancient tool-makers to replace broken or damaged tools by melting the adhesive, retooling the tool, and drying the adhesive again. Recent experimental studies of adhesives have suggested that the use of fire in the initial stages of adhesive manufacture is essential, as it takes off excess moisture and makes the adhesive more elastic (Wadley 2005).

Another fire-using technology that is embedded in our prehistoric past is the use of fire to harden wood. Although ethnographic evidence (e.g., Marlowe 2005) demonstrates that hunter-gatherers use fire to harden digging sticks, archaeological evidence of this innovation is scarce, since organic remains are rarely preserved through time. Nonetheless, wooden spears that may have been hardened by fire are reported from several prehistoric sites, such as Clacton-on-Sea (Howell 1966; White 2000), *Kalambo Falls* (Clark 2001), Lehringen (Movius 1950; Oakley 1956; Thieme and Viel 1985), *Schöningen* (Thieme 1997), and *Torralba* (Howell 1966). Interestingly, at Lehringen the fire-hardened spear was found thrust between the ribs of a straight-tusked elephant (Thieme and Viel 1985). Such findings suggest that fire was utilized to harden wood and that wooden spears were used for hunting during early stages of the Middle Pleistocene.

This short review of fire-using technologies demonstrates that obtaining control over fire enabled ancient hominins to initiate the continuous process of modifying and transforming the resources provided by nature and that "... both experimental curiosity and the spirit of invention were as animated then as they are today" (Rudgley 1999:142).

While discussing fire-using technologies, we should bear in mind the fundamental qualities of fire that enabled its manipulation in a wealth of activities such as cooking, quarrying, hafting, or hunting. Fire is first and foremost a source of heat and light, and as such provided humans with warmth and comfort that modified and improved their living conditions. Fire enabled humans to inhabit new niches (e.g., caves and rock shelters), as it provided the necessary illumination as well as protection against carnivores and pests (e.g., insects). Furthermore, fire, and the warmth and light it offered, expanded the range of activities, enabling these to take place after sundown: "... clearly, the fire furnished a setting around which a group could gather and engage in common activities well into the night ... needless to say, the power exercised through fire was essentially social – that is, it could be sustained only by a group ... It was simply impossible to keep a fire burning for long without at least some social cooperation and division of labour in order to guard it and fuel it" (Goudsblom 1992:40).

The image of a group sitting around a smoldering fire depicts the significance granted to fire as a socially bonding resource. The fact that humans carried out a variety of hearth-related communal activities may eventually have led to the development of complex societies: "... learning to control fire was, and is, a form of civilization. Because humans have tamed fire and incorporated it into their own societies, these societies have become more complex and they themselves have become more civilized" (Goudsblom 1992:3). Goudsblom uses "civilization" in a sense that is not exclusive to modern societies, but rather describes a dynamic process of learning through which humans were able to change their habits and culture. Similarly, Perlès (1977) views the use of fire as a "mental progress" rather than a technical progress that required new forms of social organization: "... Il nous semble de toute façon que, du point de vue de l'évolution humaine, le changement le plus important a été le passage de la non-utilisation du feu à l'utilisation du feu ... en effet, la découverte de l'utilisation du feu suppose un progrès psychique et non technique ..." (Perlès 1977:30).

Fire must have played a significant social role for ancient humans and influenced social organization and social structure. This may be related to the fact that, along with the advantages that fire brought to humans, it also made them dependent on its benefits as they became more and more vulnerable to its loss. This must have meant that a constant supply of fuel was regularly collected and that the knowledge of fire-making or fire-keeping was protected. Such imperatives likely required the cooperation of a group of humans, who strengthened their group ties and group reliance through their shared interest in fire-keeping and fire-using. Ethnographic evidence (e.g., Frazer 1930; Stewart 1956; Blainey 1975) suggests that the early stages of human use of fire may have involved the social role of "fire-keeper": "The capture of fire brought with it the duty of keeping it 'alive', as we still say. Ages may have elapsed before the art of making fire was discovered, and then the making of new fire was not easy. Continuous possession of fire is a theme of ancient religions as sacred or eternal fire, in the care of female attendants ..." (Sauer 1961a:261). As humans gained the knowledge of fire-making, they may have required a different social role – the "fire-maker". As stated by Sauer (1961a:261), the ethnographic record illustrates that these social roles are often gender-associated (e.g., Frazer 1930; Raum 1973).

The social and behavioral adaptations that emerged following the controlled use of fire are closely related to the use of fire in food preparation, which occupied the opening part of this discussion. It is a consensual view that the adoption of new dietary avenues, and in particular the use of fire in food preparation, has directly influenced social bonds: "Like the control of fire, cooking is an element of culture.

It has to be learned, and this learning is done in groups. It demands a certain amount of division of labour and mutual cooperation, and also, at the individual level, attention and patience … and already at a much earlier stage, the social coordination and the individual discipline acquired as a result of cooking might have useful spin-off effects in other activities as well" (Goudsblom 1992:35). Similarly, Perlès has noted that: "… Sans aller aussi loin dans un domaine où tout est conjecture, tout porte à croire effectivement que la cuisson de la nourriture a pu avoir une influence sur le mode de pensée de l'homme. Mais il est un domaine où nous pouvons être certains que l'introduction de la cuisson des aliments a eu des conséquences réelles: l'organisation du cycle des activités quotidiennes. En effet, la cuisson entraîne nécessairement une importante dépense de temps: temps d'approvisionnement en combustible – temps de préparation du foyer – temps de préparation des aliments – temps de cuisson proprement dite. L'organisation des activités du groupe est donc modifiée. De plus, il est probable qu'à ce niveau apparaît une spécialisation des members du groupe, certains étant plus particulièrement préposés à ces tâches" (Perlès 1977:101).

By incorporating fire into their dietary habits, humans clearly extended their diet with new substances that in their raw state would have been difficult to consume or even toxic and harmful; furthermore, the cooking of food led human groups to develop particular eating habits, by which they could distinguish themselves from other animals and also from each other. Moreover, the use of fire in food preparation involved communal behavior and occupied, as it still does, a significant role in human activities and gatherings. In the view of Wrangham et al. "… cooking of both animal and plant foods likely involved central-place foraging with delayed consumption of food, which brought otherwise dispersed plant foods into a category previously proposed for hunted animal products: packages amenable to sharing …" (Wrangham et al. 1999:568).

This view brings us to the concluding issue of this discussion: the role of fire in the site function and mobility strategies of early hominins. The Plio-Pleistocene deposits of the FLK Zinj floor at Olduvai Gorge (Leakey 1971) generated a new interpretation, as living floors or home bases, of the observed co-occurrence of animal bones of various species and sizes with dense scatters of stone tools. The term "home base" was developed soon after by Glynn Isaac into the "food-sharing hypothesis" or "central-place foraging hypothesis" (e.g., Isaac 1978, 1983) and revolutionized our interpretation of ancient hominins' behavior, initiating an ongoing debate (e.g., Binford 1984; Potts 1984, 1994; Bunn and Kroll 1986; Sept 1992; Rose and Marshall 1996). The debate derives from the fact that the "home base hypothesis" attributed various adaptive behaviors to the ancient hominins. The use of a base camp, or a central place to which a variety of resources are brought on a daily basis, is also associated with delayed consumption of the food and with sexual division of labor in which males hunt or scavenge and females gather plant foods, with all resources being transported to the base camp where food sharing takes place.

Attributing to early hominins the ability to use and control fire is another factor that corresponds with the concept of the home base and its related adaptations. Fire is often associated with a perception of home (e.g., Galanidou 1997; Binford 1998; Rolland 2004, 2000) and it was probably Sauer (1947) who was the first to link home and fire. In his reflections on the culture of *H. erectus*, Sauer noted: "The presence of hearths shows that these folk lived with some degree of permanence at particular places. The number of hearths suggests that they may have lived in family groups, each accustomed to collect at its own place (hearths = home). There is nothing in this picture to indicate aimless wanderers, the mythical man pack or horde, drifting freely" (Sauer 1947: 158–159). Half a century later, these notions have been revived in the context of home bases, suggesting that fire occupied a significant role in the emergence of these residential localities. According to Rolland, a regular use of fire appeared as a discrete or "punctuated" event around 0.4 Ma and contributed to "… a major organizational shift in ancient hominid settlement and land use systems, expressed by 'home bases' " (Rolland 2004:270).

Indeed, the manipulation of fire likely involved changes in human mobility patterns and enabled hominins to occupy a particular location for prolonged periods of time. There, a variety of behavioral and social adaptations would have evolved, taking part in the process of human "civilization". However, this study has presented evidence that this step in our evolution occurred during a much earlier stage, within the Acheulian cultural technocomplex. The evidence for the use of fire and its associated activities through the sequence of ca. 0.1 Ma at GBY joins a variety of indications of hominin activities at the site. These activities encompassed diverse tasks (e.g., raw material procurement, stone knapping, animal butchering, processing of plant foods) that likely required social organization and the cooperation of several group members in the framework of a "home base", where the various lithic, plant, and animal resources were collected, communally processed, and used in the light of their domestic fire.

The manipulation of fire has led to dramatic changes in human diet, technology, evolution, and behavior. Beyond the clear functional advantages it provides, the domestication of fire has separated us from the animal world. While other animals are capable of various degrees of communication and "language" and some are able to make and use tools made of wood or stone, the ability to make and control fire is exclusively human. Thus, this stage in our evolution should primarily be considered a cultural and behavioral revolution, as more than anything else, the control of fire has made us human.

4.5 Conclusions

Since the manipulation of fire provided major advantages for our ancestors, attempts to establish evidence for the early use of fire have occupied a variety of studies. Nevertheless, the question of *when* humans obtained and controlled fire has remained open. The presence and spatial clustering of burned flint items at GBY offer a unique opportunity to explore this important issue and provide substantial evidence for controlled use of fire as early as 0.79 Ma.

The central assumption of this study is based on a variety of ethnographic, archaeological, and ethnoarchaeological studies, which emphasize the fact that small burned items are likely to preserve their original spatial configuration and serve as spatial indicators for the location of ancient hearths (Section 2.2). Thus, we have suggested that the possible use of fire by the Acheulian hominins at GBY may be revealed through spatial analyses of the burned flint microartifacts, and that potential concentrations of these should be considered remnants of hearths.

The results of this study (Chapter 3) have demonstrated that burned flint microartifacts and macroartifacts occur throughout the occupational sequence of GBY, exhibiting varying patterns of distribution. Furthermore, the burned flint microartifacts are never found uniformly distributed throughout the excavated surface, so that dense concentrations are recorded in each of the analyzed archaeological layers.

This study has considered the possibility that the burning of flint items at GBY may be the outcome of natural wildfires. In order to explore this possibility, the different factors involved in the complex process of fire ignition, combustion, and behavior were discussed. That discussion (Section 4.1) further examined the required conditions in which a natural fire may have ignited and spread in the particular environmental setting of GBY. The combination of the ecological data, the various environmental characteristics of the GBY sedimentological setting, and the archaeological record permits the firm rejection of the possibility that recurrent natural fires took place in the Acheulian lakeshore occupations of GBY.

As the scenario of a natural fire is unlikely, we have concluded that the concentrations of burned flint microartifacts in the different occupational surfaces of GBY are all the remnants of anthropogenic hearths. Comparison between the distribution patterns of the burned and unburned flint microartifacts in each of the occupational levels has suggested that these exhibit different degrees of overlapping, ranging from complete superposition to distinct differentiation. This variability is interpreted as reflecting the complexity of spatial patterning of activities. More specifically, in some cases flint knapping was carried out exclusively in vicinity to a hearth or hearths, so that the distributions of the burned and unburned flint microartifacts coincide, while in other cases flint knapping was not confined to the hearth area, so that the burned and unburned flint microartifacts are distributed in distinctively different clusters.

The spatial analyses presented in this study have emphasized statistically significant concentrations with particularly high densities of burned flint microartifacts. However, burned flint microartifacts are also recorded outside these clusters and we are required to consider their possible origin. First, it is probable that a small fraction of the burned microartifacts shifted from their original location – whether purposefully (e.g., as a result of tossing and clearing) or taphonomically (e.g., as a result of trampling). Another possibility is that several hearths of different intensities were in use within a single occupation level; in such a case, the "background" burned material that occurs outside the high-density clusters may in fact represent the remnants of hearths of lower intensity, which will in turn exhibit lower densities. It is also possible that the "background" burned material represents the margins of hearths, most of whose complete form (i.e., a concentration of burned flint microartifacts) occurs outside the excavated area.

While these questions and possibilities are all of great importance, the primary objective of this study was to differentiate the agents that may have introduced the burned flint artifacts and microartifacts to the archaeological levels at GBY. Nevertheless, it seems that the patterns revealed by this study not only suggest that hominins were using fire, but also present challenges of a higher order within the issue of early fire use that are beyond the scope of the present study.

Our interpretation of the spatial patterning of the burned and unburned flint microartifacts is (1) that the concentrations of burned flint microartifacts represent "phantom hearths", i.e., remnants of hominin use of fire in the form of hearths, and (2) that complex spatial patterning of activities is illustrated by the distribution of the flint microartifacts. These two conclusions are further supported by examination of the spatial association between the phantom hearths and other components of the archaeological assemblages. This examination has demonstrated that fire occurs in association with a variety of activities, including stone knapping, carcass processing, and nut cracking. These preliminary spatial analyses have uncovered diverse patterns (Section 4.3) and show that the archaeological record at GBY has preserved indisputable evidence for spatial patterning of activities. The fact that a variety of residues associated with different activities are distributed non-randomly provides unique evidence that the behavior of the Acheulian hominins of GBY was likewise not random across space. The spatial patterns illustrated in this study provide a significant contribution to the issue of the antiquity of spatial differentiation of activities, suggesting that such behavior existed at GBY as early as 0.79 Ma.

In addition, in outlining the research objectives of this study, we have addressed the issue of the magnitude of the use of fire throughout the various occupation episodes recorded at the site. More specifically, we wished to inquire into the extent to which the use of fire characterizes the archaeological sequence of GBY. Is this a unique phenomenon or a routine practice? The answer to this question may offer some insight into the hominins' technological capabilities with regard to the use, and particularly the control, of fire. In fact, we may never be able to ascertain whether early humans were "fire-makers" from the beginning. "It is very probable that the earliest Paleolithic fire-users were not fire-makers, but collected this precious commodity from natural conflagrations, and conserved it. Before man could utilize the accidental discovery that this or that action led to fire, he would have required some experience of handling it and this he could only have gained through having isolated and controlled fire of natural origin ..." (Oakley 1956:43, 1961:180–181). Thus, there is a significant difference between using fire and making fire at will. While the phantom hearths of GBY indeed provide evidence for the use of fire, it is difficult to determine with certainty whether this fire was "collected" by the Acheulian hominins from a natural source or whether they had the ability to set fire at will. However, as fire use is recorded in each of the occupational episodes at the site, it is unlikely that the hominins of GBY were compelled to collect it or rather to re-invent it over and over again. Rather, the fact that fire is repetitively used suggests that the knowledge of fire-making and the technological skills of the Acheulian hominins of GBY enabled them to set fire at will in diverse environmental settings (e.g., the storm beaches of Layers II-6 L-1–6 and the lake shores of Layers V-5 and V-6). The ability to make fire was most likely possessed by these Acheulian hominins throughout the long duration estimated for the entire stratigraphic sequence of the site (ca. 100 ka; Feibel 2001). The uninterrupted sequential use of fire at GBY is illustrated in Fig. 4.10. Concentrations of burned flint microartifacts are recorded in each of the eight occupational levels of Layer II-6. These archaeological levels are stratigraphically positioned one on top of the other and show no similarities in the locations of their phantom hearths (Fig. 4.10).

Finally, the results of this study have contributed to our understanding of the behavioral complexity of the hominins of GBY. Yet, on a more global perspective, the Acheulians of GBY are representatives of a fundamentally significant event in human evolution and dispersal. They are placed midway along the route out of Africa and into Eurasia, chronologically as well as geographically. Indeed, the Acheulian site of GBY displays the introduction of African lithic traditions to the Levantine Corridor, reflecting a wave of human migration out of Africa (see Section 1.3). The variety of evidence for the use of fire originating from African sites 1.5–1.0 Ma (see Section 1.1) may suggest that the use of fire at GBY reflects an additional African tradition. Moreover, the evidence from GBY may support the interpretation that views the use of fire as a triggering factor for human migration out of Africa and into Eurasia.

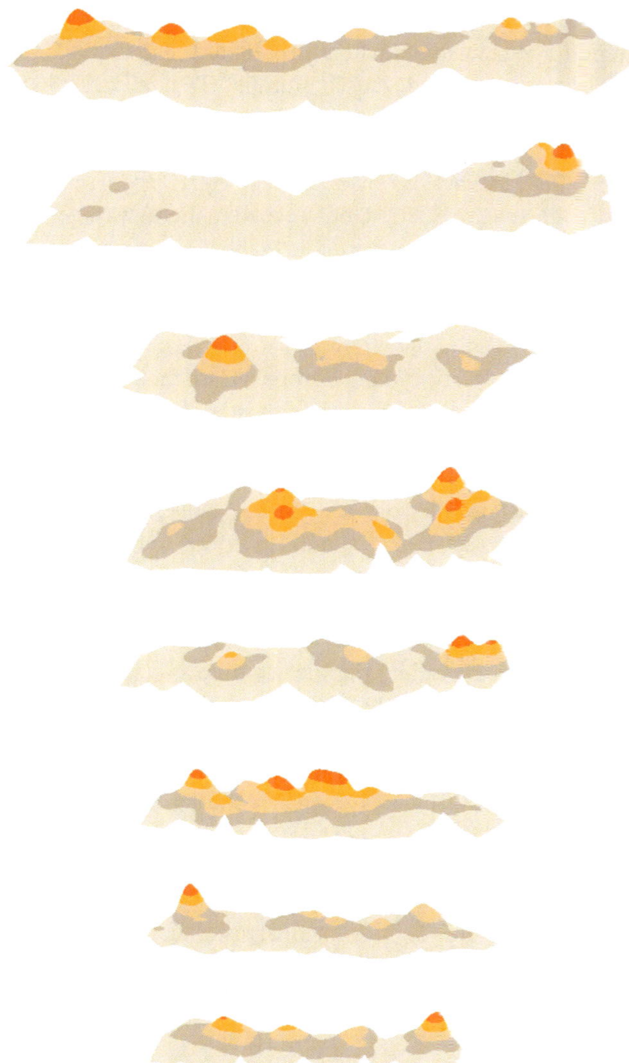

Fig. 4.10 The sequential occurrence of phantom hearths in Layer II-6 by level, from topmost level (II-6 L-1) to the lowermost level (II-6 L-7 upper occupational floor)

A date of ca. 1.8 Ma is generally suggested for the first dispersals out of Africa and into Eurasia and is also the base-line date of the so-called "long chronology" (see Dennell 2003 and references therein). Dennell (2003) conducted a thorough review of the indications for human presence outside East Africa during the Early Pleistocene and integrated evidence from North Africa, southern Asia, and Europe. This review suggested that during the Early Pleistocene the colonizing abilities of *Homo erectus* were very limited and that: "It was probably not until the Middle Pleistocene that hominids began habitually to utilize latitudes up to 45–50°N, which happen to include most of Europe" (Dennell 2003:435). The age and character of the earliest occupation of Europe are intensively discussed and debated (e.g., Carbonell et al. 1999, 2008; Dennell 2003; Roebroeks 2001; Roebroeks and van Kolfschoten 1995). Until recently, there was general agreement that the substantial settlement of Europe, in the form of continuous and isolated presence of hominins, occurred at ca. 0.5 Ma (Roebroeks and van Kolfschoten 1995; Dennell 2003). In this framework of "short chronology" (Roebroeks 2001) or "young Europe" (Carbonell et al. 1999), the dating or anthropogenic origin of sites claimed to precede this date was often challenged, while others were viewed as marginal, intermittent incursions. During the last decade, however, several discoveries (e.g., Atapuerca: Falguères et al. 1999; Parés and Pérez-González 1999; Fuente Nueva-3 and Barranco León: Oms et al. 2000; Ceprano: Manzi 2004) have supported the idea of a "long chronology" or "mature Europe". In this framework, early dispersals of Mode 1 technologies from Africa into Europe occurred as early as 1.0 Ma (Carbonell et al. 1996, 1999) and even reached northern parts of Europe (e.g., Pakefield, where however a Mediterranean climate is reconstructed: Parfitt et al. 2005).

Roebroeks (2001) stresses that: "The absence of Lower and early Middle Pleistocene sites north of the Pyrenees and Alps suggests that even if hominids were around the Mediterranean perimeter from the late Lower Pleistocene onwards, it required significant changes in their behaviour to take them north ..." (Roebroeks 2001:454). Review of the early European evidence of fire use (see Chapter 1) indicates that the ability to control and maintain fire might well be the behavioral change that enabled the colonization of these northern parts of Europe, as suggested by Villa (1994, 2001): "Absence or non systematic use of fire may be one of the reasons why the settlement of Europe took a rather long time" (Villa 2001:4). Thus, the earlier incursions may have lacked the technological ability to make fire that would have enabled a more continuous settlement, like the one evident in the geographical and chronological extent of archaeological sites in Europe from 0.5 Ma onwards (see also Gowlett 2006).

The use of fire conferred various advantages on humans and probably enabled the colonization of new niches: "... with the possession of means of making fire at will man could freely leave his early circumscribed seat and successfully spread to other environments and eventually populate the earth" (Hough 1916:257).

Thus, having control over fire may have enabled hominin groups to migrate out of Africa and clearly played a major role in the colonization of Eurasia. These issues, as well as a variety of fire-related topics that transcend the realm of the hominins of GBY, are of great interest in the framework of human evolution and behavior. The hominins of GBY were part of a large-scale revolution that affected various aspects of human lives; the invention of fire had an impact on human diet, pyrotechnology, and socio-cultural behavior. In the case of GBY, where we are compelled to derive our interpretations from the limited archaeological data alone, we can only wonder about the technological, behavioral, and cultural consequences that these changes brought.

Appendices

Appendix 1: Burned and Unburned Flint Microartifacts

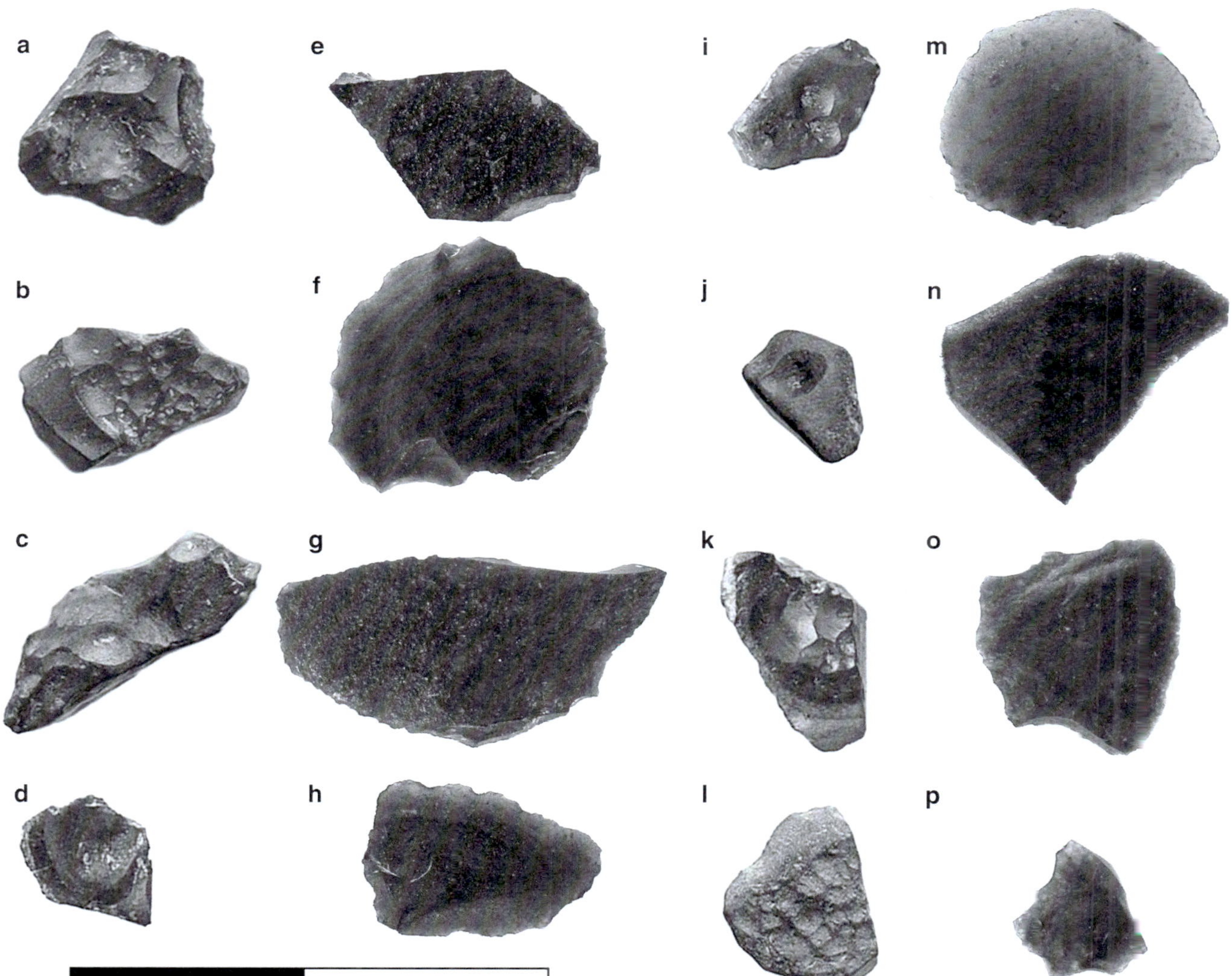

a–d: Layer V-5, burned flint microartifacts; e–h: Layer V-5, unburned flint microartifacts; i–l: Layer V-6, burned flint microartifacts, m–p: Layer V-6, unburned flint microartifacts

Appendix 2: Working Methodology for Arcmap GIS Files

In *ArcCatalog* (ESRI®ArcCatalog™9.3) *Italics – GIS terminology/function*

A

(1) Data preparation
Converting *Access* tables into geographic information for each database of lithic material
(a) *Create feature class from x y table*
(b) *Coordinate system*: Palestine 1923 Israel CS Grid

In *ArcMap* (ESRI®ArcMap™9.3) *Italics – GIS terminology/function*

A Defining extent of analyses

(1) Defining *General Environment*
(a) *Coordinate system*: Palestine 1923 Israel CS Grid
(b) Cluster tolerance: meters
(c) Display: meters
(2) *Add data*
Inserting data layers into the ArcMap file
(a) Insert the location map of excavation areas and trenches of GBY
(b) Insert the feature class layers of microartifacts, macroartifacts, pebbles
(c) Insert field map of living floor (when available)

(3) *Start editing*
Deleting items which occur outside the excavated area (i.e., registration errors)

(4) Defining the grid extent of the excavated units
(a) Defining the rectangular extent of the archaeological material (i.e. X minimum/X maximum – Y minimum/Y maximum)
(b) Creating a rectangular polygon grid which covers the extent of the archaeological material:
Hawths Tools – Sampling Tools – Create Vector Grid
Grid spacing: 0.5 × 0.5; lock 1:1 ratio
Snap vector grid to major coordinate System
Projection definition: Palestine 1923 Israel CS Grid
The cells of the output "vector grid" match the excavated units (0.5 × 0.5 sub squares); each cell is a row in the table of "vector grid"

(c) Defining the polygonal extent of the archaeological material (i.e., the excavated units)
In ArcCatalog: *New – Shapefile – Polygon* – name of Shapefile: excavated units
Add data: insert the excavated units shapefile
Start editing: draw a polygon which borders the extent of the archeological material (i.e., includes all excavated units)
(d) Clipping the vector grid to follow the excavated units
Analysis tools – Extract – Clip
The area of the new "vector grid" includes all excavated units and is used for analyses which are based on frequencies per excavated unit (e.g., relative percentages per excavated unit)

(5) Defining the true extent of the excavated area
Draw a polygon which represents the extent of the excavated area according to the distribution of the archeological finds (available from the field maps of the living floors and from the distribution of coordinated pieces (i.e., items which were given a full XY coordinate in the field; these include FFT, CCT, bifacial tools and pebbles). The spatial extent of these items is the optimal representation of the boundaries of the excavated area of each archaeological layer
In ArcCatalog: *New – Shapefile – Polygon* – name of Shapefile: excavated area
Add data: insert the excavated area shapefile
Start editing: draw a polygon which borders the extent of coordinated archeological material
The outline of this polygon is illustrated in all distribution and density maps and is used as the extent for spatial analyses (e.g., kernel density maps – section D below)

B Creating distinct layers of microartifacts

(1) Separating the feature class of microartifacts into different layers by raw material and burning state
Selection – select by #attribute
#Raw material = flint/basalt/limestone
#Burning state = burned/unburned
(2) Creating five new layers according to raw material and burning state; each selection (B1) is followed by this stage:
Selection – create layer from selected features
The new layers are the point distribution of microartifacts: burned flint, unburned flint, total flint (burned + unburned flint), basalt, limestone

C Frequencies per excavated unit

(1) Counting the frequencies of flint microartifacts in each excavated unit

Hawths Tools – Analysis Tools – Count points in polygons
Input polygon layer: Vector Grid
Point Layer: burned flint (BR)/unburned flint (FL)/total flint (TF)/basalt (BS)/limestone (LM)
Output Field: PNTPOLYCBR/PNTPOLYCFL/PNTPOLYCTF/PNTPOLYCBS/PNTPOLYCLM

This function calculates the number of microartifacts (BR/FL/TF/BS/LM) in each cell of the grid and adds new fields into the table of vector grid where the counts of microartifacts are recorded

(2) Calculating the percentages of microartifacts in each excavated unit
(a) in the table view of vector grid *options – add field*: adds new empty fields to the table of vector grid
Fields names: %BR/%FL/%TF/%BS/%LM; fields properties – number of decimal places = 2
(b) In the table view of vector grid, right click an empty % field – *calculate values*:

For example, the formula to calculate the percentages of burned microartifacts in each excavated unit:

$$\%BR = \frac{(\text{PNTPOLYCBR} \times 100)}{\text{number of burned microartifacts in the layer}}$$

D Kernel density maps

(1) Creating kernel density maps of microartifacts
Spatial analyst – density – kernel
Point layer: burned flint microartifacts/unburned flint microartifacts
Cell size: 0.01 m
Search radius: 0.5 m
Area units: square meters
Search extent: excavated area
(2) Standardizing the density maps
Spatial analyst – raster calculator: regular kernel map/maximum value
Layer properties – symbology – classify: number of classes: 5; equal intervals

The values in the new kernel map are expressed on a scale from 0 to 1, with 1 representing the high-density kernel

(3) Creating interpolated density patterns of sub-square precision

In order to examine the validity of using the point plotted data for generating kernel density maps, we have tested the density patterns as illustrated based on the original recorded data (total counts per sub-square). Three different interpolation methods were applied (Appendix 3B):

(a) *Conversion tools – feature to raster*
Input feature: vector grid
Field: PNTPOLYCBR
Output raster: vector_grid_ras_br
Cell size: 0.5

The values of the cells of the new raster correspond to the number of burned flint microartifacts in each excavated unit

(b) *Conversion tools – raster to points*
Input raster: vector_grid_ras_br
Field: value
Output point feature: br_subsq_points

The value of each point in the new point feature corresponds to the total counts of burned flint microartifacts of the sub square

(c1) *spatial analyst – Interpolation – IDW*
Input point feature: br_subsq_points
z value field: Grid Code (i.e., N of burned microartifacts)
Output raster: IDW_br_subsq
cell size: *0.01*
Search radius: 0.5
Extent: excavated area
(c2) *Spatial analyst – Interpolation – SPLINE*
Input point feature: br_subsq_points
z value field: Grid Code (i.e., N of burned microartifacts)
Output raster: SPLINE_br_subsq
Cell size: 0.01
Spline type: *tension*
Number of points: 12 (default)
Extent: excavated area
(c3) *Spatial analyst – Interpolation – KRIGING*
Input point feature: br_subsq_points
z value field: Grid Code (i.e., N of burned microartifacts)
Output raster: GRIGING_br_subsq
Kriging method: ordinary
Semivariogram model: spherical (default)
Cell size: 0.01
Search radius: 0.5
Extent: excavated area

E Homogeneity analysis: observed and expected burning

(1) Creating a raster layer of expected values of burned flint microartifacts
(a) In the table view of vector grid *options – add field*: adds a new empty field to the table of vector grid

[1]A raster is a spatial data set that defines space as an array of equally sized cells arranged in rows and columns. Each cell contains an attribute value and location coordinates. Unlike a vector structure, which stores coordinates explicitly, raster coordinates are contained in the ordering of the matrix.

field name: EXP_BR_N; right click on the empty field – *calculate values*:

$$EXP\_BR\_N = (PNTOPOLYTF) \times (\%OF\ BURNING / 100)$$

This uniformly calculates the percentage of burning of the particular analyzed layer out of the total number of flint microartifacts in each excavated unit; the new field thus records the expected *number* of burned flint microartifacts for each excavated unit in a case of a uniform distribution of the burning

(b) In the table view of vector grid *options – add field* adds a new empty field to the table of vector grid; field name: EXP_BR_%; right click on the empty field – *calculate values*:

$$EXP\_BR\_\% = \frac{EXP\_BR\_N \times 100}{\text{number of burned flint microartifacts in layer}}$$

This calculates the relative percentage of the expected number of burned flint microartifacts from the total number of burned flint microartifacts of the layer within each excavated unit; this is the expected relative percentage of burned flint microartifacts in a case of uniform distribution of the burning

(c) *Spatial analyst – convert – features to raster*
Input feature: vector grid
Field: EXP_BR_%
Cell size: 0.5
Output raster: EXPECTED_BR_%

The new raster layer depicts the expected percentages of burned flint microartifacts within each excavated unit

(2) Creating a raster layer of observed values of burned flint microartifacts
(a) *Spatial analyst – convert – features to raster*
Input feature: vector grid
Field: %BR (see C2 above)
Cell size: 0.5
Output raster: OBSERVED_BR_%

The new raster layer depicts the observed percentages of burned flint microartifacts within each excavated unit

(3) Calculating the deviation between the observed and expected percentages of burned flint microartifacts in each excavated unit
Spatial analyst – raster calculator:

OBSERVED_BR_% – EXPECTED_BR_%

This subtracts the expected percentage of burned flint microartifacts raster from the observed percentage of burned flint microartifacts raster; in the new output raster, the value of each cell is the deviation between the observed and expected percentage of burning; cells of positive values are excavated units in which the observed percentage of burning exceeds the expected one in a case of uniform distribution of the burned flint microartifacts

F statistical tests

(1) Creating a raster layer of the chi square test values for the burned flint microartifacts in each excavated unit
(a) Creating a raster layer of observed numbers of burned flint microartifacts per excavated unit *spatial analyst – convert – features to raster*
Input feature: vector grid
Field: PNTPOLYCBR (C1 above)
Cell size: 0.5
Output raster: OBSERVED_BR_N
(b) Calculating chi square values

This calculation is creating a new raster layer based on the values recorded in the raster layers of OBSERVED_BR_N (F1 above) and EXP_BR_N (E1 above)
Spatial analyst – raster calculator:

$$\chi^2 = \sum_i \frac{(OBS_i - EXP_i)^2}{EXP_i}$$

The absolute (i.e., Σ) chi square test value of a particular archaeological layer is the summary of χ^2 values of all excavated units (i = number of excavated units).

(2) Creating a raster layer with the standardized residuals (SR; the signed square root of each category's contribution to the χ^2) values for the burned flint microartifacts in each excavated unit
Spatial analyst – raster calculator:

$$SR = \frac{OBS_i - EXP_i}{\sqrt{EXP_i}}$$

G Random plotting

(1) Creating three sets of randomly selected points. The number of points (N) is equivalent to the number of burned flint microartifacts recorded in the analyzed layer:
(a) *Hawths tools – sampling – create random selection*
Layer to select features in: total flint (see B2 above)
This number of features: N; equivalent to the number of burned flint microartifacts recorded in the analyzed layer
Selection – create layer from selected features
This procedure is sequentially repeated 3 times
Name of layer: RANDOM 1/RANDOM 2/ RANDOM 3

(2) Creating kernel density maps of randomly selected microartifacts
Spatial analyst – density – kernel
Point layer: RANDOM 1/RANDOM 2/ RANDOM 3
Cell size: 0.01 m
Search radius: 0.5 m
Area units: square meters
Search extent: excavated area

(3) Standardizing the random density maps
Spatial analyst – raster calculator: kernel map/maximum value
Layer properties – symbology – classify: number of classes: 5; equal intervals

The values in the new kernel map are expressed on a scale from 0 to 1, with 1 representing the high-density kernel.

Appendix 3A: The use of different search radii and cell sizes in kernel density maps

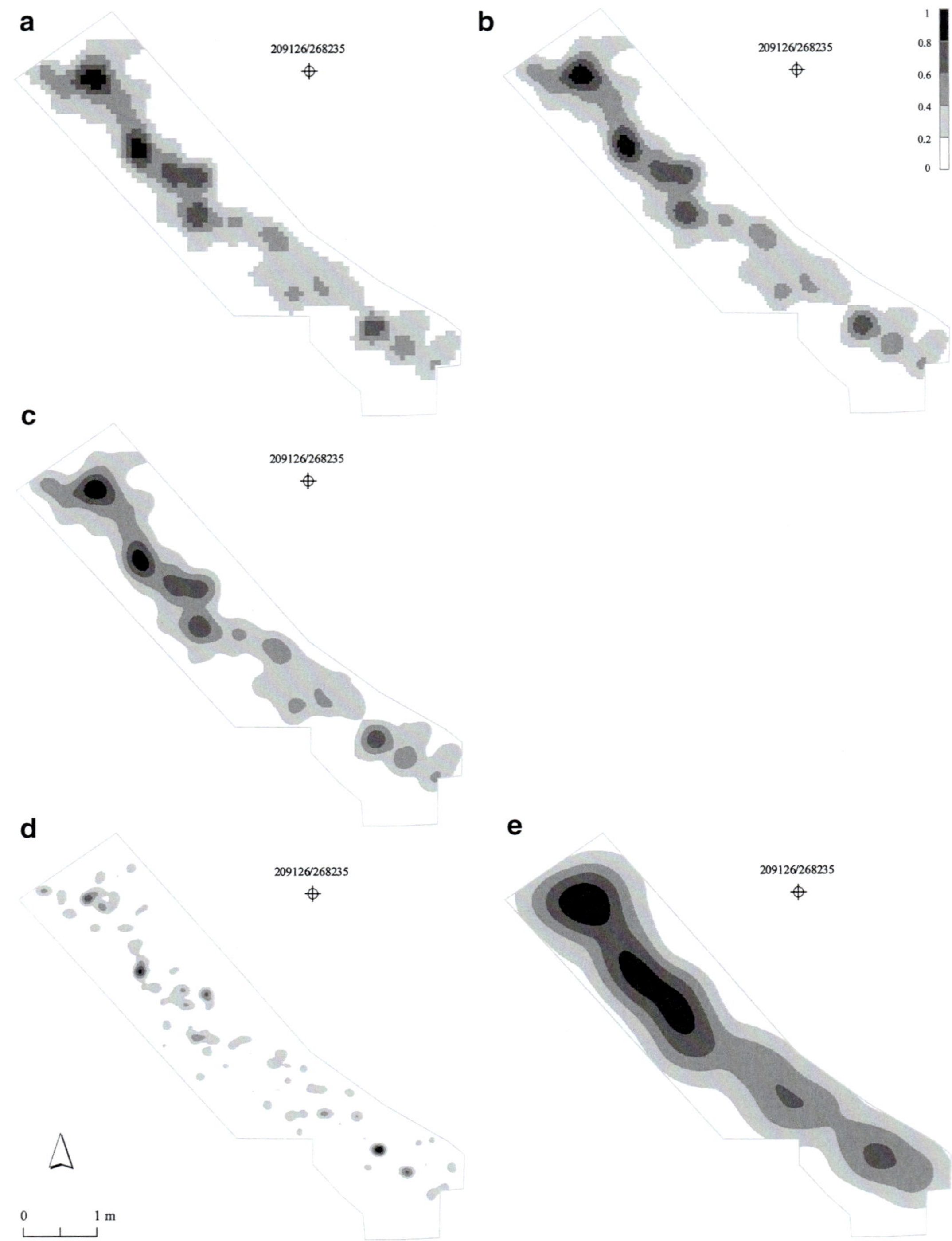

Kernel density maps produced for the assemblage of burned flint microartifacts of Layer II-6 L-1 (N = 754) with different search radii and cell sizes (units in meters); (a) cell size = 0.1, search radius = 0.5; (b) cell size = 0.5, search radius = 0.5; (c) The cell size and search radius used in this study: cell size = 0.01, search radius=0.5; (d) cell size = 0.01, search radius = 0.2; and (e) cell size = 0.01, search radius = 1

Appendix 3B: Density maps based on data interpolation of sub-square precision

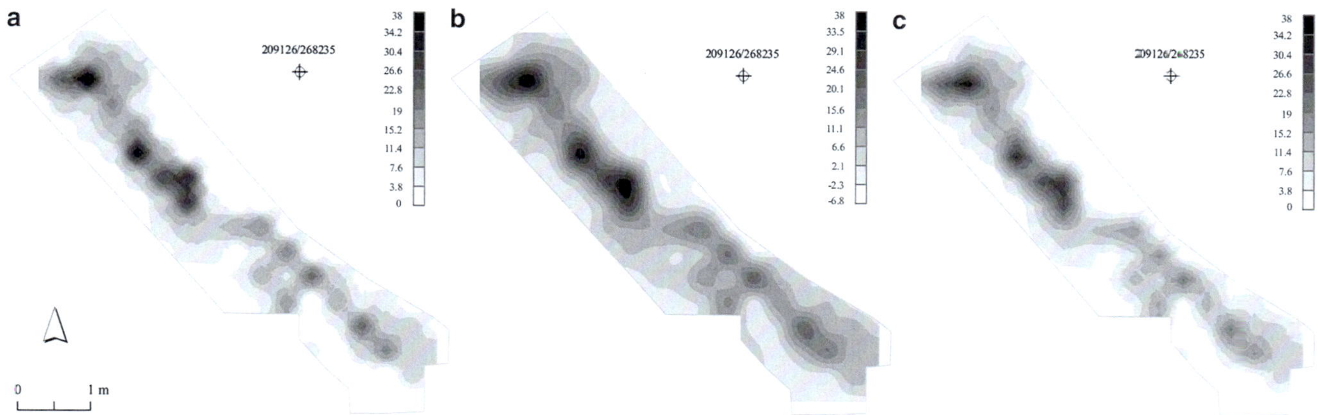

Density maps in which the density patterns are depicted through data interpolation of sub-square precision (total counts per sub-square) were produced in order to test the validity of using kernel density maps (which use point plotted data). This examination was carried out on the assemblage of burned flint microartifacts from Layer II-6 L-1 (N = 754). (a) IDW interpolation; (b) Spline interpolation; and (c) Kriging interpolation

Appendix 4: Probability of a Natural Wildfire at GBY

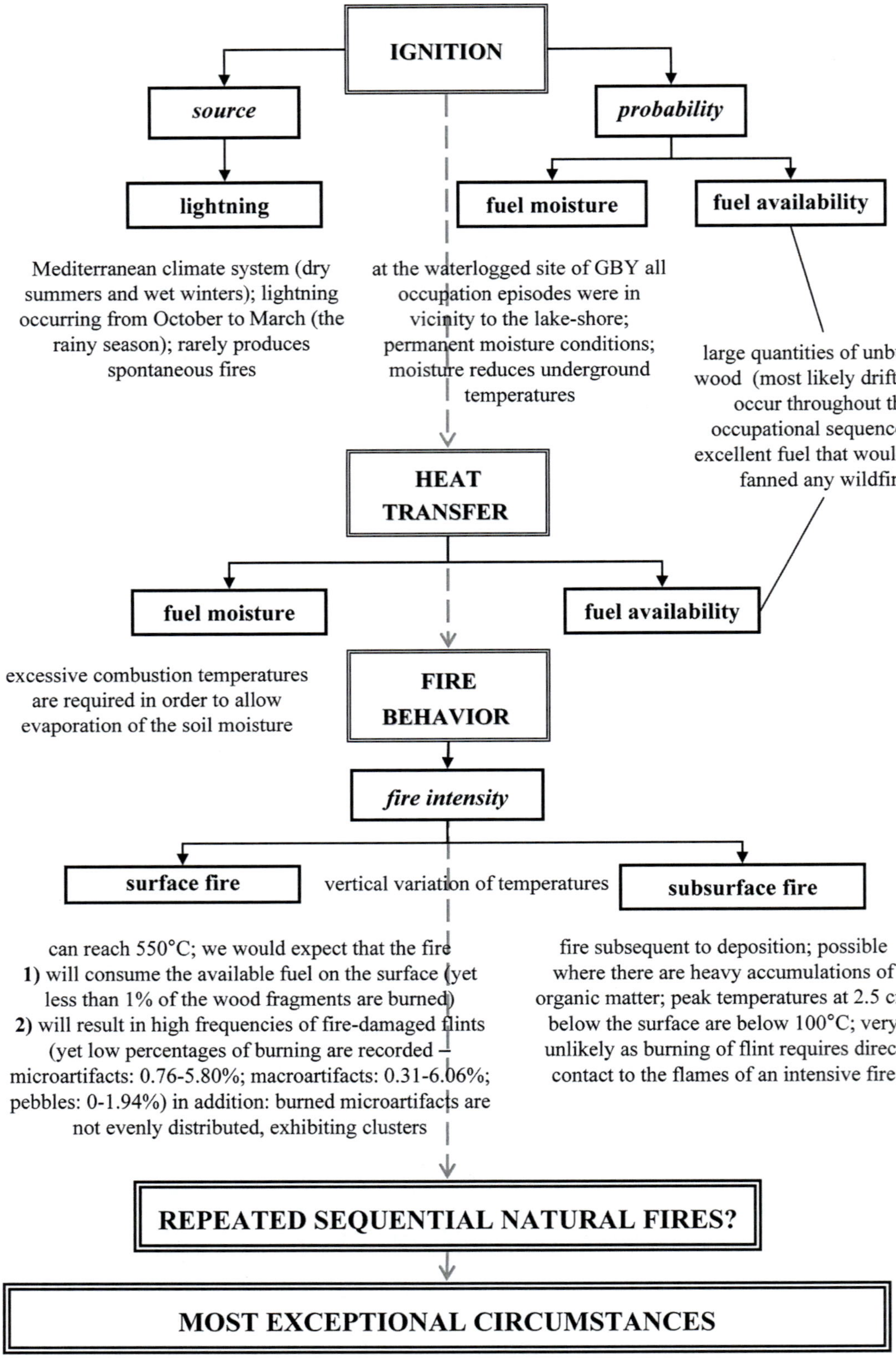

References

Aiello LC, Wheeler P. The expensive-tissue hypothesis. Curr Anthropol. 1995;36:199–221.

Albert RM, Lavi O, Estroff L, Weiner S, Tsatskin A, Ronen A, et al. Mode of occupation of Tabun Cave, Mt. Carmel, Israel during the Mousterian period: a study of the sediments and phytoliths. J Archaeol Sci. 1999;26:1249–60.

Albert RM, Weiner S, Bar-Yosef O, Meignen L. Phytoliths in the Middle Palaeolithic deposits of Kebara Cave, Mt. Carmel, Israel: study of the plant materials used for fuel and other purposes. J Archaeol Sci. 2000;27:931–47.

Albert RM, Bar-Yosef O, Meignen L, Weiner S. Quantitative phytolith study of hearths from the Natufian and Middle Palaeolithic levels of Hayonim Cave (Galilee, Israel). J Archaeol Sci. 2003;30:461–80.

Alperson-Afil N, Hovers E. Differential use of space in the Neandertal site of Amud Cave, Israel. Eurasian Prehist. 2005;3(1):3–22.

Alperson-Afil N, Richter D, Goren-Inbar N. Phantom hearths and the use of fire at Gesher Benot Ya'aqov, Israel. PaleoAnthropol. 2007;1:1–15. http://www.paleoanthro.org/journal/content/PA20070001.pdf.

Ambret P. Utilisation préhistorique de la technique minière d'abattage au feu dans le district cuprifère de Cabrières (Hérault). Comptes Rendus Palevol. 2002;1:711–6.

Ashkenazi S, Motro U, Goren-Inbar N, Biton R, Rabinovich R. New morphometric parameters for assessment of body size in the fossil freshwater crab assemblage from the Acheulian site of Gesher Benot Ya'aqov, Israel. J Archaeol Sci. 2005;32:675–89.

Ashton N, Cook J, Lewis SG, Rose J. High Lodge. Excavations by G. Sieveking, 1962–1968 and J Cook, 1988. London: British Museum Press; 1992.

Ashton N, Lewis SL, Parfitt S (editors). Excavations at the Lower Palaeolithic Site at East Farm, Barnham, Suffolk, 1989–1994. London: British Museum Occasional Paper 125; 1998.

Austin LA, Bergman CA, Roberts MB, Wilhelmsen KH. Archaeology of excavated areas. In: Roberts MB, Parfitt SA, editors. Boxgrove: a Middle Pleistocene hominid site at Eartham Quarry, Boxgrove, West Sussex. London: English Heritage; 1999. p. 312–77.

Bachelard G. The psychoanalysis of fire. London: Routledge & Kegan Paul; 1938 (1964).

Barbetti M. Traces of fire in the archaeological record before one million years ago? J Hum Evol. 1986;15:771–81.

Barkai R, Gopher A, Lauritzen SE, Frumkin A. Uranium series dates from Qesem Cave, Israel, and the end of the Lower Palaeolithic. Nature. 2003;423:977–9.

Bar-Yosef O, Goren-Inbar N. The Lithic assemblages of 'Ubeidiya: a Lower Palaeolithic site in the Jordan Valley. Qedem Volume 34, Monographs of the Institute of Archaeology, Jerusalem: Hebrew University; 1993.

Beaumont PB, Vogel JC. On a timescale for the past million years of human history in central South Africa. S Afr J Sci. 2006; 102:217–28.

Belitzky S, Goren-Inbar N, Werker E. A Middle Pleistocene wooden plank with man-made polish. J Hum Evol. 1991;20:349–53.

Bellomo RV. Early Pleistocene fire technology in Northern Kenya. In: Childs TS, editor. Society culture and technology in Africa. Philadelphia: University of Pennsylvania; 1994a. p. 17–28

Bellomo RV. Methods of determining early hominid behavioral activities associated with the controlled use of fire at FxJj 20 Main, Koobi Fora, Kenya. J Hum Evol. 1994b;27:173–95.

Bellomo RV, Harris JWK. Preliminary report of actualistic studies of fire within Virunga National Park, Zaire: towards an understanding of archaeological occurrences. In: Boaz NT, editor. Evolution of environments and Hominidae in the African Western Rift Valley. Martinsville: Virginia Museum of Natural History; 1990. p. 317–38.

Bennet JL. Thermal alternation of buried bone. J Archaeol Sci. 1999; 26:1–8.

Binford LR. Dimensional analysis of behavior and site structure: learning from an Eskimo hunting stand. Am Antiquity. 1978; 43:330–61.

Binford LR. In pursuit of the past: decoding the archaeological record. London: Thames & Hudson; 1983.

Binford LR. Butchering, sharing, and the archaeological record. J Anthropol Archaeol. 1984;3:235–57.

Binford LR. Hearth and home: the spatial analysis of ethnographically documented rock shelter occupations as a template for distinguishing between human and hominid use of sheltered space. XIII U.I.S.P.P Congress, 8–14 September 1996, Forly. Congress Proceedings; 1998. p. 229–39.

Bischoff JL, Ikeya M, Budinger FE. A TL/ESR study of the hearth feature at the Calico archaeological site, California. Am Antiquity. 1984;49:764–74.

Blainey G. Triumph of the nomads: a history of ancient Australia. Melbourne: Macmillan; 1975.

Blasco López R. Estrategias de Subsistencia de los Homínidos del Nivel XII de la Cova del Bolomor (la Valldigna, Valencia). Unpublished Ph.D. thesis. Tarragona: Universitat Rovira i Virgili; 2006.

Blondel J, Aronson J. Biology and wildlife of the Mediterranean region. Oxford: Oxford University Press; 1999.

Boback SM, Cox CL, Ott BD, Carmody R, Wrangham RW, Secor SM. Cooking and grinding reduces the cost of meat digestion. Comp Biochem Physiol Part A. 2007;148:651–56

Boëda E, Connan J, Dessort D, Muhesen S, Mercier N, Valladas H, et al. Bituman as a hafting material on Middle Paleolithic artifacts. Nature. 1996;380:336–38 Bonhomme T, Stanley J. Magnetic mapping of prehistoric aboriginal fireplaces at Bunda Lake, Belarabon Station, Western New South Wales. Aus Archaeol. 1985;21:63–73.

Boyd M. Identification of anthropogenic burning in the paleoecological record of the Northern Prairies: a new approach. Ann Assoc Am Geogr. 2002;92:471–87.

Brain CK, Sillen A. Evidence from the Swartkrans Cave for the earliest use of fire. Nature. 1988;336:464–6.

Brande S, Saragusti I. A morphometric model and landmark analysis of Acheulian hand axes from Northern Israel. In: Marcus LF, Corti M,

Loy A, Naylor GJP, Slice DE, editors. Advances in morphometrics. New York: Plenum; 1996. p. 423–35.
Breuil H. Le feu et l'industrie de pierre et d'os dans le gisement du "Sinanthropus" à Chou Kou Tien. L'Anthropologie. 1932;42:1–17.
Brewer S. The Chimps of Mt. Asserik. New York: Alfred A Knopf; 1978.
Briles CE, Whitlockb C, Bartlein PJ. Postglacial vegetation, fire, and climate history of the Siskiyou Mountains, Oregon, USA. Quatern Res. 2005;64:44–56.
Brooks AS, Yellen JE. The preservation of activity areas in the archaeological record: ethnoarchaeological and archaeological work in Northwest Ngamiland, Botswana. In: Kent S, editor. Method and theory for activity area research: an ethnoarchaeological approach. New York: Columbia University Press; 1987. p. 63–106.
Bullinger J, Leesch D, Plumettaz N. Le Site Magdalénien de Monruz: Premiers Éléments pour l'Analyse d'un Habitat de Plein Air. Neuchâtel: Service et Musée Cantonal d'Archéologie; 2006.
Bunn HT, Kroll EM. Systematic butchery by Plio/Pleistocene hominids at Olduvai Gorge, Tanzania. Curr Anthropol. 1986;7:431–52.
Callow P, Walton D, Shell CA.The use of fire at La Cotte de St. Brelade. In: Callow P, Cornford JM, editors. La Cotte de St. Brelade 1961–1978. Excavations by CBM McBurney. Norwich: Geo Books; 1986. p. 193–5.
Canti MG, Linford N. The effects of fire on archaeological soils and sediments: temperture and colour relationships. Proc Prehist Soc. 2000;66:385–95.
Carbonell E, Mosquera M, Rodríguez XP, Sala R. The first human settlement of Europe. J Anthropol Res. 1996;52:107–14.
Carbonell E, Mosquera M, Rodríguez XP, Sala R, van der Made J. Out of Africa: the dispersal of the earliest technical systems reconsidered. J Anthropol Archaeol. 1999;18:119–36.
Carbonell E, Mosquera M, Rodríguez XP, Bermúdez de Castro JM, Burjachs F, Rosell J, et al. Eurasian gates: the earliest human dispersals. J Anthropol Res. 2008;64:195–28.
Cessford C. Microartifactual floor patterning: the case at Catalhoyuk; 2003. http://www.shef.ac.uk/assem/issue7/cessford.html 7, 1–13.
Clark JD. Acheulian occupation sites in the Middle East and Africa: a study in cultural variability. In: Clark JD, Howell FC, editors. Recent studies in paleoanthropology. Wisconsin: American Anthropological Association; 1966. p. 202–29.
Clark JD. The Middle Acheulian occupation site at Latamne Northern Syria (second paper): further excavations (1965) – general results, definition and interpretation. Quaternaria. 1968;10:1–71.
Clark JD. Kalambo Falls prehistoric site. Volume I. Cambridge: Cambridge University Press; 1969.
Clark JD. Modified, used and other wood and plant specimens from Bwalya Industry Acheulean horizons. In: Clark JD, editor. Kalambo Falls prehistoric site Volume III – the earlier cultures: Middle and Earlier Stone Age. Cambridge: Cambridge University Press; 2001. p. 481–91.
Clark JD, Harris JWK. Fire and its roles in early hominid lifeways. Afr Archaeol Rev. 1985;3:3–27.
Clark JD, Asfaw B, Assefa G, Harris JWK, Kurashina H, Walter RC, et al. Palaeoanthropological discoveries in the Middle Awash Valley, Ethiopia. Nature. 1984;307:423–8.
Clark JE. Flintknapping and debitage disposal among the Lacandon Maya of Chiapas, Mexico. In: Staski E, Sutro LD, editors. The ethnoarchaeology of refuse disposal. Arizona: Arizona State University; 1991. p. 63–78.
Cohen-Ofri I, Weiner L, Boaretto E, Mintz G, Weiner S. Modern and fossil charcoal: aspects of structure and diagenesis. J Archaeol Sci. 2006;33:428–39.
Copeland L. The 1958 excavation of Abri Zumoffen in retrospect and the extension of 1963. In: Roe DA, editor. Adlun in the Stone Age: the excavations of D. A. E. Garrod in the Lebanon, 1958–1963. BAR International Series. Volume 159. Oxford: Archaeopress; 1983. p. 75–86.
Copeland L. Yabrudian and related industries: the state of research in 1996. In: Ronen A, Weinstein-Evron M, editors. Toward modern humans – the Yabrudian and Micoquian 400–50 k-years ago. Proceedings of a congress held at the University of Haifa 3–9 November 1996. BAR International Series. Volume 850. Oxford: Archaeopress; 2000. p. 97–117.
Courty M-A. Analyse microscopique des sédiments du remplissage de la grotte Vaufrey (Dordogne). In: Rigaud J-P, editors. La Grotte Vaufrey. Mémoires de la Société Préhistorique Française 19; 1988. p. 183–298.
Crabtree DE, Butler BR. Notes on experiments in flint knapping I: heat treatments of silica minerals. Tebiwa. 1964;7(1):1–6.
Day GM. The Indians as an ecological factor in the Northeastern forest. Ecology. 1953;34:329–46.
de Lumley H. Une cabane acheuléenne dans la Grotte du Lazaret (Nice). Mémoires de la Société Préhistorique Française. 1969;7:1–236.
de Lumley H. Il y a 400 000 ans: la domestication du feu, un formidable moteur d'hominisation. Comptes Rendus Palevol. 2006;5:149–54.
DeBano LF, Neary DG, Ffolliott PF. Fire's effects on ecosystems. New York: Wiley; 1998.
DeBoer WR. The archaeological record as preserved death assemblage. In: Moore JA, Keene AS, editors. Archaeological hammers and. theories. New York: Academic; 1983. p. 19–36.
Delagnes A, Roche H. Late Pliocene hominid knapping skills: The case of Lokalalei 2C, West Turkana, Kenya. J Hum Evol. 2005;48:435–72.
Delcourt PA, Delcourt HR, Ison CR, Sharp WE, Gremillion KJ. Prehistoric human use of fire, the eastern agricultural complex, and. Appalachian oak-chestnut forests: paleoecology of Cliff Palace Pond, Kentucky. Am Antiquity. 1998;63:263–78.
Delson E. Chronology of South African Australopith site units. In: Grine FE, editor. Evolutionary history of the "Robust" Australopitheciness. New York: Aldine; 1988. p. 317–24.
Dennell RW. Comments on "Hominid use of fire in the Lower and Middle Pleistocene: review of the evidence" (James, S.R). Curr Anthropol. 1989;30:11–3.
Dennell RW. Dispersal and colonisation, long and short chronologies: how continuous is the Early Pleistocene record for hominids outside East Africa? J Hum Evol. 2003;45:421–40.
Díez JC, Fernández-Jalvo Y, Rosell J, Cáceres I. Zooarchaeology and taphonomy of Aurora stratum (Gran Dolina, Sierra de Atapuerca, Spain). J Hum Evol. 1999;37:623–53.
Domínguez-Rodrigo M, Pickering TR, Semaw S, Rogers MJ. Cutmarked bones from Pliocene archaeological sites at Gona, Afar, Ethiopia: implications for the function of the world's oldest stone tools. J Hum Evol. 2005;48:109–21.
Dunnell RC, Stein JK. Theoretical issues in the interpretation of microartifacts. Geoarchaeology. 1989;4:31–42.
Elbaum R, Weiner S, Albert RM, Elbaum M. Detection of burning of plant materials in the archaeological record by changes in the refractive indices of siliceous phytoliths. J Archaeol Sci. 2003;30:217–26.
Fairbairn AS, Hope GS, Summerhayes GR. Pleistocene occupation of New Guinea's highland and subalpine environments. World Archaeol. 2006;38:371–86.
Falguères C, Yokoyama Y, Quaegebeur JP. Datations de sédiments quaternaires par la méthode de résonance de spin éléctronique (ESR). L'Anthropologie. 1988;92:723–26.
Falguères C, Bahain J-J, Yokoyama Y, Arsuaga JL, Bermudez de Castro JM, Carbonell E, et al. Earliest humans in Europe: the age of TD6 Gran Dolina, Atapuerca, Spain. J Hum Evol. 1999;37:343–52.
Falguères C, Yokoyama Y, Shen G, Bischoff JL, Ku T-L, de Lumley H. New U-series dates at the Caune de l'Arago, France. J Archaeol Sci. 2004;31:941–52.
Feibel CS. The Acheulian site of Gesher Benot Ya'aqov. Volume IV. Sediments and paleoenvironment; in preparation.
Feibel CS. Archaeological sediments in lake margin environments. In: Stein JK, Farrand WR, editors. Sediments in archaeological contexts. Salt Lake City: University of Utah Press; 2001. p. 127–48.

Feibel CS. Quaternary lake margins of the Levant Rift Valley. In: Goren-Inbar N, Speth JD, editors. Human paleoecology in the Levantine Corridor. Oxford: Oxbow Books; 2004. p. 21–36.

Fernández Peris J. Cova del Bolomor (La Valldigna, Valencia). Un registro paleoclimático y arqueológico en un medio Kárstico. Sociedad Española De Espeleología Y Ciencias Del Karst Boletín 4 Sedeck; 2003. p. 34–47.

Fernández-Jalvo Y, Díez JC, Rosell J, Cáceres I. Human cannibalism in the Early Pleistocene of Europe (Gran Dolina, Sierra de Atapuerca, Spain). J Hum Evol. 1999;37:591–622.

Fernández-Peris J. La Cova del Bolomor. Valencia: Diputación provincial de Valencia; 2007.

Figueiral I, Mosbrugger V. A review of charcoal analysis as a tool for assessing Quaternary and Tertiary environments: achievements and limits. Palaeogeogr Palaeoclimatol Palaeoecol. 2000;164: 397–407.

Fladmark KR. Microdebitage analysis: initial considerations. J Archaeol Sci. 1982;9:205–20.

Forbes RJ. Studies in ancient technology. Volume VII. Leiden: E. J. Brill; 1963.

Frazer JG. Myths of the origin of fire. London: MacMillan; 1930.

Freeman LG. Acheulean sites and stratigraphy in Iberia and the Magreb. In: Butzer KW, Isaac GL editors. After the Australopithecines. Stratigraphy, ecology, and culture change in the Middle Pleistocene. Hague: Mouton; 1975. p. 661–743.

Galanidou N. Patterns in caves: foragers, horticulturists, and the use of space. J Anthropol Archaeol. 2000;19:243–75.

Galanidou N. "Home is where the hearth is": the spatial organization of the Upper Palaeolithic rockshelter occupations at Klithi and Kastritsa in Northwest Greece. BAR International Series. Volume 687. Oxford: Archaeopress; 1997.

Garrod DAE, Bate DMA. The Stone Age of Mount Carmel. London: Clarendon; 1937.

Garrod D, Kirkbride D. Excavations of the Abri Zumoffen, a Rock-Shelter near Adlun, South Lebanon, 1958. Beyrouth: Bulletin du Musée de Beyrouth Volume XVI; 1961.

Geigel EM. On the circumstances surrounding the preservation and analysis of very old DNA. Archaeometry. 2002;44:337–42.

Geigel EM, Baumer U, Koller J. New approaches to study the preservation of biopolymers in fossil bones. Environ Chem Lett. 2004; 2:45–8.

Geraads D, Tchernov E. Femurs humains du Pleistocène Moyen de Gesher Benot Ya'aqov (Israël). L'Anthropologie. 1983;87:138–41.

Gilead I. A Middle Paleolithic open-air site near Tell Far'a, Western Negev: preliminary report. Isr Expl J. 1980;30:52–62.

Gilead I. Too many notes? virtual recording of artifacts provenance. In: Niccolucci F, editor. Virtual archaeology: proceedings of the VAST euroconference, Arezzo. BAR International Series. Volume 1075. Oxford: Archaeopress; 24–25 November 2000. p. 41–43.

Gilead I, Grigson C. Far'a II: a Middle Paleolithic open-air site in the Northern Negev, Israel. Proc Prehist Soc. 1984;50:71–97.

Goldberg P, Weiner S, Bar-Yosef O, Xu Q, Liu J. Site formation processes at Zhoukoudian, China. J Hum Evol. 2001;41:483–530.

Goren-Inbar N. The Gesher Benot Ya'aqov Acheulian site – the environment and behavior of Early/Middle Pleistocene settlers in the Hula Valley. In: Derevianko AP, Nokhrina TI, editors. Arkheologiya i Paleoekologiya Evrasii [Archaeology and Paleoecology of Eurasia]. Novosibirsk: Institute of Archaeology and Ethnography SB RAS Press; 2004. p. 267–78.

Goren-Inbar N, Belitzky S. Structural position of the Pleistocene Gesher Benot Ya'aqov site in the Dead Sea Rift Zone. Quatern Res. 1989;31:371–76.

Goren-Inbar N, Saragusti I. An Acheulian biface assemblage from the site of Gesher Benot Ya'aqov, Israel: indications of African affinities. J Field Archaeol. 1996;23:15–30.

Goren-Inbar N, Sharon G. Invisible handaxes and visible Acheulian biface technology at Gesher Benot Ya'aqov, Israel. In: Goren-Inbar N, Sharon G, editors. Axe age: Acheulian tool-making from quarry to discard. Oxford: Oxbow Books; 2006. p. 111–35.

Goren-Inbar N, Belitzky S, Verosub K, Werker E, Kislev M, Heimann A, et al. New discoveries at the Middle Pleistocene Gesher Benot Ya'aqov Acheulian site. Quatern Res. 1992;38:117–28.

Goren-Inbar N, Lister A, Werker E, Chech M. A butchered elephant skull and associated artifacts from the Acheulian site of Gesher Benot Ya'aqov, Israel. Paléorient. 1994;20(1):99–112.

Goren-Inbar N, Feibel CS, Verosub KL, Melamed Y, Kislev ME, Tchernov E, et al. Pleistocene milestones on the out-of-Africa corridor at Gesher Benot Ya'aqov, Israel. Science. 2000;289:944–47.

Goren-Inbar N, Sharon G, Melamed Y, Kislev M. Nuts, nut cracking, and pitted stones at Gesher Benot Ya'aqov, Israel. PNAS. 2002a; 99:2455–60.

Goren-Inbar N, Werker E, Feibel CS. The Acheulian site of Gesher Benot Ya'aqov. Volume I. The wood assemblage. Oxford: Oxbow Books; 2002b.

Goren-Inbar N, Alperson N, Kislev ME, Simchoni O, Melamed Y, Ben-Nun A, et al. Evidence of hominin control of fire at Gesher Benot Ya'aqov, Israel. Science. 2004;304:725–27.

Goren-Inbar N, Sharon G, Alperson-Afil N, Laschiver I. The Acheulian massive scrapers of Gesher Benot Ya'aqov – a product of the bifaces' chaîne opératoire. J Hum Evol. 2008;55:702–12.

Goring-Morris AN. Prehistoric Investigations in the Western Negev. Part 1: The Shunera Dunes, Givat Hayil, Nahal Sekher and Hamifgash. Qedem. Jerusalem: Monographs of the Institute of Archaeology Hebrew University; in preparation.

Goring-Morris AN. Trends in spatial organization of terminal Pleistocene hunter-gatherer occupations as viewed from the Negev. and Sinai. Paléorient. 1988;14(2):231–44.

Goudsblom J. The human monopoly on the use of fire: its origins and conditions. Hum Evol. 1986;1:517–23.

Goudsblom J. Fire and civilization. London: Penguin Books; 1992.

Gowlett JAJ. The early settlement of northern Europe: fire history in the context of climate change and the social brain. Comptes Rendus Palevol. 2006;5:299–310.

Gowlett JAJ, Harris JWK, Walton D, Wood BA. Early archaeological sites, hominid remains and traces of fire from Chesowanja, Kenya. Nature. 1981;294:125–29.

Gowlett JAJ, Hallos J, Hounsell S, Brant V, Debenham NC. Beeches Pit: Archaeology, assemblage dynamics and early fire history of a Middle Pleistocene site in East Anglia, UK. Eurasian Prehist. 2005;3(2):3–38.

Grayson DK. The archaeological record of human impacts on animal populations. J World Prehist. 2001;15:1–68.

Green HJM. An analysis of archaeological rubbish deposits. Archaeol News Lett. 1961;7(4):91–3.

Haberle SG, Hope GF, Van Der Kaars S. Biomass burning in Indonesia and Papua New Guinea: natural and human induced fire events in the fossil record. Palaeogeogr Palaeoclimatol Palaeoecol. 2001; 171:259–68.

Haberman SJ. The analysis of residuals in cross-classified tables. Biometrics. 1973;29:205–20.

Hanson M, Cain CR. Examining histology to identify burned bone. J Archaeol Sci. 2007;34:1902–13.

Harrison HS. Fire-making, fuel, and lighting. In: Singer C, Holmyard EJ, Hall AR, editors. A history of technology. Oxford: Clarendon; 1954. p. 216–37.

Hayden B, Cannon A. Where the garbage goes: refuse disposal in the Maya highlands. J Anthropol Archaeol. 1983;2:117–63.

Hedgcock FT, Marshall H, Berger GW, Smith PEL. Burnt stones from ancient fires. In: Farquhar RM, Hancock RGV, Pavlish LA, editors. Proceedings of the 26th international archaeometry symposium. Toronto: University of Toronto; 1988. p. 48–52.

Hietala H. Boker Tachtit: spatial distributions. In: Marks AE, editor. Prehistory and paleoenvironments in the Central Negev, Israel. Dallas: Southern Methodist University; 1983. p. 191–216.

Hillman GC, Robins GV, Oduwole D, Sales KD, McNeil DAC. Determination of thermal histories of archeological cereal grains with electron spin resonance spectroscopy. Science. 1983;222: 1235–6.

Hough W. The distribution of man in relation to the invention of fire-making methods. Am Anthropol. 1916;18:257–63.

Howell FC. Observations on the earlier phases of the European Lower Paleolithic. Am Anthropol. 1966;68:88–201.

Hull KL. Identification of cultural site formation processes through microdebitage analysis. Am Antiquity. 1987;52:772–83.

Huxtable J. The thermoluminescence dates. In: Callow P, Cornford JM, editors. La Cotte de St. Brelade 1961–1978. Excavations by CBM McBurney. Norwich: Geo Books; 1986. p. 145–9.

Hyodo M, Nakaya H, Urabe A, Saegusa H, Shunrong X, Jiyun Y, et al. Paleomagnetic dates of hominid remains from Yuanmou, China, and other Asian sites. J Hum Evol. 2002;43:27–41.

Inizan ML. Outil lithiques Caspiens Ocrés. L'Anthropologie. 1976; 80:39–63.

Isaac GL. Olorgesailie: archeological studies of a Middle Pleistocene Lake Basin in Kenya. Chicago, IL: The University of Chicago Press; 1977.

Isaac GL. The food-sharing behavior of protohuman hominids. Sci Am. 1978;238:90–108.

Isaac GL. Early hominids and fire at Chesowanja, Kenya. Nature. 1982;296:870.

Isaac GL. The archaeology of human origins: studies of the Lower Pleistocene in East Africa: 1971–1981. In: Wendorf F, Close AE, editors. Advances in world archaeology, vol. 3. New York: Academic; 1984. p. 1–87.

Isaac GL. Bones in contention: competing explanations for the juxtaposition of Early Pleistocene artefacts and faunal remains. In: Isaac B, editor. The archaeology of human origins – papers by Glynn Isaac. Cambridge: Cambridge University Press; 1983 (1989). p. 325–35.

Isaac GL, Harris JWK. Archaeology. In: Leakey MD, Leakey REF, editors. Koobi Fora research project, vol. 1. Oxford: Clarendon; 1978. p. 64–85.

James SR. Hominid use of fire in the Lower and Middle Pleistocene. Curr Anthropol. 1989;30:1–26.

Jordanova N, Petrovsky E, Kovacheva M, Jordanova D. Factors determining magnetic enhancement of burnt clay from archaeological sites. J Archaeol Sci. 2001;28:1137–48.

Julig PJ, Long DGF, Schroeder B, Rink WJ, Richter D, Schwarcz HP. Geoarchaeology and new research at Jerf al-Ajla Cave, Syria. Geoarchaeology. 1999;14:821–48.

Kaplan H, Hill K, Lancaster J, Hurtado M. A theory of human life history evolution: diet, intelligence, and longevity. Evol Anthropol. 2000;9:156–85.

Karkanas P, Rigaud J-P, Simek JF, Albert RM, Weiner S. Ash, bones and guano: a study of the minerals and phytoliths in the sediments of Grotte XVI, Dordogne, France. J Archaeol Sci. 2002;29:721–32.

Karkanas P, Shahack-Gross R, Ayalon A, Bar-Matthews M, Barkai R, Frumkin A, et al. Evidence for habitual use of fire at the end of the Lower Paleolithic: site-formation processes at Qesem Cave, Israel. J Hum Evol. 2007;53:197–212.

Kirkbride D. The soundings in Bezez Cave. In: Roe DA, editor. Adlun in the Stone Age. Excavations of DAE Garrod in the Lebanon, 1958–1963. BAR International Series. Volume 159. Oxford: Archaeopress; 1983. p. 23–67.

Kleindienst MR. Components of the East African Acheulian assemblages: an analytic approach. In: Mortelmans G, editor. Actes du IVème Congrès Panafricain de Préhistoire et de l'Etude du Quaternaire. Tervuren: Musée Royal de l'Afrique Centrale; 1962. p. 81–105.

Kretzoi M, Dobosi VT. Vértesszőllős Site. Akadémiai Kiadó, Budapest: Man and Culture; 1990.

Latham AG, Herries AIR. The formation and sedimentary infilling of the Cave of Hearths and historic cave complex, Makapansgat, South Africa. Geoarchaeology. 2004;19:323–42.

Le Grand Y Approche méthodologique et technologique d'un site d'habitat du Pléistocène moyen: La grotte n. 1 du Mas de Caves (Lunel Viel, Hérault). Unpublished Ph.D. thesis. Provence: Université de Provence; 1994.

Leakey MD. Olduvai Gorge: excavations in beds I and II, 1960–1963. Cambridge: Cambridge University Press; 1971.

Lebel S, Trinkaus E. Middle Pleistocene human remains from Bau de l'Aubesier. J Hum Evol. 2002;43:659–85.

Leesch, D. Hauterives-Champréveyres, 10. Un Campement Magdalénien au Bord du Lac de Neuchâtel: Cadre Chronologique et Culturel, Mobilier et Structures, Analyse Spatiale (Secteur 1). Neuchâtel: Service et Musée Cantonal d'Archéologie; 1997.

Leesch D, Bullinger J, Cattin M-I, Müller W, Plumettaz N. Hearths and hearth-related activities in Magdalenian open-air sites: the case studies of Champréveyres and Monruz (Switzerland) and their relevance to an understanding of Upper Paleolithic site structure. Paper presented at the Magdalenian in Central Europe: New Finds and Concepts. 20–23 September 2005, Poland: Rzeszów; 2005.

Leroi-Gourhan A. Dictionnaire de la préhistoire. Paris: Presses Universitaires de France; 1988.

Leroi-Gourhan A, Brézillon M. Fouilles de Pincevent: Essai d'Analyse Ethnographique d'un Habitat Magdalénien. Paris: Editions du CNRS; 1972.

Lewis HT. The role of fire in the domestication of plants and animals in Southwest Asia: a hypothesis. Man. 1972;7:195–222.

Lewis HT. Comments on "Hominid use of fire in the Lower and Middle Pleistocene: review of the evidence" (James, S.R). Curr Anthropol. 1989;30:14–5.

Linford NT, Canti MG. Geophysical evidence for fires in antiquity: preliminary results from an experimental study. Paper presented at the EGS XXIV general assembly in the Hague, April 1999. Archaeol Prospection. 2001;8:211–25.

Ljubin VP, Bosinski G. The earliest occupation of the Caucasus region. In: Roebroeks W, van Kolfschoten T, editors. The earliest occupation of Europe. Leiden: University of Leiden; 1995. p. 207–53.

Lucretius. On the nature of things. Oxford: Clarendon. (Translation by C. Bailey); 1910.

Madsen B, Goren-Inbar N. Acheulian giant core technology and beyond: an archaeological and experimental case study. Eurasian Prehist. 2004;2(1):3–52.

Mallol C, Marlowe FW, Wood BM, Porter CC. Earth, wind, and fire: ethnoarchaeological signals of Hadza fires. J Archaeol Sci. 2007;34:2035–52.

Mania D. The earliest occupation of Europe: the Elbe-Saale region (Germany). In: Roebroeks W, van Kolfschoten T, editors. The earliest occupation of Europe. Leiden: University of Leiden; 1995. p. 85–101.

Manzi G. Human evolution at the Matuyama-Brunhes boundary. Evol Anthropol. 2004;13:11–24.

Marder O, Khalaily H, Rabinovich R, Gvirtzman G, Wieder M, Porat N, et al. The Lower Paleolithic site of Revadim quarry: preliminary finds. J Isr Prehist Soc. 1998;28:21–53.

Marlowe FW. Hunter-gatherers and human evolution. Evol Anthropol. 2005;14:54–67.

Mason R. Prehistory of the Transvaal. Johannesburg: Witwatersrand University Press; 1969.

McGrew WC. Comments on "Hominid use of fire in the Lower and Middle Pleistocene: review of the evidence" (James, S.R). Curr Anthropol. 1989;30:16–7.

Meignen L, editor. L'abri des Canalettes. Un Habitat Moustérien sur les Grands Causses (Nant, Aveyron). Fouilles 1980–1986. Paris: Editions CNRS; 1993.

Meignen L, Goldberg P, Bar-Yosef O. Chapter 5: the hearths at Kebara Cave and their role in site formation processes. In: Bar-Yosef O. Meignen L, editors. Kebara Cave, Mt. Carmel, Israel: The Middle and Upper Paleolithic archaeology Part I. Harvard: Peapody Museum Press; 2007. p. 91–122.

Melamed Y. Reconstruction of the Hula Valley vegetation and the hominid vegetarian diet by the Lower Palaeolithic botanical remains from Gesher Benot Ya'aqov. Unpublished Ph. D. thesis (Hebrew), Bar-Ilan University, Ramat-Gan; 2003.

Melamed Y. Reconstruction of the landscape and the vegetarian diet at Gesher Benot Ya'aqov archaeological site in the Lower Palaeolithic period. Unpublished M.Sc. thesis (Hebrew), Ramat-Gan: Bar-Ilan University; 1997.

Mellars P. Fire ecology, animal populations and man: a study of some ecological relationships in prehistory. Proc Prehist Soc. 1976; 42:15–45.

Melson WG, Potts R. Origin of reddened and melted zones in Pleistocene sediments of the Olorgesailie Basin, Southern Kenya Rift. J Archaeol Sci. 2002;29:307–16.

Mercier N, Valladas H, Valladas G, Reyss J-L, Jelink A, Meignen L, et al. TL dates of burnt flints from Jelinek's excavations at Tabun and their implications. J Archaeol Sci. 1995;22:495–509.

Mercier N, Froget L, Mallier D, Pilleyre T, Sanzelle S, Tribolo C. Nouvelles données chronologiques pour le site de Menez-Dregan 1 (Bretagne): l'apport de la thermoluminescence. Quaternaire. 2004; 15(3):253–61.

Metcalfe D, Heath KM. Microrefuse and site structure: the hearths and floors of the Heartbreak Hotel. Am Antiquity. 1990;55:781–96

Meyerhof W. Elucidation of mammalian bitter taste. Rev Physiol Biochem Pharmacol. 2005;154:37–72.

Milton K. A hypothesis to explain the role of meat-eating in human evolution. Evol Anthropol. 1999;8:11–21.

Moigne AM, Barsky DR. Large mammal assembalges from Lower Palaeolithic sites in France: la Caune de l'Arago, Terra Amata, Orgnac 3 and Cagny l'Epinette. In: Gaudzinski S, Turner E, editors. The role of early humans in the accumulations of Lower and Middle Paleolithic bone assemblages. Mainz: Römisch-Germanisches Zentralmuseum; 1999. p. 219–235.

Moncel MH, Moigne AM, Combier J. Pre-Neandertal behavior during isotopic stage 9 and the beginning of 8. New data concenring fauna and lithics in the different occupation levels of Orgnac 3 (Ardèche, South-East France): occupation types. J Archaeol Sci. 2005;32:1283–301.

Monchot H. Les Petits Bovidés de la Caune de l'Arago (Tautavel, Pyrenées-Orientales). Unpublished Ph.D. thesis. Marseille: Université Aix-Marseille II; 1996.

Monnier JL, Hallegouet B, Hinguant S, Laurent M, Auguste P, Bahain JJ, Falguères C, Gebhardt A, Marguérie D, Molines N., Morzadec H, Yokoyama Y. A new regional group of the Lower Paleolithic in Brittany (France), recently dated by Electron Spin Resonance. Paris: Comptes Rendus de l'Académie des Sciences, 319(II); 1994. p. 155–60.

Morton AGT. Archaeological site formation: experiments in lake margin processes. Unpublished Ph.D. thesis. Cambridge: Cambridge University; 1995.

Movius HL. A wooden spear of third Interglacial age from Lower Saxony. Southwest J Anthropol. 1950;6:139–42.

Nadel D. Indoor/outdoor flint knapping and minute debitage remains: the evidence from the Ohalo II submerged camp (19.5 KY, Jordan Valley). Lithic Technol. 2001;26:118–37.

Naveh Z. Ancient man's impact on the Mediterranean landscape in Israel – ecological and evolutionary perspectives. In: Bottema S, Entjes-Nieborg G, Van-Zeist W, editors. Man's role in the shaping of the Mediterranean landscape. Rotterdam: A.A. Balkema; 1990. p. 43–50.

Naveh Z, Carmel Y. The evolution of the cultural landscape in Israel as affected by fire, grazing, and human activities. In: Wasser SP, editor. Evolutionary theory and processes: modern horizons. Papers in honour of Eviatar Nevo. Dordrecht: Kluwer; 2004. p. 337–409.

Neuville R. Le Paléolithique et le Mésolithique du Désert de Judée. Paris: Masson et CIE; 1951.

Nicholson RA. A morphological investigation of burnt animal bone and an evaluation of its utility in archaeology. J Archaeol Sci. 1993;20:411–28.

Oakley KP. Evidence of fire in South African cave deposits. Nature. 1954;174:261–2.

Oakley KP. Fire as Palaeolithic tool and weapon. Proc Prehist Soc. 1956;21:36–48.

Oakley KP. On man's use of fire, with comments on tool-making and hunting. In: Washburn SL, editor. Social life of early man. Chicago, IL: Aldine; 1961. p. 176–93.

O'Connell JF. Alyawara site structure and its archaeological implications. Am Antiquity. 1987;52:74–108.

O'Connell JF, Hawkes K, Blutron-Jones NG. Grandmothering and the evolution of Homo erectus. J Hum Evol. 1999;36:461–85.

Olive M, Taborin Y, editors. Nature et Fonction des Foyers Préhistoriques. Nemours: Association Pour la Promotion de la Recherche Archéologique en Ile de France; 1989.

Oms O, Parés JM, Martínez-Navarro B, Agustí J, Toro I, Martínez-Fernández G, et al. Early human occupation of Western Europe: paleomagnetic dates for two Paleolithic sites in Spain. PNAS. 2000;97:10666–70.

Parés JM, Pérez-González A. Magnetochronology and stratigraphy at Gran Dolina section, Atapuerca (Burgos, Spain). J Hum Evol. 1999;37:325–42.

Parfitt SA, Barendregt RW, Breda M, Candy I, Collins MJ, Coope GR, et al. The earliest record of human activity in northern Europe. Nature. 2005;438:1008–12.

Pastó I, Allué E, Vallverdú J. Mousterian hearths at Abric Romaní. In: Stringer CB, Barton RNE, Finlayson JC, editors. Neanderthals on the edge. Oxford: Oxbow Books; 2000. p. 59–67.

Patel T. Burnt stones and rhino bones hint at earliest fire. New Sci. 1995;1982:5.

Pécsi M. Geomorphological position and absolute age of the Vértesszőllős Lower Palaeolithic site. In: Kretzoi M, Dobosi VT, editors. Vértesszőllős site, man and culture. Budapest: Akadémiai Kiadó; 1990. p. 27–41.

Perlès C. Préhistoire du Feu. Paris: Masson; 1977.

Picard L. The Quaternary in the Northern Jordan Valley. Proc Isr Acad Sci Humanit. 1963;1(4):1–34.

Picard L. The Pleistocene peat of Lake Hula. Bulletin of the Research Council of Israel II(2); 1952. p. 147–156.

Pickering TR, Egeland CP, Domínguez-Rodrigo M, Brain CK, Schnell AG. Testing the "shift in the balance of power" hypothesis at. Swartkrans, South Africa: Hominid cave use and subsistence behavior. in the Early Pleistocene. J Anthropol Archaeol. 2008;27:30–45.

Pliny. Natural history. Cambridge: Harvard University Press. (Translation by D.E. Eichholz, The Loeb Classical Library); 1962.

Plumettaz N. Le Site Magdalénien de Monruz. 2: Étude des Foyers à Partir de l'Analyse des Pierres et de Leurs Remontages. Neuchâtel: Office et Musée Cantonal d'Archéologie; 2007. Plumettaz N. Les structures de combustion. In: BullingerJ, Leesch D.

Plumettaz N, editors. Le Site Magdalénien de Monruz 1. Premiers Éléments pour l'Analyse d'un Habitat de Plein Air. Neuchâtel: Service et Musée Cantonal d'Archéologie (Archéologie Neuchâteloise 33); 2006. p. 45–65.

Plummer T. Flaked stones and old bones: biological and cultural evolution at the dawn of technology. Yearbook Phys Anthropol. 2004;47:118–64.

Pope GG. Evidence on the age of the Asian Hominidae. PNAS. 1983; 80:4988–92.

Potts R. Home bases and early hominids. Am Sci. 1984;72:338–47.

Potts R. Variables versus models of early Pleistocene hominid land use J Hum Evol. 1994;27:7–24.

Preece RC, Gowlett JAJ, Parfitt SA, Bridgland DR, Lewis SG. Humans in the Hoxnian: habitat, context and fire use at Beeches Pit, West Stow, Suffolk, UK. J Quatern Sci. 2006;21:485–96.

Preece RC, Parfitt SA, Bridgland DR, Lewis SG, Rowe PJ, Atkinson TC, et al. Terrestrial environments during MIS 11: evidence from the Palaeolithic site at West Stow, Suffolk, UK. Quatern Sci Rev. 2007;26:1236–300.

Purdy BA. Fractures for the archaeologist. In: Swanson E, editor. Lithic technology: making and using stone tools. Paris: Mouton; 1975. p. 133–41.

Purdy BA. Pyrotechnology: prehistoric application to chert materials in North America. In: Wertime TA, Wertime SF, editors. Early pyrotechnology: the evolution of the first fire-using industries. Washington, DC: Smithsonian Institution Press; 1982. p. 31–44.

Purdy BA, Brooks HK. Thermal alteration of silica minerals: an archeological approach. Science. 1971;173:322–5.

Pyne SJ, Andrews PL, Laven RD. Introduction to wildland fire. New York: Wiley; 1996.

Rabinovich R, Gaudzinski-Windheuser S, Goren-Inbar N. Systematic butchering of fallow deer (*Dama*) at the Early Middle Pleistocene Acheulian site of Gesher Benot Ya'aqov (Israel). J Hum Evol. 2008;54:134–49.

Rabinovich R, Gaudzinski-Windheuser S, Kindler L, Goren-Inbar N. The Acheulian Site of Gesher Benot Ya'aqov Volume III: Mammal Taphonomy – The Assemblages of Layers V-5 and V-6. Dordrecht: Springer; in press.

Raposo L, Santonja M. The earliest occupation of Europe: the Iberian peninsula. In: Roebroeks W, van Kolfschoten T, editors. The earliest occupation of Europe. Leiden: University of Leiden; 1995. p. 7–25.

Rathje WL. Modern material culture studies. Adv Archaeol Meth Theor. 1979;2:1–37.

Raum OF. The social functions of avoidances and taboos among the Zulu. Berlin: de Gruyter; 1973.

Raynal L-P, Magoga L, Bindon P. The tephrofacts and the first human occupation of the French Massif Central. In: Roebroeks W, van Kolfschoten T, editors. The earliest occupation of Europe. Leiden: University of Leiden; 1995. p. 129–46.

Rigaud J-P, Geneste JM. L'utilisation de l'espace dans la grotte Vaufrey. In: Rigaud J-P, editor. La Grotte Vaufrey. Mémoires de la Société Préhistorique Française 19; 1988. p. 593–611.

Rigaud J-P, Simek JF, Ge T. Mousterian Fires from Grotte XVI (Dordogne, France). Antiquity. 1995;69:902–12.

Rink WJ, Schwarcz HP. Short contribution: ESR and Uranium Series dating of teeth from the Lower Paleolithic site of Gesher Benot. Ya'aqov, Israel: confirmation of Paleomagnetic age indications. Geoarchaeology. 2005;20:57–66.

Rink WJ, Schwarcz HP, Ronen A, Tsatskin A. Confirmation of a near 400 ka age for the Yabrudian industry at Tabun Cave, Israel. J Archaeol Sci. 2004;31:15–20.

Roberts MB, Parfitt SA. Boxgrove: a Middle Pleistocene hominid site at Eartham Quarry, Boxgrove, West Sussex. London: English Heritage; 1999.

Roe DA. The Kalambo Falls large cutting tools: a comparative metrical and statistical analysis. In: Clark JD, editor. Kalambo Falls prehistoric site Volume III – the earlier cultures: Middle and Earlier Stone Age. Cambridge: Cambridge University Press; 2001. p. 429–599.

Roebroeks W. Hominid behaviour and the earliest occupation of Europe: an exploration. J Hum Evol. 2001;41:437–61.

Roebroeks W. From find scatter to early hominid behaviour: a study of Middle Paleolithic riverside settlements at Maastricht-Belvédère (The Netherlands). Analecta Praehistorica Leidensia 21, Leiden: Leiden University Press; 1988.

Roebroeks W, van Kolfschoten T. The earliest occupation of Europe. Leiden: University of Leiden; 1995.

Rolland N. Was the emergence of home bases and domestic fire a punctuated event? a review of the Middle Pleistocene record in Eurasia. Asian Perspect. 2004;34:248–80.

Rolland N. Cave occupation, fire-making, hominid/carnivore coevolution, and Middle Pleistocene emergence of home-base settlement systems. Acta Anthropologica Sinica 2000;19 Suppl:209–17.

Ronen A, Burdukiewicz J-M, Laukhin SA, Winter Y, Tsatskin A, Dayan T, et al. The Lower Palaeolithic site Bizat Ruhama in the Northern Negev, Israel: preliminary report, 1996 excavations. Archaeologisches Korrespondenzblatt. 1998;28:163–73.

Rose L, Marshall F. Meat eating, hominid sociality, and home bases revisited. Curr Anthropol. 1996;37:307–38.

Rowlett RM. Fire control by Homo erectus in East Africa and Asia. Acta Anthropologica Sinica 2000; 19 Suppl:198–208.

Rowlett RM, Davis MG, Graber RB. Friendly fire. Discovering Archaeol. 1999;1(5):82–9.

Rudgley R. The lost civilizations of the Stone Age. New York: The Free Press; 1999.

Sanchis Serra A, Fernández-Peris J. Procesado y consumo antrópico de conejo en la Cova del Bolomor (Tavernes de la Valldigna, Valencia): El nivel XVIIc (ca 350 ka). Complutum. 2008; 19(1):25–46.

Santonja M, Villa P. The Acheulian of Western Europe. In: Goren-Inbar N, Sharon G, editors. Axe age: Acheulian toolmaking from quarry to discard. London: Equinox; 2006. p. 429–78.

Saragusti I, Goren-Inbar N. The biface assemblage from Gesher Benot Ya'aqov, Israel: illuminating patterns in "Out of Africa" dispersal. Quatern Int. 2001;75:85–9.

Sauer CO. The agency of man on the earth. In: Thomas WL, editor. Man's role in changing the face of the Earth. Chicago, IL: The University of Chicago Press; 1956. p. 49–69.

Sauer CO. Sedentary and mobile bents in early societies. In: Washburn SL, editor. Social life of early man. Chicago, IL: Aldine; 1961. p. 256–66.

Sauer CO. Early relations of man to plants. In: Leighly J, editor. Land and life: a selection from the writings of Carl Ortwin Sauer. Berkeley, CA: University of California Press; 1947 (1963). p. 155–81. (Originally published in Geogr Rev 1947;37:1–25).

Sauer CO. Fire and early man. In: Leighly J, editor. Land and life: a selection from the writings of Carl Ortwin Sauer. Berkeley: University of California Press; 1961b (1963). p. 288–99.

Scarre C. Exploring prehistoric Europe. Oxford: Oxford University Press; 1998.

Schiegl S, Lev-Yadun S, Bar-Yosef O, El-Goresy A, Weiner S. Siliceous aggregates from prehistoric wood ash: a major component of sediments in Kebara and Hayonim caves (Israel). Isr J Earth Sci. 1994;43:267–78.

Schiegl S, Goldberg P, Bar-Yosef O, Weiner S. Ash deposits in Hayonim and Kebara Caves, Israel: macroscopic, microscopic and mineralogical observations, and their archaeological implications. J Archaeol Sci. 1996;23:763–81.

Schiffer MB. Archaeological context and systemic context. Am Antiquity. 1972;37:156–65.

Schiffer MB. Behavioral archeology. New York: Academic; 1976.

Schiffer MB. Formation processes of the archaeological record. Albuquerque: University of New Mexico Press; 1987.

Scott AC, Moore J, Brayshay B. Introduction to fire and the palaeoenviroment.

Palaeogeogr Palaeoclimatol Palaeoecol 2000; 164:vii–xi.

Sept JM. Was there no place like home? Curr Anthropol. 1992; 33:187–207.

Sergant J, Crombé P, Perdaen Y. The "invisible" hearths: a contribution to the discernment of Mesolithic non-structured surface hearths J Archaeol Sci. 2006;33:999–1007.

Shahack-Gross R, Bar-Yosef O, Weiner S. Black-coloured bones in Hayonim Cave, Israel: differentiating between burning and oxide staining. J Archaeol Sci. 1997;24:439–46.

Sharon G. Acheulian large flake industries: technology, chronology, and significance. BAR International Series. Volume 1701. Oxford: Archaeopress; 2007.

Sharon G, Goren-Inbar N. Soft percussor use at the Gesher Benot Ya'aqov Acheulian site? J Isr Prehist Soc. 1999;28:55–79.

Shea JJ. Artifact abrasion, fluvial processes, and "living floors" from the Early Paleolithic site of 'Ubeidiya (Jordan Valley, Israel). Geoarchaeology. 1999;14:191–207.

Shepherd R. Mining in Europe during the Neolithic and the Chalcolithic. In: De Laet SJ, editor. History of humanity Volume I: prehistory and the beginnings of civilization. London: Routledge; 1994. p. 616–26.

Shipman P, Foster GF, Scheninger M. Burnt bones and teeth: an experimental study of colour, morphology, crystal structure and shrinkage. J Archaeol Sci. 1984;11:307–25.

Silverman BW. Density estimation for statistics and data analysis. New York: Chapman & Hall; 1986.

Simek JF. Integrating pattern and context in spatial archaeology. J Archaeol Sci. 1984;11:405–20.

Simms SR. The archaeological structure of a Bedouin camp. J Archaeol Sci. 1988;15:197–211.

Skinner A, Lloyd J, Brain C. Thackeray F. Electron spin resonance and the first use of fire. Paper presented at the 69th Annual Meeting of the Paleoanthropology Society and Society for American Archaeology. March 30–April 4, Montreal; 2004.

Spurling B, Hayden B. Ethnoarchaeology and intrasite spatial analysis: A case study from the Australian Western desert. In: Hietala HJ, editor. Intrasite spatial analysis in archaeology. Cambridge: Cambridge University Press; 1984. p. 224–41.

Stahl AB. Hominid dietary selection before fire. Curr Anthropol. 1984;25(2):151–68.

Stapert D. Middle Palaeolithic dwellings: fact or fiction? Some applications of the ring and sector method. Palaeohistoria. 1990;32:1–19.

Stein JK, Teltser PA. Size distributions of artifact classes: combining macro-and-micro-fractions. Geoarchaeology. 1989;4:1–30.

Stekelis M. The Palaeolithic deposits of Jisr Banat Ya'qub. Bull Res Counc Isr. Geo-Sci. 1960;9G(2–3):61–90.

Stevenson MG. Beyond the formation of hearth-associated artifact assemblages. In: Kroll EM, Price TD, editors. The Interpretation. of archaeological spatial patterning. New York: Plenum; 1991. p. 269–99

Stewart OC. Fire as the first great force employed by man. In: Thomas WL, editor. Man's role in changing the face of the Earth. Chicago. IL: The University of Chicago Press; 1956. p. 115–33.

Stiner MC, Kuhn SL, Weiner S, Bar-Yosef O. Differential Burning. recrystallization, and fragmentation of archaeological bone. J Archaeol Sci. 1995;22:223–37.

Stiner MC, Barkai R, Gopher A. The Acheulo-Yabrudian faunas from Qesem Cave (Israel): preliminary results. Paper presented at the. 69th Annual Meeting of the Paleoanthropology Society and Society for American Archaeology. March 30–April 4, Montreal; 2004.

Tankersley KB. Clovis mastic and its hafting implications. J Archaeol Sci. 1994;21:117–24.

Texier PJ, Brugal JP, Lemorini C, Wilson L. Fonction d'un site du. Paléolithique moyen en marge d'un territoire: l'abri de La Combette (Bonnieux, Vaucluse). In: Brugal JP, Meignen L, Patou-Mathis M editors. Economie Préhistorique: les Comportements de Subsistance au Paléolithique. Sophia Antipolis: Editions APDCA; 1998. p. 325–48.

Théry I, Gril J, Vernet JL, Meignen L, Maury J. Coal used for fuel at two prehistoric sites in Southern France: les Canalettes (Mousterian) and les Usclades (Mesolithic). J Archaeol Sci. 1996;23:509–12.

Théry-Parisot I. Économie des Combustibles au Paléolithique. Paris: CNRS; 2001.

Thevenon F, Anselmetti FS. Charcoal and fly-ash particles from Lake Lucerne sediments (Central Switzerland) characterized by image analysis: anthropologic, stratigraphic and environmental implications. Quatern Sci Rev. 2007;26:2631–43.

Thieme H. Lower Paleolithic hunting spears from Germany. Nature. 1997;385:807–10.

Thieme H. Lower Palaeolithic hunting weapons from Schöningen, Germany: the oldest spears in the world. Acta Anthropologica. Sinica 2000;19 Suppl:136–43.

Thieme H, Viel S. Neue untersuchungen zum eemzeitlichen Elefanten-Jagdplatz Lehringen. Die Kunde N. F. 1985;36:11–58.

Thoma A. Human tooth and bone remains from Vértesszőllős. In: Kretzoi M, Dobosi VT, editors. Vértesszőllős site, man and culture. Budapest: Akadémiai Kiadó; 1990. p. 253–62.

Thomas WL, editor. Man's role in changing the face of the Earth. Chicago, IL: The University of Chicago Press; 1956

Tuffreau A, Sommé J, editors. Le Gisement Paléolithique Moyen de Biache-Saint-Vaast (Pas de Calais). Mémoires de la Société Préhistorique Française 1988;21:1–340.

Ungar PS, Grine FE, Teaford MF. Diet in early Homo: a review of the evidence and a new model of adaptive versatility. Ann Rev Anthropol. 2006;35:209–28.

Valladas H, Mercier N, Joron J-L, Reyss J-L. GIF laboratory dates for Middle Paleolithic Levant. In: Akazawa T, Aoki K, Bar-Yosef O, editors. Neandertals and modern humans in Western Asia. New York: Plenum; 1998. p. 69–75.

Valleverdú J, Courty MA, Carbonell E, Canals A, Burjachs F. Les sédiments *d'homo antecessor* de Gran Dolina, Sierra de Atapuerca, Burgos, Espagne: Interprétation micromorphologique des processus de formation et enregistrement paléoenvironmental des sédiments. L'Anthropologie. 2001;105:45–69.

Valoch K. The earliest occupation of Europe: Eastern Central and Southeastern Europe. In: Roebroeks W, van Kolfschoten T, editors. The earliest occupation of Europe. Leiden: University of Leiden; 1995. p. 67–84.

Vance ED. Microdebitage and archaeological activity analysis. Archaeology. 1987;40(4):58–9.

Vaquero M, Pastó I. The definition of spatial units in Middle Palaeolithic sites: the hearth-related assemblages. J Archaeol Sci. 2001;28:1209–20.

Vega Toscano LG, Raposo L, Santonja M. Environments and settlements in the Middle Palaeolithic of the Iberian Peninsula. In: Roebroeks W, Gamble C, editors. The Middle Palaeolithic occupation of Europe. Leiden: University of Leiden, 1999. p. 23–48.

Vertes L, Dobosi VT. Fireplaces of the settlement. In: Kretzoi M, Dobosi VT, editors. Vértesszőllős site, man and culture. Budapest: Akadémiai Kiadó; 1990. p. 519–21.

Villa P. Terra Amata and the Middle Pleistocene archaeological record of Southern France. California: University of California Press; 1983.

Villa P. Middle Pleistocene prehistory in southwestern Europe: the state of our knowledge and ignorance. J Anthropol Res 1991;47: 193–213.

Villa P. Europe: Lower and Middle Pleistocene archaeology. In: De Laet SJ, editor. History of humanity Volume I: Prehistory and the beginnings of civilization. London: Routledge; 1994. p. 44–61.

Villa P. Fire and fireplaces in the Middle and Upper Pleistocene of Western Europe. Paper presented at the XIVth UISPP Congress, 2–8 September 2001, Liege, Belgium; 2001

Villa P, Bon F. Fire and fireplaces in the Lower, Middle and early Upper Paleolithic of Western Europe. J Hum Evol. 2002;42:A37.

Villa P, Lenoir M. Hunting and hunting weapons of the Lower and Middle Paleolithic of Europe. In: Richards M, Hublin JJ, editors. The evolution of hominid diet: integrating approaches to the study of Palaeolithic subsistence. Dordrecht: Springer; in press. p. 59–84.

Villa P, Bon F, Castel J-C. Fuel, fire and fireplaces in the Paleolithic of Western Europe. Rev Archaeol. 2002;23(1):33–42.

Villa P, Castel J-C, Beauval C, Bourdillat V, Goldberg P. Human and carnivore sites in the European Middle and Upper Paleolithic:. similarities and differences in bone modification and fragmentation. Rev Paléobiol. 2004;23(2):705–30.

Voytek B. Some theoretical issues connected with the study of filnt mining. In: Schild R, Sulgostowska Z editors. Man and flint: proceedings of the VIIth international flint symposium Warszawa – Ostrowiec Swietokrzyski, September 1995. Warszawa: Institute of Archaeology and Ethnology Polish Academy of Sciences; 1997. p. 149–52.

Wadley L. Putting ochre to the test: replication studies of adhesives that may have been used for hafting tools in the Middle Stone Age. J Hum Evol. 2005;49:587–601.

Wandsnider L. The roasted and the boiled: food composition and heat treatment with special emphasis on pit-hearth cooking. J Anthropol. Archaeol. 1997;16:1–48.

Wang X, Thomas SD, Zhang J. Relaxation of selective constraint and loss of function in the evolution of human bitter taste receptor genes. Hum Mol Genet. 2004;13:2671–78.

Weiner S, Xu Q, Goldberg P, Liu J, Bar-Yosef O. Evidence for the use. of fire at Zhoukoudian, China. Science. 1998;281: 251–3.

Weiner S, Goldberg P, Bar-Yosef O. Three-dimensional distribution of minerals in the sediments of Hayonim Cave, Israel: diagenetic processes and archaeological implications. J Archaeol Sci. 2002;29: 1289–308.

Weinstein-Evron M, Bar-Oz G, Zaidner Y, Tsatskin A, Druck D, Porat N, et al. Introducing Misliya Cave, Mount Carmel, Israel: a new continuous Lower/Middle Paleolithic sequence in the Levant. Eurasian Prehist. 2003;1(1):31–55.

Westbroek P, Collins MJ, Jansen JHF, Talbot LM. World archaeology and global change: did our ancestors ignite the Ice Age? World Archaeol. 1993;25:122–33.

Whelan RJ. The ecology of fire. Cambridge: Cambridge University Press; 1995.

White MJ. The Clactonian question: on the interpretation of core-and-flake assemblages in the British Lower Paleolithic. J World Prehist. 2000;14:1–63.

Wobber V, Hare B, Wrangham R. Great apes prefer cooked food. J Hum Evol. 2008;55:340–8.

Wrangham RW, Jones JH, Laden G, Pilbeam D, Conklin-Brittain N. The raw and the stolen: cooking and the ecology of human origins. Curr Anthropol. 1999;40:567–94.

Wymer J. The Lower Palaeolithic occupation of Britain. Salisbury: Wessex Archaeology/English Heritage; 1999.

Yellen JE. Archaeological approaches to the present: models for reconstructing the past. New York: Academic; 1977.

Zaidner Y, Ronen A, Burdukiewicz J-M. L'industrie microlithique du Paléolithique inférieur de Bizat Ruhama, Israël. L'Anthropologie. 2003;107:203–22.

Subject Index

Index of Sites

FSC
www.fsc.org
MIX
Papier | Fördert
gute Waldnutzung
FSC® C083411

Kolibri 360 GmbH
Ferdinand-Jühlke-Straße 7
99095 Erfurt, Deutschland
produktsicherheit@kolibri360.de

Haug

Heilpraktiker-Kolleg

Lernmodul 17:
Pädiatrie und Geriatrie

Maria Niemeyer

35 Abbildungen

Karl F. Haug Verlag · Stuttgart

Bibliografische Information der Deutschen Nationalbibliothek
Die Deutsche Nationalbibliothek verzeichnet diese Publikation in der Deutschen Nationalbibliografie; detaillierte bibliografische Daten sind im Internet über http://dnb.d-nb.de abrufbar.

Ihre Meinung ist uns wichtig! Bitte schreiben Sie uns unter:
www.thieme.de/service/feedback.html

Wichtiger Hinweis: Wie jede Wissenschaft ist die Medizin ständigen Entwicklungen unterworfen. Forschung und klinische Erfahrung erweitern unsere Erkenntnisse, insbesondere was Behandlung und medikamentöse Therapie anbelangt. Soweit in diesem Werk eine Dosierung oder eine Applikation erwähnt wird, darf der Leser zwar darauf vertrauen, dass Autoren, Herausgeber und Verlag große Sorgfalt darauf verwandt haben, dass diese Angabe **dem Wissensstand bei Fertigstellung des Werkes** entspricht.
Für Angaben über Dosierungsanweisungen und Applikationsformen kann vom Verlag jedoch keine Gewähr übernommen werden. **Jeder Benutzer ist angehalten**, durch sorgfältige Prüfung der Beipackzettel der verwendeten Präparate und gegebenenfalls nach Konsultation eines Spezialisten festzustellen, ob die dort gegebene Empfehlung für Dosierungen oder die Beachtung von Kontraindikationen gegenüber der Angabe in diesem Buch abweicht. Eine solche Prüfung ist besonders wichtig bei selten verwendeten Präparaten oder solchen, die neu auf den Markt gebracht worden sind. **Jede Dosierung oder Applikation erfolgt auf eigene Gefahr des Benutzers.** Autoren und Verlag appellieren an jeden Benutzer, ihm etwa auffallende Ungenauigkeiten dem Verlag mitzuteilen.

Karl F. Haug Verlag in Georg Thieme Verlag KG
Rüdigerstraße 14, 70469 Stuttgart, Germany
www.thieme.de

Printed in Germany

Zeichnungen: Christine Lackner, Ittlingen
Covergestaltung: © Thieme
Layout: J. Böger/Thieme
Satz: L42 AG, Berlin
Druck: AZ Druck und Datentechnik GmbH, Kempten

DOI 10.1055/b000000712

ISBN 978-3-13-243986-3

1 2 3 4 5 6

Auch erhältlich als E-Book:
eISBN (PDF) 978-3-13-244148-4
eISBN (epub) 978-3-13-244149-1

Wo datenschutzrechtlich erforderlich, wurden die Namen und weitere Daten von Personen redaktionell verändert (Tarnnamen). Dies ist grundsätzlich der Fall bei Patienten, ihren Angehörigen und Freunden, z. T. auch bei weiteren Personen, die z. B. in die Behandlung von Patienten eingebunden sind. Eventuelle, personenbezogene Daten in den Fallbeispielen, Prüfungsdialogen, Vertiefungsfragen sind fiktiv. Die jeweilige Handlung ist frei erfunden.

Die abgebildeten Personen haben in keiner Weise etwas mit der Krankheit zu tun.

Thieme Publikationen streben nach einer fachlich korrekten und unmissverständlichen Sprache. Dabei lehnt Thieme jeden Sprachgebrauch ab, der Menschen beleidigt oder diskriminiert, beispielsweise aufgrund einer Herkunft, Behinderung oder eines Geschlechts. Thieme wendet sich zudem gleichermaßen an Menschen jeder Geschlechtsidentität. Die Thieme Rechtschreibkonvention nennt Autor*innen mittlerweile konkrete Beispiele, wie sie alle Lesenden gleichberechtigt ansprechen können. Die Ansprache aller Menschen ist ausdrücklich auch dort intendiert, wo im Text (etwa aus Gründen der Leseleichtigkeit, des Text-Umfangs oder des situativen Stil-Empfindens) z. B. nur ein generisches Maskulinum verwendet wird.

Herzlich Willkommen!

Ihr Ziel ist die Erlaubnis zum Ausüben der Heilkunde. Wir möchten Sie auf diesem Weg begleiten. Die Lernmodule des **Heilpraktiker-Kollegs** vermitteln Ihnen alle Kenntnisse, die Sie als Grundlage für diesen Beruf und für das Bestehen der amtsärztlichen Überprüfung benötigen.
Auf dieser Seite geben wir Ihnen eine Einführung in die didaktischen Elemente der einzelnen Lernmodule, damit Sie mit dem HP-Kolleg optimal lernen können. **Viel Erfolg!**

EFFIZIENTES UND NACHHALTIGES LERNEN

ORIENTIEREN – VERSTEHEN – MERKEN – TRAINIEREN

MINDMAPS

Zum Einstieg in jedes Kapitel: Die wichtigsten Schlagworte und Zusammenhänge des Themas im Überblick.

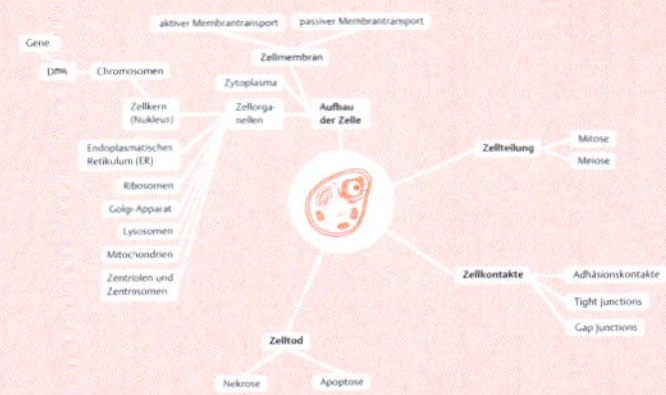

WISSEN

Leicht verständliche Lerneinheiten.

Definition *Merke*

Cave = Diese Aspekte sind für die Sicherheit Ihrer Patienten besonders wichtig.

Fazit – Das müssen Sie wissen = Alle prüfungsrelevanten Fakten nochmals kurz und prägnant zusammengefasst am Ende jeder thematischen Einheit.

GEZIELTE LERNHILFEN

Konkrete Lerntipps zur mündlichen und schriftlichen Prüfung und Stoff, der in der Vergangenheit abgefragt wurde.

Lerntipps – Mündliche Prüfung

Lerntipps – Schriftliche Prüfung

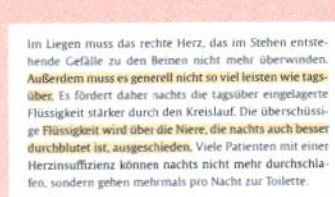

= In vergangenen schriftlichen Prüfungen bereits abgefragte Inhalte sind farbig markiert.

= Abwechslung beim Lernen mit Videos und Audios

PRAXISTRANSFER

Anhand realistischer Fallbeispiele aus Prüfung und Praxis lernen Sie, wie die theoretischen Inhalte im Alltag in praktisches Handeln übersetzt werden.

Transferbeispiel

HP-Praxis

LERNTRANSFER

Offene Vertiefungsfragen zum Stoff mit ausführlichen Musterlösungen verankern das Gelernte nachhaltig im Gedächtnis.

Vertiefungsfragen

Die perfekte Ergänzung: intensives Prüfungstraining anhand originalgetreuer Fragen der letzten Jahre unter: *hp-trainer.thieme.de* (69,99 € für 12 Monate – oder gratis bei Erwerb des HP-Kolleg SETs mit 18 Lernmodulen)

UND

Mehr Lernhilfen, z. B. Fallgeschichten und Prüfungsdialoge, finden Sie unter: *https://hp-kolleg.haug-verlag.de*

Diese Infos finden Sie auch in der App "HP-Kolleg WISSEN TO GO" - zum Download im *Google Playstore* oder *Appstore* (gratis).

Die Autorin

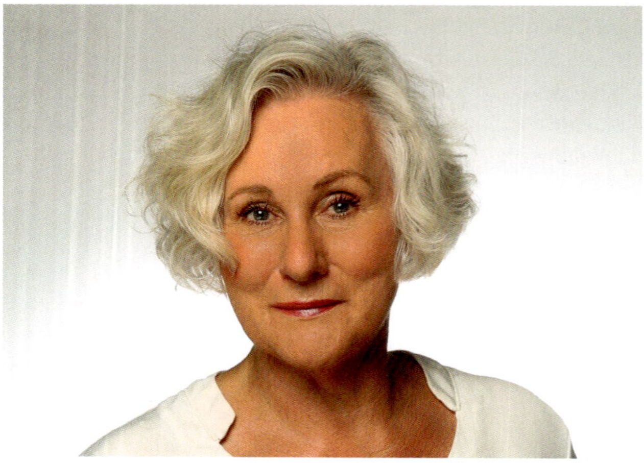

Maria Niemeyer

- Jahrgang 1960
- Studium der Publizistik und Kommunikationswissenschaften
- Mutter von 3 Söhnen und Großmutter
- Heilpraktikerin seit 1997
- Praxis für ganzheitliche Heilkunde mit dem Schwerpunkt Schmerztherapie und Arbeit mit Kindern und Jugendlichen
- Inhaberin/Leitung der Thalamus Heilpraktikerschule in Essen seit 2000
- als Dozentin in der Prüfungsvorbereitung tätig und in der Spezialisierung „Ganzheitliche Schmerztherapie"
- Vorstandsmitglied im Fachverband deutsche Heilpraktikerschulen, FDHPS

Maria **Niemeyer**
Sibyllastraße 15
45136 Essen-Rüttenscheid
Deutschland

Vorwort

Das Lernmodul Pädiatrie und Geriatrie war eine spannende Herausforderung im Hinblick auf die Reduktion von komplexen Inhalten auf die wesentlichen, prüfungsrelevanten Faktoren. Besonders in mündlichen Überprüfungen gibt es immer wieder Fragen zu diesen Gebieten. Im Bereich der Pädiatrie sind es v. a. Fragen zu „Kinderkrankheiten mit Exanthem" und „Entwicklungsstörungen". In geriatrischen Fragestellungen geht es besonders um häufig vorkommende Krankheiten, die sich im Alter anders manifestieren und schwerer zu diagnostizieren sind. Dieses Lernmodul kann Sie aber auch als nützliches Nachschlagewerk in Ihre Praxis begleiten. Erfahrungsgemäß nehmen mehr Frauen als Männer ganzheitliche Methoden in Anspruch. Dabei kommen auch Probleme der Kinder, der Eltern oder pflegebedürftiger Angehöriger in der Familie zur Sprache, bzw. in Ihre Behandlung – gut, wenn man sich dann schnell orientieren kann.

Inhaltsverzeichnis

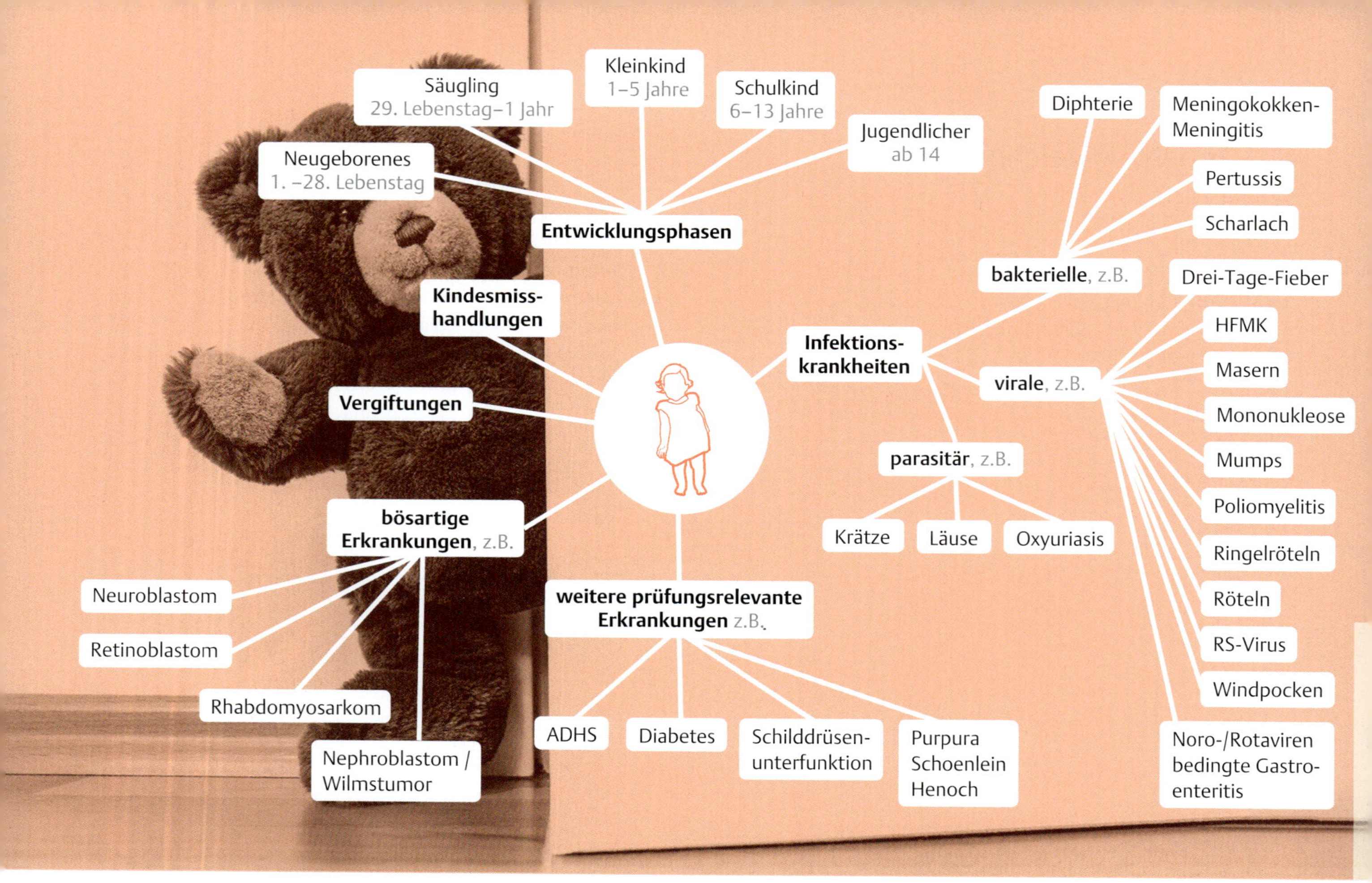

1 Pädiatrie

1.1 Entwicklungsphasen

Lerntipps

Inhalt dieses Hauptkapitels

Dieses Hauptkapitel behandelt die Phasen der Entwicklung und typische Krankheitsbilder des Kindes ab dem Zeitpunkt der Geburt. Die vorgeburtlichen Entwicklungsphasen „die Embryonal- und die Fetalperiode“ finden Sie im Lernmodul 16: „Schwangerschaft und Geburt“.

Die Entwicklung vom Säugling zum Erwachsenen dauert nahezu 20 Jahre. Im Vergleich zu den meisten anderen Säugetieren ist diese Phase sehr lang. Dementsprechend lange dauert es auch bis wir Menschen wichtige Fähigkeiten wie z. B. Stehen und Laufen erlernen.

Während z. B. Fohlen und Kälber unmittelbar nach der Geburt aufstehen und laufen können, sind Kinder im Schnitt erst mit 1–1,5 Jahren dazu in der Lage.

Entwicklungsphasen. Die Entwicklung des Menschen ist ein kontinuierlicher Prozess, der in folgende Phasen eingeteilt werden kann:

- Neugeborenenperiode: 1.–28. Lebenstag
- Säuglingsalter: bis zum Ende des 1. Lebensjahres
- Kleinkindalter: 1.–5. Lebensjahr
- Schulkindalter: 6.–13. Lebensjahr
- Jugendalter: 14.–18. Lebensjahr

Während dieser Phasen werden entscheidende körperliche, geistige und soziale Entwicklungsschritte gemacht. Besonders in den ersten Lebensjahren entwickeln sich Kinder rasant. Sog. **Meilensteine** der Entwicklung sind Fähigkeiten, die ein normales Kind in einem bestimmten Alter erreicht haben sollte (▶ **Abb. 1.1**). Allerdings entwickelt sich jedes Kind unterschiedlich schnell und nicht jede kleine Verzögerung oder Beschleunigung in Bezug auf diese Meilensteine muss unnormal oder ein Hinweis auf eine Krankheit sein.

HP-Praxis

Vorsorgeuntersuchungen

Um festzustellen, ob ein Kind sich altersgemäß entwickelt, sind regelmäßige Termine beim Kinderarzt wichtig. Er prüft in den sog. U-Untersuchungen (U1–U10/J1) in festgelegten zeitlichen Abständen, ob es Hinweise auf bestimmte Krankheiten oder Entwicklungsstörungen gibt. Die Befunde werden im „gelben Vorsorgeheft“ festgehalten. Die erste Untersuchung findet direkt nach der Geburt, die letzte im Alter von 13–14 Jahren statt (▶ **Tab. 1.1**).

Abb. 1.1 11 Meilensteine der Entwicklung.

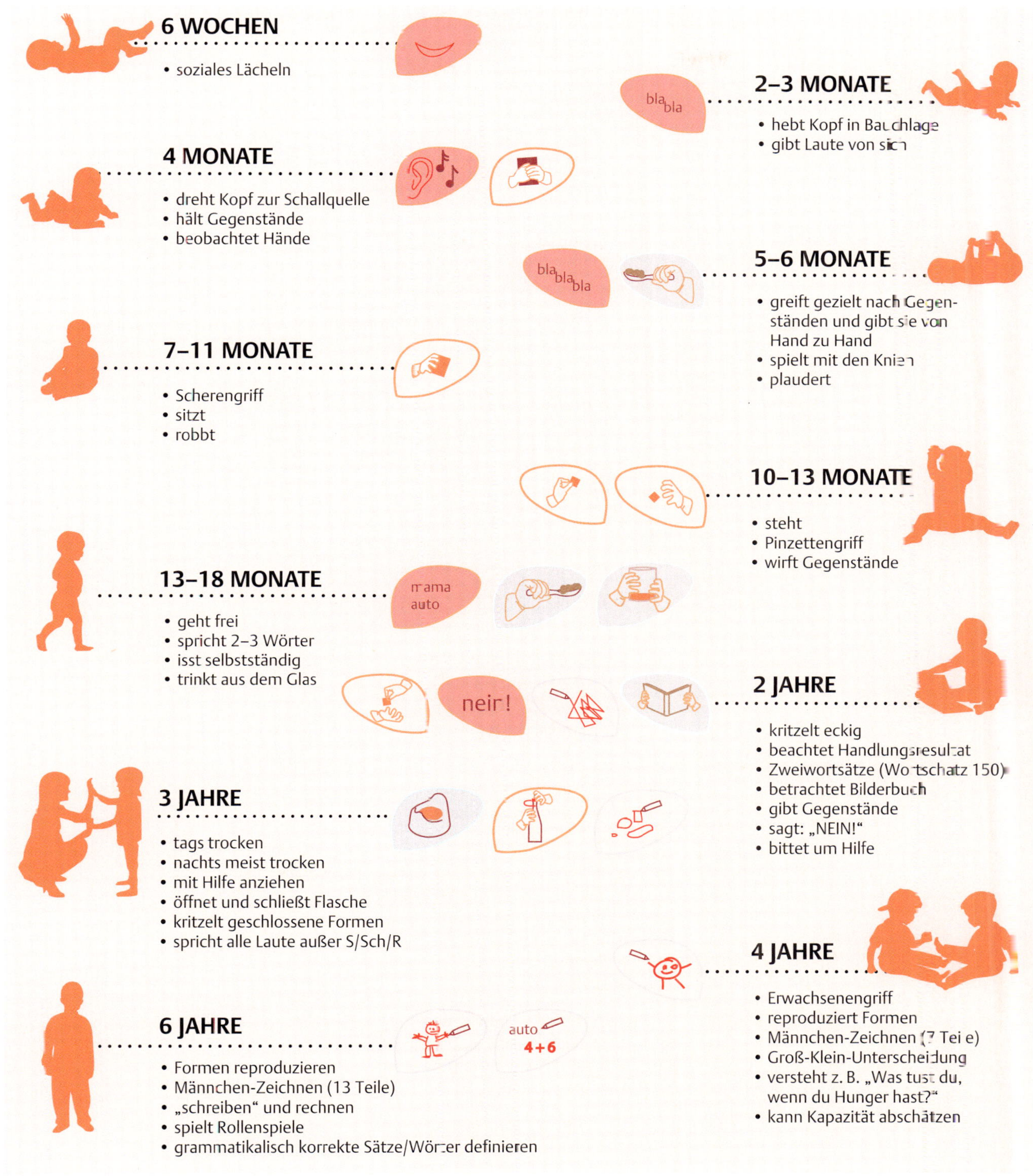

Abb. aus: I care Anatomie, Physiologie. 2. Auflage. Thieme; 2020

Tab. 1.1 Vorsorgeuntersuchung bei Kindern und Jugendlichen.

Untersuchung	Zeitpunkt	Schwerpunkte der einzelnen Untersuchungen
U1	1. Lebenstag	• Vitalfunktionen: Hautfärbung, Herzschläge, Reflexe, Muskelspannung, Atmung (APGAR-Schema) • Reifezeichen • pH-Wert der Nabelschnur • Vitamin-K-Gabe zur Blutungsprophylaxe (1. Dosis)
U2	3.–10. Lebenstag	• ausführliche körperliche Untersuchung • Neugeborenen-Screening auf angeborene Stoffwechselerkrankungen • Hörvermögen • Ultraschall der Hüfte bei Risikokindern (Hüftgelenksdysplasie-Screening) • Einleitung der Vitamin-D-, Fluor- und Jodprophylaxe • Vitamin-K-Gabe (2. Dosis)
U3	4.–6. Woche	• körperliche und motorische Entwicklung, Verhaltensmuster • Ultraschall der Hüfte (Hüftgelenksdysplasie-Screening) • Vitamin-K-Gabe (3. Dosis)
U4	3.–4. Monat	• körperliche Untersuchung (v. a. Muskelspannung und Koordination) • Hör- und Sehvermögen
U5	6.–7. Monat	• zerebrale Bewegungsstörungen und geistige Entwicklung • Hör- und Sehvermögen
U6	10.–12. Monat	• Motorik, geistige Entwicklung • Sozialverhalten („Fremdeln“) und Sprachentwicklung • Hör- und Sehvermögen
U7	21.–24. Monat	• Motorik, Gangbild, Körperbau, geistige Entwicklung • Sozialverhalten und Sprachentwicklung
U7a	34.–36. Monat	• Sprachentwicklung • Zahn-, Mund- und Kieferstatus • Hör- und Sehvermögen • Allergieprävention
U8	43.–48. Monat	• Muskelspannung, Koordination, Hirnnervenfunktion • Verhaltensauffälligkeiten, Sprachstörungen • Hör- und Sehvermögen • Urinuntersuchung
U9	60.–64. Monat	• ausführliche Anamnese (durchgemachte Kinderkrankheiten etc.) • Motorik, Hand-Augen-Koordination • Hör- und Sehvermögen • Sprachentwicklung • Blutdruckmessung • Urinuntersuchung
U10/J1	13.–14. Lebensjahr	• ausführliche Anamnese (chronische Krankheiten, körperliche Behinderung, seelische Probleme, schulische Entwicklung) • Pubertätsentwicklung • Blutdruckmessung

1.1.1 Neugeborenenperiode und Säuglingsalter

Definition

Neugeborenes und Säugling

In seinen ersten 4 Lebenswochen bezeichnet man ein Kind als **Neugeborenes**, danach bis zur Vollendung des 1. Lebensjahrs als **Säugling**. Der Begriff „Säugling" leitet sich davon ab, dass das Kind in diesem Zeitraum meistens an der Mutterbrust saugt, also gestillt wird.

Körperliche Entwicklung. Direkt nach der Geburt kann anhand verschiedener äußerer Zeichen, der sog. **Reifezeichen**, beurteilt werden, ob sich das Kind im Mutterleib optimal entwickelt hat.

Das **Geburtsgewicht** verdreifacht sich im 1. Lebensjahr von etwa 3,4 kg auf 10 kg. Die **Körpergröße** steigt von ca. 50 cm auf 75 cm.

Die **Körperproportionen** von Säuglingen unterscheiden sich deutlich von denjenigen der Erwachsenen: Die Beine machen beim Kind nur ein Drittel, beim Erwachsenen dagegen die Hälfte der Körperlänge aus. Auch die Arme sind im Verhältnis zur Gesamtkörperlänge wesentlich kürzer. Auffallend ist, dass das Verhältnis der Körperlänge zur Kopfhöhe bei Säuglingen (4:1) wesentlich geringer ist als bei Erwachsenen (8:1), d. h., Kinder haben im Vergleich zum noch recht kleinen Körper einen sehr großen Kopf.

Das Kopfwachstum steht in den ersten Lebensjahren noch in engem Zusammenhang mit dem Wachstum des Gehirns, das im Säuglingsalter lediglich 300 g wiegt, dann aber rasch an Größe und Gewicht zunimmt. Man kann also in diesem Alter durch Messen des **Kopfumfangs** Rückschlüsse auf das Gehirnwachstum ziehen. Damit das Gehirn ungehindert wachsen kann, sind die Knochen der Schädeldecke beim Säugling noch nicht vollständig verknöchert, sondern an den Stellen der **Schädelnähte** und der **Fontanellen** nur durch Bindegewebe verbunden. Etwa nach dem 3. Monat verschließt sich zunächst die kleine hintere Fontanelle, die große vordere Fontanelle meist erst im 2. Lebensjahr.

Anpassungsstörungen. Im Neugeborenenalter kann es zu Anpassungsstörungen kommen. Besonders sensible Bereiche sind die Atmung, die Temperaturregelung und der Blutzucker.

Die **Dyspnoe** steht an erster Stelle. Normalerweise entfalten sich die Lungen mit dem ersten Atemzug des Neugeborenen – unterstützt vom in den Lungenbläschen vorhandenen Surfactant. Dies funktioniert nicht bei Frühgeburten oder Hypoxämien unter der Geburt. Eine schon vorhandene Surfactant-Produktion kann durch eine Mekoniumaspiration gestört werden.

Nachdem der Säugling den gleichmäßig warmen Mutterleib verlassen hat, gilt es, jede Form von Wärmeverlust durch eine schwankende Außentemperatur zu verhindern.

Lerntipps

Gefährdung durch Hypoglykämie

Besonders durch eine Hypoglykämie gefährdet sind Kinder diabetischer Mütter, Frühgeborene und SGA-Kinder (SGA = small for gestational age).

! Cave

Fontanellen

Eingesunkene Fontanellen können ein Hinweis auf einen **Flüssigkeitsmangel** sein. **Vorgewölbte** Fontanellen können bei **erhöhtem Hirndruck** auftreten.

Entwicklung der Motorik. Direkt nach der Geburt sind die Bewegungen des Kindes zunächst sehr stark durch **Reflexe** geprägt. Diese dienen insbesondere dem **Schutz**, aber auch der **Nahrungsaufnahme** (z. B. Schluck- und Saugreflex). Daneben gibt es zahlreiche andere Reflexe, die Hinweise auf die regelhafte Entwicklung des Kindes geben können und in der Erstuntersuchung des Neugeborenen vom Kinderarzt geprüft werden. Beispiele wichtiger **Neugeborenenreflexe** finden sich in ▶ **Tab. 1.2**.

Im **Säuglingsalter** reifen die Nervenbahnen und die Verbindungen (Synapsen) weiter aus. Dadurch kann der Säugling einerseits immer mehr wahrnehmen, andererseits ist er vermehrt in der Lage, **willkürliche Bewegungen** durchzuführen und seinen Körper zu kontrollieren. So kann ein Kind im Alter von etwa 2–3 Monaten in Bauchlage seinen Kopf halten, mit etwa 9 Monaten sitzen und

Tab. 1.2 Beispiele für wichtige Reflexe des Neugeborenen.

Reflex	Ablauf	Dauer
Saugreflex	Wird ein Finger leicht an den Gaumen des Neugeborenen gepresst, beginnt es zu saugen. Der Saugreflex ist direkt nach der Geburt am stärksten ausgeprägt.	bis max. 6. Lebensmonat
Greifreflex	Bestreicht man vorsichtig die Handinnenfläche des Neugeborenen, schließt es die Hand zur Faust.	bis 3./4. Lebensmonat
Moro-Reflex	Bei Erschütterungen oder lauten Geräuschen kommt es zuerst zu einer Anspannung der Streckmuskulatur und einer Streckung des Kopfes, anschließend zu einer Anspannung der Beugemuskulatur und Beugung des Kopfes und dadurch zu einem Festklammern an der Bezugsperson.	bis 3. Lebensmonat
Schreitreflex	Hält man das Neugeborene so unter den Achseln, dass es mit seinen Fußsohlen eine Unterlage berührt, beginnt es automatisch mit Gehbewegungen.	bis 3. Lebensmonat

Tab. 1.3 Meilensteine der motorischen Entwicklung.

Alter	Fähigkeiten
ca. 2–3 Monate	auf dem Bauch liegen und den Kopf hochhalten (sog. Kopfkontrolle)
ca. 9 Monate	sitzen
ca. 12 Monate	stehen
ca. 18 Monate	laufen
ca. 3 Jahre	Dreirad bzw. Laufrad fahren
ca. 4 Jahre	freihändiges Treppauf- und Treppabgehen
ca. 5 Jahre	Hüpfen auf einem Bein
Einschulung	Unterscheidung, wann Geschicklichkeit und wann grobe Bewegungen notwendig sind

im Alter von ca. 18 Monaten laufen (▶ **Tab. 1.3**). Während willkürliche, geplante Bewegungen häufiger und vielfältiger werden, bilden sich die Neugeborenenreflexe zurück.

Lerntipps

Entwicklungsverzögerungen

Entwicklungsverzögerungen machen sich im Säuglingsalter meist zuerst in der **motorischen Entwicklung** bemerkbar.

Die Entwicklung der **Feinmotorik** steht in engem Zusammenhang mit der Entwicklung der **Handfunktion**. Ungefähr ab dem 3. oder 4. Lebensmonat beginnt das Kind, mit der ganzen Hand nach Gegenständen zu greifen. Die Bewegungen werden immer feiner, und auf den sog. **Zangengriff**, bei dem der gebeugte Zeigefinger auf den gestreckten Daumen drückt, folgt der feinere **Pinzettengriff**. Hierbei drückt der gebeugte Zeigefinger auf den angewinkelten Daumen. Auf den Pinzettengriff folgt der **Dreipunktgriff** (▶ **Tab. 1.4**), an dem Daumen, Zeige- und Mittelfinger beteiligt sind. Mit diesem Griff werden beispielsweise Stifte gehalten.

! Cave

Verschlucken

Mit den ersten Greifversuchen wächst die Gefahr, dass kleine **Gegenstände** gezielt aufgehoben, zum Mund geführt und **verschluckt** werden können.

Entwicklung des Sozialverhaltens. Die soziale Entwicklung beginnt, sobald das Kind auf der Welt ist, im Normalfall mit der **Mutter-Kind-Beziehung**. Ein wichtiges Ereignis ist das sog. **soziale Lächeln** des Kindes, das etwa in der 6. Lebenswoche auftritt.

Durch Beobachten und Blicke nimmt der Säugling Kontakt zu den Personen in seiner nächsten Umgebung auf – zu Beginn insbesondere zu seiner Mutter. Auf bekannte Gesichter reagieren Säuglinge ca. ab dem 6. Lebensmonat verstärkt, da sie diese erst dann voneinander unterscheiden können. Ab diesem Zeitpunkt

Tab. 1.4 Entwicklung der Feinmotorik der Hand.

Alter	Fähigkeiten
1. Monat	Die Hände sind meist in Faustposition. Es finden unkoordinierte Greifreflexe statt.
3./4. Monat	Das Kind greift nach Gegenständen mit der ganzen Faust, die Hände sind häufig schon geöffnet. Bewegungen der einzelnen Finger.
5./6. Monat	Beginn der Zusammenarbeit von Auge und Hand sowie beider Hände. Absichtliches Tasten nach Objekten. Die Bewegungen werden langsam feiner.
8./10. Monat	Das Kind kann mit jeder Hand nach etwas anderem greifen, es benutzt den Zangengriff.
12. Monat	Das Kind benutzt den Pinzettengriff.
15. Monat	Das Kind kann aus Bauklötzen Türmchen bauen.
2. Lebensjahr	Das Kind kann ein Bonbon auspacken. Es beginnt, eine Hand bevorzugt zu bewegen, während die andere die Haltefunktion übernimmt. Bilder malen in groben Strichen (Faustgriff).
3. Lebensjahr	Das Kind greift mit den Fingern (z. B. beim Schneiden mit einer Schere) und bevorzugt immer stärker eine Hand.
4. Lebensjahr	Das Kind kann im Dreipunktgriff einen Stift festhalten und damit malen.
5. Lebensjahr	Das Kind kann mit beiden Händen zugleich unterschiedliche Bewegungen durchführen, kann sauber ausmalen und beginnt, konkrete Formen zu malen. Es kann in großen Druckbuchstaben seinen Namen schreiben.

beginnen viele Kinder mit dem sog. **Fremdeln**, eine Phase, in der sie große Probleme haben, von der engsten Bezugsperson getrennt zu sein.

Spracherwerb. Die Sprachentwicklung ist im Säuglingsalter zunächst noch geprägt von zusammenhangslosem **Lallen** und **Babbeln**, das mit der Zeit aber immer deutlicher wird. **Einzelne Sprachlaute** können ab 12 Monaten imitiert werden. Sprache verstehen können Kinder in der Regel wesentlich früher (mit 8–10 Monaten).

Fazit – Das müssen Sie wissen

Meilensteine der Entwicklung im Säuglingsalter

- **Körper:** Ein Neugeborenes wiegt ca. 3 400 g und ist ca. 50 cm groß. Bis zum Ende des 1. Lebensjahrs verdreifacht sich das Geburtsgewicht und das Kind wächst ca. 15 cm.
- **Motorik:** Ab dem 3. Lebensmonat kann das Kind in Bauchlage seinen Kopf halten, ab etwa 9 Monaten sitzen und mit 18 Monaten laufen.
- **Sozialverhalten:** Ab der 6. Lebenswoche tritt das soziale Lächeln auf. Ab dem 6. Lebensmonat beginnen die Kinder zu fremdeln.
- **Sprache:** Ab 12 Monaten können einzelne Sprachlaute imitiert werden.

1.1.2 Kleinkindalter

Definition

Kleinkind

Als **Kleinkind** bezeichnet man Kinder zwischen dem **1. und bis zum Ende des 5. Lebensjahrs**. Auch in dieser Phase finden große Entwicklungssprünge statt.

Körperliche Entwicklung. Das **Gewicht** vervierfacht sich im Verhältnis zum Geburtsgewicht. Die **Körpergröße** nimmt stetig zu, allerdings nicht mehr ganz so schnell wie im 1. Lebensjahr.

HP-Praxis

Perzentilenkurven

Die Werte für die Körpermaße werden bei der Geburt und allen weiteren Vorsorgeuntersuchungen in sog. Perzentilenkurven (▶ **Abb. 1.2**) dokumentiert, um den Entwicklungsverlauf zu beobachten und frühzeitig Abweichungen festzustellen. Neben Körpergewicht und Körpergröße gibt es Perzentilenkurven auch für den Kopfumfang, den BMI (Body-Mass-Index) und die Wachstumsgeschwindigkeit.

Entwicklung der Motorik. Die Bewegungsmuster werden immer komplexer. Das Kind lernt beispielsweise das **Treppensteigen**. Zunächst meistert es die Aufgabe im sog. **Nachführschritt**, bei dem immer ein Bein auf die nächsthöhere Stufe und dann das andere dazugestellt wird. Bis zum 3. Lebensjahr gelingt den meisten Kindern dann der Wechselschritt. Das Kind kontrolliert seinen Körper immer besser, kann **frei gehen** und völlig **ohne Hilfe aufstehen** (▶ **Tab. 1.3**). Dadurch kann es seinen Bewegungsradius erweitern und seine Umgebung erkunden.

Da sich auch die **feinmotorischen Fähigkeiten** (d. h. seine Handbewegungen) verbessern, kann es immer mehr Aktionen selbstständig durchführen, wie etwa einen Reißverschluss öffnen, mit Buntstiften malen, mit Bauklötzen bauen oder auch ohne Hilfe essen und trinken.

Nach und nach bildet sich der **Gleichgewichtssinn** aus, wodurch das Kind noch komplexere Bewegungen ausführen und sich so unterschiedlichen Umweltbedingungen anpassen kann.

Abb. 1.2 Perzentilenkurven für Körpergröße und Körpergewicht.

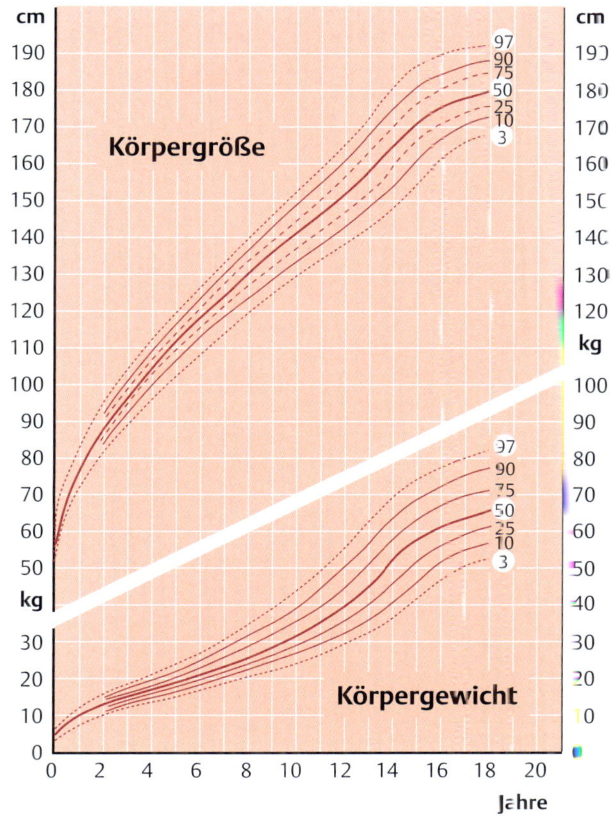

Perzentilenkurven helfen, die Entwicklung des Kindes mit der Gleichaltrigen zu vergleichen. Der Normbereich befindet sich zwischen der 3. und der 97. Perzentile. Liegt das Kind bei der Körpergröße bzw. dem Körpergewicht auf der 50. Perzentile, bedeutet dies, dass ca. 50 % der Gleichaltrigen größer bzw. schwerer und 50 % kleiner bzw. leichter sind. Liegen die Maße auf der 3. Perzentile, sind 3 % der Gleichaltrigen kleiner bzw. leichter und 97 % schwerer bzw. größer, d. h., das Kind ist kleiner bzw. leichter als der Durchschnitt. Liegen die Maße auf der 97. Perzentile, sind 97 % der Gleichaltrigen kleiner bzw. leichter und 3 % größer bzw. schwerer, d. h., das Kind ist größer bzw. schwerer als der Durchschnitt. *Abb aus: Hoehl V. Einschätzung. In: Hoehl M, Kullick P, Hrsg. Gesundheits- und Kinderkrankenpflege. 5. Auflage. Thieme; 2019*

Entwicklung des Sozialverhaltens. Da sich die optische Wahrnehmung verbessert, kann das Kleinkind nun seine Kontaktpersonen besser beobachten. Dies ist eine wichtige Voraussetzung dafür, durch **Nachahmung** zu lernen, sich im Spiegel zu betrachten, Bilderbücher anzuschauen oder Dinge in der Entfernung zu erkennen. Durch diese neugewonnenen Fähigkeiten sieht sich das Kind immer neuen Reizen gegenüber, was wiederum Auswirkungen auf die psychische und soziale Entwicklung hat. Es kann nun selbst entscheiden, ob es sich einer Person annähern oder lieber Abstand halten möchte. Nach und nach kommt es zu einer **Hinwendung zu Gleichaltrigen**. Durch gemeinsames Spielen werden zusätzlich Geschicklichkeit und Wissen gewonnen.

Enorme Fortschritte sind gegen Ende des Kleinkindalters im Rahmen der geistigen und sozialen Entwicklung zu beobachten. Das Kind strebt immer mehr nach **Selbstständigkeit** (Autonomiebestreben), was sich zu Beginn vor allem durch **Trotzreaktionen** äußern kann. Das **Austesten gewisser Grenzen** äußert sich auch durch den Beginn einer neuen Ebene des Fragens im 4.–5. Lebensjahr. In dieser 2. Fragephase stellen die Kinder vermehrt **Warum-Fragen** zu ganz bestimmten Themengebieten und nehmen die Antworten der Erwachsenen nicht mehr kritiklos hin. Sie trauen sich, zu widersprechen, und erkennen ein Zögern der Eltern als mögliche Unwissenheit.

Spracherwerb. Für den Aufbau sozialer Kontakte ist der Spracherwerb wesentlich. Eine wichtige Voraussetzung dafür ist, dass die Kinder über ein intaktes Gehör verfügen, da es sonst zu Sprachentwicklungsstörungen kommt. Die Untersuchung des Hörvermögens ist daher ein wichtiger Teil der Vorsorgeuntersuchungen im Kleinkindalter (▶ **Tab. 1.1**).

Merke

Gehör

Für die Entwicklung der Sprache ist ein intaktes Gehör Voraussetzung!

Im Alter von 12–18 Monaten spricht das Kind seine ersten Wörter (Nachahmung einfacher Silben wie bei „Mama“ und „Papa“). Im Alter von etwa 2 Jahren sollte es einen aktiven **Wortschatz** von mindestens **20 Wörtern** besitzen und **2–3-Wort-Sätze** (z. B. „Mama Aua“) sprechen können. Durch ein sich verbesserndes Hörverständnis lernt es, auf seinen Namen zu reagieren oder auch einfache Sätze oder Aufforderungen zu verstehen. Durch diese Weiterentwicklung beginnt das erste sog. **„Fragenalter“**: Das Kind beginnt, einfache Fragen zu stellen, auf die Erwachsene mit Ja oder Nein antworten können.

Mit 4 Jahren kann das Kind dann meist schon recht gut von Erlebnissen erzählen. Mit 5 Jahren ist die Aussprache sicher und nahezu fehlerfrei. Erlebnisse können flüssig und zeitlich korrekt wiedergegeben werden.

Lerntipps

Sprachentwicklungsstörungen

Sprachentwicklungsstörungen können unterschiedliche Ursachen haben, z. B. Hörstörungen, Autismus, geistige Verlangsamung.

Kontrolle des Harn- und Stuhldrangs. Im Alter von 2–3 Jahren lernen Kinder, ihre Ausscheidung (Stuhl und Harn) zu kontrollieren. Erst dann sind die anatomischen und zentralnervösen Voraussetzungen ausreichend ausgereift. Zunächst kann ein Kind meist den Stuhldrang kontrollieren, später dann auch den Harndrang, wobei die Blasenkontrolle tagsüber früher erreicht wird als nachts.

Transferbeispiel

Andere Perzentile – Suche nach der Ursache

Prüfer: „Ich stelle Ihnen einen Fall aus meiner Praxis vor: Es geht um eine Mutter mit ihrem 2-jährigen Sohn. Er ist deutlich zu klein und zu leicht für sein Alter. Laut dem Kinderarzt ist der Sohn plötzlich auf einer anderen Perzentile und das muss untersucht werden. Die Mutter möchte aber keine weiteren Untersuchungen. Sie will ihrem Sohn die Schmerzen bei der Blutabnahme ersparen. Außerdem gerät sie immer wieder mit dem Kinderarzt in Diskussionen. Sie möchte ihren Sohn nicht impfen lassen, sie will ihn so natürlich wie möglich aufwachsen lassen. Den Sohn beschreibt sie als sehr anfällig, deshalb lebt sie auch zurückgezogen, damit er sich nicht bei anderen Kindern anstecken kann. Mich interessiert, wie Sie in einem solchen Fall vorgehen.“

HPA: „Ich habe den Eindruck, die Mutter braucht dringend Unterstützung, und würde mir Zeit für ein intensives Gespräch nehmen, bevor ich das Kind untersuche. Die Mutter sagt, das Kind solle so natürlich wie möglich aufwachsen... Was versteht sie darunter?“

Prüfer: „Die Mutter berichtet, dass sie sich schon viele Jahre vegan ernährt und ihren Sohn auch. Auch stillt sie ihn immer noch, weil Muttermilch doch das Natürlichste sei. Als Beikost bekommt er Brei aus Mandelmilch mit Haferflocken und Gemüse-Kartoffeln-Hülsenfrüchte-Mahlzeiten. Ihr Sohn mag das aber nicht so gern, auch deshalb stillt sie ihn nach den Mahlzeiten weiterhin.“

HPA: „Ich habe den Verdacht, dass sowohl die Mutter als auch das Kind unter einer Mangelernährung leiden könnten, besonders die Vitamin-B_{12}-Versorgung kann bei streng veganer Kost mangelhaft sein. Dann irritiert mich, dass sie so zurückgezogen lebt. Für mich könnte es ein Symptom einer Depression sein. Was würde sie denn sagen, wenn man sie nach den Gründen fragte?“

Prüfer: „Sie berichtet, dass sie sich mit ihren Eltern zerstritten hat, weil diese sich ständig einmischen, und zum Vater des Kindes hat sie ebenfalls keinen Kontakt mehr. Trotzdem ist es die Sorge um die Gesundheit des Kindes, die sie den Kontakt, besonders zu anderen Kindern, meiden lässt.“

HPA: „Das gefällt mir alles gar nicht! Ich habe den Eindruck, dass die Mutter unbedingt therapeutische Hilfe benötigt.“

Prüfer: „Dann lösen Sie diese Situation auf.“

HPA: „Mein Ziel ist, dass sie für sich und ihr Kind professionelle Hilfe in Anspruch nimmt. Ich würde ihr eine Erziehungsberatungsstelle in ihrer Nähe empfehlen und den Kontakt zu einem neuen Kinderarzt vermitteln. Dann kann ich versuchen, sie bei den Themen Ernährung und Angst vor Impfungen abzuholen und sie bei dem Thema „Abstillen, aber schnell“ zu begleiten. Ich frage auch nach Bezugspersonen, denen sie vertraut, um sie für den Moment versorgt zu wissen. Das Thema Depression kläre ich weiter ab, um auszuschließen, dass sie und das Kind unmittelbar gefährdet sind. Für sie möchte ich eine Laboruntersuchung wichtiger Blutwerte, um Mangelerscheinungen auszuschließen. Zudem würde ich ihr psychotherapeutische Unterstützung empfehlen.“

Prüfer: „Und das Kind?“

HPA: „Ich gehe von einer Mangelversorgung aus. Das Kind möchte ich in guter pädiatrischer Betreuung wissen, mit Kontrollterminen außerhalb der regelmäßigen Untersuchungen. Ansonsten sollte bei Kindern mit plötzlichem Wachstumsstopp abgeklärt werden, ob sie über einen längeren Zeitraum Durchfall hatten, an einer Zöliakie leiden oder ob es Probleme mit dem Herzen oder der Lunge gibt. Auch hormonelle Ursachen wie eine Hypothyreose oder ein Mangel an Wachstumshormonen sollten in Betracht gezogen werden."

Eventuelle personenbezogene Daten fiktiv, Fallbeispiel frei erfunden.

Fazit – Das müssen Sie wissen

Meilensteine in der Entwicklung des Kleinkinds

- **Körper:** Das Kind wächst nicht mehr ganz so schnell wie im Säuglingsalter. Mit 2–2,5 Jahren hat sich das Geburtsgewicht vervierfacht.
- **Motorik:** Das Kind kann frei gehen und völlig ohne Hilfe aufstehen. Mit 4 Jahren ist freihändiges **Treppauf-** und **Treppabgehen** und mit 5 Jahren **Hüpfen auf einem Bein** möglich.
- **Sozialverhalten:** Durch Beobachtung der Umgebung und Nachahmung anderer werden viele neue Fähigkeiten erworben. Mit 3 Jahren beginnt die Trotzphase. Grenzen werden ausgetestet und vermehrt Warum-Fragen gestellt.
- **Sprache:** Im Alter von etwa 2 Jahren besteht der Wortschatz aus mindestens 20 Wörtern. 2-3-Wort-Sätze sind möglich. Mit 5 Jahren ist die Aussprache nahezu fehlerfrei.

1.1.3 Schulkindalter

Definition

Schulkind

Die Phase des **Schulkindalters** beginnt mit dem 6. Lebensjahr und endet mit dem Beginn des 14. Lebensjahrs.

Körperliche Entwicklungen. Im Schulkindalter verlaufen die **Gewichts-** und die **Körpergrößenentwicklung** mehr oder weniger gleichmäßig: 2–3 kg Gewichtszunahme und 5–7 cm Körpergrößenzunahme pro Jahr. Dies bedeutet, dass ein Kind mit 6 Jahren bei einer Körpergröße von etwa 120 cm sein Geburtsgewicht etwa versechsfacht (18–21 kg) hat. Mit 12 Jahren hat es ungefähr ein Körpergewicht von 40 kg und eine Körpergröße von 150 cm erreicht.

HP-Praxis

Gewichtsentwicklung

Eckdaten für die normale Gewichtsentwicklung:

- **Neugeborenes:** Geburtsgewicht von ca. **3,4 kg**
- bis Ende **1. Lebensjahr:** Geburtsgewicht × 3 = ca. **10 kg**
- bis Ende **6. Lebensjahr:** Geburtsgewicht × 6 = ca. **20 kg**
- bis Ende **12. Lebensjahr:** Geburtsgewicht × 12 = ca. **40 kg**

Entwicklung der Motorik. Durch Kraft-, Größen- und Gewichtszuwachs erfährt die motorische Entwicklung einen weiteren Schub. Bereits erlernte Bewegungsabläufe werden verfeinert und können gezielter eingesetzt werden, sodass auch **komplexere Bewegungen** und koordinativ schwierigere Aufgaben in mehreren Dimensionen ausgeführt werden können (▶ **Tab. 1.3**).

Bei der **Einschulung** sollte ein Kind normalerweise über einen funktionierenden **Gleichgewichtssinn** verfügen. Es sollte zudem seinen Kraftaufwand an wechselnde Anforderungen anpassen können, d. h., es sollte selbst regeln können, wann eher feine, vorsichtige Bewegungen (**Geschicklichkeit**) und wann gröbere Bewegungen (**Grobmotorik**) erforderlich sind.

Soziale und geistige Entwicklung. Moralverständnis und selbstständiges, logisches Denken entwickeln sich. Das Selbstbewusstsein wächst und das Kind lernt Lesen, Schreiben und Rechnen.

Hauptbezugspersonen wie die Eltern geben dem Kind weiterhin Sicherheit, es beginnt jedoch selbstständiger zu agieren und mehr mit Gleichaltrigen zu unternehmen.

Spracherwerb. Durch die Erweiterung des kognitiven Verständnisses lernt das Kind Gesprochenes in die geschriebene Sprache zu übertragen.

Fazit – Das müssen Sie wissen

Meilensteine der Entwicklung im Kindesalter

- **Körper:** Pro Jahr wächst das Kind um ca. 5–7 cm und nimmt ca. 2–3 kg zu. Mit 12 Jahren werden ein Körpergewicht von etwa 40 kg und eine Körpergröße von ca. 150 cm erreicht.
- **Motorik:** Fein- und Grobmotorik verbessern sich.
- **Sozialverhalten:** Verbindungen entstehen und Gleichaltrige schließen sich zu Gruppen zusammen.
- **Sprache:** Grammatikalisch korrekte Sätze werden gebildet.

1.1.4 Jugendalter

Definition

Jugend

Die **Jugend** ist der Lebensabschnitt zwischen Kindheit und Erwachsenenalter und bezeichnet ungefähr den Zeitraum zwischen dem 14. und 21. Lebensjahr (auch **Adoleszenz** genannt).

Körperliche Entwicklung. Das **Längenwachstum** erfährt in der Pubertät nochmals eine Beschleunigung, die bei den Armen und Beinen beginnt. Auch die **Körpersilhouette** verändert sich, wobei Jungen oft an Unterhautfettgewebe verlieren (Verhältnis Muskulatur zu Fettgewebe = 3:1) und daher schmaler und schlaksiger wirken. Mädchen hingegen bekommen mehr „Rundungen" (Verhältnis 5:4), weil der Körperfettanteil hormonbedingt zunimmt.

Soziale Entwicklungen. Durch die körperlichen Veränderungen werden sich Jugendliche immer mehr ihres Geschlechts bewusst. Dies äußert sich häufig durch sehr enge gleichgeschlechtliche Freundschaften. Zugleich versucht der Jugendliche, sich von seinem **Elternhaus** und dem familiären Umfeld **abzulösen**. Dies kann oftmals in heftigen **Konflikten** resultieren. Autoritäten (Eltern und auch Lehrer) werden nicht mehr einfach als gegeben hingenommen, sondern infrage gestellt, Grenzen werden ausgelotet. Der Einfluss von sog. **Peergroups** (Gruppen Gleichaltriger) wirkt sich oft bei der Suche nach der eigenen Identität und bei der Abgrenzung der eigenen Persönlichkeit aus.

Pubertät. In der Pubertät erreichen die Jugendlichen die **Geschlechtsreife** und damit die **Fortpflanzungsfähigkeit**.

Bei den Mädchen beginnt die Pubertät im Alter von ca. 10 Jahren und bei Jungen im Alter von ca. 12 Jahren. In dieser Zeit kommt es zu einem Anstieg der Geschlechtshormone **Östrogen** (Mädchen) und **Testosteron** (Jungen). Auf körperlicher Ebene entwickeln sich die **Keimdrüsen** (Hoden und Eierstöcke), was sich bei den Mädchen durch die erste Monatsblutung (Menarche) und bei den Jungen durch den ersten Samenerguss bemerkbar macht. Des Weiteren bilden sich die **sekundären Geschlechtsmerkmale**. Das Ende der Pubertät markiert der Abschluss des Längenwachstums (bei Mädchen ungefähr im Alter von 16, bei Jungen im Alter von etwa 18 Jahren).

Lerntipps

Nicht verwechseln

- **Menarche** = 1. Regelblutung
- **Thelarche** = Beginn des Brustwachstums
- **Pubarche** = Beginn der Schambehaarung

Transferbeispiel

Morbus Scheuermann

Es lohnt sich immer, die synonymen Namen der Krankheitsbilder zu lernen, wie Sie an folgendem Dialog in einer mündlichen Prüfung sehen können.

Prüfer: „Können Sie etwas mit dem Begriff ‚Adoleszentenkyphose' anfangen?"

HPA: „Ich denke da an den Morbus Scheuermann, das ist eine Verknöcherungsstörung der Wirbelsäule. Durch unterschiedliche Ursachen kann es bei Heranwachsenden zu Einbrüchen in die Wirbelgrund -und Deckplatte kommen. Wenn dies im Bereich der Brustwirbelsäule vorkommt, entsteht ein deutlicher Rundrücken."

Prüfer: „Jetzt haben Sie einen Patienten mit Rückenschmerzen und einem Flachrücken, kann es sich auch um einen Morbus Scheuermann handeln?"

HPA: „Manchmal ist auch die Lendenwirbelsäule betroffen, die ja physiologisch in einer Lordose geformt ist. Wenn es in dem Bereich zu einer Veränderung kommt, erscheint der Rücken viel flacher als normal."

Eventuelle personenbezogene Daten fiktiv, Fallbeispiel frei erfunden.

Fazit – Das müssen Sie wissen

Meilensteine der Entwicklung im Jugendalter

- **Körper:** In der Pubertät erfolgt ein zweiter **Wachstumsschub**, der auch die Körpersilhouette entscheidend verändert (Mädchen eher mit Rundungen, Jungen eher schmal und schlaksig).
- **Sozialverhalten:** Jugendliche lösen sich immer mehr von ihrem Elternhaus ab, testen Grenzen aus und stellen Autoritäten infrage. Sie kommen unter den Einfluss von **Peergroups** (Gleichaltrige), in denen soziales Verhalten „geübt" wird.
- **Pubertät:** Zeitraum vom Auftreten der ersten sekundären Geschlechtsmerkmale bis zur vollen Geschlechtsreife (Fortpflanzungsfähigkeit). Bei Mädchen beginnt die Pubertät mit ca. 10 Jahren, bei Jungen etwa 2 Jahre später.

1.2 Organsysteme in der kindlichen Entwicklung

1.2.1 Herz-Kreislauf-System

Herz. Im Laufe der kindlichen Entwicklung wächst das Herz sehr schnell. Im Allgemeinen verdoppelt sich die Herzmasse innerhalb des 1. Lebensjahrs, bis zum 9. Lebensjahr versechsfacht sie sich. Dies ist notwendig, da es neben der Zunahme der Körperlänge und Körpermasse auch zu einem Wachstum aller inneren Organe kommt, deren Blutbedarf ständig steigt. Das Kind wird immer mobiler, sein Bewegungsdrang und damit auch die mechanische Belastung des Herzens nehmen zu.

Um den kindlichen Körper mit ausreichend Blut zu versorgen, wird das zu Beginn noch geringe **Schlagvolumen** durch eine erhöhte **Herzfrequenz** ausgeglichen. Später nimmt das Schlagvolumen zu und die Herzfrequenz sinkt (▸ **Tab. 1.5**).

Da die Herzmuskulatur mit dem Alter und dem wachsenden Bewegungsdrang immer stärker wird, erhöht sich auch der **Blutdruck**: Im Alter von 1 Jahr liegt er systolisch/diastolisch bei etwa 90/60 mmHg, mit ca. 10 Jahren werden die Werte eines Erwachsenen erreicht (▸ **Tab. 1.5**).

Kreislauf. Je kleiner das Schlagvolumen, desto höher muss die Herzfrequenz sein (▸ **Tab. 1.5**), um den Körper mit Sauerstoff zu versorgen. Bei körperlicher Aktivität steigt daher bei kleinen Kindern die Frequenz stärker an. Somit ist auch die maximale Herzfrequenz eines Kindes höher als beim Erwachsenen. Sie kann bis zu 200 Schläge/min betragen.

Fazit – Das müssen Sie wissen

Herz-Kreislauf-System bei Kindern

Das Herz von Kindern schlägt schneller als das Erwachsener. Bei Neugeborenen ist eine Herzfrequenz von ca. 140 Schlägen/min normal. Im 1. Lebensjahr sinkt die Herzfrequenz auf 115 Schläge/min und erst mit ca. 15 Jahren erreichen Kinder den Wert von Erwachsenen (70 Schläge/min). Beim Blutdruck verhält es sich umgekehrt, d. h., bei der Geburt sind die Werte relativ niedrig (ca. 70/45 mmHg systolisch zu diastolisch) und steigen im Laufe der Jahre an.

Tab. 1.5 Herzfrequenz, Schlagvolumen und Blutdruck bei Kindern.

Alter	Herzfrequenz (Schläge/min)	Schlagvolumen (ml)	Blutdruckwert (mmHg) systolisch/diastolisch
Neugeborenes	145	5	65/45
6 Monate	120	10	80/50
1 Jahr	115	13	90/60
5 Jahre	95	31	100/60
10 Jahre	75	50	110/70
15 Jahre	70	85	120/75

1.2.2 Atmungssystem

Lunge. Es dauert ca. 1 Woche, bis das neugeborene Kind über einen gleichmäßigen Atemrhythmus verfügt. Manche Alveolen sind noch unreif, weshalb die Sauerstoffaufnahme noch nicht optimal verläuft.

Atemwege. Die Luftröhre (Trachea) ist bei Neugeborenen noch sehr elastisch. Um eine Blockade der Atemwege zu verhindern, muss immer darauf geachtet werden, beim Tragen des Kindes den Kopf zu unterstützen. Aufgrund der noch sehr kurzen oberen Luftwege sind Kinder anfälliger für Atemwegsinfektionen.

Im Laufe der Entwicklung nimmt die **Totalkapazität** der Lunge beachtlich zu. Vergleicht man die Totalkapazität eines pubertären Jugendlichen mit der eines 5-jährigen Kindes, hat sie sich durch Zunahme des Lungengewebes verdreifacht (von ca. 1,4 l auf 4,5 l). Das Ein- und Ausatmen wird dadurch maßgeblich erleichtert. Auch die **Atemfrequenz** verändert sich: Während die Werte in der Kindheit noch recht hoch sind, nähern sie sich ab dem 10. Lebensjahr den Werten Erwachsener an (► **Tab. 1.6**).

Tab. 1.6 Atemfrequenz in verschiedenen Lebensphasen.

Alter	Atemzüge/min
Neugeborene	40–50
1 Jahr	26–40
2 Jahre	20–30
4 Jahre	20–26
5 Jahre	19–25
6 Jahre	18–24
7 Jahre	17–24
8 Jahre	17–23
9 Jahre	16–23
10 Jahre	15–22
11 Jahre	14–21
Erwachsene	14–16

Fazit – Das müssen Sie wissen

Atmungssystem bei Kindern

Die **Totalkapazität** der Lunge nimmt während der Entwicklung beachtlich zu. Die **Atemfrequenz** ist bei der Geburt noch recht hoch (ca. 40–50 Atemzüge/min) und nähert sich ab dem 10. Lebensjahr den Werten Erwachsener (14–16/min).

1.2.3 Verdauungssystem

Mund. Die Lippen des Neugeborenen haben genau die passende Form, um die Brustwarze der Mutter zu umfassen – eine erste wichtige Voraussetzung für den korrekten Saugvorgang. Dieser besteht darin, die Brustwarze komplett in den Mund aufzunehmen, sie mit dem Rücken der Zunge gegen den harten Gaumen zu drücken und so die Milch auszupressen. Auch beim Schluckvorgang wird das Kind von Tag zu Tag sicherer, ab dem 5.–6. Lebensmonat kann es weiche Nahrung aufnehmen. Die Kinder bekommen vermehrt Lust, zu beißen und kauen, was das Stillen erschwert.

Zähne. Für gewöhnlich brechen die ersten Zähne im Alter von 6–8 Monaten durch, manchmal dauert es auch über 1 Jahr. Ein kompletter Satz **Milchzähne** umfasst **20 Zähne**, die nach ungefähr 30 Monaten komplett durchgebrochen sind (► **Abb. 1.3**). Auch die Milchzähne müssen sorgfältig gepflegt werden. In Absprache mit dem Kinderarzt kann eine Fluoridgabe sinnvoll sein.

Im 6.–8. Lebensjahr verliert ein Kind die Milchzähne. Bis die neuen Zähne vollständig nachgewachsen sind, kann es bis ins frühe Erwachsenenalter dauern. Das **Erwachsenengebiss** besteht aus **32 Zähnen**.

Speiseröhre. Die Speiseröhre ist bei kleineren Kindern noch sehr kurz und ihre Muskulatur nur schwach ausgebildet. Auch der untere Ösophagussphinkter, der die Speiseröhre gegenüber dem Magen verschließt, ist bei Säuglingen noch nicht voll entwickelt. Dadurch kann der Mageninhalt nach dem Essen leichter in die Speiseröhre und bis in den Mund zurückfließen.

Abb. 1.3 Zahnentwicklung.

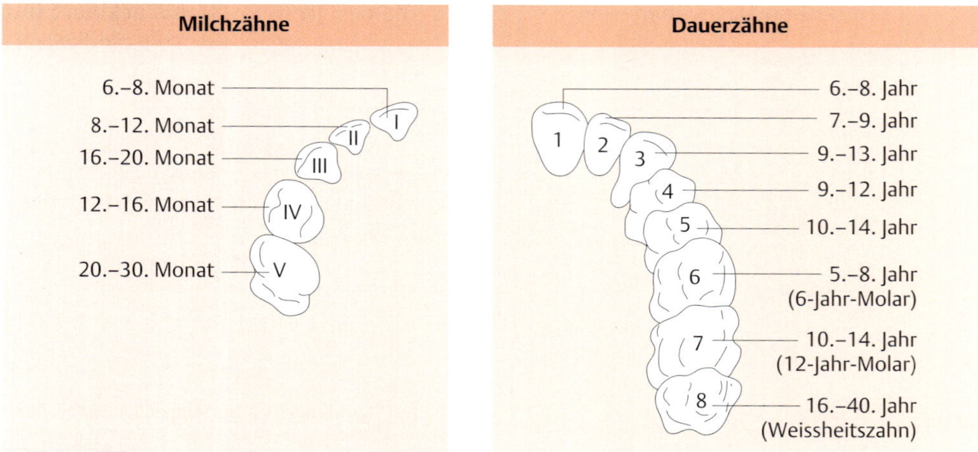

Der erste Milchzahn bricht meist im Alter von 6 Monaten durch, der letzte mit etwa 2 Jahren. Der Zahnwechsel zum bleibenden Gebiss beginnt im 7. Lebensjahr. *Abb. aus: Latal B, Neuhäuser G. Zahnentwicklung. In: Gortner L, Meyer S, Hrsg. Duale Reihe Pädiatrie. 5. Auflage. Thieme; 2018*

HP-Praxis

Wenn der Säugling im Schwall spuckt

Der Rückfluss (Reflux) kleinerer, unverdauter Nahrungsmengen nach einer Mahlzeit ist in den ersten Lebensmonaten normal und bessert sich mit zunehmendem Alter.

Bei Erbrechen im Schwall und Gedeihstörungen ist die Ursache oft eine Pylorusstenose.

Magen und Darm. Bereits vor der Geburt beginnt der Fetus, Fruchtwasser, Haare und Hautzellen zu schlucken. Diese Stoffe werden nach der Geburt als zähflüssige, schwarzgrüne Masse (sog. **Mekonium** oder „Kindspech") über den Enddarm entleert. Der Abgang des Mekoniums ist ein wichtiges Zeichen dafür, dass die Darmentwicklung richtig verlaufen ist.

! Cave

Mekonium

Ist 48 Stunden nach der Geburt noch kein Mekonium abgegangen, muss eine weitere Abklärung erfolgen. Es kann sich ein Mekoniumileus entwickeln, z. B. bei einer Mukoviszidose.

Der **Magen** kleiner Kinder liegt noch hoch im Bauch und eher horizontal als vertikal. Das Fassungsvermögen steigt von ca. 30–90 ml bei Neugeborenen auf ca. 2000–3000 ml bei Erwachsenen.

Magensäure wird nur in kleinen Mengen produziert. Dies macht Kinder anfälliger für bakterielle Infektionen des Magen-Darm-Trakts, da aufgenommene Bakterien schlechter abgetötet werden können.

Wichtige Enzyme zur Verdauung von Milchzucker (Laktose), Kohlenhydraten und Eiweißen sind in ausreichender Menge auch im kindlichen **Dünndarm** vorhanden. Lediglich die Verdauung von Fetten verläuft eher schleppend, da die Bauchspeicheldrüse (Pankreas) in den ersten 3 Lebensmonaten nicht genug von den notwendigen Enzymen (Lipasen) produziert. Kinder neigen vermutlich auch deshalb öfter zu Koliken, da für komplex aufgebaute Nährstoffe oftmals die nötigen abbauenden Enzyme fehlen. So gelangen diese Stoffe unverdaut in den Dickdarm, wo sie Wasser in das Darminnere ziehen. Die Folgen sind verstärkte Darmbewegungen und weiche Stühle.

Leber. Die Leber des Menschen spielt eine wichtige Rolle beim Abbau des roten Blutfarbstoffs (Hämoglobin), eines Bestandteils der roten Blutkörperchen (Erythrozyten). Dafür produziert sie die entsprechenden Enzyme.

Bei Geburt des Kindes werden diese Enzyme vermehrt in Anspruch genommen, da das fetale Hämoglobin zugunsten des erwachsenen (adulten) Hämoglobins abgebaut wird. Bei diesem Abbau entsteht **Bilirubin**. Bevor dieser Stoff ausgeschieden werden kann, muss er durch ein weiteres Enzym (Glukuronyltransferase) bearbeitet werden. Dessen Funktionsfähigkeit ist allerdings unmittelbar nach der Geburt noch nicht voll ausgereift, weswegen sich Bilirubin anstaut. Die Folge ist eine leichte Gelbfärbung der Haut (sog. **Neugeborenenikterus**), die nach wenigen Tagen wieder abklingt. Die physiologische Gelbsucht betrifft etwa 15 % der Neugeborenen; sie beginnt üblicherweise am 3.–6. Lebenstag und endet etwa am 10. Lebenstag. Sollte diese Zeitspanne verlängert sein, muss eine weitere Abklärung erfolgen.

Transferbeispiel

Mit Spannung erwartet – Kindspech, der 1. Stuhl

Prüfer: „Was bedeutet eigentlich ‚Kindspech' oder ‚Mekonium' und warum wird es mit Spannung erwartet? Was passiert, wenn es ausbleibt oder vorzeitig, schon im Mutterleib, abgeht? Benennen Sie 2 Komplikationen in Verbindung mit Mekonium."

HPA: „Kindspech ist der erste Stuhl, den das Baby absetzt. Es ist eine Ansammlung von Zellen, Eiweißen, Enzymen, Schleim, eingedickter Galle. Der Begriff „Pech" bezieht sich auf Farbe und Konsistenz. Für die grünlich-schwärzliche Farbe ist Biliverdin verantwortlich, die Konsistenz ist sehr zäh.

Falls die Ausscheidung nicht innerhalb der ersten 48 Stunden nach der Geburt erfolgt, müssen mögliche Ursachen abgeklärt werden. Sollte der Stuhl nicht abgehen, kann man eine Stenose oder eine Transportstörung vermuten.
Komplikationen sind ein Mekoniumileus (oft bei Mukoviszidose) oder eine Mekoniumaspiration. Mekonium kann schon vorgeburtlich ausgeschieden werden und das Fruchtwasser verschmutzen. Vor oder während der Geburt kann es in die Atemwege gelangen und zu schweren Schäden führen."
Eventuelle personenbezogene Daten fiktiv, Fallbeispiel frei erfunden.

Fazit – Das müssen Sie wissen

Verdauungssystem bei Kindern

- **Zähne:** Die ersten Zähne brechen im Alter von 6–8 Monaten durch. Diese **Milchzähne** (20 Zähne) verliert das Kind zwischen dem 6. und 8. Lebensjahr wieder; sie werden durch bleibende Zähne (insgesamt 32) ersetzt.
- **Magen und Darm:** Kurze Zeit nach der Geburt (innerhalb der ersten 48h) kommt es das erste Mal zu Stuhlgang (sog. **Mekonium**).
- **Leber:** In den ersten Lebenstagen ist die Funktion der Leber noch nicht voll ausgereift. Daher kommt es bei einigen Neugeborenen durch Abbau des fetalen Hämoglobins zu einer Gelbfärbung der Haut.

1.2.4 Harnsystem und Wasserhaushalt

Niere. Bei Geburt nimmt der Blutfluss durch die Plazenta abrupt ab, und die Nieren werden stärker durchblutet. Sie sind allerdings direkt nach der Geburt funktionell noch nicht ausgereift: Ihre Fähigkeit zur Harnkonzentrierung ist eingeschränkt, sodass mehr Flüssigkeit ausgeschieden wird. Die Nieren wachsen in Abhängigkeit von den steigenden Anforderungen an das Organ. Bis zur Pubertät haben sie die Größe einer erwachsenen Niere erreicht.

Wasserhaushalt. Der Körper eines Kindes verliert relativ mehr Flüssigkeit als der eines Erwachsenen. Das liegt zum einen daran, dass die Niere noch nicht voll funktionsfähig ist und viel Wasser ausscheidet; zum anderen ist die **Körperoberfläche** des Kindes im Verhältnis zum Körpervolumen recht groß, wodurch der Flüssigkeitsverlust beim Schwitzen sehr hoch ist.

! Cave

Unterkühlung

Die größere Körperoberfläche im Verhältnis zum Körpervolumen begünstigt bei Kindern ein **schnelleres Unterkühlen**

Auch der Energieverbrauch ist bei Kindern physiologisch erhöht. Sie verbrennen pro Kilogramm Körpergewicht etwa 100 Kalorien, wohingegen Erwachsene lediglich 40 Kalorien pro Kilogramm Körpergewicht verbrauchen.

Fazit – Das müssen Sie wissen

Harnsystem und Wasserhaushalt bei Kindern

Der Körper eines Kindes scheidet im Vergleich zum Körper eines Erwachsenen mehr Flüssigkeit aus. Das liegt zum einen an der noch nicht ausgereiften Nierenfunktion und zum anderen an der verhältnismäßig großen Körperoberfläche.

1.2.5 Blut und Immunsystem

Blut. Pro Kilogramm Körpergewicht verfügen Kinder im Vergleich zum Erwachsenen über ein höheres **Blutvolumen**. Insgesamt ist das Blutvolumen allerdings geringer:

- **Erwachsene:** Pro Kilogramm Körpergewicht fließen ca. 65 ml Blut. Bei einem Körpergewicht von 80 kg ergibt sich ein Blutvolumen von **5 l**.
- **Kleinkinder:** Pro Kilogramm Körpergewicht fließen ca. 70–75 ml Blut. Bei einem Körpergewicht von 15 kg beträgt das Blutvolumen ungefähr **1,1 l**.

! Cave

Blutverlust

Bereits **geringe Blutverluste** können bei Kindern wesentlich schneller zu einem bedrohlichen Volumenmangel mit Kreislaufversagen führen.

Der **Hämoglobinwert** und der **Hämatokrit** sind bei Neugeborenen relativ hoch (▸ **Tab. 1.7**) und fallen bis zum 3. Monat kontinuierlich ab.

Immunsystem. Während der Schwangerschaft werden dem Fetus Antikörper vom **Typ IgG** übertragen, da nur diese die Plazentaschranke durchdringen können. Sie schützen das Neugeborene in den ersten Lebenswochen vor Infektionen, bis das kindliche Immunsystem beginnt, spezifische Immunantworten aufzubauen. Man bezeichnet dieses Phänomen auch als

Tab. 1.7 Hämatokrit, Hämoglobin- und Leukozytenwerte bei Kindern und Erwachsenen.

	Hämatokrit	Hämoglobin	Leukozyten
Neugeborene	60 %	16–22 g/dl (1. Tag)	20 000/µl
Säugling	34 % (3. Monat)	15,5–19,6 g/dl	9 000–15 000/µl
Kinder	36 %	11–14,4 g/dl	8 000–12 000/µl
Erwachsene	Frauen 42 % Männer 47 %	Frauen 11,7–16 g/dl Männer 13–18 g/dl	4 000–10 000/µl

Nestschutz. Außerdem versorgt die Mutter das Kind über die Muttermilch mit dem **Typ IgA**.

Da das kindliche Immunsystem erst lernen muss, auf Bakterien und Viren zu reagieren, sind Kinder häufig infektanfälliger. Mit jeder Infektion wächst das immunologische Gedächtnis und damit die Fähigkeit, bestimmte Erreger abzuwehren.

Fazit – Das müssen Sie wissen

Blut und Immunsystem bei Kindern

- Kleinkinder haben ca. 1 l Blut im Körper, Erwachsene ca. 5 l.
- **Hämatokrit** und **Hämoglobin** sind bei Neugeborenen relativ hoch.
- Das **Immunsystem** ist bei Geburt noch nicht ausgereift. Antikörper der Mutter schützen das Kind in den ersten Lebenswochen (**Nestschutz**).

1.2.6 Nervensystem

Bei Geburt sind die Strukturen des Nervensystems noch nicht ausgereift. Das Gewicht des **Gehirns** beträgt bei der Geburt mit 300 g etwa ein Viertel des Gehirngewichts eines Erwachsenen. Im Alter von 6 Jahren sind ca. 90 % des endgültigen Gewichts erreicht.

Auch **periphere Nerven** erfahren eine bedeutsame Entwicklung, da sie erst mehrere Jahre nach der Geburt vollständig myelinisiert sind. Die **Myelinisierung** ist für die Nervenleitgeschwindigkeit von Bedeutung. Außerdem nimmt die Funktionsfähigkeit der Nervenverknüpfungen (Synapsen) zu.

HP-Praxis

Babinski-Reflex

Der Babinski-Reflex (▶ **Abb. 1.4**) ist bei Säuglingen physiologisch, da die Myelinisierung der Pyramidenbahn erst im Alter von 1–2 Jahren abgeschlossen ist. Ausgelöst wird er durch Streichen über den seitlichen Fußrand hin zur Großzehe. Es kommt zur Dorsalextension der Großzehe und Beugen sowie Auseinanderspreizen der restlichen Zehen.

Abb. 1.4 Babinski-Reflex beim Neugeborenen.

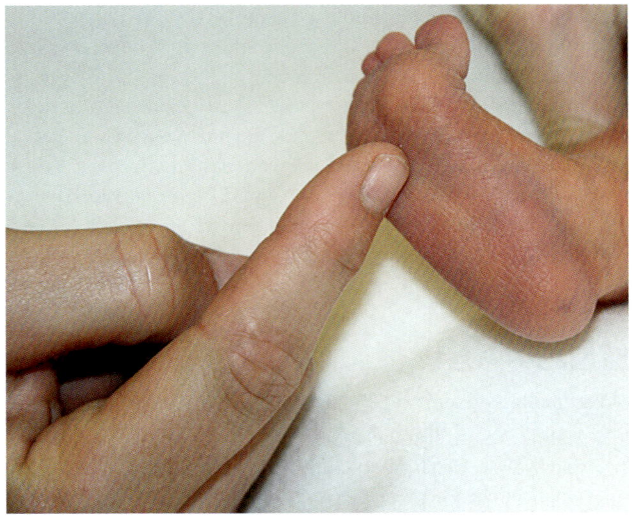

Tonische Dorsalextension der Großzehe. *Abb. aus: Jorch G. Neugeborenenreflexe. In: Jorch G, Hrsg. Fetoneonatale Neurologie. 1. Auflage. Thieme; 2013*

Fazit – Das müssen Sie wissen

Nervensystem bei Kindern

Das Gewicht des Gehirns nimmt in den ersten 6 Lebensjahren bedeutsam zu. Auch die Entwicklung des Nervensystems dauert die ersten Lebensjahre an, einer der sog. frühkindlichen Reflexe ist der Babinski-Reflex.

1.2.7 Sinnesorgane

Auge. Die Entwicklung des Auges beginnt in der 4. Schwangerschaftswoche. Bei der Geburt sind die wesentlichen Strukturen des Sehapparats angelegt, allerdings finden im Bereich der Nervenverbindungen, die die Information vom Sehnerv zum Gehirn weiterleiten, und in der Netzhaut noch entscheidende Organisationsprozesse statt. Eine wichtige Voraussetzung für diese visuelle Entwicklung ist eine ausreichende **Stimulation der Augen** durch Seheindrücke.

Lerntipps

Amblyopie

Fehlstellungen des Auges oder angeborene Beeinträchtigungen (Schielen, Katarakt) sollten bis zum 6. Lebensjahr (= sensitive Phase der visuellen Entwicklung) korrigiert werden, da sich sonst durch den fehlenden Gebrauch des Auges eine irreversible Sehschwäche (Amblyopie) einstellen kann.

Ohr. Neugeborene können bereits die Lautstärke oder die Herkunft von Geräuschen und Tönen wahrnehmen. Daher lassen sie sich meist durch bekannte Stimmen beruhigen. Der einzige bedeutsame Unterschied zwischen dem Ohr eines Kindes und dem des Erwachsenen ist die beim Kind wesentlich kürzere und weitere **Ohrtrompete**. Infektionen können daher leichter aus dem Nasen-Rachen-Raum in das Mittelohr gelangen und dort Entzündungen (Mittelohrentzündung) auslösen.

Fazit – Das müssen Sie wissen

Sinnesorgane bei Kindern

Im Gegensatz zum Ohr durchlaufen die Augen und alle Strukturen, die am Sehvorgang beteiligt sind, vor allem in den ersten 6 Lebensjahren noch entscheidende Entwicklungsprozesse.

1.2.8 Geschlechtsorgane

Männliche Geschlechtsorgane. Einen Monat vor der Geburt wandert der **Hoden** aus der Bauchhöhle in Richtung Hodensack. Der Hodenabstieg ist normalerweise zum Zeitpunkt der Geburt abgeschlossen. Haben die Hoden den Hodensack bei der Geburt nicht erreicht, spricht man von einem Hodenhochstand.

Ab der **Pubertät** kommt es zur Ausreifung der Spermien. Die Entwicklung der sekundären Geschlechtsmerkmale wird durch bestimmte Hormone des Hypothalamus und der Hypophyse ausgelöst, die im Hoden eine vermehrte **Testosteronproduktion** bewirken. Das Testosteron führt zu einer Vergrößerung der Hoden und des Hodensacks sowie zu einem Wachstum des Penis. Auch die Gesichts- und Körperhaare wachsen stärker und der Körperbau wird kräftiger. Aufgrund anatomischer Veränderungen des Kehlkopfs wird die Stimme tiefer (sog. Stimmbruch).

Weibliche Geschlechtsorgane. Bei den Mädchen kommt es ab der **Pubertät** – ebenfalls ausgelöst durch Hypothalamus- und Hypophysenhormone – zu einer Erhöhung der **Östrogen-** und **Progesteronproduktion**. Die Östrogene führen zu einer Vergrößerung der Brust und der Brustwarzen sowie der Scheide, der Eierstöcke und der Gebärmutter. Später kommt es dann zur ersten Regelblutung (Menarche) sowie einer Verbreiterung des Beckendurchmessers.

Transferbeispiel

Hodenhochstand – Fallbesprechung in der mündlichen Prüfung

Prüfer: „Eine Mutter kommt mit ihrem kleinen Sohn. Er ist ein halbes Jahr alt und entwickelt sich prächtig. Sorgen bereitet ihr der Hodenhochstand, der linke Hoden ist immer noch nicht im Hodensack und der Kinderarzt möchte jetzt so schnell wie möglich eine OP. Sie sträubt sich sehr dagegen und möchte wissen, ob Sie, als Therapeutin mit Schwerpunkt Osteopathie, helfen können."
HPA: „Ich freue mich natürlich über das Vertrauen der Mutter, muss ihr aber erklären, dass es therapeutische Grenzen gibt."
Prüfer: „Stellen Sie sich jetzt vor, dass ich die Mutter bin, die Sie überzeugen müssen, und ich bin wirklich ängstlich, was mein Kind angeht. Was sagen Sie zu der Mutter?"
HPA: „Ich verstehe Ihre Sorgen, ein Eingriff und ein Krankenhausaufenthalt sind immer besondere Geschehen. Was ängstigt Sie denn am meisten, wenn Sie an den Eingriff denken?"
Prüfer (als Mutter): „Mir ist die Narkose nicht geheuer. Kann es da nicht zu Zwischenfällen kommen?"
HPA: „Der Eingriff ist sehr risikoarm. Eine Narkose birgt zwar immer gewisse Risiken, aber generell gilt eine Anästhesie als sehr sicher. Zudem ist Ihr Sohn kerngesund und hat keine Vorerkrankungen. Oft ist es ein Abwägen: In diesem Fall ist das Risiko von Komplikationen, wenn nicht operiert wird, viel größer als das möglicher Zwischenfälle während der Narkose. Ich erkläre Ihnen gerne, was passieren kann, wenn Sie nichts tun. Ein Risiko ist Unfruchtbarkeit, es kann aber auch zu einer Hodenverdrehung kommen. Der Hoden dreht sich dann einmal um seine eigene Achse. Das ist ein Notfall, der sofort operiert werden muss. Auch ein Leistenbruch, der auftreten könnte, müsste operiert werden."
Prüfer (als Mutter): „Heißt das, ich habe keine andere Wahl?"
HPA: „Ja, das stimmt. Es ist sinnvoll, möglichst frühzeitig zu operieren. Sie können davon ausgehen, dass Kliniken, die darauf spezialisiert sind, ihr Handwerk verstehen."
Prüfer (als Mutter): „Der Kinderarzt sagte, dass sich ein bösartiger Hodentumor entwickeln könnte. Soll auch deshalb so früh wie möglich operiert werden?"
HPA: „Hier muss ich Ihnen leider sagen, dass das Risiko bleibt, auch wenn die Operation im ersten Lebensjahr erfolgt. In den nächsten Jahren wird der Kinderarzt den Hoden sorgfältig abtasten. Ihr Sohn sollte darauf hingewiesen werden, dass er, außerhalb regelmäßiger Vorsorge-Untersuchungen beim Urologen ab dem Jugendalter selbst tasten und jede Vergrößerung oder Verhärtung abklären lassen soll."
Prüfer: „Jetzt frage ich Sie wieder als Prüfer zum Thema Hoden: Können Sie mir das Prehn-Zeichen beschreiben?"
HPA: „Oje, ich muss mich kurz sammeln, damit ich da nichts durcheinanderwerfe."
Prüfer: „Ich helfe Ihnen: Eine Patientin berichtet Ihnen, dass ihr Sohn schreckliche Schmerzen im Hoden hat – ich möchte jetzt keine Anamnese –, sondern das Prehn-Zeichen erklärt bekommen."
HPA: „Also, wenn beim Anheben des Hodens der Schmerz abnimmt, ist das Prehn-Zeichen positiv und es handelt sich um eine Orchitis. Gleicher Schmerz, anderer Patient: Der Schmerz lässt nicht nach beim Hochheben, dann ist es wohlmöglich eine Hodentorsion. Das Prehn-Zeichen ist also negativ."
Prüfer: „Können Sie mir noch erklären, was das Anheben bewirkt?"
HPA: „Bei einer Entzündung kann es durch Hochheben zu einer Entlastung kommen und damit zu einer Schmerzminderung. Die entzündliche Schwellung kann zurückgehen. Bei einer Torsion sind die Gefäße abgeklemmt, also ist kein Abfließen möglich und damit keine Entlastung und Schmerzminderung."
Eventuelle personenbezogene Daten fiktiv, Fallbeispiel frei erfunden.

Transferbeispiel

Heilpraktikerin statt Heiltheoretikerin

Manchmal wird in mündlichen Prüfungen gefragt, mit welchen Methoden man in seiner Praxis arbeiten will. Eine HPA möchte sich auf die Arbeit mit Kindern spezialisieren, mit den Schwerpunktthemen Homöopathie und Kinderosteopathie.
Prüfer: „Die Organe entwickeln sich im Laufe des Wachstums. Auf welche Besonderheiten müssen Sie achten, wenn Sie mit Kindern arbeiten?"
HPA: „Ich fange mit dem Atemtrakt an. Kinder sind durch die kurzen oberen Luftwege sehr anfällig für Atemwegsinfektionen. Bei Säuglingen muss der Kopf abgestützt werden, damit die noch elastische Luftröhre nicht kollabiert, sollte der Kopf nach hinten fallen. Die Herzfrequenz ist deutlicher höher als bei Erwachsenen und der Blutdruck deutlich niedriger. Ein Schockgeschehen kann deshalb nicht anhand typischer Hypotonie und Tachykardie äquivalent zu Erwachsenen bei einem Schock beurteilt werden."
Prüfer: „Hier hake ich einmal ein: Wie stellen Sie denn eine Schocksymptomatik bei einem Kind fest?"
HPA: „Schwierig ... Säuglinge haben längere Pausen zwischen 2 Atemzügen, können also gar nicht mehr richtig schreien. Bei Kindern sind es Blässe, Kaltschweißigkeit, kalte Extremitäten, ein rasender Puls, eventuell Verwirrtheit und Unruhe. Beim septischen Schock kann die Haut anfangs noch warm sein. Beim kardiogenen Schock kann die Herzfrequenz verlangsamt sein. Der Blutdruck fällt erst im fortgeschrittenen Zustand ab."

Prüfer: „Alles klar. Dann machen Sie bitte mit der ursprünglichen Frage weiter."
HPA: „Gern, ich mache weiter mit den Organen. In Bezug auf den Verdauungstrakt möchte ich besonders den Magen nennen. Da wenig Magensäure produziert wird, sind Säuglinge anfälliger für bakterielle Infektionen. Deshalb werden Milchflaschen und Schnuller abgekocht.
Obwohl Kinder im Verhältnis zum Körpergewicht ein größeres Blutvolumen als Erwachsene haben, können geringe Blutverluste schon zu einem Volumenmangelschock führen.
Bei Kindern kann ein Pyramidenbahnzeichen, der Babinski-Reflex, bis zum Alter von 2 Jahren ausgelöst werden, erst dann ist die Myelinisierung abgeschlossen.
Das Hörvermögen ist schon bei Neugeborenen vorhanden, während die Augen in den ersten 6 Lebensjahren noch einiges an Entwicklung durchmachen. Wird bei einem Kind beispielsweise eine einseitige Sehschwäche entdeckt, kann bis zu diesem Alter über Sehtraining einiges aufgefangen werden.
Noch einmal die Ohren: Kinder haben häufiger Mittelohrentzündungen wegen der kürzeren Ohrtrompete."
Eventuelle personenbezogene Daten fiktiv, Fallbeispiel frei erfunden.

Fazit – Das müssen Sie wissen

Geschlechtsorgane

Die vermehrte Produktion von weiblichen (**Östrogen**, **Progesteron**) und männlichen (**Testosteron**) Geschlechtshormonen während der Pubertät führt zur Entwicklung und Ausreifung der Geschlechtsorgane.

1.3 Krankheitsbilder

1.3.1 Infektionskrankheiten

Infektionskrankheiten kommen im Kindesalter häufig vor. Der kindliche Organismus muss sich mit vielen Keimen und Mikroorganismen das erste Mal auseinandersetzen, durch die sich sein Immunsystem entwickelt. Gegen viele der klassischen Kinderkrankheiten kann geimpft werden und sie haben ihren Schrecken verloren. Trotzdem ist die Liste der Erreger, mit denen sich Kinder auseinandersetzen müssen, noch lang genug.

HP-Praxis

Impfstatus

Gegen viele Infektionskrankheiten kann geimpft werden. Die Frage nach dem Impfstatus ist von großer Wichtigkeit, um Symptome wie Fieber, Lymphknotenschwellungen, Exantheme, Halsschmerzen einordnen zu können.
Krankheiten, die ein Heilpraktiker nicht behandeln darf, finden sich im Infektionsschutzgesetz (IfSG), mit Behandlungsverbot und Meldepflichten. Es gibt aber auch Infektionskrankheiten ohne IfSG-Bezug, die wegen der Sorgfaltspflicht, weil es Komplikationen geben kann, in ärztliche Behandlung gehören.

Diphtherie

Definition

Diphtherie

Die Diphtherie ist eine gefährliche bakterielle Infektionskrankheit, ausgelöst durch Korynebakterien (häufig durch Corynebacterium diphtheriae, seltener durch Corynebacterium ulcerans).
Die Haupterscheinungsformen sind die respiratorische Diphtherie und die Hautdiphtherie.

Grundlagen. Diphtherieinfektionen sind in Deutschland selten geworden. Grund dafür ist der Schutz durch die große Zahl der geimpften Kinder (über 95 % der Schulkinder). Problematisch wird der fehlende Impfschutz der Erwachsenen bei Auslandsaufenthalten in den Subtropen (Indien), Osteuropa, Afrika, Asien, Südpazifik. Hier können Infektionen erworben werden.

Die Übertragung erfolgt bei der respiratorischen Diphtherie über Tröpfcheninfektion oder direktem oder indirektem Kontakt mit infektiösen Ausscheidungen. Die **Inkubationszeit** beträgt in der Regel 2–5, selten 10 Tage.

Die typischen Entzündungen entstehen durch das Exotoxin (Giftstoff) des Erregers.

Anamnese. Bei Verdacht auf eine mögliche Infektion ist die Frage nach dem Impfstatus richtungsweisend. Wichtig ist auch, nach Auslandsaufenthalten zu fragen.

Symptome. Die Symptome ergeben sich aus der lokalen, bzw. systemischen Wirkung des Toxins: Die **Rachendiphtherie** betrifft die Tonsillen und den Rachen mit Halsschmerzen und Schluckstörungen. Das Fieber kann mäßig sein und steigt nicht über 39 °C. Im weiteren Verlauf entwickeln sich ein inspiratorischer Stridor und teigig geschwollene Halslymphknoten. Die Tonsillen sind mit grauweißen oder bräunlichen Pseudomembranen belegt – diese können sich in Richtung Kehlkopf ausbreiten. Sie haften an und bluten bei dem Versuch, sie abzustreifen. Typisch ist ein unangenehmer, süßlicher Mundgeruch.

Aus der Tonsillitis kann sich eine **Kehlkopfdiphtherie** entwickeln, diese kann allerdings auch als Primäraffekt auftreten. In den Zeiten vor einer Durchimpfung war das ein gefürchteter Krankheitsverlauf mit der Gefahr des Erstickungstodes. Typisch sind ein schwerer, bellender Husten (Krupphusten) und eine zunehmende Atemnot mit inspiratorischem Stridor.

Durch eine ödematöse Schwellung, ausgehend von den Lymphknoten im Kieferwinkel in Richtung Ohr, Hals und Nacken – dem „Cäsarenhals" – entsteht eine zusätzliche Atemwegsobstruktion.

Weitere **Komplikationen** werden durch eine systemische Intoxikation verursacht und betreffen v. a. Herz, Nerven und Nieren. Eine Myokarditis kann im Krankheitsverlauf früh, aber auch noch Wochen nach Krankheitsbeginn auftreten und zum Herzversagen führen. Die toxische Wirkung auf die Nerven zeigt sich als Polyneuropathie. Klassisch ist eine Gaumensegelstörung mit Schluckstörung und näselnder Sprache.

Die **Haut- oder Wunddiphtherie** mit toxigenen Stämmen kommt in Deutschland selten vor und ist eher ein Reisemitbringsel aus Indien.

Abb. 1.5 Diphtherie.

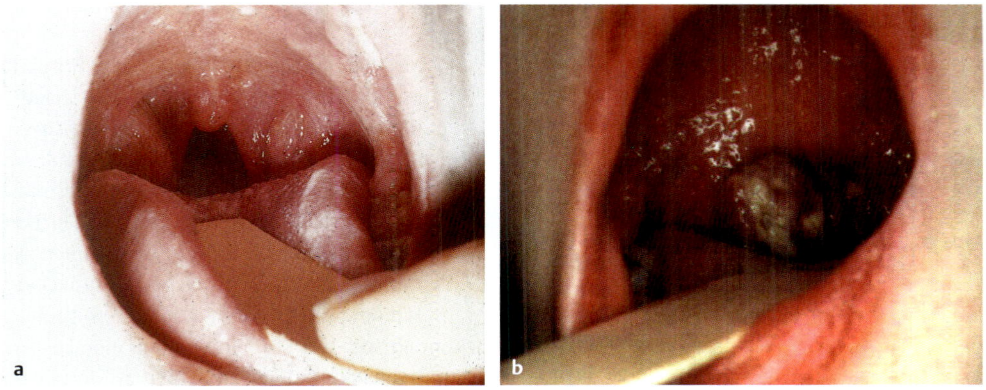

a Rachenbefund.

b Kehlkopfdiphtherie.

Abb. aus: Zimmermann T. Kehlkopfdiphtherie. In: Bald M, Biberthaler P, Blattmann C et al., Hrsg. Kurzlehrbuch Pädiatrie. Thieme; 2012

Die Nasendiphtherie als milde Verlaufsform der Diphtherie betrifft v. a. Säuglinge und Kleinkinder. Charakteristisch ist ein blutig-seröser Schnupfen durch die Pseudomembranbildung in der Nasenschleimhaut.

Diagnostik. Die Diagnose ergibt sich aus der Anamnese und dem klinischen Bild, Erregernachweis und Nachweis des Toxins.

Therapie. Wichtig ist eine Isolierung der Patienten schon bei einem Verdacht auf Diphtherie.

Vor Beginn der Behandlung wird ein Nasen-Rachen-Abstrich gemacht und sofort ein Antitoxin und Antibiotika verabreicht. Kontaktpersonen erhalten nach einem Abstrich Antibiotika, unabhängig davon, ob sie geimpft sind oder nicht (Postexpositionsprophylaxe, PEP).

Zur Prophylaxe gibt es eine Impfung, beginnend schon im Säuglingsalter. Nach der Grundimmunisierung mit 3 Impfungen sollten alle 10 Jahre Auffrischungsimpfungen erfolgen.

HP-Praxis

IfSG

- namentliche Meldepflicht, § 6
- Labormeldepflicht, § 7
- Behandlungsverbot, § 24
- Für die Prüfung wichtig zu wissen: Gemeinschaftseinrichtungen dürfen nicht betreten werden bei Verdacht und Erkrankung, § 34
- Ausscheiderstatus, § 2

Transferbeispiel

Diphtherie

Die Diphtherie (▶ **Abb. 1.5**) wird gern geprüft, und das nicht nur im Hinblick auf Symptome und Impfungen. In einer mündlichen Prüfung wird der HPA zur Diphtherie gefragt und er kann einiges über die Diphtherie und die toxinbildenden Stämme sagen. Bei dem Stichwort Toxin hakt der Prüfer nach und will wissen, ob es sich um ein Exo- oder Endotoxin handelt und wie sie sich unterscheiden.

Eine gute Antwort könne lauten: „Das Diphtherietoxin ist ein Exotoxin. Exotoxine werden aktiv vom Bakterium abgegeben und lösen eine Antikörperbildung im Wirt aus. Endotoxine sind Bestandteil der Zellmembran gramnegativer Bakterien und werden in der Regel bei Lyse der Bakterien freigesetzt. Endotoxine bewirken eine indirekte Abwehrreaktion."

Eventuelle personenbezogene Daten fiktiv, Fallbeispiel frei erfunden.

Dreitagefieber (Exanthema subitum)

Definition

Dreitagefieber

Das Dreitagefieber ist eine hochansteckende, aber harmlose Viruserkrankung mit einem typischen Fieberverlauf und anschließendem Hautausschlag. Die Infektion betrifft in der Regel Säuglinge und Kleinkinder.

Grundlagen. Ursache ist eine Infektion mit einem humanen Herpesvirus (HHV-6) und erfolgt durch Tröpfcheninfektion. Die **Inkubationszeit** beträgt ca. 5–15 Tage. Nach durchgemachter Erkrankung besteht eine lebenslange Immunität.

Anamnese. Abklären, ob es Kontakt zu anderen Kindern gab, die Fieber oder Hauterscheinungen hatten.

Symptome. Der Krankheitsbeginn erfolgt recht plötzlich mit hohem Fieber (39–40 °C), das mehrere Tage andauern kann. Während dieser Phase können leichte grippale Symptome auftreten. Mit dem Abfall des Fiebers erscheint ein kleinfleckiges, rötliches Exanthem im Bereich des Körperstamms mit Ausbreitung auf die Extremitäten und den Nacken (▶ **Abb. 1.6**). Das Gesicht ist sehr selten betroffen. Der Ausschlag juckt nicht und ist nach ungefähr 2–3 Tagen wieder so schnell verschwunden, wie er gekommen ist. Es sind auch milde Verläufe ohne die klassischen Symptome möglich.

Als **Komplikation** können Fieberkrämpfe auftreten, sehr selten sind Hepatitis und Enzephalopathien.

Diagnostik. Die Diagnose erfolgt anhand des klinischen Bildes, ein Antikörpernachweis und ein Erregernachweis sind möglich, werden aber in der Regel nicht veranlasst.

Therapie. Die Therapie erfolgt symptomatisch und umfasst Bettruhe, viel trinken und Fieber senken.

HP-Praxis

IfSG

Für das Dreitagefieber gibt es keine Einschränkungen durch das Infektionsschutzgesetz, der Heilpraktiker dürfte behandeln. Aufgrund seiner Sorgfaltspflicht sollte er den Kontakt zum Kinderarzt empfehlen, im Sinne einer Ausschlussdiagnostik. Eventuell müssen verschreibungspflichtige Medikamente genommen oder Fieberkrämpfe bewertet und behandelt werden.

Krätze (Skabies)

Definition

Krätze

Krätze ist eine ansteckende parasitäre Hauterkrankung. Der Erreger kommt weltweit vor und Menschen jeden Alters können betroffen sein. Voraussetzung für die Verbreitung ist ein enger Hautkontakt.

Es gibt 2 Erscheinungsformen: die gewöhnliche Krätze und die Borkenkrätze (Scabies crustosa), die v. a. bei immunsupprimierten oder alten Patienten vorkommt.

Abb. 1.6 Dreitagefieber.

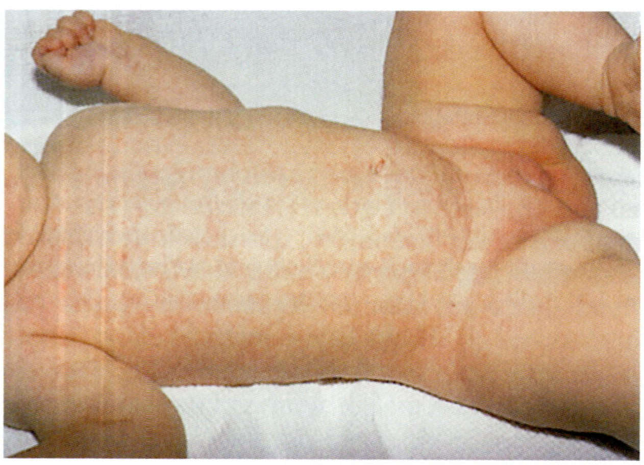

Exanthema subitum. *Abb. aus: Checkliste Pädiatrie. Kerbl R, Kurz R, Roos R, Wessel L, Reiter K, Hrsg. 4. Auflage. Thieme; 2015*

Grundlagen. Die Krätzmilbe Sarcoptes scabiei var. hominis gehört zu den Spinnentieren und ist auf den Menschen spezialisiert.

Weibliche Milben penetrieren die Hornschicht und graben Tunnel, in denen die Eiablage stattfindet. Nach 2–3 Tagen schlüpfen die Larven, die sich an der Hautoberfläche weiterentwickeln. Nach 2–3 Wochen setzt dort die geschlechtliche Vermehrung ein, wobei die männlichen Milben absterben und Weibchen erneut ein Tunnelsystem anlegen und Eier ablegen. Eine einzige befruchtete Milbe reicht schon aus, um einen neuen Zyklus einzuleiten.

Die Infektion erfolgt durch Hautkontakt. Kurze Berührungen, z. B. Händeschütteln, reichen nicht aus, es muss ein intensiverer Kontakt sein (ca. 5–10 min), damit eine Übertragung stattfinden kann. Die **Inkubationszeit** beträgt 2–5 Wochen.

Anamnese. Klassisch ist ein neu auftretender starker Juckreiz, besonders in der Nacht. Da ein enger und längerer Hautkontakt für eine Übertragung nötig ist, sollte die Frage nach Aufenthalten in Gemeinschaftseinrichtungen oder bei Angehörigen mit gleichen Symptomen nicht fehlen.

Symptome. Hauterscheinungen der **gewöhnlichen Krätze** finden sich v. a. dort, wo die Haut dünn ist und höhere Temperaturen zu finden sind. Typische Prädilektionsstellen sind die Interdigitalfalten von Händen und Füßen, aber auch sonstige Körperfalten. In der Regel bleiben Kopf, Fußsohlen und Handflächen ausgespart. Bei Säuglingen und Kleinkindern kann der ganze Körper betroffen sein (▶ **Abb. 1.7**). Die Milbengänge sind als feine, weißliche gewundene Striche (Komma) zu sehen, an deren Ende der Milbenhügel wie ein kleines Bläschen erscheint. Durch eine Immunreaktion auf die Milben entsteht ein Ekzem auch auf der milbenfreien Haut, das den starken Juckreiz verursacht.

Abb. 1.7 Krätze.

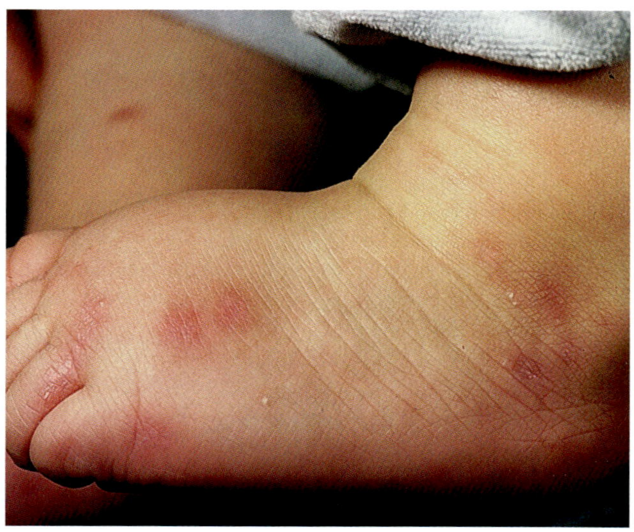

Skabiespapeln an den seitlichen Fußrändern/am Fußrücken (für Säuglinge eine charakteristische Lokalisation). *Abb. aus: Tilgen W, Pföhler C. Ätiologie und Pathogenese. In: Gortner L, Meyer S, Sitzmann F, Hrsg. Duale Reihe Pädiatrie. 5. Auflage. Thieme; 2018*

Eine besonders schwere Form der Krätze, die **Scabies crustosa,** ist gekennzeichnet durch vermehrte Hornhautbildung, Krusten und Borken. Auch Fußsohlen und Handflächen können betroffen sein. Unter den Krusten sind große Massen an Milben zu finden. Sie ist bereits durch Hautschuppen ansteckend. Der typische Juckreiz kann fehlen.

Diagnostik. Die Diagnose kann gesichert werden durch den mikroskopischen Nachweis von Milben und ihren Bestandteilen. Dazu wird Material von der Haut geschabt. Zur Materialgewinnung für die mikroskopische Untersuchung kann auch ein Klebestreifen auf eine entsprechende Hautstelle aufgeklebt und ruckartig abgezogen werden.

Mithilfe eines Dermatoskops wird nach einer milbentypischen Kontur (Winddrachenzeichen) und den lufthaltigen Tunneln gesucht.

Therapie. Die Behandlung der gewöhnlichen Krätze erfolgt mit Cremes oder Emulsionen, der ganze Körper wird damit eingerieben. Permethrin 5 % Creme, Benzylbenzoat 25 %/10 %, Crotamiton 10 % Creme oder 5 % Gel sind gängige Antiskabiosa. Bei heftigeren Verläufen kann eine systemische Therapie mit Ivermectin oral erfolgen.

HP-Praxis

IfSG

Eine Meldepflicht nach IfSG besteht nicht, allerdings eine Benachrichtigungspflicht für die Leiter von Gemeinschaftseinrichtungen nach **§ 36** und **§ 37**.

Für Heilpraktiker besteht ein Behandlungsverbot nach **§ 24**, sie verweisen bei Verdacht an den Hausarzt oder Dermatologen, da verschreibungspflichtige Medikamente eingesetzt werden müssen.

Hand-Fuß-Mund-Krankheit (HFMK)

Definition

Hand-Fuß-Mund-Krankheit

Die Hand-Fuß-Mund-Krankheit ist eine verbreitete virale Infektionskrankheit mit harmlosem Verlauf und typischem Befallsmuster. Sie betrifft überwiegend Kinder unter 10 Jahren.

Grundlagen. Erreger sind Enteroviren der Gruppe A, v. a. Coxsackie A. Die Übertragung findet von Mensch zu Mensch in der Regel oral-fäkal statt. Die **Inkubationszeit** beträgt 3–10 Tage.

Da die Viren auch nach Abklingen der Symptome mit dem Stuhl ausgeschieden werden, sind die Patienten über Wochen infektiös.

Anamnese. Bestand Kontakt zu Patienten mit Entzündungen der Mundschleimhäute oder Hautausschlägen?

Symptome. Die HFMK kann asymptomatisch verlaufen oder zeigt Anfangssymptome wie Fieber und Halsschmerzen. Nach dem Fieberanstieg erscheinen schmerzhafte Veränderungen im Bereich der Mundschleimhaut, an Zunge und Zahnfleisch.

Abb. 1.8 Hand-Fuß-Mund-Krankheit.

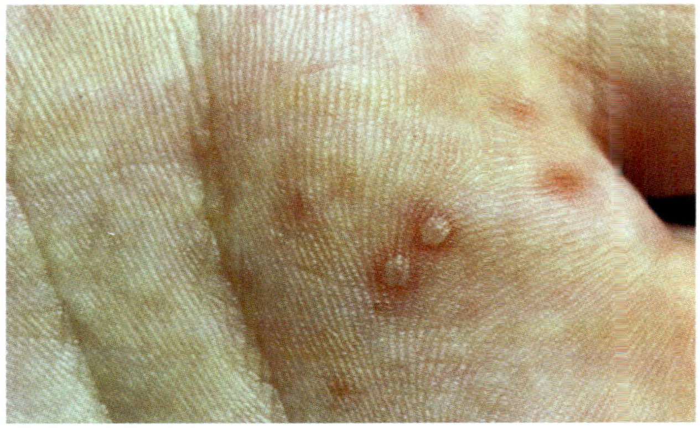

Typischer Ausschlag bei HFMK. *Abb. aus: Schnitzler P, Dörries R. Humane Enteroviren A bis D. In: Hof H, Schlüter D, Dörries R, Hrsg. Duale Reihe Medizinische Mikrobiologie. 7. Auflage. Thieme; 2019*

Dann erscheint ein fleckenförmiger, nichtjuckender Ausschlag v. a. an Handflächen und Fußsohlen (▶ **Abb. 1.8**). Die Krankheit verläuft in der Regel milde.

Atypische Verläufe mit stark juckenden Ausschlägen an anderen Körperregionen und Verlust der Nägel sind selten, ebenso Komplikationen wie Paresen oder eine Meningitis/Enzephalitis.

Diagnostik. In der Regel erfolgt keine Labordiagnostik, da die Diagnose aufgrund des klinischen Bildes sicher gestellt werden kann. Der Nachweis von Enteroviren kann aus Stuhlprobe, Rachenabstrich oder Bläscheninhalt erfolgen, auch ein PCR-Schnelltest ist möglich.

Therapie. Eine ursächliche Behandlung ist nicht möglich, den Patienten geht es meist nach 5 Tagen deutlich besser. Wichtig ist eine angemessene Hygienestrategie, vor allem die Händehygiene.

HP-Praxis

IfSG

Es besteht keine Meldepflicht für Krankheit oder Erreger nach IfSG. Für einen Wiedereintritt in eine Gemeinschaftseinrichtung ist kein ärztliches Attest notwendig.

Läuse

Definition

Läuse

Läuse sind Hautparasiten, die ein typisches Befallsmuster verursachen. Es gibt 3 Arten: die Kopflaus, die Körperlaus und die Schamlaus. Kinder sind in der Regel von Kopflausbefall betroffen.

Grundlagen. Die Kopflaus (▶ **Abb. 1.9**) ist ein kleines flügelloses Insekt, das Haare und Kopfhaut befällt. Oft sind der Hinterkopf und der Bereich hinter den Ohren betroffen. Auffällig sind

Abb. 1.9 Läuse.

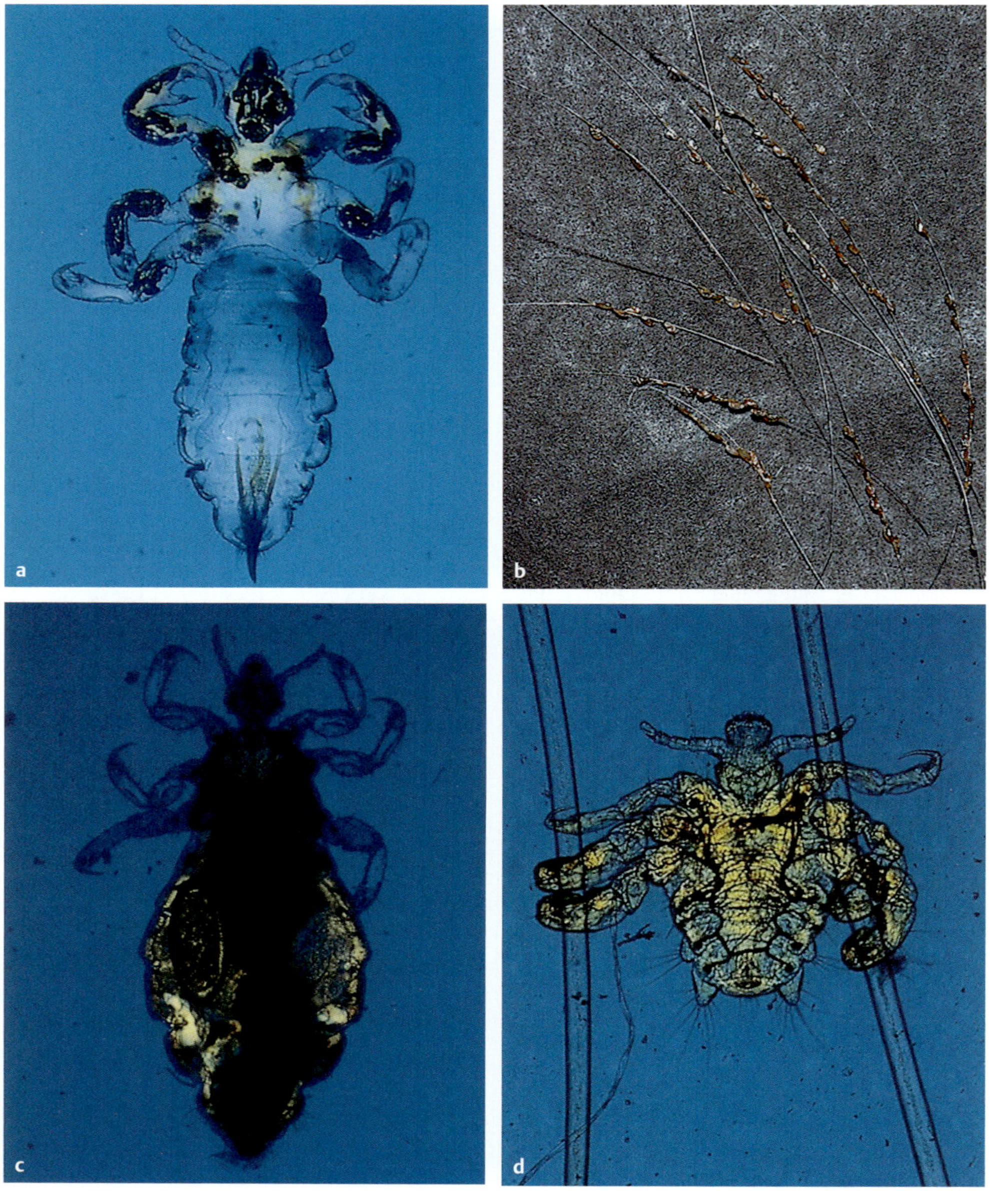

a Kopflaus.
b Nissen von Kopfläusen an den Haarschäften.
c Kleiderlaus.
d Filzlaus.
Abb. aus: Fischer M. Pediculosis capitis. In: Moll I, Hrsg. Duale Reihe Dermatologie. 8. Auflage. Thieme; 2016

die Nissen, glänzende gräuliche Eier, die ca. 1 cm von der Kopfhaut entfernt an den Haaren haften.

Läuse ernähren sich von Blut und durch die Verunreinigung der Wunde mit Speichelsekreten entsteht der typische Juckreiz.

Der Entwicklungszyklus erfolgt von der Nisse über die Larve zur adulten Laus. Vom Ei bis zur ersten Eiablage dauert dieser Zyklus ca. 3 Wochen. Ein Befall hat nichts mit mangelnder Hygiene zu tun, sondern entsteht durch enge Kontakte oder gemeinsame Nutzung von Haarbürsten oder Mützen. Besonders häufig sind Mädchen betroffen.

Anamnese. Kinder fallen auf, weil sie sich den Kopf kratzen oder kleine (Kratz-)Ekzeme im Nacken entwickeln. Oft sind ganze Schulklassen betroffen, es gibt entsprechende Warnungen.

Symptome. Durch die Stiche der Läuse entstehen Papeln und Juckreiz. Bakterielle Superinfektionen führen zu einer Ekzembildung besonders im Bereich des Hinterkopfes und hinter den Ohren. Die zuständigen Lymphknoten können geschwollen sein.

Diagnostik. Bei Verdacht auf Läusebefall wird das nasse Haar systematisch mit einem Nissenkamm Strähne für Strähne ausgekämmt. Dabei können zwar selten Läuse gefunden werden, aber die entwicklungsfähigen Eier an den Haaren in der Nähe der Kopfhaut.

Therapie. Zur Behandlung eignen sich Shampoos oder Cremes mit Inhaltsstoffen wie Permethrin, Pyrethrum, Allethrin und Dimeticon. Hier berät der Arzt oder Apotheker. Nach 8–9 Tagen sollte die Behandlung wiederholt werden. Besonders wirkungsvoll ist das „nasse Auskämmen“ an den Tagen 1, 5, 9, 13. Am Tag 17 sollte noch einmal eine Kontrolle erfolgen.

HP-Praxis

IfSG

In den meisten Fällen erfolgen Diagnostik und Behandlung im häuslichen Umfeld. Gemeinschaftseinrichtungen müssen informiert werden, die Leitenden haben entsprechende Pflichten nach **§ 34** IfSG (Gemeinschaftseinrichtungen dürfen nicht betreten werden). Da die Verlausung dort erwähnt ist, sollte der HP nicht tätig werden, sondern an einen Arzt verweisen.

Masern

Definition

Masern

Die Masern sind eine viral bedingte, systemische Infektionskrankheit mit zweiphasigem Krankheitsverlauf und typischem Exanthem. Die Masern sollen durch Impfkampagnen weltweit ausgerottet werden.

Grundlagen. Das Masernvirus ist ein RNA-Virus und gehört zur Gattung der Morbilliviren (Paramyxoviren). Es ist hochkontagiös und wird durch Tröpfchen, aerogen (fliegende Infektion) oder Kontakt mit infektiösem Rachen- oder Nasensekret übertragen. Die **Inkubationszeit** beträgt im Mittel 10–14 Tage, selten 21 Tage.

Anamnese. Die Frage nach dem Impfstatus (Grundimmunisierung und Auffrischungsimpfung) ist richtungsweisend. Das Masernvirus löst bei über 95 % der ungeschützten Infizierten klinische Erscheinungen aus.

Symptome. Die Masern beginnen mit einem katarrhalischen **Prodromalstadium** mit Fieber, Husten, Schnupfen und Bindehautentzündung.

Merke

Die 3 V bei Masern

1. **V**erheult
2. **V**errotzt
3. **V**erquollen

Zu diesem Zeitpunkt finden sich im Bereich der Mundschleimhaut kalkspritzerartige weiße Flecken, die Koplik-Flecken.

Abb. 1.10 Masern.

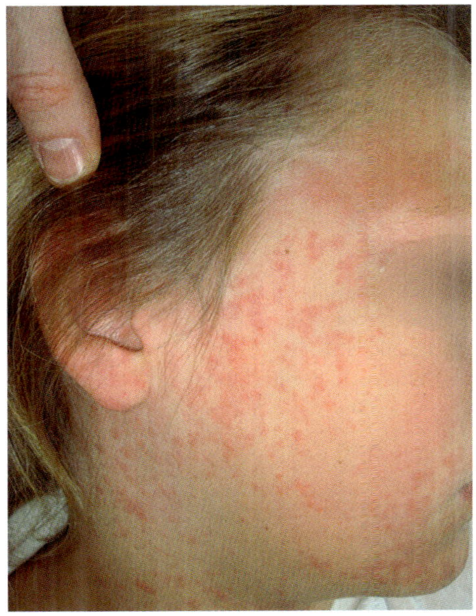

Masernexanthem. *Abb. aus: Höger P. Klinik. In: Plettenberg A, Meigel W, Schöfer H, Hrsg. Infektionskrankheiten der Haut. 3. Auflage. Thieme; 2010*

Das **Exanthemstadium** ist charakterisiert durch einen erneuten Fieberanstieg auf 39–40 °C. Das typische makulopapulöse Masernexanthem, bräunlich rot konfluierend, erscheint ca. 2–4 Tage nach den ersten Symptomen. Es beginnt im Gesichtsbereich und hinter den Ohren (► **Abb. 1.10**) und breitet sich dann weiter aus. Handflächen und Fußsohlen bleiben ausgespart.

Im **Rekonvaleszenzstadium** kommt es zu einem Abblassen des Exanthems und feiner Abschuppung. Diese Phase dauert etwa 2 Wochen. Die **Ansteckungszeit** dauert bis zu 4 Tage nach Exanthemausbruch.

Gefürchtet sind **Komplikationen**, die sich aus dem reduzierten Immunstatus durch die Infektion ergeben. Dazu gehören Otitis media, Bronchitis, Pneumonie, aber auch die akute postinfektiöse Enzephalitis. Eine sehr seltene **Spätkomplikation**, 6–8 Jahre nach durchgemachter Maserninfektion, ist die subakute sklerosierende Panenzephalitis mit infauster Prognose.

Diagnostik. Die Diagnose erfolgt über den Virusgenomnachweis durch Proben per Rachenabstrich oder Urin (RT-PCR und nachfolgende Genotypisierung). IgG Antikörper sind ab dem 7. Tag nach Exanthem lebenslang nachweisbar.

Therapie. Eine Therapie erfolgt symptomatisch und umfasst Fiebersenkung und Antibiotikagabe bei bakteriellen Superinfektionen. In Bezug auf die Masern ist die Schutzimpfung als Präventionsmaßnahme Mittel der Wahl. Masernimpfstoff ist ein Lebendimpfstoff und wird in Kombination mit Mumps, Röteln und Varizellen verabreicht. Die erste MMR-Impfung erfolgt im Alter von 11–14 Monaten, die zweite im Alter von 15–23 Monaten. Für Erwachsene mit unklarem Impfstatus ist eine einmalige Standardimpfung vorgesehen.

Seit März 2020 gilt die Pflicht zum Nachweis von Impfungen gegen Masern für alle nach 1970 geborene Personen, die in medizinischen Einrichtungen, Laboren mit infektiösem Material, Pflegeeinrichtungen, Gemeinschaftseinrichtungen (**§ 33** IfSG, Einrichtungen gemäß **§ 36** IfSG) sowie Fach-, Berufs- und Hochschulen arbeiten. Außerdem auch für Kinder, die in einer dieser Einrichtungen betreut werden sowie für den Besuch der Schule.

HP-Praxis

IfSG

- namentliche Meldepflicht, § 6
- Behandlungsverbot, § 24
- Labormeldepflicht, § 7
- Verbot, Gemeinschaftseinrichtungen zu betreten, § 34

Meningokokken-Meningitis und Sepsis

Definition

Meningokokken-Meningitis/-Sepsis

Die invasive Meningokokken-Infektion ist eine bakterielle, lebensbedrohliche Entzündung von Hirnhaut und Rückenmarkshaut. Besonders gefährdet sind Kleinkinder und Jugendliche. Auch septische Verläufe sind möglich.

Grundlagen. Der Erreger Neisseria meningitidis kommt weltweit vor. Er findet sich in den Schleimhäuten von Nasen- und Rachen-Raum und wird durch Tröpfcheninfektion übertragen. Es gibt unterschiedliche Serotypen, in Europa kommt Typ B häufig vor. Risikogebiete sind der Nahe und Mittlere Osten sowie Ost- und Westafrika. Die **Inkubationszeit** beträgt 3–4 Tage, seltener 2–10 Tage.

Anamnese. Wie ist der Impfstatus? Reiseanamnese, beruflicher Hintergrund wie Entwicklungshelfer oder Arbeit in Flüchtlingslagern?

Symptome. Die Infektionskrankheit beginnt mit hohem Fieber, starken Kopfschmerzen, die immer stärker werden. Dann entwickeln sich die typischen Meningitiszeichen mit Erbrechen, Nackensteifigkeit, das Brudzinski- und Kernig-Zeichen sind positiv (▶ **Abb. 1.11**). Bei Säuglingen und Kleinkindern kann die Nackensteifigkeit fehlen, sie haben als Hirndruckzeichen eine vorgewölbte und harte Fontanelle. Es gibt auch Verläufe mit einer erhöhten Schläfrigkeit und Krämpfen.

Abb. 1.11 Brudzinski-Zeichen.

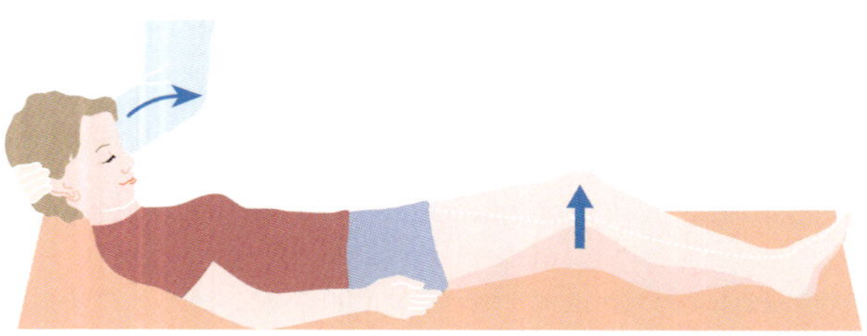

Brudzinski-Zeichen positiv: Bei Vorbeugen des Kopfes werden reflektorisch die Knie gebeugt. *Abb. aus: Urban P. Brudzinski-Nackenzeichen. In: Urban P, Hrsg. Klinisch-neurologische Untersuchungstechniken. 3. Auflage. Thieme; 2021*

Akute **Komplikationen** sind **Sepsis** und septischer Schock (Waterhouse-Friderichsen-Syndrom), seltener Entzündungen von Herz, Lunge und Knochenmark.

Chronische Schäden sind Hirnnervenlähmungen, Krampfanfälle, Taubheit und bei septischen Verläufen Nekrosen und Gangräne u. a. an den Gliedmaßen.

Diagnose. Erregernachweis im Liquor, Antikörpernachweis.

Therapie. Schneller Beginn einer Antibiotikatherapie mit Penizillin, Rifampicin, Ciprofloxacin oder Ceftriaxon. Wichtig ist auch die Chemoprophylaxe für Kontaktpersonen.

Eine Schutzimpfung ist möglich gegen die Serotypen B und C, gegen A, C, W, Y gibt es eine Vierfachimpfung.

HP-Praxis

IfSG

- namentliche Meldepflicht, § 6
- Behandlungsverbot, § 24
- Labormeldepflicht, § 7
- Verbot, Gemeinschaftseinrichtungen zu betreten, § 34
- Wichtig sind eine frühe Verdachtsdiagnose, die Antibiotikagabe und die Krankenhauseinweisung.

Mononukleose/Pfeiffer'sches Drüsenfieber

Definition

Mononukleose/Pfeiffer'sches Drüsenfieber

Mononukleose ist eine virale Infektionskrankheit mit asymptomatischem oder grippalem Verlauf und einer schmerzlosen Lymphknotenschwellung.

Grundlagen. Der Erreger, das Epstein-Barr-Virus, ist ein humanes Herpesvirus (EBV Typ 4 oder auch HHV-4). Die Übertragung erfolgt in der Regel durch Speichel über Mund-zu-Mund-Kontakt. Im englischsprachigen Raum wird die Mononukleose als „Kissing Desease“ bezeichnet, im deutschsprachigen Raum hat sich die Bezeichnung „Pfeiffer'sches Drüsenfieber“ durchgesetzt.

Die Lymphknotenschwellung kann generalisiert sein, betrifft aber hauptsächlich den Kopf- Hals-Bereich. Die **Inkubationszeit** beträgt 10–50 Tage.

Der Erreger vermehrt sich das erste Mal im Nasen-Rachen-Raum und infiziert dann die B-Lymphozyten. Die meisten dieser infizierten Lymphozyten werden zerstört. Eine kleine Anzahl kann im Organismus lebenslang persistieren und immer wieder über den Speichel abgeben werden. Sehr ansteckend sind frisch Infizierte oder Menschen nach gerade durchgemachter Infektion.

Anamnese. Sind in der Kindergruppe oder dem Kindergarten Fälle von Fieber und Lymphknotenschwellungen bekannt? Gab es im Teenageralter einen ersten Kusskontakt?

Abb. 1.12 Tonsillopharyngitis bei infektiöser Mononukleose.

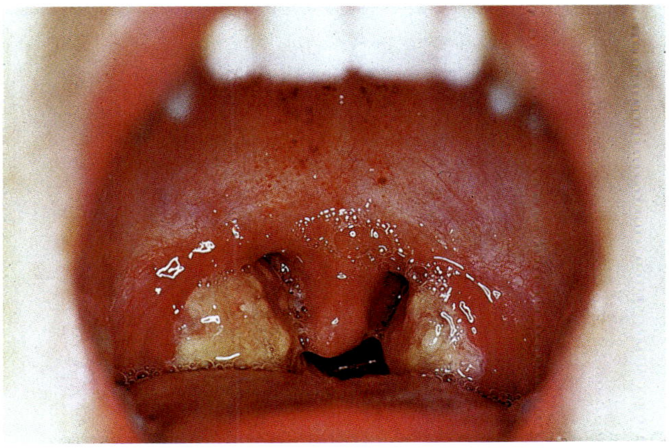

Intensive Schwellung und Rötung der Tonsillen mit grauweißen bis gelbgräulichen dicken, nicht auf die Umgebung übergreifenden Belägen. Im Bereich des weichen Gaumens und der Uvula Rötung der Schleimhaut, oft mit Petechien. *Abb. aus: Gärtner B, Scholz H. Infektiöse Mononukleose. In: Gortner L, Meyer S, Hrsg. Duale Reihe Pädiatrie. 5. Auflage. Thieme; 2018*

Abb. 1.13 Mumps.

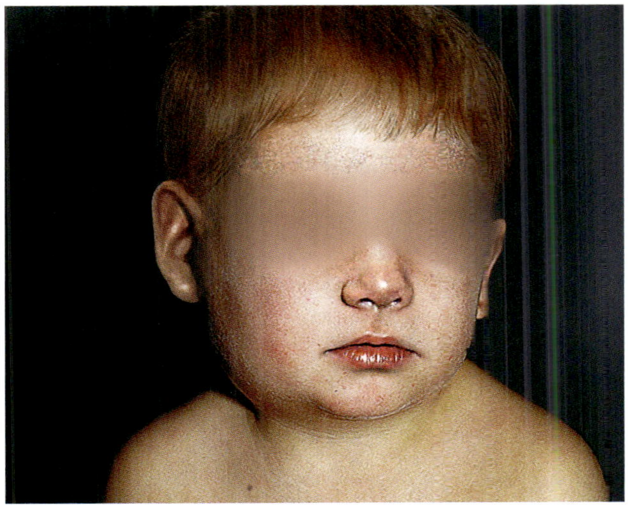

Mumps beginnt meist einseitig mit einer unscharf abgegrenzten, schmerzhaften Schwellung vor und unter dem Ohr. *Abb. aus: Gärtner B, Scholz H. Mumps. In: Gortner L, Meyer S, Hrsg. Duale Reihe Pädiatrie. 5. Auflage. Thieme; 2018*

Symptome. Im Kleinkindalter oft asymptomatisch, sonst eine Trias aus Fieber, Tonsillitis/Pharyngitis und Lymphknotenschwellung. Bei der Inspektion des Rachens zeigen sich weißlich-bräunliche Beläge, die auf die Tonsillen beschränkt sind (▸ **Abb. 1.12**).

Das Fieber kann unter Umständen hoch sein, komplizierte Verläufe mit Hautausschlägen, Leber- und Milzschwellung, Meningoenzephalitis und Myokarditis sind eher selten. Bei älteren Patienten kann es über Wochen zu Erschöpfungserscheinungen kommen.

Diagnostik. Die Diagnose erfolgt über die Anamnese und das klinische Bild, beweisend ist der Nachweis von EBV-spezifischen Antikörpern. Im Blutbild zeigt sich eine absolute bis relative Lymphozytose mit atypischen Lymphozyten, den „Pfeifferzellen“ (T-Lymphozyten), die die befallenen B-Lymphozyten zerstören. Erythrozyten und Thrombozyten sind normal vorhanden.

Therapie. Die Therapie ist symptomatisch. Schwere Verläufe gibt es bei immunsupprimierten Patienten.

HP-Praxis/Prüfung

IfSG

Die Mononukleose ist nicht im IfSG aufgelistet, der Heilpraktiker darf behandeln.
Im Rahmen seiner Sorgfaltspflicht wegen möglicher Komplikationen (es kann sich z. B. eine Riesenmilz entwickeln), sollte er empfehlen, einen Arzt aufzusuchen.

Mumps (Parotis epidemica)

Definition

Mumps

Mumps ist eine virale Infektionskrankheit, die weltweit vorkommt und jedes Alter betreffen kann. Im Volksmund wird Mumps als „Ziegenpeter“ bezeichnet.

Grundlagen. Das Mumps-Virus mit unterschiedlichen Genotypen gehört zu den Paramyxoviren, ist hochkontagiös, wird über Speichel- und Tröpfchen übertragen und hinterlässt eine lebenslange Immunität. Die **Inkubationszeit** beträgt in der Regel 16–18 Tage.

Anamnese. Ausbrüche kommen bei jungen Erwachsenen und Jugendlichen in Bildungseinrichtungen und Sportvereinen vor, Ohrenschmerzen und Kauschmerz mit der typischen Schwellung als Leitsymptomen.

Symptome. In etwa 35 % der Infektionen verlaufen klinisch stumm oder asymptomatisch. **Leitsymptom** ist die meist beidseitige schmerzhafte Schwellung der Ohrspeicheldrüse (▸ **Abb. 1.13**). Die Schwellung kann so heftig sein, dass beide Ohrläppchen abstehen („Ziegenpeter“). Dieses Symptom kann 3–8 Tage andauern und verursacht Schmerzen beim Kauen. Auch die sublingualen und submandibulären Speicheldrüsen können betroffen sein. Oft geht ein **Prodromalstadium** mit Fieber, Kopf- und Muskelschmerzen den Speicheldrüsenschwellungen voraus.

Komplikationen sind eine Orchitis, die zur Sterilität führen kann, und ZNS-Beteiligungen wie eine Meningitis. Sehr selten entwickelt sich eine Meningoenzephalitis mit ernster Prognose

Auch die Bauchspeicheldrüse kann betroffen sein, ca. 4% der Erkrankten haben eine Pankreatitis.

Da Mumps auch zu Taubheit führen kann, sollte im Anschluss an die Infektion eine Untersuchung durch den HNO-Arzt erfolgen.

Diagnostik. Die Diagnostik erfolgt über das klinische Bild, den Erregernachweis (PCR) und Antikörper.

Therapie. Eine Therapie ist nur symptomatisch möglich oder entsprechend den Organkomplikationen. Der beste Schutz ist eine Zweifachimpfung in Kombination mit Masern, Röteln und Varizellen.

Merke

Impfdurchbrüche

Im Zusammenhang mit Mumps gibt es „Impfdurchbrüche", d. h., trotz der Impfung können Erkrankungen auftreten.

Erwachsene ohne Impfschutz sollten sich impfen lassen, wenn sie in Bereichen mit hohem Risiko (Gemeinschaftseinrichtungen, Gesundheitsdienst, Bildungseinrichtungen etc.) arbeiten oder Kontakt zu einem Erkrankten hatten.

HP-Praxis

IfSG

- namentliche Meldepflicht, § 6
- Labormeldepflicht, § 7
- Behandlungsverbot, § 24
- Verbot, Gemeinschaftseinrichtungen zu betreten, § 34

Oxyuriasis (Enterobiasis, Madenwurmbefall)

Definition

Oxyuriasis

Madenwürmer sind Darmparasiten, die v. a. bei kleineren Kindern verbreitet sind. Durch Kratzen und Verteilen der Eier kommt es zu Infektionsketten.

Grundlagen. Der Erreger, Enterobius vermicularis, hat einen sehr einfachen und effektiven Entwicklungszyklus (▶ **Abb. 1.14**): Die Aufnahme der entwicklungsfähigen Eier erfolgt oral, im Magen wird die Hülle des Eies aufgeweicht und die Larve schlüpft im Dünndarm. Hier findet die Befruchtung statt. Nach der Wanderung in den Dickdarm sterben die Männchen ab und die Weibchen gelangen aktiv in den Analkanal und zum After, wo sie nachts ihre Eier ablegen. Dies verursacht starken Juckreiz. Durch Kratzen gelangen die Eier über die Hände in den Mund (Autoinfek-

Abb. 1.14 Entwicklungszyklus von Enterobius vermicularis.

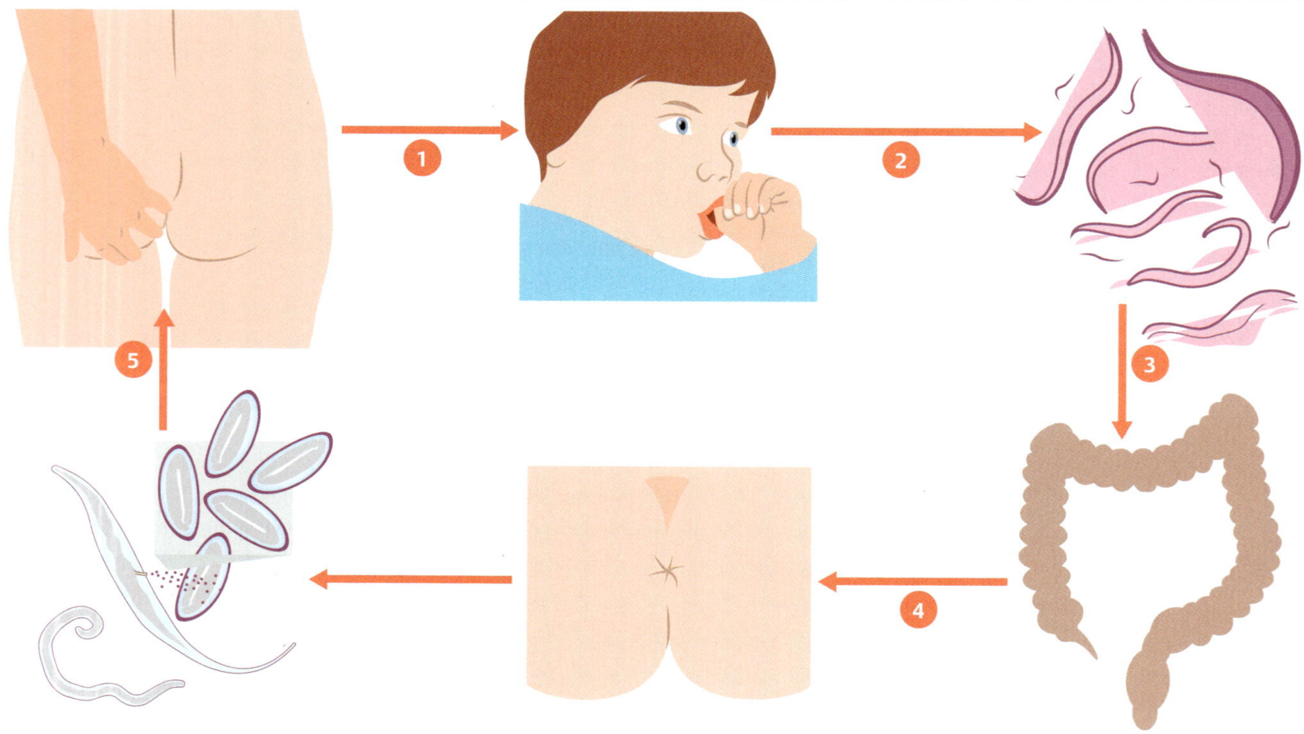

Die Wurmeier können u. a. durch Daumenlutschen in den Körper gelangen (1). Die Larven schlüpfen im Dünndarm (2) und wandern in den Dickdarm (3); dort findet die Entwicklung zu erwachsenen Würmern statt. Die weiblichen erwachsenen Würmer wandern nachts zur Analregion (4), um dort Eier abzulegen. Dies geht mit starkem Juckreiz einher (5): Die Patienten kratzen sich, wodurch Wurmeier unter die Nägel geraten. *Abb. aus: I care Krankheitslehre. 2. Auflage. Thieme; 2020 (Nach: Groß U. Pathogenese. In: Groß U, Hrsg. Kurzlehrbuch Medizinische Mikrobiologie und Infektiologie. 3. Auflage. Thieme; 2013)*

tion) oder die Larven wandern durch den Anus zurück (retrograde Infektion).

Die **Inkubationszeit** beträgt in der Regel 2–3 Wochen, die Übertragung erfolgt oral-fäkal. Menschen sind die einzigen Wirte der Madenwürmer.

Anamnese. Richtungsweisend ist der starke nächtliche Juckreiz anal und/oder vaginal.

Symptome. Typisch und häufig ist auch das einzige Symptom der nächtliche, z.T. extreme Juckreiz und damit verbunden eine gestörte Nachtruhe, die zu Tagesmüdigkeit und Konzentrationsstörungen führen kann.

Kinder, die schon trocken waren, nässen plötzlich wieder ein. Bauchschmerzen und Durchfall können auftreten. An den Kratzstellen kann es zu einer bakteriellen Superinfektion kommen, Analekzeme, aber auch Abszesse können sich entwickeln. Selten kommt es zu Befallsmustern in Vagina, Harnblase, Niere und Bauchfell.

Diagnostik. Wurmeier können mikroskopisch diagnostiziert werden. Eine einfache Methode ist der „Abklatschtest mit Klebefilm“, bei dem morgens ein Streifen Klebeband mehrfach gegen die gespreizte Analregion gepresst wird. Das Spreizen ist wichtig, weil die Eier in den Analfalten kleben. Die Würmer können im Stuhl mit bloßem Auge zu sehen sein.

Therapie. Antihelminthika (Wurmmittel) geben und Hygieneregeln einhalten: gründliches Händewaschen nach jedem Stuhlgang und vor dem Essen, Fingernägel kurz halten, Bettwäsche täglich wechseln und bei mindestens 60 °C waschen. Spielsachen heiß abwaschen, die Unterwäsche sofort morgens wechseln.

Familienangehörige sollten mitbehandelt werden, um einen Pingpong-Effekt zu verhindern.

HP-Praxis

IfSG

Es gibt keine Meldepflichten oder Behandlungsverbote. Da die Wurmmittel verschreibungspflichtig sind, sollte ein Arzt aufgesucht werden.

Pertussis (Keuchhusten)

Definition

Pertussis

Keuchhusten ist eine bakterielle Atemwegserkrankung, die jedes Alter betreffen kann. Bei Neugeborenen und Säuglingen ist Keuchhusten eine der häufigsten infektiösen Todesursachen. Es entsteht keine lebenslange Immunität nach Impfung oder durchgemachter Krankheit.

Grundlagen. Der Erreger ist Bordetella pertussis, ein gramnegatives Stäbchen mit der Fähigkeit, unterschiedliche Toxine zu bilden. Diese zerstören die Mukosa der Atemwegsschleimhäute und setzen die Abwehrkräfte herab. Die Übertragung erfolgt durch Tröpfchen. Die **Inkubationszeit** beträgt meist 9–10 Tage, seltener 7–21 Tage.

Anamnese. Typisch sind anhaltende und schwere Hustenattacken. Bei Säuglingen < 3 Monaten können Atemnot und Apnoephasen auftreten. Erwachsene haben oft einen anhaltenden Reizhusten. Auch die Frage nach Keuchhustenfällen in der Umgebung sollte gestellt werden.

Symptome. Typisch sind stakkatoartige Hustenanfälle mit inspiratorischem Stridor. Die Krankheit verläuft in **3 Stadien** (▶ **Abb. 1.15**):

1. **Stadium catarrhale**: über 1–2 Wochen mit erkältungsähnlichen Symptomen und einem mäßigen Fieber. Der Husten ist uncharakteristisch, wird aber zunehmend krampfartiger. In dieser Phase besteht die höchste Ansteckungsgefahr.
2. **Stadium convulsivum**: über 4–6 Wochen mit anfallsweisen, stakkatoartigen Hustenstößen. Im Anschluss an diese heftigen, mit Atemnot einhergehenden Hustenattacken entsteht ein juchzender oder keuchender Laut bei der Inspiration. Entweder wird zäher Schleim abgesondert oder es kommt zum Erbrechen. Diese Hustenattacken können zahlreich auftreten. Durch die enormen Hustenstöße kann es zu Nasenbluten, Einblutungen im Auge, sogar zu Rippenbrüchen kommen.
3. **Stadium decrementi**: In den letzten 2–3 Wochen werden die Hustenattacken immer schwächer. Ein „Erinnerungshusten“ kann auch nach Monaten auftreten.

! Cave

Säuglinge

Für Säuglinge ist Keuchhusten gefährlich: Der typische Husten fehlt, es kommt zu Atemaussetzern und Erstickungsanfällen. Erkältungssymptome bei Säuglingen sollten immer ärztlich abgeklärt werden.

Diagnostik. PCR-Test des Nasen-Rachen-Sekrets, Antikörper nach 2–4 Wochen nach der Ansteckung.

Abb. 1.15 Stadien des Keuchhustens.

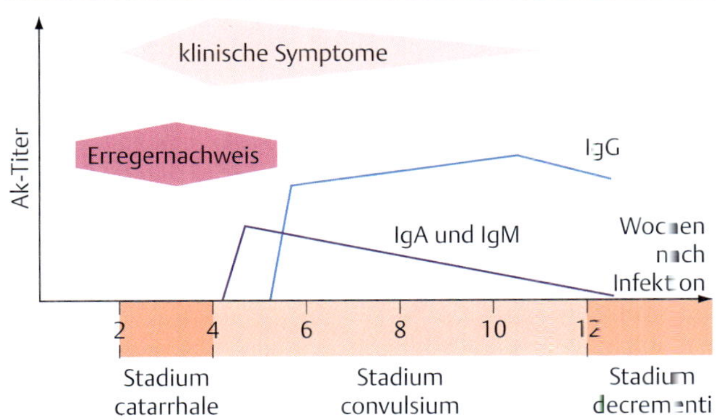

Abb. aus: Groß U. Klinik. In: Groß U, Hrsg. Kurzlehrbuch Medizinische Mikrobiologie und Infektiologie. 3. Auflage. Thieme; 2013

Therapie. Makrolidantibiotika über 5 Tage, sofortige Antibiotikaprophylaxe bei Exposition ungeimpfter Säuglinge. Prophylaxe durch Impfung ab dem 3. Lebensmonat.

> *HP-Praxis*
>
> **IfSG**
>
> - namentliche Meldepflicht, § 6
> - Behandlungsverbot, § 24
> - Labormeldepflicht, § 7

Poliomyelitis (Kinderlähmung)

> *Definition*
>
> **Poliomyelitis**
>
> Poliomyelitis ist eine virale Erkrankung, die zu Lähmungen (Arme, Beine, Atmung) führen kann und die in den Zeiten vor der Impfung sehr verbreitet war. Die Infektion erfolgte häufig schon im Kindesalter, deshalb der Begriff „Kinderlähmung".

Grundlagen. Polioviren sind Enteroviren der Familie der Picornaviridae, die sich massiv in den Darmepithelien vermehren und mit dem Stuhl ausgeschieden werden. Die Ansteckung erfolgt oral-fäkal und wird durch schlechte hygienische Verhältnisse begünstigt. Die **Inkubationszeit** beträgt 7–14 Tage, seltener 3–35 Tage.

Anamnese. Die Frage nach dem Impfstatus ist wichtig. Gab es Aufenthalte in Afrika, Pakistan oder Afghanistan? Auch schlaffe Lähmungen bei fehlendem/unklaren Impfstatus sind richtungsweisend.

Symptome. Das **Prodromalstadium** geht mit Symptomen einher wie Fieber, Halsschmerzen, Kopf- und Gliederschmerzen, Übelkeit und anderen gastroenteritischen Beschwerden. Dieses Stadium dauert in etwa 1–3 Tage und in über 90 % der Fälle ist die Krankheit danach überwunden.

Nach einem symptomfreien **Latenzstadium** von 3–4 Tagen kommt es zum meningitischen oder präparalytischem Stadium. Dieses ist gekennzeichnet durch einen erneuten Fieberanstieg (Dromedarfieberkurve) und Symptomen der Meningitis.

Der Übergang in das **paralytische Stadium** erfolgt fließend. Die schlaffen Lähmungen gehen mit starken Schmerzen einher und betreffen häufig die unteren Extremitäten.

Im **Reparationsstadium** bilden sich ca. 50 % der Lähmungen langsam, über Monate, zurück.

Akute Komplikationen sind Atemlähmung, Halbseitenlähmung und Bewusstseinstrübung, Seh- und Schluckstörungen. **Chronische Komplikationen** betreffen Gelenke und Knochenwachstum.

Diagnostik. Der Erreger kann in Stuhlproben, Rachenabstrichen und Liquor nachgewiesen werden. Eine Schnelldiagnostik kann mittels Enterovirus-PCR erfolgen.

Therapie. Die Therapie kann nur symptomatisch erfolgen, nach überstandener Infektion sind orthopädische und physiotherapeutische Behandlungen über einen langen Zeitraum wichtig.

Zur Prävention wird ein parenteraler Totimpfstoff eingesetzt, eine Kombination mit Pertussis ist möglich. Die Grundimmunisierung sollte zu Beginn des 2. Lebensjahres abgeschlossen sein. Im Alter zwischen 9 und 17 Jahren sollte eine Auffrischungsimpfung erfolgen.

> *HP-Praxis*
>
> **IfSG**
>
> - namentliche Meldepflicht, § 6
> - Behandlungsverbot, § 24
> - Labormeldepflicht, § 7
> - Verbot, Gemeinschaftseinrichtungen zu betreten, § 34
> - Ausscheiderstatus, § 2

Ringelröteln (Erythema infectiosum)

> *Definition*
>
> **Ringelröteln**
>
> Es handelt sich um eine virale Erkrankung mit vorübergehender Zerstörung erythropoetischer Zellen im Knochenmark, einer Anämie und einem typischen Erythem.

Grundlagen. Erreger der Ringelröteln ist das Parvovirus B19, häufig sind Schulkinder betroffen. Die Infektion erfolgt in der Regel durch Tröpfchen, ist aber auch parenteral und diaplazentar möglich. Die **Inkubationszeit** beträgt 6–18 Tage. Die Ansteckungsgefahr ist in den ersten 4–10 Tagen nach der Infektion am größten.

Die Erkrankung verläuft bei immunkompetenten Kindern harmlos, gefährdet sind Schwangere und Vorerkrankte, besonders bei Störungen der Blutzellenreihe (v. a. Anämien) und chronischen Entzündungen.

Anamnese. Das Alter (Schulkind), Aufenthalt in Gemeinschaftseinrichtungen und das girlanden- oder ringförmige Erythem können Hinweise geben (▶ **Abb. 1.16**).

Symptome. Bei Kindern verläuft ca. ein Drittel der Infektionen asymptomatisch. Es kann ein grippales **Prodromalstadium** geben mit Fieber, Kopfschmerzen und Durchfällen.

Das **Exanthemstadium** beginnt mit einem schmetterlingsförmigen Erythem im Gesicht. Dann entwickelt sich das girlanden- oder ringelförmige makulopapulöse Exanthem, das einen periodischen Wechsel von Abblassen und Neuentstehen zeigt. Die Dauer der Hauterscheinungen überschreitet selten 10 Tage.

Begleitend kann es zu Petechien im Hand- und Fußbereich kommen, auch Gelenkentzündungen sind möglich.

Komplikationen können bei Schwangeren auftreten. Besonders im ersten und zweiten Trimenon kann es zum Fruchttod kommen. Auch immunsupprimierte Patienten mit chronischer Anämie sind gefährdet.

Diagnostik. Klinisches Bild, Antikörper und Virus-DNA.

Abb. 1.16 Ringelröteln.

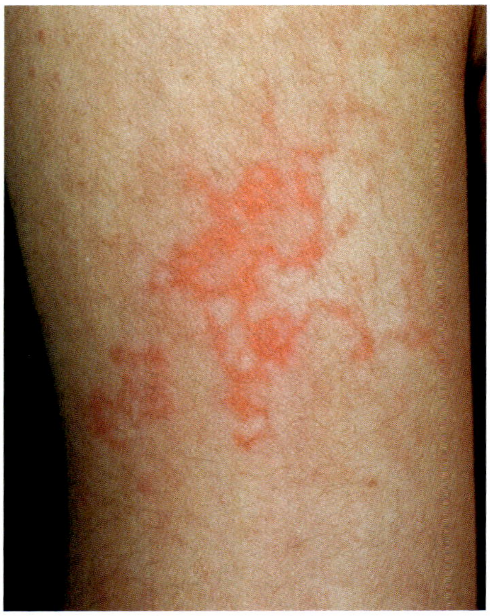

Charakteristisches, girlandenförmiges Exanthem am Oberarm. *Abb. aus: Grimmel M. Erythema infectiosum. In: Moll I, Hrsg. Duale Reihe Dermatologie. 7. Auflage. Thieme; 2010*

Abb. 1.17 Hautausschlag bei Röteln.

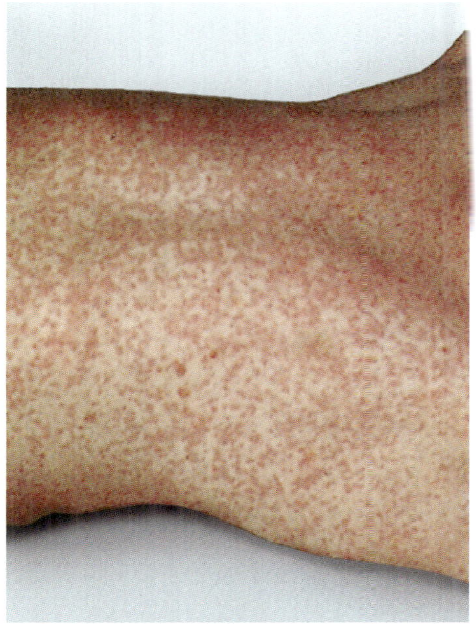

Abb. aus: Gärtner B, Scholz H. Röteln. In: Gortner L, Meyer S, Hrsg. Duale Reihe Pädiatrie. 5. Auflage. Thieme; 2018

Therapie. Bei normalen Verläufen symptomatisch. Bei aplastischer Krise erfolgt die Gabe von Immunglobulinen und Blutkomponenten. Bei einer pränatalen Infektion muss u. U. eine intrauterine Austauschtransfusion erfolgen.

HP-Praxis

IfSG

Es gibt keine Meldepflicht oder Behandlungsverbote für Ringelröteln, allerdings gelten besondere Vorsichtsmaßnahmen und Arbeitsschutzbestimmungen für Schwangere.

Röteln (Rubella)

Definition

Röteln

Virale Infektionskrankheit mit typischem Exanthem. Während sie bei den meisten Infizierten harmlos verläuft, sind Schwangere bzw. Embryos und Feten gefährdet.

Grundlagen. Erreger ist das Rötelnvirus, ein RNA-Virus aus der Gruppe der Togaviren. Die Infektion erfolgt über Tröpfchen und diaplazentar, die **Inkubationszeit** beträgt 2–3 Wochen. Röteln sind eine Woche vor und bis eine Woche nach dem Beginn des Exanthems ansteckend.

Anamnese. Wichtig ist die Frage nach dem Impfstatus und der Möglichkeit einer Schwangerschaft bei unklarem Impfstatus.

Symptome. Die Hälfte der betroffenen Kinder zeigt einen asymptomatischen Verlauf. Die Krankheit beginnt harmlos, oft ohne Fieber.

Das typische makulopapulöse Exanthem beginnt hinter den Ohren und im Gesicht und breitet sich über Hals und Brust aus. Es ist mittelfleckig und konfluiert nicht (▶ **Abb. 1.17**). Die Hauterscheinungen dauern ca. 3 Tage. Typisch ist eine starke Lymphknotenschwellung retroaurikulär. Der Spruch „Röteln kann man im Dunklen diagnostizieren" beschreibt diesen Tastbefund.

Kritisch ist die **Infektion einer Schwangeren** besonders im 1. Trimenon mit schwerwiegenden Organschäden (Gregg-Syndrom). Aber auch im weiteren Verlauf der Schwangerschaft kann es zu Früh- und Totgeburten kommen. Infektionen in der Schwangerschaft werden in Lernmodul 16 „Schwangerschaft und Geburt" näher erklärt.

Diagnostik. Die Diagnose erfolgt über das klinische Bild und den Antikörpernachweis

Therapie. Die Therapie ist symptomatisch. Ein Schutz ist möglich durch Impfung. Diese erfolgt 2-mal als kombinierte Masern-Mumps-Röteln-Impfung und umfasst alle Kinder zwischen 12–15 Monaten und vor Kindergarteneintritt.

Wichtig ist diese Impfung auch für alle Frauen im gebärfähigen Alter, die einen unklaren Impfstatus haben. Ebenso sollten Personen, die in Gemeinschaftseinrichtungen oder medizinischen Einrichtungen (Pädiatrie, Schwangerenbetreuung, Geburtshilfe) arbeiten, 2-mal geimpft werden, falls der Impfstatus unklar ist.

HP-Praxis

IfSG

- namentliche Meldepflicht, § 6
- Behandlungsverbot, § 24
- Labormeldepflicht, § 7
- Verbot, Gemeinschaftseinrichtungen zu betreten, § 34

RS-Virus (Respiratory-Syncytial-Virus, RSV)

Definition

RS-Virus

RSV verursacht akute Erkrankungen der Atemwege. Besonders bei Säuglingen kann es zu schweren Entzündungen der unteren Atemwege kommen.

Grundlagen. Das RS-Virus kommt weltweit vor und hat Ähnlichkeit mit der Influenza in Bezug auf Symptomatik und Saisonabhängigkeit. Eine Infektion kommt häufig im ersten Lebensjahr vor und kann zu Bronchiolitis und Lungenentzündung führen.

Die Übertragung erfolgt durch Tröpfchen, Eintrittspforten sind die Nasenschleimhäute, aber auch die Augenbindehäute. Auch indirekt ist eine Infektion möglich über kontaminierte Gegenstände. Die **Inkubationszeit** beträgt 2–8 Tage. Immunsupprimierte Patienten, Früh- und Neugeborene können das Virus lange ausscheiden und sind ansteckend.

Anamnese. Oft ist diese Infektion die erste Atemwegserkrankung des Säuglings. Hatte das Kind Kontakt zu Menschen mit grippeähnlichen Symptomen?

Symptome. Die Symptome reichen von einem grippalem Infekt der oberen Luftwege bis zu schweren Erkrankungen der unteren Luftwege, dann oft beatmungspflichtig. **Kinder** haben Fieber, Husten, manchmal wie ein Keuchhusten. **Säuglinge** können gefährliche Apnoephasen haben oder schwere Atemnot mit starken, keuchhustenartigen Beschwerden.

Komplikationen sind eine Otitis media (akut) und obstruktive Ventilationsstörungen (chronisch). Gefährdet sind immunsupprimierte Patienten, Menschen mit pulmonalen und kardialen Vorerkrankungen, Früh- und Neugeborene.

Diagnostik. Klinisches Bild und Lebensalter geben wichtige Hinweise. Der direkte Erregernachweis ist durch PCR und Antigennachweis möglich.

Therapie. Die Therapie ist nur symptomatisch möglich; da bakterielle Superinfektionen selten sind, gibt es in der Regel keine Antibiotikagabe. Bei schwerwiegenden Verläufen erfolgen eine stationäre Überwachung und intensivmedizinische Betreuung.

Prävention: Es gibt keinen Impfstoff. Pädiatrische Risikopatienten können durch spezielle monoklonale Antikörper (Palivizumab) passiv immunisiert werden. Ansonsten gelten die üblichen Hygieneregeln wie Abstand, Mundschutz, Händewaschen.

HP-Praxis

IfSG

Es besteht kein Verbot für den Besuch von Gemeinschaftseinrichtungen nach § 34, trotzdem sollten diese während der Zeit der Ansteckungsfähigkeit nicht aufgesucht werden

Scharlach

Definition

Scharlach

Scharlach ist eine bakterielle Infektionskrankheit mit Angina und typischem Hautexanthem.

Grundlagen. Erreger ist Streptococcus pyogenes, ein β-hämolysierender Streptokokke der Gruppe A mit über 80 Serotypen. Eine Immunität entwickelt sich gegen das jeweilige Toxin, deshalb sind mehrfache Erkrankungen möglich.

Die Übertragung erfolgt durch Tröpfchen, selten durch kontaminierte Oberflächen. Der Erreger dringt über den Nasen-Rachen-Raum ein. Der Häufigkeitsgipfel ist zwischen dem 3. und 10. Lebensjahr.

Die **Inkubationszeit** beträgt 2–7 Tage. Die Ansteckungsfähigkeit endet 24 Stunden nach der ersten Antibiotikagabe.

Lerntipps

Infektionskrankheiten mit Exanthem

Die 5 typischen Infektionskrankheiten mit Exanthem meist im Kindesalter sind:
- Scharlach
- Röteln
- Ringelröteln
- Masern
- Windpocken

Anamnese. Es gibt manchmal ein endemisches Vorkommen in Gemeinschaftseinrichtungen. Ein stürmischer Verlauf mit hohem Fieber und Halsschmerzen kann ein Hinweis sein. Selten gibt es gar keine Symptome, sondern nur Hautabschuppungen an den Handinnenflächen, die auf die Scharlacherkrankung hinweisen können.

Symptome. Heftiger und plötzlicher Krankheitsbeginn mit hohem Fieber, Tachykardie, Halsschmerzen, Pharyngitis, eitriger Angina tonsillaris mit Exanthem. Starke Kopfschmerzen, aber auch Bauchschmerzen sind möglich.

Die Zunge ist anfangs weißlich belegt, ab dem 4. Tag erscheint sie tiefrot mit geschwollenen Papillen. Diese Entzündung wird als **Himbeerzunge** oder auch **Erdbeerzunge** bezeichnet (▶ **Abb. 1.18**).

Nach 2–3 Tagen entwickelt sich das typische Scharlachexanthem (▶ **Abb. 1.19**). Es ist in etwa stecknadelkopfgroß, beginnt in Leisten und Achselhöhlen und breitet sich dann in Richtung Hals aus.

Die Wangen erscheinen tiefrot, lediglich das Mund-Kinn-Dreieck erscheint als periorale Blässe. Das Exanthem verschwindet nach ca. spätestens 9 Tagen. Im Anschluss erfolgt eine großlamellige Abschuppung besonders im Bereich der Handinnenflächen und der Fußsohlen.

Abb. 1.18 Himbeerzunge.

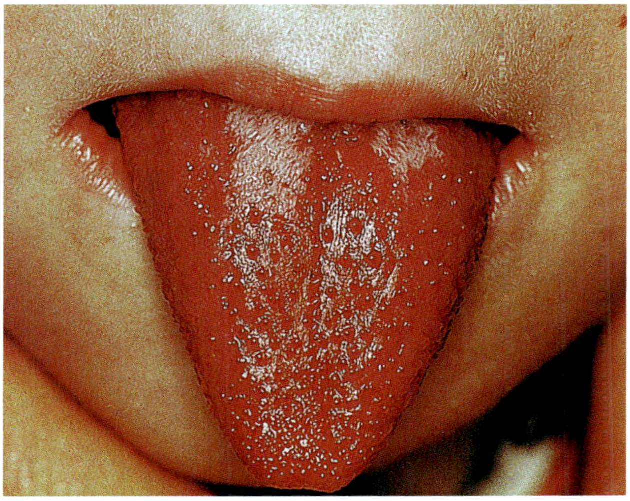

Stärkeres Hervortreten der hochroten, geschwollenen Papillen. *Abb. aus: Handrick W, Huppertz H. Scharlach. In: Gortner L, Meyer S, Hrsg. Duale Reihe Pädiatrie. 5. Auflage. Thieme; 2018*

Abb. 1.19 Scharlachexanthem.

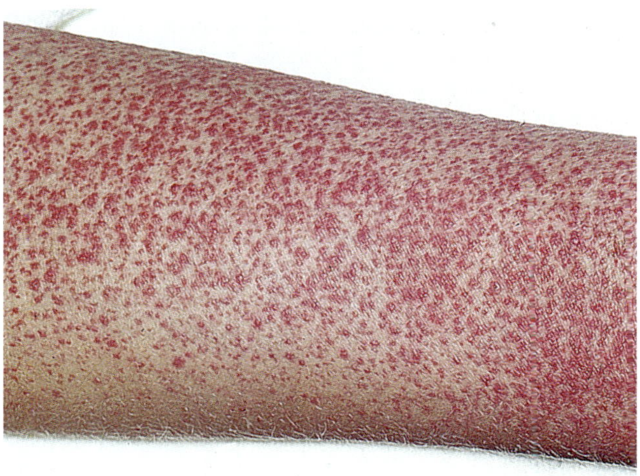

Kleine bis stecknadelkopfgroße, nicht konfluierende, dichtstehende, erst blassrosa, dann hochrote Fleckchen, die das Hautniveau leicht überragen und sich dadurch samtartig anfühlen. *Abb. aus: Handrick W, Huppertz H. Scharlach. In: Gortner L, Meyer S, Hrsg. Duale Reihe Pädiatrie. 5. Auflage. Thieme; 2018*

Merke

Scharlachexanthem

Es juckt nicht und verblasst unter Druck eines Holzspatels. Nach Verblassen des Exanthems schält sich die Haut besonders deutlich an Handinnenflächen und Fußsohlen.
Bei wiederholter Ansteckung kann das Exanthem fehlen!

Zu den **Komplikationen** zählen allergische Reaktionen durch Streptokokken, wie rheumatisches Fieber, rheumatische Karditiden, Glomerulonephritis und Chorea minor. Auch toxische und septische Verläufe sind möglich.

Diagnostik. Antikörpernachweis: Antistreptolysintiter, Erregernachweis durch Antigentest und kulturellen Nachweis von Streptococcus pyogenes.

Therapie. Frühzeitige Antibiotikagabe über einen längeren Zeitraum. Mittel der Wahl sind Penizilline, bei Penizillinallergie Makrolide wie Erythromycin.

HP-Praxis

IfSG

- § 34: Verbot, Gemeinschaftseinrichtungen zu betreten. Wiederzulassung nach Antibiotikagabe und Abklingen der Symptome nach 24 Stunden.
- Für Heilpraktiker besteht ein Behandlungsverbot nach § 24, sie verweisen bei Verdacht weiter zur ärztlichen Diagnose und Antibiotikatherapie.
- Patienten sollten nach überstandener Infektion auf Herzgeräusche untersucht werden, auch eine Urinuntersuchung ist ratsam.

Windpocken (Varizellen)

Definition

Windpocken

Virale Infektionskrankheit des Kindesalters, bei Teilimmunität erkranken 25 % der Erwachsenen im höheren Lebensalter an Herpes zoster.

Grundlage. Erreger ist das Varizella-Zoster-Virus. Die Übertragung erfolgt durch aerogene Tröpfcheninfektion. Windpocken sind infektiös vom ersten Tag vor Auftreten des Exanthems bis zum Verschwinden des Hautschorfes. Die **Inkubationszeit** beträgt 8–28 Tage.

Die Viren persistieren in den Gliazellen der Spinalganglien im Organismus und können im Alter, bei Stress und Erkrankung reaktiviert werden. Der dadurch ausgelöste Herpes zoster beschränkt sich hierbei meist einseitig auf Dermatome meistens im Bereich T3–L3. Die Haut ist dann gerötet, es kommt zu Bläschenbildung, Fieber und Schmerzen.

Komplizierte Verläufe im Kopfbereich sind möglich; mit der Gefahr der Erblindung. Ein generalisierter Zoster bei Immunschwäche ist akut lebensbedrohlich.

Abb. 1.20 Windpocken beim Neugeborenen.

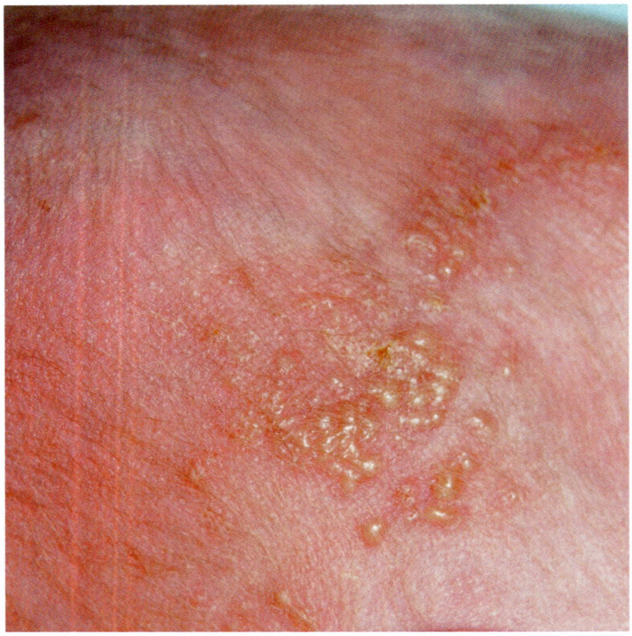

Abb. aus: Jorch G. Leihimmunität, Nestschutz. In: Jorch G, Schlüter D, Hrsg. Fetoneonatale Infektiologie. Thieme; 2017

Anamnese. Die Frage nach dem Impfstatus ist wichtig. Ansonsten ist das vesikuläre Exanthem richtungsweisend.

Symptome. „Windpocken" beginnen mit Fieber, eventuell erscheint ein flüchtiges Vorexanthem. Die eigentliche Exanthembildung erfolgt in Schüben über

1. Roseolen
2. Papeln
3. ungekammerte Bläschen
4. Krusten

Alle 4 Formen sind gleichzeitig zu finden (polymorphes Bild, Sternenkarte).

Das Exanthem kann überall sein, auch Kopfhaut (▶ **Abb. 1.20**) und Mundschleimhäute können betroffen sein. Das Krankheitsgefühl ist nicht sehr ausgeprägt, allerdings kann ein starker Juckreiz und ein Brennen der Schleimhäute auftreten. Der Ausschlag heilt ohne Narbenbildung ab, falls nicht gekratzt wird und eine bakterielle Superinfektion entsteht.

Komplikationen sind eine Otitis media, eine Varizellenpneumonie und selten eine Enzephalitis. Risikopatienten sind Schwangere, Neugeborene und Immunsupprimierte, auch bei Neurodermitikern kann es heftige Verläufe geben.

Lerntipps – Mündliche Prüfung

Differenzialdiagnose Pocken vs. Windpocken

Auch wenn die Pocken ausgemerzt sind: In mündlichen Prüfungen sollte man sich darauf einstellen, dass nachgefragt wird.
Im Gegensatz zu den beschriebenen Windpocken sehen die Pocken nicht wie ein Sternenhimmel aus. Im gleichen Stadium sind die Bläschen gekammert und die Abheilung erfolgt unter starker Narbenbildung.

Diagnostik. Das klinische Bild mit typischem Exanthem, PCR-Test und Antigen- und Antikörpernachweis.

Therapie. Bei unkomplizierten Verläufen erfolgt eine Therapie symptomatisch. Da der Juckreiz und das Aufkratzen verhindert werden sollen, empfehlen sich zinkhaltige Salben und kurzgeschnittene Fingernägel bzw. das Tragen von Baumwollhandschuhen nachts.

Bei Risikopatienten passive Immunisierung mit Varizella-Zoster-Immunglobulin und frühzeitige antivirale Therapie.

Prophylaxe durch aktive Immunisierung als Standardimpfung für Kinder, Jugendliche und gefährdete Personen.

HP-Praxis

IfSG

- namentliche Meldepflicht, § 6
- Behandlungsverbot, § 24
- Labormeldepflicht, § 7

Transferbeispiel

Das fiebernde Kind in der mündlichen Prüfung

Prüfer: „Ich habe einen Fall für Sie und ich möchte, dass Sie auf Mutter und Kind eingehen, als ob Sie in Ihrer Praxis wären. Eine Mutter kommt mit ihrem 2-jährigen Sohn, er hat Fieber."
HPA: „Ist die Mutter eine bekannte Patientin oder neu bei mir?"
Prüfer: „Sie kennen Sie schon lange."
HPA: „Seit wann hat der Sohn Fieber?"
Prüfer: „Seit dem frühen Morgen."
HPA: „Hat die Mutter Fieber gemessen?"
Prüfer: „Ja, heute Morgen hatte er 38,7 °C."
HPA: „Dann messe ich doch gleich einmal nach sehe mir das Kind an. Hat es Fieberwangen, wirkt es krank, kann ich im Gesicht Ausschläge sehen?"
Prüfer: „Die Temperatur liegt bei 38,9 °C. Der Kleine ist nicht so quirlig wie sonst, macht schon einen sehr angeschlagenen Eindruck."
HPA: „Gibt sonst noch etwas? Hat er gegessen und getrunken, war die Windel gefüllt wie immer?"
Prüfer: „Er hatte keinen Appetit, hat aber getrunken und die Windel war voll wie immer, inklusive Stuhlgang."
HPA: „Grassiert irgendetwas in der Kindestagespflege und sonst in der Umgebung an Infektionen?"
Prüfer: „Nein."
HPA: „Wie ist denn der Impfstatus? Sind alle vorgesehen Impfungen gemacht worden? Hatte er schon das Dreitagefieber?"
Prüfer: „Ja, er hat alle Impfungen erhalten und das Dreitagefieber hatte er auch schon."

HPA: „Dann untersuche ich mal den kleinen Patienten. Ich taste die Lymphknoten im Kopf- und Halsbereich. Stelle ich eine Schwellung fest?"
Prüfer: „Die Halslymphknoten sind geschwollen."
HPA: „Da würde ich ja gerne in den Rachen schauen, kriegen wir denn den Kleinen dazu, den Mund aufzumachen?"
Prüfer: „Normalerweise ist er ja sehr kooperativ, aber jetzt nicht."
HPA: Konnte die Mutter erkennen, dass er Schwierigkeiten beim Schlucken hat?"
Prüfer: „Also seinen Brei wollte er nicht essen, sondern nur kalte Mandelmilch mit Kakao trinken, die mag er normalerweise gar nicht."
HPA: „Da spricht aber jetzt einiges für eine Mandelentzündung Die geschwollenen Lymphknoten, die kalte Milch tut bestimmt gut bei einer Entzündung und feste Nahrung schlucken ist wohl unangenehm.
Ich taste aber auch noch einmal, ob die Ohrspeicheldrüse geschwollen ist. Gegen Mumps ist er ja geimpft, aber es gibt ja manchmal Impfdurchbrüche.
Und dann drücke ich vor dem Ohr auf den Tragus, um zu überprüfen, ob das Mittelohr betroffen ist."
Prüfer: „Ist alles in Ordnung."
HPA: „Ich würde auch gerne den Bauch tasten. Ist die Bauchdecke weich? Tut etwas weh, wenn ich drücke?"
Prüfer: „Die Bauchdecke ist zwar weich, aber er mag es gar nicht und fängt an zu weinen."
HPA: „Also ich habe den Verdacht auf eine Streptokokkeninfektion und denke an Scharlach."
Prüfer: „Und was soll die Mutter jetzt tun?"
HPA: „Sie soll sofort einen Termin beim Kinderarzt ausmachen. Dort wird ein Abstrich gemacht und wenn der Verdacht stimmt, bekommt ihr Sohn ein Antibiotikum."
Prüfer: „Die Mutter ist aber gegen Antibiotika und Sie sind Heilpraktikerin, warum empfehlen Sie denn keine homöopathischen Mittel?"
HPA: „Es gibt einfach Erkrankungen, die erfordern eine Antibiotikagabe. Nach einer Streptokokkeninfektion kann es als Zweiterkrankung zu einem rheumatischen Fieber kommen und hier ist eine Komplikation die Entzündung des Herzens oder der Nieren. Das wäre fatal. Dann lieber Antibiotika nehmen und wir bauen danach die Darmflora wieder auf."
Prüfer: „Und was machen Sie jetzt?"
HPA: „Angewandte Hygiene! Ich entsorge den Mundschutz und die Liegenauflage, desinfiziere meine Hände und die Praxis entsprechend meinem Hygieneplan."
Prüfer: „Gut, und haben Sie noch einen Rat für die Mutter?"
HPA: „Ja, sie soll sich bewusst machen, dass es sich um ein Infektionsgeschehen handelt, und entsprechend Vorsorge betreiben. Scharlach trifft nicht nur Kinder, auch Erwachsene können sich anstecken. Auf jeden Fall muss sie in der Kindertagespflege Bescheid geben und auch andere Kontaktpersonen informieren, wenn sie die Diagnose vom Arzt hat. Bei Scharlach ist es so, dass das Kind frühestens 24 Stunden nach Beginn der Antibiotikatherapie und 24 Stunden nach Abklingen des Fiebers wieder in die Betreuung darf."
Eventuelle personenbezogene Daten fiktiv, Fallbeispiel frei erfunden.

Akute Gastroenteritiden durch Noro-/Rotaviren

Definition

Noro-/Rotaviren-bedingte Gastroenteritis

Noro- und Rotaviren sind hochkontagiöse Erreger, die eine Schleimhautentzündung von Magen (Gastritis) und Dünndarm (Enteritis) auslösen können. Der Dickdarm kann auch mit betroffen sein. Infektionen sind oft mit massiven Brech-Durchfällen verbunden, die bei den Betroffenen zu massiven Flüssigkeitsverlusten führen können.

Grundlagen. **Rotaviren** gehören der Familie der Reoviridae an, es handelt sich um lineare Doppelstrang-RNA-Viren. **Noroviren** werden den positiv einzelsträngigen RNA-Viren zugeordnet. Beide sind unbehüllte Virengattungen (▶ **Abb. 1.21**) und werden fäkal-oral übertragen, d. h., sie werden mit dem Stuhl (Schmierinfektion) und mit dem Erbrochenen (kleinste virushaltige Tröpfchen) ausgeschieden und auch von den Händen der Erkrankten weitergetragen.

Das höchste Risiko für schwere Krankheitsverläufe im Zusammenhang mit Rotaviren besteht bei Kindern im Alter von ca. 4 Monaten bis zum zweiten Lebensjahr. Die häufigsten Infektionen finden in den Monaten Oktober bis März statt.

Anamnese. Größere Ausbrüche von Brechdurchfällen kommen in (Bildungs-) Einrichtungen wie Kindertagesstätten, Schulen, Altenheimen und Krankenhäusern vor.

Symptome. **Rotaviren:** Die Inkubationszeit beträgt 1–3 Tage. Dann treten Durchfälle (wässrig bis schleimig) zusammen mit Erbrechen und mäßigem Fieber auf.

Abb. 1.21 Unterteilungsmerkmale von Viren.

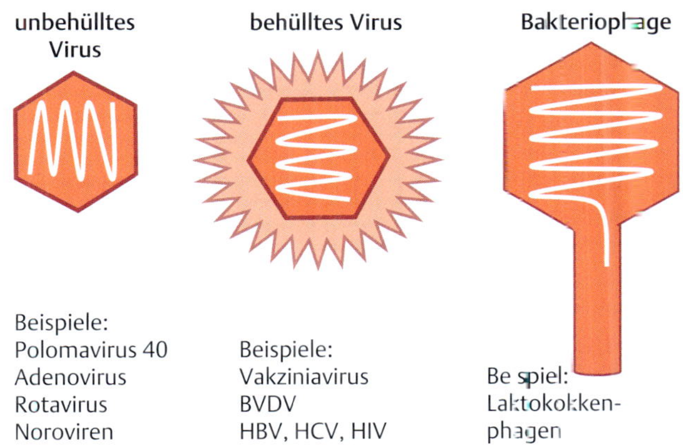

Rota- und Noroviren sind unbehüllte Virengattungen. Die Unterteilung der Viren erfolgt in behüllte und unbehüllte Viren sowie Bakteriophagen, die als Prüfviren für den Lebensmittelbereich Verwendung finden.
BVDV = Bovines Virusdiarrhö-Virus, HBV = Hepatitis-B-Virus, HCV = Hepatitis-C-Virus, HIV = Humanes Immundefizienz-Virus. *Abb. aus: von Rheinbaben F, Schwarzkopf A, Werner S. Hepatitis-B- und -C-Virus sowie HIV – Sachstand zur Anwendung viruswirksamer Desinfektionsmittel. Dialyse-Aktuell 2013; 17(03): 141–50*

Noroviren: Die Inkubationszeit sind ca. 1–2 Tage. Die Leitsymptome sind Übelkeit, Erbrechen, Bauchschmerzen und wässrige Durchfälle, die dann 1–3 Tage andauern.

Die Krankheitsverläufe beider Virenarten sind normalerweise bei einem guten Immunsystem eher mild. Wenn der hohe Flüssigkeitsverlust (Verlust von Körperflüssigkeit) nicht ausreichend mit ausgeglichen wird, kann dies zu einer massiven Exsikkose (Austrocknung) führen. Auf diese Weise sind bei Kleinkindern und auch bei alten Menschen tödliche Verläufe möglich.

Diagnostik. Eine **Rotavirusinfektion** kann mit spezifischen Antikörpern (IgM, IgG) oder als direkter Virusnachweis mittels ELISA oder Elektrophorese nachgewiesen werden. Eine **Norovirusinfektion** wird meist mithilfe eines RT-PCR oder eines Enzymimmunoassays (ELISA) nachgewiesen. Es werden jeweils Stuhlproben benötigt.

Therapie. Die Therapie sollte sich auf eine ausreichender Flüssigkeitszufuhr konzentrieren, da Kinder und alte Menschen durch die wässrigen Durchfälle große Mengen Flüssigkeit verlieren können, was im Extremfall zum Tod führen kann. Im Lernmodul 9 „Ernährung und Verdauung" werden die Noro-/Rotaviren ausführlicher besprochen.

Fazit – Das müssen Sie wissen

Typische Infektionskrankheiten bei Kindern

- **Diphtherie:** Gefährliche bakterielle Infektionskrankheit, die zum Tod durch Ersticken führen kann. Heute selten, da dagegen gut geimpft werden kann.
- **Dreitagefieber:** Harmlose Viruserkrankung mit Hautausschlag.
- **Krätze:** Ansteckende Parasitose der Haut durch kleine Milben.
- **Hand-Fuß-Mund-Krankheit:** Flüchtige virale Erkrankung mit Fieber, Halsschmerzen und typischem Ausschlag an den Handinnenflächen.
- **Kopfläuse:** V. a. für Eltern lästige häufige Parasitose, die v. a. Kinder in Tageseinrichtungen häufig befällt.
- **Masern:** Virusinfektion mit zweiphasigem Krankheitsverlauf und typischem Exanthem. Für bestimmte Personengruppen besteht eine Nachweispflicht über die Schutzimpfung.
- **Meningokokken-Sepsis:** Lebensbedrohliche bakterielle Entzündung der Hirnhäute.
- **Pfeiffer'sches Drüsenfieber:** Virale Infektion mit asymptomatischem oder grippalem Verlauf und einer schmerzlosen Lymphknotenschwellung.
- **Mumps:** Viral bedingte, meist einseitig beginnende schmerzhafte Schwellung vor und unter dem Ohr. Heute aufgrund der Schutzimpfung selten, jedoch sind Impfdurchbrüche möglich.
- **Oxyuriasis:** Vor allem nächtlicher extremer Juckreiz in der Analregion, verursacht durch Madenwürmer, die dort ihre Eier ablegen. Durch Kratzen und anschließendes Daumenlutschen kann es zur Autoinfektion kommen.
- **Pertussis:** Bakterielle Atemwegserkrankung, die mit starken Hustenanfällen einhergeht. Infektionen bei Neugeborenen und Säuglingen sind mit einer hohen Letalität verbunden. Eine Impfung oder durchgemachte Infektion schützen nicht lebenslang vor erneuter Infektion.
- **Poliomyelitis:** Virale Erkrankung, die zu Lähmungen der Arme, Beine und Atmung führt. Da dagegen geimpft werden kann, ist die sog. „Kinderlähmung" heute sehr selten geworden.
- **Ringelröteln:** Virusinfektion mit anfangs schmetterlingsförmigen Erythem im Gesicht, später dann girlandenförmiges Exanthem an den Extremitäten.
- **Röteln:** Virale Infektionskrankheit mit typischem Exanthem, die meist harmlos verläuft. Besonders gefährdet sind Schwangere, es kann zu einer Frühgeburt oder einem Abort und auch zu schwerwiegenden Organschäden beim ungeborenen Kind kommen.
- **RS-Virus:** Infektion meist in den ersten 2 Lebensjahren, die Behandlung erfolgt symptomatisch.
- **Scharlach:** Bakterielle Infektionskrankheit mit Angina und typischem Hautexanthem, die frühzeitig mit Antibiotika behandelt werden muss.
- **Windpocken:** Virusinfektion mit vesikulärem Exanthem, meist im Kindesalter mit hoher Ansteckungsfähigkeit.
- **Noro-/Rotaviren:** Hochkontagiöse Virusinfektion mit Brech-Durchfällen und massiven Flüssigkeitsverlusten.

1.3.2 Vergiftungen im Kindesalter

Vergiftungen im Kindesalter sind nicht selten. Da sich schnell lebensbedrohliche Notfälle entwickeln können, ist es wichtig, wesentliche Symptome, die einen Hinweis auf einen akut gefährdenden Verlauf geben, rechtzeitig zu entdecken und entsprechende Notfallmaßnahmen durchzuführen.

Für den Notfall:

- Eltern sollten die Nummer der Giftnotrufzentrale parat haben, diese ist rund um die Uhr erreichbar (in vielen deutschen Städten, z. B. in Berlin: 030 19 240).
- Wichtig ist, benennen zu können: Wer, was, wann, wie und wie viel aufgenommen hat, eine genaue Beschreibung, wie es dem Kind geht, und Angaben zu Gewicht und Größe.
- Für den Rückruf werden Name und Telefonnummer erfragt.
- Entweder erhalten die Eltern eine Behandlungsanweisung, z. B.: aus dem Notfallset Entschäumer oder Aktivkohle zu geben oder sofort den Notruf zu kontaktieren.

Anamnese. Die wichtige Frage: War das Kind einen Moment unbeaufsichtigt, in Küche, Bad und Garten?

Symptome. Oft sind Übelkeit, Erbrechen, Bauchschmerzen und Durchfall die ersten Zeichen. Auch Kopfschmerzen und Schwindel können auftreten. Dramatisch wird es bei Störungen von Atmung und Kreislauf und Bewusstseinseintrübung.

Diagnose. Wichtig ist, die entsprechende Substanz benennen zu können und sicherzustellen, um die geeignete Therapie einzuleiten.

Therapie. Die Therapie ist abhängig von der Art der Aufnahme. Häufig essen oder trinken Kinder Gifte. Bei **Tensiden** werden Entschäumer (Simethicon) gegeben, um eine Aspiration des Schaumes zu verhindern. Bei **Säuren** darf das Kind auf gar keinen Fall zum Erbrechen gebracht werden. **Giftstoffe** können durch Wasser verdünnt oder durch Aktivkohle gebunden werden.

Besonders **gefährliche Medikamente** für Kinder sind Antidiabetika, Psychopharmaka, Schilddrüsenhormone und Antiarrhythmika.

Lerntipps

Welche Anzeichen sprechen für eine mögliche Vergiftung?

Oft sind Übelkeit, Erbrechen, Durchfall, Bauchschmerzen erste Anzeichen. Ernst nehmen sollte man auch Kopfschmerzen und Schwindel, dramatisch wird es bei Störungen der Atmung und des Kreislaufes oder einer Bewusstseinseintrübung

Transferbeispiel

Detektivarbeit

Eine Frau kommt mit ihrer 3-jährigen Tochter, einem ganz aufgeweckten Kind, das auch schon bei Ihnen in Behandlung war und sehr gut spricht. Das Kind hat Bauchschmerzen, möchte nichts essen und hat einmal erbrochen. Es fiebert nicht. Die Lymphknoten sind unauffällig und die Bauchdecke ist weich.

Sie fragen die Mutter, was die Kleine gegessen hat und ob sie eine Weile unbeaufsichtigt war. Obwohl Kinder vieles in den Bauch hineinprojizieren, auch Ohrenschmerzen, spricht die Kombination aus Bauchschmerz und Appetitlosigkeit für „Magen verdorben".

Die Mutter berichtet, dass die Kleine eine Weile allein in der Küche war und am Küchentisch vor sich hin werkelte. Da die Küche absolut kindersicher ist, dachte sie sich nichts dabei und ließ sie machen. Zumal sie auch hören konnte, dass sie ein kleines Rollenspiel mit den Puppen spielte, die auch am Küchentisch saßen.

Auf die Frage, was sie denn am Küchentisch mit den Puppen gespielt habe, sagt die Kleine: „Wir haben gegessen, hab Salat gemacht, wie Mama." Die Mutter liebt Rohkostsalate, auch mit Sprossen, und die Tochter probiert gern. Die Mutter kann sich nicht erklären, was sie gefunden habe könnte, weil das Gemüse im Kühlschrank lagert.

Die Lösung war letztlich, dass die Kleine den Korb mit den gekeimten Kartoffeln fand, die Sprossen abpflückte und sich und ihre Puppen damit versorgte. Da für kleine Kinder eine Solaninvergiftung dramatisch verlaufen kann, muss das Kind in eine Klinik.

Eventuelle personenbezogene Daten fiktiv, Fallbeispiel frei erfunden.

Fazit – Das müssen Sie wissen

Vergiftungen im Kindesalter

Häufig durch Ingestionsunfälle verursacht (Aufnahme eines Stoffs über den Verdauungstrakt, z. B. mit der Nahrung). Wichtige Informationen sind:

- Welche Substanz und
- wie viel wurde aufgenommen?

Im Zweifelsfall sollte stets die Giftnotrufzentrale (z. B. in Berlin: 030 19 240) befragt werden.

1.3.3 Kindesmisshandlung

Definition

Kindesmisshandlung

Kindesmisshandlung ist ein Akt unangemessener Verhaltensweisen gegenüber Kindern mit schwerwiegenden Folgen. Formen sind der körperliche und sexuelle Missbrauch, der psychische Missbrauch und die Vernachlässigung.

Grundlagen und Symptome. Besonders gefährdet sind Säuglinge und Kleinkinder, da alles im häuslichen Bereich bleibt. Verbreitet ist beispielsweise das Schütteltrauma, dass je nach Intensität zu schweren neurologischen Schäden führt, ohne erkennbare äußere Verletzungszeichen.

Im Hinblick auf Kindesvernachlässigung, -misshandlung und -missbrauch ist eine spezifische Beobachtung zwingend notwendig. Das Erkennen und Verfolgen von nichtakzidentiellen Verletzungen ist unerlässlich, ein typisches Verletzungsmuster wäre bei Kindesmisshandlungen die Tauchverletzung (Verbrühung), des Weiteren nicht erklärbare Verletzungen oder Hinweise auf frühere Verletzungsfolgen.

Typisches Täterverhalten zeigt sich durch häufigen Arztwechsel oder der Arztbesuch erfolgt zeitverzögert zur Verletzung. Sexueller Missbrauch erfolgt in der Regel in dem nahen Umfeld des Kindes und kann manipulativ, gewaltfrei oder durch Zwang erfolgen. Eindeutige Verletzungen im anogenitalen Bereich sowie nicht altersentsprechendes sexualisiertes Verhalten sind akute Warnzeichen.

Als ein Zeichen von Vernachlässigung wird die Deprivation gesehen, Sprachentwicklungsstörungen gelten als ein Leitsymptom einer psychischen Deprivation. Körperliche Vernachlässigung führt zu massiven Entwicklungsstörungen bis hin zum Tod durch Verhungern. Zur Orientierung gilt grundsätzlich die AWMF-Kinderschutzleitlinie (www.awmf.org/leitlinien/detail/ll/027-069.html).

Ein Sonderfall ist der Kindesmissbrauch im medizinischen Bereich, das Münchhausen-Stellvertreter-Syndrom. In der Regel sind es Mütter, die ihren Kindern medizinischen Schaden zufügen. Hier sind unendliche Varianten denkbar: Erfinden von Krankheiten, Vergiftung, Mangelernährung und Unterlassung von Hilfeleistungen. Diese Misshandlungen sind oft schwer nachzuweisen, da die Mütter sich als fürsorglich und aufopferungsbereit darstellen. Dieses Syndrom gehört als artifizielle Störung zu den Persönlichkeits- und Verhaltensstörungen.

Anamnese. Oft passen die Berichte über den Unfallhergang nicht zum Alter des Kindes oder zum Befund. Akute Verletzungen werden zeitverzögert vorgestellt. Gibt es Hinweise auf familiäre Belastungen oder Schwierigkeiten? Gibt es Hinweise auf elterliche Gewaltbereitschaft?

Diagnose. Die klinische Diagnose umfasst den ganzen Körper und den anogenitalen Bereich. Alle Verletzungen werden dokumentiert und fotografiert. Hämatome und Prellungen deuten auf stumpfe Gewalt hin, frische Abwehrverletzungen finden sich oft an den Streckseiten der Unterarme. Verbrühungen sind oft symmetrisch z. B. strumpfförmig.

Bildgebende Verfahren wie ein Röntgen-Skelett-Screening können bei kleinen Kindern einen Hinweis auf vorangegangene ungeklärte Frakturen geben. Bei neurologischen Auffälligkeiten sollte eine Computertomografie und Magnetresonanztomografie gemacht werden.

Therapie. Die Therapie ist abhängig von der Art der Misshandlung und erfordert einen multiprofessionellen Ansatz. Bei schwerwiegenden Fällen und Verdacht auf sexuellen Missbrauch sollte das Jugendamt oder die Polizei informiert werden.

Transferbeispiel

Blaue Flecken in der mündlichen Prüfung

Nicht immer sind blaue Flecken an untypischen Stellen ein Hinweis auf Kindesmisshandlung.

Prüfer: „Eine Mutter kommt mit ihrer 5-jährigen Tochter. Sie erzählt, die Tochter sei in letzter Zeit sehr verändert und möchte nicht mehr in den Kindergarten. Da sie in letzter Zeit häufig blaue Flecken habe, wurde sie schon von der Erzieherin darauf angesprochen. Jetzt fühle sie sich richtig schlecht, nicht dass man denkt, sie schlage ihr Kind. Eine andere Mutter habe das Gespräch mitbekommen und meide sie seitdem. Wie würden Sie denn jetzt an die Geschichte herangehen, welches Gefühl haben Sie bei der Mutter? Sie kommt neu zu Ihnen."

HPA: „Ich versuche erst einmal herauszufinden, welche Persönlichkeitsstruktur die Mutter hat, und beziehe gleichzeitig das Kind mit in das Gespräch ein. Gibt es Hinweise auf ein nicht empathisches Verhalten der Mutter?"

Prüfer: „Nein, im Gegenteil, die Mutter macht sich wirklich Sorgen."

HPA: „Geht sie regelmäßig zu allen Vorsorgeuntersuchungen? Ist das Kind in kinderärztlicher Betreuung? Wie ist der Impfstatus?"

Prüfer: „Das ist alles in Ordnung."

HPA: „Ich frage die Kleine, warum sie nicht mehr in Kindergarten möchte."

Prüfer: „Es ist ihr da zu laut und sie mag nicht mehr spielen."

HPA: „Und was ist der Mutter aufgefallen?"

Prüfer: „Nun, da erwarte ich von Ihnen eine gezielte Frage, z. B.: Hat die Mutter einen Verdacht?"

HPA: „Ich frage sie, ob ihre Tochter in letzter Zeit häufiger krank gewesen ist."

Prüfer: „Sie hat jeden Infekt mitgenommen und deshalb ist die Mutter auch zu Ihnen in die Praxis gekommen. Sie möchte gerne das Immunsystem der Tochter stärken."

HPA: „Weiß die Mutter, seit wann das so ist?"

Prüfer: „Bestimmt schon seit einem Monat."

HPA: „Hat sich das entwickelt oder ist es erst seit einem Monat so?"

Prüfer: „Es hat sich langsam entwickelt."

HPA: „Ich frage das Kind, ob es manchmal Schmerzen in den Beinen oder Armen hat."

Prüfer: „Hat sie, deshalb mag sie auch nicht mehr in den Kindergarten, weil sie gar nicht mehr draußen toben mag."

HPA: „Ich untersuche jetzt das Kind. Ist es blass? Wie sehen die Schleimhäute im Mund aus, gibt es Veränderungen, sehe ich vielleicht Einblutungen?"

Der Prüfer nickt.

HPA: „Ich taste die Lymphknoten ab. Sind die Lymphknoten derb tastbar und schmerzen nicht? Handelt es sich um eine generalisierte Lymphknotenschwellung?"

Prüfer: „Welche Verdachtsdiagnose haben Sie?"

HPA: „Ich denke an eine akute lymphatische Leukämie."

Prüfer: „Wie ist das weitere Vorgehen?"

HPA: „Das Kind muss unbedingt zum Arzt und zur weiteren onkologischen Diagnostik und Behandlung."

Eventuelle personenbezogene Daten fiktiv, Fallbeispiel frei erfunden.

Fazit – Das müssen Sie wissen

Kindesmisshandlung

Tritt in verschiedenen Formen auf, z. B. körperlich und sexuell, aber auch seelisch. Typische Warnzeichen, auf die Therapeuten achten sollten:

- häufiger Arzt-/Therapeutenwechsel
- Deprivation bzw. eigenartig unangemessenes Verhalten des Kindes
- atypische Verletzungsmuster am Kind

1.3.4 Bösartige Erkrankungen des Kindesalters

Bösartige Erkrankungen kommen im Kindesalter selten vor. Nur ca. 1 % aller bösartigen Erkrankungen in der Bevölkerung treten bei Kindern auf. In Bezug auf die **Sterblichkeit** sind allerdings bösartige Erkrankungen die zweithäufigste Todesursache bei Kindern. (Die häufigste Todesursache sind Unfälle.)

Auch wenn die Diagnose erst einmal erschreckend ist und das Kind und die Familie erheblich belasten kann, sind doch die Heilungschancen der Kinder besser als die der Erwachsenen.

Die Behandlung erfolgt klassisch durch Operation, Chemotherapie, Bestrahlung und Immuntherapie. Folgeschäden der Behandlung ergeben sich durch die besondere kindliche Situation, es kann zu Wachstumsstörungen kommen, Organschäden und Unfruchtbarkeit.

Da die Heilungschancen sehr groß sind, wenn rechtzeitig und frühzeitig mit der Behandlung begonnen wird, ist es wichtig, entsprechende Verdachtsmomente zu kennen.

Wichtige bösartige Erkrankungen, die in der Kindheit vorkommen können, sind

- **Leukämien**, besonders die akute lymphatische Leukämie (ALL) (siehe auch Lernmodul 8 „Atmung, Lunge, Blut, Immunsystem")
- **ZNS-Tumoren** (siehe auch Lernmodul 12 „Nervensystem") und
- **maligne Lymphome** (siehe auch Lernmodul 8 „Atmung, Lunge, Blut, Immunsystem")

Folgende Tumoren kommen ausschließlich bei Kindern vor:

- Neuroblastome
- Retinoblastome
- Rhabdomyosarkome
- Nephroblastome (Wilmstumor)

Transferbeispiel

Kindliche Leukämie

Prüfer: „Ich möchte von Ihnen eine Beschreibung eines kleinen Patienten mit Verdacht auf eine Leukämie. Was würde die Mutter berichten?"

HPA: „Der kleine Patient ist zwischen 1 und 6 Jahre alt und es geht ihm nicht gut. Er ist schnell müde und möchte sich gar nicht mehr zum Spielen verabreden, er schafft es nicht mehr mit seinen Freunden zu rennen. Vielleicht erzählt die Mutter auch, dass er sich nach einem Infekt einfach nicht erholt hat. Er isst nicht mehr gut, weil ihm der Mund wehtut, und hat an Gewicht verloren. Morgens wacht er auf und hat ganz verschwitzte Haare. Er hatte in der Vergangenheit immer mal Nasenbluten, besonders in Erkältungszeiten, aber in letzter Zeit kommt es immer häufiger vor."

Prüfer: „Gut, jetzt möchte ich noch hören, warum diese Symptome bei einer Leukämie entstehen können."

HPA: „Bei einer akuten lymphatischen Leukämie werden enorme Mengen unreifer Leukozyten produziert, zu Ungunsten der anderen Blutzellreihen, die verdrängt werden. Da gesunde Leukozyten fehlen, ist das Immunsystem geschwächt, das kann zu schlecht verheilenden Entzündungen im Mundraum oder zu einer Mandelentzündung führen.

Der Mangel an Erythrozyten führt zu Anämiesymptomen wie Blässe, Schwindel, Luftnot. Nasenbluten und blaue Flecken sind Anzeichen für einen Mangel an Thrombozyten."

Prüfer: „Welche Untersuchungen können Sie denn in Ihrer Praxis durchführen, die den Verdacht erhärten?"

HPA: „Ich kann die Lymphknoten tasten und finde vielleicht eine generalisierte Lymphknotenschwellung vor. Auch eine Mund- und Rachenuntersuchung ist für das Kind nicht belastend und ein Haut- und Schleimhautstatus auch nicht, allerdings..."

Prüfer: „Ja?"

HPA: „Bei diesem klinischen Bild würde ich dem Kind jede überflüssige Untersuchung ersparen und es sofort zur ärztlichen Diagnostik weiterleiten."

Eventuelle personenbezogene Daten fiktiv, Fallbeispiel frei erfunden.

Neuroblastom

Definition

Neuroblastom

Neuroblastome sind embryonale Tumoren des vegetativen Nervensystems und können sich überall dort entwickeln.

Grundlagen. Die häufigste Lokalisation ist das Nebennierenmark, gefolgt vom Grenzstrang paravertebral. Der Bauchraum ist stärker betroffen als Brust und Hals. Neuroblastome sind solide bösartige Tumoren, die häufig zum Zeitpunkt der Diagnose oft schon Metastasen gebildet haben. Am häufigsten betroffen sind Neugeborene und Säuglinge im ersten Lebensjahr Oft ist die Diagnose ein Zufallsbefund.

Anamnese. Leider gibt es keine frühen Warnzeichen. Es sollten immer allgemeine Krebsverdachtszeichen, die sog. B-Symptomatik (Fieber, Nachtschweiß, ungewollter Gewichtsverlust), aber auch Veränderungen des Stuhl- und Harnverhaltens und Schmerzen abgeklärt werden.

Symptome. Die Liste der möglichen Symptome ist lang, weil unterschiedliche Bereiche betroffen sein können. Tastbare Schwellungen und Knoten im Bauch- oder Halsbereich und vergrößerte Lymphknoten können ein Hinweis sein.

Bei Knochenmarkbefall kommt es zu Anämie, Infektanfälligkeit und einer erhöhten Blutungsneigung. Die gastrointestinalen Symptome, wie Bauchschmerzen, Durchfall oder Obstipation, Übelkeit und Erbrechen, gehen einher mit Gewichtsverlust. Ältere Kinder können über Knochenschmerzen klagen.

Diagnose. Wichtige Tumormarker sind Katecholamine und Abbauprodukte (Phäochromozytom) und die neuronenspezifische Enolase (NSE) und bildgebende Verfahren.

Endgültig gesichert wird die Diagnose durch eine Biopsie und eine Untersuchung des Tumorgewebes.

Therapie. Die Therapie erfolgt abhängig von der Stadieneinteilung, der Lage und Ausdehnung des Tumors.

Retinoblastom

Definition

Retinoblastom

Das Retinoblastom ist eine seltene bösartige Erkrankung des Auges und entsteht in der Netzhaut.

Grundlagen. Ursächlich für die Entstehung des Retinoblastoms sind genetische Veränderungen der Vorläuferzellen der Netzhaut, der Retinoblasten. Diese ist in ca. 40 % der Fälle erblich, sonst Folge einer Mutation.

Anamnese. Häufig fällt bei den Betroffenen auf Fotografien eine weiße Pupille auf, Warnzeichen sind alle Augenveränderungen.

Symptome. Es gibt keine Frühsymptome, oft ist die Leukokorie, eine weißliche Färbung der Pupille, das erste Anzeichen des massiven Tumorwachstums hinter der Linse (▶ **Abb. 1.22**).

Da sich die Sehschärfeleistung verändert und unterschiedlich ist, kann es zum Schielen kommen. Seltener erscheint ein Auge aufgrund des erhöhten Innendrucks, entzündet und geschwollen.

Abb. 1.22 Katzenaugenphänomen beim Retinoblastom.

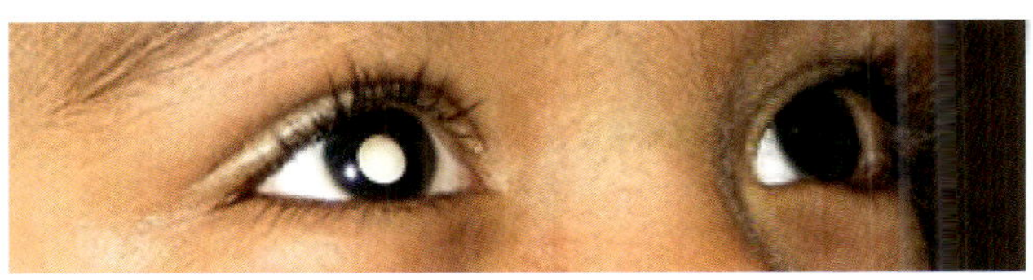

Abb. aus: Baumann T. Untersuchung. In: Baumann T, Hrsg. Atlas der Entwicklungsdiagnostik. 6. Auflage. Thieme; 2020

Diagnose. Die Diagnose erfolgt über eine Augenhintergrundspiegelung, sonografisch und per MRT.

Da das Retinoblastom erblich sein kann, werden bei einem Auftreten auch die Familienangehörigen augenärztlich und mit einem Gentest untersucht, um Vererbungsrisiken zu klären.

Therapie. Bei frühzeitiger Diagnose kann eine den Augapfel erhaltende Therapie mithilfe von Lasertherapie, lokaler Strahlen- und Kryotherapie erfolgen.

Bei einseitigem Befall, oft im fortgeschrittenen Stadium, ist die Entfernung des Auges (Enukleation) notwendig. Weitere Behandlungen sind abhängig vom Krankheitsstadium.

Transferbeispiel

Diagnose mit einem Foto

In einer mündlichen Prüfung wird dem HPA ein Foto einer Familie mit Kindern gezeigt. Bei einem kleinen Mädchen fällt ein weißer Lichtreflex im Bereich der Pupille auf. Bei den anderen Kindern scheint die Pupille rot (Rote-Augen-Effekt).
Prüfer: „Wie lautet Ihre Verdachtsdiagnose?"
HPA: „Es handelt sich wahrscheinlich um ein Retinoblastom, einen Tumor, der von den Stammzellen der Netzhaut, den Retinoblasten, ausgeht. Die Leukokorie (Katzenaugenpupille) entsteht, wenn beispielsweise ein Blitzlicht auf das Auge fällt. Es kann auch gelblich erscheinen. Auf jeden Fall muss umgehend ein Augenarzt aufgesucht werden. Weitere Symptome sind Schielen, Sehstörungen, Augenschmerzen und gerötete und geschwollene Augen."
Prüfer: „Wissen Sie, wie so eine Aufnahme gemacht wird?"
HPA: „Ja, das Bild wird mit eingeschaltetem Blitzlicht von vorn gemacht. Wichtig ist, die Funktion, die den Rote-Augen-Effekt verhindert, auszustellen."
Prüfer: „Eine letzte Frage zu diesem Thema. Kann es möglich sein, dass trotz eines vorhandenen Retinoblastoms dieser Effekt nicht auftritt?"
HPA: „Wenn Sie so fragen, würde ich ja sagen. Allerdings habe ich darüber nichts gelesen."
Prüfer: „Überlegen Sie mal..."
HPA: „Der Tumor wächst ja normalerweise zentral hinter der Linse, deshalb der Katzenaugenreflex. Wahrscheinlich kann er sich aber auch mehr in der Peripherie des Augeninneren entwickeln. Dann dürfte die weiße Pupille nicht auftreten."
Prüfer: „Sehr gut, das haben Sie richtig erklärt."
Eventuelle personenbezogene Daten fiktiv, Fallbeispiel frei erfunden.

Rhabdomyosarkom

Definition

Rhabdomyosarkom

Das Rhabdomyosarkom ist ein bösartiges Weichteilsarkom in der Kindheit und betrifft das Muskelgewebe.

Grundlagen. Das Sarkom entsteht aus mesenchymalen und embryonalen Zellen, die sich noch zu Muskelzellen differenzieren können. Es kann überall im Körper vorkommen, entsprechend ist eine Vielzahl von Symptomen möglich.

Bei **Schulkindern** ist häufig der Kopf- und Halsbereich betroffen, bei **Säuglingen** und **Kleinkinder** der Urogenitaltrakt. Bei **Jugendlichen** manifestiert sich der Tumor häufig an den Extremitäten.

Anamnese. Gibt es Veränderungen, Schmerzen, Störungen besonders an den genannten Organen oder Strukturen?

Symptome. Bei kleinen Kindern treten Bauchschmerzen, Probleme beim Wasserlassen oder Hämaturie als Symptome auf, der Tumor kann im Bauchraum tastbar sein (DD Wilmstumor).

Karzinome im Kopfbereich können Augenschmerzen oder Nasenprobleme verursachen. Tumoren im Bereich der Extremitäten sind tastbar.

Diagnose. Biopsie, CT, MRT, Knochenszintigramm, PET, Knochenmarksuntersuchung.

Therapie. Operation, Chemotherapie, Bestrahlung

Nephroblastom/Wilmstumor

Definition

Nephroblastom

Das Nephroblastom ist ein bösartiger embryonaler Nierentumor im Kindesalter, Erwachsene betrifft diese Entartung sehr selten.

Dieser Tumor wird ausführlich im Lernmodul 10 „Urogenitalsystem" behandelt.

Transferbeispiel

Mündliche Prüfung

In mündlichen Prüfungen gibt es in der Regel ein Fallbeispiel, bei dem die Fähigkeit getestet wird, eine solide Anamnese vorzunehmen und anhand der Untersuchungsergebnisse eine Verdachtsdiagnose zu stellen. Wenn diese Aufgaben bestanden wurde, folgen häufig kleine Fragen, die bestimmte Themengebiete anreißen. Hier ein Beispiel.
Prüferin: „Eine Mutter ruft Sie besorgt an. Sie hat ihrer 3-jährigen Tochter das Bäuchlein massiert und eine Vorwölbung getastet. Die Tochter hatte aber keinerlei Schmerzen, was sie erst einmal beruhigte. Welche Verdachtsdiagnose haben Sie und kann die Mutter beruhigt sein?"
HPA: „Eine Vergrößerung, die nicht schmerzhaft ist, kann unter Umständen bedeuten, dass es sich um ein tumoröses Geschehen handelt, das rasch medizinisch abgeklärt werden muss. Eine schmerzlos tastbare Schwellung im Abdomen spricht für einen Wilmstumor. Der Tumor ist sehr bösartig, fällt aber durch ein extremes Wachstum frühzeitig auf. ‚Früh' bedeutet: bevor er metastasieren kann. Bei rechtzeitiger Diagnose reicht es oft, die betroffene Niere operativ zu entfernen. Aber auch andere bösartige Erkrankungen, die zum Alter des Kindes passen würden, müssten differenzialdiagnostisch abgeklärt werden beispielsweise ein Neuroblastom."
Prüferin: „Mich interessiert noch, wie Sie mit der Mutter umgehen."

HPA: „Ich würde der Mutter am Telefon erst einmal nicht meinen Verdacht mitteilen, sondern sie bitten, den Kinderarzt zu kontaktieren, damit weitere Untersuchungen veranlasst werden. Ich signalisiere mein wirkliches Interesse und bitte sie, mich sofort anzurufen, wenn sie ein Ergebnis hat."
Prüferin: „Das haben Sie gut gelöst."
Eventuelle personenbezogene Daten fiktiv, Fallbeispiel frei erfunden.

Hinweis:

Nicht immer kommentieren die Prüfer die Leistungen der Heilpraktikeranwärter so wertschätzend wie in diesem Beispiel. Es kann auch sein, dass Sie keine Reaktion bekommen.
Mein Tipp: Lassen Sie sich nicht verunsichern, bleiben Sie in Blickkontakt mit dem Prüfenden und versuchen Sie sich immer wieder in den Fall hineinzuversetzen.

Fazit – Das müssen Sie wissen

Bösartige Erkrankungen bei Kindern

Wichtige bösartige Erkrankungen:
- Leukämien
- ZNS-Tumoren
- maligne Lymphome

Tumoren, die (fast) ausschließlich bei Kindern vorkommen:
- Neuroblastom
- Retinoblastom
- Rhabdomyosarkom
- Nephroblastom

1.3.5 Weitere prüfungsrelevante Krankheitsbilder

Viele Krankheitsbilder betreffen jedes Alter und sind den entsprechenden organbezogenen Lernmodulen zugeordnet. Es gibt allerdings Themen, die als Besonderheiten in der Kinderheilkunde häufig in mündlichen Prüfungen vorkommen.

Diabetes mellitus

Die häufigste Form der Diabetesmanifestation im Kindesalter ist der **Diabetes Typ 1**, der sich, oft im Anschluss an eine Infektion, rasch entwickelt.

Die typischen Symptome sind extremer Durst und häufiges Wasserlassen. Die Kinder sind meistens sehr schlank trotz Heißhunger. Starke Bauchschmerzen kündigen oft die Entwicklung eines ketoazidotischen Komas an mit einem Azetongeruch der Atemluft und der Kußmaul-Atmung.

Seltener, aber mit steigender Tendenz kommt der **Diabetes Typ 2** vor. Die zugrundeliegende Insulinresistenz entwickelt sich schleichend. Obwohl die genauen Ursachen noch unbekannt sind, gilt ein ungesunder Lebensstil mit wenig Bewegung, Hyperalimentation und Übergewicht als Risikofaktor. Das hyperosmolare Koma ist häufig die Erstmanifestation dieses Typus, beispielsweise nach exzessiver Zuckerzufuhr.

Ausführliche Informationen zu diesem Thema finden Sie im Lernmodul 14 „Hormone und Stoffwechsel".

Transferbeispiel

Diabetes mellitus Typ 2 als Fall in der mündlichen Prüfung

Prüfer: „Eine Patientin ruft an, ihrem 15-jährigen Sohn gehe es sehr schlecht. Auf Nachfrage berichtet sie, dass er so durstig gewesen sei und eine große Flasche Cola getrunken habe. Jetzt klage er über heftige Bauchschmerzen. Sie vermutet, er habe sich eventuell einen Darminfekt eingehandelt oder eventuell sei es auch eine Blinddarmreizung.
Welches der beschriebenen Symptome nehmen Sie besonders ernst und lässt Sie auf eine andere Verdachtsdiagnose kommen als das vermutete Bauchgeschehen."
HPA: „Das wichtige Symptom ist der starke Durst. Das ist nicht typisch für einen Magen-Darm-Infekt und auch nicht für eine Blinddarmentzündung. Ich frage die Mutter, ob sie eine ungewöhnliche, tiefe und schwere Atmung (Kußmaul-Atmung) feststellt und, ob sie einen Geruch nach faulen Äpfeln in der Atemluft bemerkt. Dann bitte ich sie, eine Hautfalte an der Hand des Sohnes abzuheben und zu schauen, ob diese stehenbleibt, als Zeichen einer Exsikkose."
Prüfer: „Die Mutter stellt alles so fest."
HPA: „Bei diesen Symptomen denke ich an Diabetes Typ 2 und ein beginnendes Coma diabeticum, der Junge muss sofort in die Klinik. Die Mutter soll den Notarzt rufen, während ich mich auf den Weg mache, um sie zu unterstützen."
Eventuelle personenbezogene Daten fiktiv, Fallbeispiel frei erfunden.

Transferbeispiel

Diabetes mellitus Typ 1 als Fall in der mündlichen Prüfung

Eine andere Mutter, ein anderes Kind.
Prüfer: „Die Mutter ist mit ihrer 4-jährigen Tochter auf dem Weg in Ihre Praxis und will ihr ein Eis kaufen. Aber das Kind möchte kein Eis essen, sondern lieber Wasser trinken. Die Mutter ist darüber so irritiert, dass sie Ihnen die Geschichte sofort erzählt."
HPA: „Ich vermute mal, dass das Kind Eis liebt, sonst wäre die Mutter nicht so irritiert. Ich nehme diese Geschichte sehr ernst. Ich frage die Mutter, ob ihr sonst etwas aufgefallen ist. Hat die Tochter an Gewicht verloren, muss sie vermehrt Wasser lassen? Hatte sie vielleicht einen Infekt in den letzten Wochen."
Prüfer: „Die Mutter bejaht alle Fragen. Was machen Sie jetzt mit Mutter und Kind?"
HPA: „Ich habe den Verdacht auf einen Diabetes Typ 1. Natürlich könnte ich einen Blutzuckertest machen, möchte dem Kind aber Untersuchungsstress ersparen und bitte die Mutter sofort den Kinderarzt aufzusuchen, um eine entsprechende Diagnostik zu veranlassen."
Eventuelle personenbezogene Daten fiktiv, Fallbeispiel frei erfunden.

Schilddrüsenprobleme in Kindheit und Jugend

Schilddrüsenerkrankungen gehören mit zu den häufigen endokrinen Störungen bei Kindern und Jugendlichen. Ursache einer Unter- oder Überfunktion der Schilddrüse sind meist Autoimmunerkrankungen wie die Hashimoto-Thyreoiditis, ausführlich behandelt im Lernmodul 14 „Hormone und Stoffwechsel".

Da die kindliche Schilddrüse nicht gut zu palpieren ist, gilt es auf entsprechende Symptome zu achten, um eine Diagnostik zu beginnen. Fehldiagnosen sind nicht selten. Eine Hypothyreose kann mit einer Depression oder auch Intelligenzminderung verwechselt werden, und eine Hyperthyreose mit ADHS.

Purpura Schoenlein-Henoch

Purpura Schoenlein-Henoch kommt als immunologische Reaktion bei Kindern häufig nach Infekten oder Medikamenteneinnahme vor. Betroffen sind v. a. Kleinkinder und Schulkinder. Die Symptome (▶ **Abb. 1.23**) entstehen durch eine Entzündung der kleinen Blutgefäße (Vaskulitis) und Einblutungen in die Haut, aber auch Nieren-, Darm- und Gelenkbeteiligung sind möglich (siehe Lernmodul 7 „Herz und Gefäße"). In der Regel heilt alles ohne Folgeschäden aus.

Transferbeispiel

Purpura Schoenlein-Henoch

Prüfer: „Eine Mutter kommt mit ihrem Vorschulkind, das nach einer Bronchitis so seltsame rote Flecken auf den Beinen bekommen hat. Das Kind hat Probleme beim Laufen und sagt, dass ihm die Beine wehtun."
HPA: „Ich schaue mir die Beine an. Finde ich Einblutungen? Wie sehen die Flecken aus? Sehen sie wie viele kleine zusammengelaufene Flohstiche aus, erhaben und rötlich braun?"
Prüfer: „Ja, wo vermuten Sie diese?"
HPA: „An den Knöcheln, Unterschenkeln, Streckseiten der Beine bis zum Po ..."
Prüfer: „Was könnten Sie noch untersuchen?"
HPA: „Ich nehme einen Glasspatel und drücke auf die Effloreszenzen. Ich gehe bei meinem Verdacht davon aus, dass sie nicht wegdrückbar sind."
Prüfer: „Dann nennen Sie mal den Verdacht, den Sie haben."
HPA: „Aufgrund der klinischen Symptome ist es sehr wahrscheinlich, dass es sich um eine Purpura Schoenlein-Henoch handelt, heute sagt man auch „IgA-Vaskulitis", die häufigste Vaskulitis des Kindesalters."
Prüfer: „Könnten Sie sonst noch etwas untersuchen?"
HPA: „Ja, den Stuhl und den Urin auf Blut."
Prüfer: „Und würden Sie das auch tun?"
HPA: „Eine weitere Diagnostik ist erst einmal nicht nötig, die Beschwerden verschwinden von selbst. Ich empfehle trotzdem aufgrund meiner Sorgfaltspflicht, den Kinderarzt aufzusuchen, eventuell müssen Schmerzmittel verordnet werden oder Kortison bei einer Darm- und Nierenbeteiligung. Bettruhe ist wichtig, bzw. körperliche Anstrengungen sollte vermieden werden."
Eventuelle personenbezogene Daten fiktiv, Fallbeispiel frei erfunden.

Lerntipps

Auf Beschwerden eingehen

Nichts macht Prüfer nervöser als Prüflinge, die bei einem konkreten Symptom – hier die Hauterscheinungen an den Beinen – vorab eine umfangreiche Anamnese versuchen.

Abb. 1.23 Palpable Purpura bei Schoenlein-Henoch-Vaskulitis.

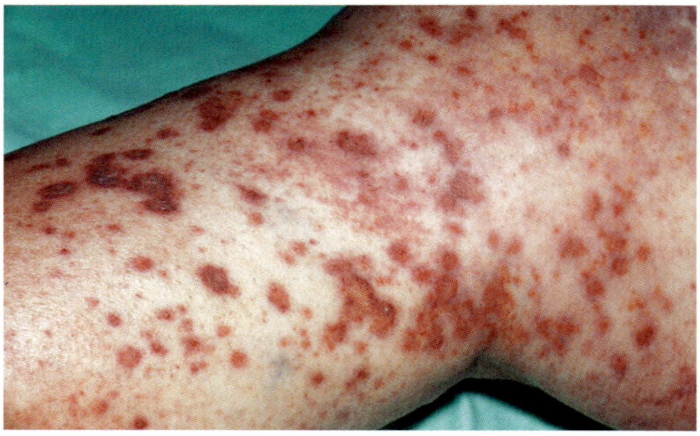

Abb. aus: Cohen C, Wüthrich R. Schoenlein-Henoch-Purpura. In: Battegay E, Hrsg. Differenzialdiagnose Innerer Krankheiten. 21. Auflage. Thieme; 2017

ADHS

Bei Kindern ist die Diagnose Aufmerksamkeitsdefizit-Hyperaktivitätsstörung (ADHS) nicht so einfach. Bestimmte Verhaltensweisen können auch Ausdruck einer quirligen, neugierigen Persönlichkeit sein. Es gibt Kinder, denen Stillsitzen, Disziplin und ungeliebte Aufgaben zu tun, einfach schwerer fällt als anderen.

Handlungsbedarf ist dann gegeben, wenn es zu einer starken Beeinträchtigung der Leistung kommt, besonders im schulischen Rahmen, aber auch dann, wenn Alltags- und soziale Kompetenzen darunter leiden. Auch andere psychische Störungen wie Depressionen und Süchte können sich entwickeln.

Lerntipps

Prüfungsrelevant

ADHS ist ein prüfungsrelevantes Thema in der Pädiatrie. Da es sich um ein psychiatrisches Krankheitsbild handelt, ist es im Lernmodul 15 „Psychiatrische Krankheitsbilder" ausführlich behandelt.

Leitsymptome sind unüberlegtes impulsives Handeln, Hyperaktivität, Unaufmerksamkeit. Das Verhalten entspricht nicht dem eigentlichen Alter mit entsprechendem Entwicklungsstand. Es gibt deutliche Beeinträchtigungen der Leistung und innerhalb der Bezugssysteme (Familie, Schule, Ausbildung, Beruf).

Bei Verdacht auf ADHS sollte die Diagnose immer durch Kinder- und Jugendpsychiater oder Kinder- und Jugendärzte, die sich auf dieses Störungsbild spezialisiert haben, erfolgen. Erst nach dem 3. Lebensjahr kann die Diagnose sicher gestellt werden.

Differenzialdiagnosen sind andere psychische Erkrankungen, Psychosen, Schilddrüsenstörungen, Entwicklungsstörungen, Intelligenzminderung; aber auch Hochbegabung kann ADHS-ähnliche Symptome zeigen.

Lerntipps

Sie haben noch nie Kontakt zu einem Kind mit ADHS gehabt?

Ein schönes Beispiel ist die Romanfigur von Astrid Lindgren, Michel aus Lönneberga, der in schönen Verfilmungen zu sehen ist. Er bringt seine Familie und das ganze Dorf zur Verzweiflung mit seinen impulsiven Handlungen. Ob er jetzt seinem Vater, der mit heftigen Bauchschmerzen im Bett liegt, helfen will, indem er ihm eine heißen Topfdeckel auf den Bauch legt, oder sonstige „Streiche" ausheckt ... Die eigentliche Idee – „Ich helfe dem Vater" – ist super und die Überlegung, dass Wärme hilft, auch. Die spontane Umsetzung allerdings ist nicht alltagstauglich, sondern sogar gefährlich.

Durchblutungsstörungen des Darms

Die folgenden beiden Krankheitsbilder gehören zu den Durchblutungsstörungen des Darms und treten im Säuglings- bzw. Kleinkindalter auf. Diese werden hier nur kurz skizziert und im Lernmodul 9 „Ernährung und Verdauung" ausführlicher beschrieben.

Morbus Hirschsprung (angeborenes Megakolon). Ein Abschnitt des unteren Dickdarms ist **von Geburt an** maximal enggestellt, weil die für die Erschlaffung zuständigen Nervenzellen nicht angelegt sind; der proximale Darmabschnitt (vor der Verengung) ist durch den aufgestauten Kot maximal erweitert → ausgeprägte Obstipation bis hin zum Ileus beim Neugeborenen. Sicherung der Diagnose durch **Rektumbiopsie**; der verengte Darmabschnitt wird **operativ** entfernt.

Invagination. Hierbei stülpt sich (am häufigsten bei 1- bis 2-Jährigen) ein Darmanteil meist infolge lebhafter Darmperistaltik teleskopartig in ein distales Darmsegment. Symptome: **plötzlich** auftretende **heftige Bauchschmerzen**, meist Erbrechen, in fortgeschrittenem Stadium zusätzlich **blutigschleimige** Durchfälle. Diagnosesicherung mittels Abdomensonografie. Im Frühstadium kann ein rektaler **Einlauf** (unter sonografischer Kontrolle) die Invagination beseitigen; ggf. jedoch **operative** Therapie nötig (mit Resektion nekrotischer Anteile).

Fazit – Das müssen Sie wissen

Weitere prüfungsrelevante Krankheitsbilder

Bei Kindern und Jugendlichen manifestiert sich die häufigste Form, der **Diabetes Typ 1** oftmals infolge eines Infekts. Leitsymptome sind extremer Durst und häufiges Wasserlassen.
Der **Diabetes Typ 2** kommt seltener, aber mit steigender Tendenz, infolge einer zugrundeliegenden Insulinresistenz vor.
Häufigste endokrine Störungen bei Kindern und Jugendlichen sind **Schilddrüsenerkrankungen**.
Die **Purpura Schoenlein-Henoch** ist eine systemische Vaskulitis, an der v. a. Kleinkinder und Schulkinder nach Infekten oder Medikamenteneinnahme erkranken können.
Die Diagnose **ADHS** zu stellen ist schwierig. Kinder sind besonders impulsiv oder fallen durch ein gesteigertes Maß an Unruhe auf.
Zu den Durchblutungsstörungen des Darms im Säuglings- bzw. Kleinkindalter gehören der **Morbus Hirschsprung** und die **Invagination**.

1.4 Vertiefungsfragen zur Pädiatrie

Vertiefungsfragen

Frage 1

Im Neugeborenenalter manifestieren sich nicht nur angeborene Erkrankungen, sondern auch Anpassungsstörungen. Welche Bereiche sind besonders sensibel, wenn Sie den Übergang vom intrauterinen Leben in das extrauterine betrachten?

Musterlösung:

An erster Stelle steht die Dyspnoe. Mit dem ersten Atemzug entfalten sich die Lungenbläschen unter dem Einfluss von Kortisol, dass die Produktion von Surfactant anregt. Dieses funktioniert nicht bei Frühgeburten, wenn es unter der Geburt zu Hypoxämien gekommen ist, eine schon vorhandene Produktion kann durch eine Mekoniumaspiration gestört sein. Auch angeborene Stenosen im Atemtrakt fallen durch eine Dyspnoe früh auf.
Der nächste Punkt ist die Anpassung an eine schwankende Außentemperatur, nachdem der gleichmäßig warme Mutterleib verlassen wurde. Wichtig ist, einen Wärmeverlust zu verhindern. Selbst auf geringen Kältestress muss das Neugeborene mit der Verbrennung von braunem Fett reagieren, dieses kann die metabolische Rate erhöhen. In Verbindung mit einem Atemnotsyndrom kann der Kältestress zu Gewebehypoxie und neurologischen Schäden führen. Von einer Hypothermie spricht man bei einer Temperatur von 36–36,5 °C.
Ein weiterer wichtiger Faktor ist der Glukosestoffwechsel und die Gefahr der Hypoglykämie. Besonders gefährdet sind Kinder diabetischer Mütter, SGA-Kinder und Frühgeborene. Säuglinge mit Asphyxie unter der Geburt, aber auch Säuglinge drogenabhängiger Mütter (Opiate) sind Risikopatienten. Symptome sind Trinkschwäche, Schwäche, Zittern, Atemnot, Krämpfe, Hypothermie.

Frage 2

Versuchen eine die Erklärung des Phänomens Neugeborenenikterus unter Berücksichtigung des Bilirubinkreislaufs. Welche physiologischen Prozesse greifen und welche Ikterusform liegt vor?

Musterlösung:

Für die ersten Lebenstage gilt, dass vermehrt Hämoglobin abgebaut wird, die Leber es aber noch nicht ausreichend konjugieren kann. Dadurch fällt vermehrt nichtkonjugiertes, indirektes Bilirubin an. Der typische Neugeborenenikterus entsteht also aufgrund einer indirekten Bilirubinämie und verschwindet spätestens nach 10 Tagen. Pathologische Ursachen sind die Hypoxie, ein mütterlicher Diabetes mellitus, die Hypothyreose, die Mukoviszidose.

Frage 3

Ein beliebtes Prüfungsthema: Welche Kinderkrankheiten mit Exanthem kennen Sie? Lernen Sie, die Erkrankungen anhand ihrer Ausschläge zu differenzieren. Wichtige Punkte sind das Aussehen (Farbe und Form), der Beginn und die Ausbreitung.

Musterlösung:

Masern, Röteln, Ringelröteln, Windpocken, Dreitagefieber und Scharlach.

Frage 4

Was bedeutet eigentlich „Kinderkrankheit"?

Musterlösung:

Mit Kinderkrankheit ist eine Infektion gemeint, die gehäuft im Kindesalter auftritt und zu einer lebenslangen Immunität führt. Ein Erwachsener, der die Infektionen nicht durchlaufen hat oder keine Antikörper durch Impfen hat, kann an einer Kinderkrankheit erkranken, oft mit komplizierterem und schwererem Verlauf als in der Kindheit.

Frage 5

Welche Infektionskrankheit kann man im Dunkeln diagnostizieren?

Musterlösung:

Die Röteln zeigen oft eine starke Schwellung der Lymphknoten hinter dem Ohr, an Hinterkopf und Nacken. Das bedeutet, dass man das typische Exanthem gar nicht sehen muss, sondern diese typische Lymphknotenschwellung tasten kann.

Frage 6

Impfungen haben neben dem medizinisch-epidemiologischen auch eine soziale Komponente. Begründen Sie diese Haltung.

Musterlösung:

Durch Impfungen haben viele gefährliche übertragbare Erkrankungen ihren Schrecken verloren oder konnten ausgerottet werden (z. B. Pocken). Auch scheinbar harmlose „Kinderkrankheiten" können gefährliche Komplikationen zeigen oder sie sind wirklich harmlos, gefährden aber Schwangere und das ungeborene Kind. Also schützt Impfen nicht nur das Individuum, sondern auch die Gesellschaft.

Frage 7

Den Masern wurde der Kampf angesagt, sie sollen weltweit ausgerottet werden. Erläutern Sie, warum.

Musterlösung:

Masern sind hochansteckend und haben häufig komplizierte Verläufe, z. B. Masernotitis oder Masernenzephalitis. Diese Entzündungen können akut auftreten. Besonders gefürchtet ist die subakute sklerosierende Panenzephalitis (SSPE) als Spätkomplikation 6–8 Jahre nach der Infektion mit Verlust aller zerebralen Funktionen und tödlichem Ausgang.

Frage 8

Seit 2020 gibt es eine Masern-Impfpflicht für Kinder, die in Gemeinschaftseinrichtungen gehen, und für Erwachsene, die nach 1970 geboren sind und in Gemeinschaftseinrichtungen beschäftigt sind oder in medizinischen Einrichtungen arbeiten. Ein Patient, Medizinstudent, will sich gegen Mumps und Röteln impfen lassen, die Masern und Windpocken hatte er als Kind durchgemacht. Kann er trotz durchgemachter Masernerkrankung die MMR-Kombiimpfung bekommen?

Musterlösung:

Auch wenn Antikörper vorhanden sind, schadet die Impfung nicht. Im Gegenteil, oft sind Angaben zu durchgemachten Erkrankungen nicht zuverlässig, deshalb sollte geimpft werden. Eine serologische Testung wird nicht standardmäßig empfohlen.

Frage 9

Gibt es Krankheiten, die durch Küssen übertragen werden?

Musterlösung:

Der Klassiker ist die Mononukleose („Kissing Disease"), ausgelöst durch das Epstein-Barr-Virus. Die Krankheit kann unbemerkt verlaufen oder wie ein heftiger grippaler Infekt mit Halsschmerzen. Die Tonsillen sind mit einem weißlichen Belag bedeckt, der nicht auf die Umgebung übergreift. (Tipp: Zu diesem Thema kann man in der Prüfung punkten, wenn es um die Abgrenzung von den Belägen der Diphtherie geht, diese greifen auf die Umgebung über.)
Andere Erreger, die durch Küssen übertragen werden, sind Herpes -simplex-Viren, Erkältungsviren, Grippeviren, aber auch Meningokokken, Streptokokken und Pneumokokken. Auch Masern, Mumps, Röteln könnten natürlich so übertragen werden, aber nur bei fehlendem Impfstatus.

Frage 10

Ein weiterer Punkt, der gerne gefragt wird, ist: Dürfen Sie eine Mononukleose behandeln?

Musterlösung:

Die korrekte Antwort lautet: Ja, es gibt kein Behandlungsverbot. Allerdings verweisen Sie aufgrund Ihrer Sorgfaltspflicht den Patienten immer an einen Arzt. Bei einigen Patienten kann es zu einer (starken) Milzschwellung kommen mit der Gefahr einer Ruptur.

Frage 11

Welche medizinischen Problematiken können gehäuft im Kleinkindalter auftreten?

Musterlösung:

Kinder sind motorisch flink und geschickt, können aber Gefahren noch nicht wirklich erfassen und ermessen. Viele Krankheitsbilder ergeben sich demnach aus Unfällen, sie reichen von einfachen Frakturen bis hin zu Schädel-Hirn-Traumen. Unfälle gehören zu den häufigsten Todesursachen im Kindesalter.
Kleinkinder entwischen oft der Aufsicht und es kann zu Vergiftungen oder Verätzungen durch Essen oder Trinken von Putzmitteln, Medikamenten, giftigen Pflanzenteilen kommen. Auch Aspirationen sind nicht selten, Erdnüsse gehören zu den besonders gefährlichen Nahrungsmitteln.

Frage 12

Als Kruppsyndrom werden Krankheitsbilder zusammengefasst, die mit einer Stenosierung der oberen Luftwege einhergehen, Leitsymptome sind ein bellender Husten und ein inspiratorischer Stridor. Welche Krankheiten kennen Sie und wie können sie unterschieden werden?

Musterlösung:

- *Pseudokrupp* betrifft ältere Säuglinge und Kleinkinder und tritt meist in den Abendstunden oder nachts auf. Beruhigen, frische Luft und Trinken lindern die Symptome, komplizierte Verläufe sind selten. Es kann ein leichtes Fieber auftreten, da oft virale Erreger die Ursache sind.
- *Bei dem Verdacht auf den echten Krupp(-husten) bei der **Kehlkopfdiphtherie** ist die Frage nach der Impfung wichtig zur Eingrenzung. Typisch ist ein süßlicher Mundgeruch und die grauweißen Pseudomembranen auf Tonsillen und Umgebung, sie bluten beim Abstreifen. Diese Infektion kann in jedem Alter auftreten. Das Fieber ist eher mäßig.*
- *Das **allergische Kruppsyndrom** betrifft Kinder im Alter zwischen 2 und 6 Jahren und hat einen Auslöser, z. B Pollen. Es entwickelt sich kein Fieber.*
- *Die **Epiglottitis** kann sehr schnell zum Erstickungstod führen, hier ist ein Leitsymptom der erhöhte Speichelfluss. Wichtig ist, keine Rachenuntersuchung durchzuführen, sondern sofort den Notarzt zu rufen. Das Fieber ist sehr hoch.*
- *Sonstige Möglichkeiten, an die man denken sollte, sind: Fremdkörperaspiration, Insektenstich und Glottisödeme, z. B. durch einen peritonsillaren Abszess.*

Frage 13

Rauchen schadet nicht nur dem Raucher, sondern fügt auch den Mitmenschen Schaden zu. Besonders Kinder sind sehr empfindlich. Welche Schäden erleiden Kinder rauchender Eltern?

Musterlösung:

Rauchen schadet nicht nur dem Ungeborenen. Kinder aus Raucherfamilien leiden häufiger an chronischen Bronchitiden, Lungenentzündungen, Asthma und anderen Erkrankungen der Atemwege. Neben einigen anderen gehört auch das Rauchen vor und nach der Schwangerschaft zu den Risikofaktoren für „plötzlichen Kindstod" (SIDS = Sudden infant death syndrome).

Frage 14

Differenzialdiagnosen in der mündlichen Prüfung am Beispiel Nasenbluten: Nasenbluten kommt bei Kindern oder Jugendlichen häufig vor. Überlegen Sie, welche Ursachen bei einem 15-jährigen Mädchen dafür infrage kommen. Überlegen Sie ein Schema, das Sie anwenden können, unabhängig davon, welches Leitsymptom Ihnen in der mündlichen Prüfung genannt wird.

Musterlösung:

Auch wenn für die Überprüfung und später in der Praxis wichtig ist, (akut) bedrohliche, bösartige und infektiöse Verläufe zu erkennen, lohnt es sich bei einem Symptom, erstmal an eine harmlose und häufig vorkommende Ursache zu denken.

Das Alter des Patienten oder der Patientin ist wichtig. Um bei dem Beispiel des 16-jährigen Mädchens zu bleiben: In der Pubertät kann es in Wachstumsphasen häufiger zu Nasenbluten ohne Krankheitswert kommen. Auch naheliegend ist zu kräftiges Schnäuzen oder Nasebohren als schlechte Angewohnheit.

Häufig kommt Nasenbluten bei Heuschnupfen als allergische Reaktion vor. Auch abschwellende Nasentropfen können die Schleimhäute austrocknen und so leichter zu Nasenbluten führen.

- ***Notfall:** Generell gilt es, auf Anzeichen von Notfallsituationen zu achten und ein entsprechendes Notfallmanagement zu kennen. Wenn das Nasenbluten nicht aufhört, ist die Frage nach einem Trauma wichtig, durch das es zu einer Verletzung einer größeren Arterie kommen könnte.*
- ***Bösartigkeit:** Nasenbluten kann ein Hinweis auf eine Leukämie oder auf bösartige Tumoren im Nasen-Rachen-Raum sein.*
- ***Infektionskrankheiten des IfSG:** Gibt es Hinweise auf Infektionen? Virale Infektionen, wie Masern oder Grippe, können zu einer verstärkten Durchblutung der Nasenschleimhaut und damit auch zu Nasenbluten führen. Fragen Sie deshalb nach dem Impfstatus. Fragen Sie sich, ob es Meldepflichten und Behandlungsverbote gibt.*
- ***Sorgfaltspflicht/Patientenschutz:** Unter diesen Punkt fallen Erkrankungen oder Störungsbilder, die der HP zwar behandeln dürfte, die er aufgrund seiner Sorgfaltspflicht aber zur ärztlichen Diagnostik weiterleitet. Um bei dem Beispiel zu bleiben: Immer häufiger führt Übergewicht bei Jugendlichen zu Bluthochdruck. Aber auch noch nicht diagnostizierte angeborene Veränderungen von Herz, Gefäßen und Nieren können Bluthochdruck und damit Nasenbluten verursachen. Auch eine Medikamenteneinnahme (ASS) oder Drogenkonsum (Kokain) könnten das Symptom verursachen.*

Seltenes: Seltenere Ursachen für Nasenbluten sind die Werlhoff'sche Krankheit, eine Autoimmunkrankheit mit Antikörperbildung gegen die Thrombozyten, oder das Von-Willebrand-Jürgens-Syndrom, eine Blutgerinnungsstörung, oder der Morbus Osler, eine seltene erbliche Erkrankung mit erweiterten Blutgefäßen, die reißen können.

Frage 15

Was empfehlen Sie einer Familie im Fall einer Vergiftung? Welche Medikamente erfordern den sofortigen Notruf, wenn Kinder sie versehentlich geschluckt haben? Nennen Sie wichtige Telefonnummern für einen Haushalt mit Kindern.

Musterlösung:

Die Nummer einer Giftnotrufzentrale sollte entweder eingespeichert oder für alle zu finden sein. Die Notrufnummern sind rund um die Uhr besetzt.

Wichtig ist, möglichst präzise zu benennen, wer was wann wie oder wie viel davon eingenommen hat, dann eine genaue Beschreibung, wie es dem Betroffenen geht, und eine Rückrufnummer angeben. Eventuell reicht eine Versorgung durch das Notfallset mit Aktivkohle oder Entschäumer oder es kommt die Empfehlung, den Notruf 112 zu wählen.

Entschäumer verhindern bei Tensiden eine Aspiration des schäumenden Mageninhalts, bei ätzenden Substanzen sollte mit Wasser nachgespült werden, es darf kein Erbrechen herbeigeführt werden.

Richtig gefährlich ist die Einnahme von Antidiabetika, Psychopharmaka, Schilddrüsenhormone, Antiarrhythmika. In diesen Fällen sollte sofort die 112 gewählt werden.

Frage 16

Welche Anzeichen sprechen für eine mögliche Vergiftung?

Musterlösung:

Oft sind Übelkeit, Erbrechen, Durchfall, Bauchschmerzen erste Anzeichen. Ernst nehmen sollte man auch Kopfschmerzen und Schwindel, dramatisch wird es bei Störungen der Atmung und des Kreislaufes oder einer Bewusstseinseintrübung.

Die entscheidende Frage in der Prüfung und auch in der Praxis ist, ob das Kind eine kurze Zeit unbeaufsichtigt war.

Frage 17

Wie fallen endokrine Störungen im Kindes- und Jugendalter auf? Überlegen Sie, welche am häufigsten vorkommen.

Musterlösung:

Die Schilddrüse ist ein wichtiges Organ im Wachstumsprozess. Eine Hypothyreose im Kindesalter würde auffallen durch Wachstumsrückstand und Leistungsabfall, eine Hyperthyreose durch Unruhe, Konzentrationsstörungen und Gewichtsverlust.

Für Diabetes mellitus Typ 1 ist eine Gewichtsabnahme mit ständigem Durst und häufigem Wasserlassen charakteristisch. Dieses kann im Anschluss an eine vorherige Infektion entstehen. Eine Erstmanifestation kann allerdings auch das hyperglykämische Koma sein, z. B. nach exzessivem Trinken von zuckerhaltigen Limonaden und Verzehr von Süßigkeiten.

Frage 18

Eine Mutter stellt ihren 15-jährigen Sohn vor. Er war früher ein zartes Kind, hat dann aber mit der Pubertät ordentlich an Gewicht zugelegt. Er ist mit 1,59 m zu klein für sein Alter und hat mit 75 kg zuviel Gewicht. Welche Verdachtsdiagnose haben Sie, welche Laborergebnisse erwarten Sie?

Musterlösung:

Ein Diabetes bedeutet nicht nur erhöhte Blutzuckerwerte, sondern auch der Fettstoffwechsel ist durch eine Hypercholesterinämie und/oder Hypertriglyzeridämie beeinträchtigt.

Auch Kinder bzw. Jugendliche können an einem Diabetes Typ 2 erkranken. Die Diagnose erfolgt meist im Rahmen einer Untersuchung wegen Adipositas. Genauso wie bei Erwachsenen mit diesem Diabetes Typ ist Abnehmen und Bewegung in Verbindung mit einer gesunden Ernährung wichtig, damit die Zellen wieder empfindlicher auf das Insulin reagieren.

Eventuelle personenbezogene Daten fiktiv, alle Fallbeispiele frei erfunden.

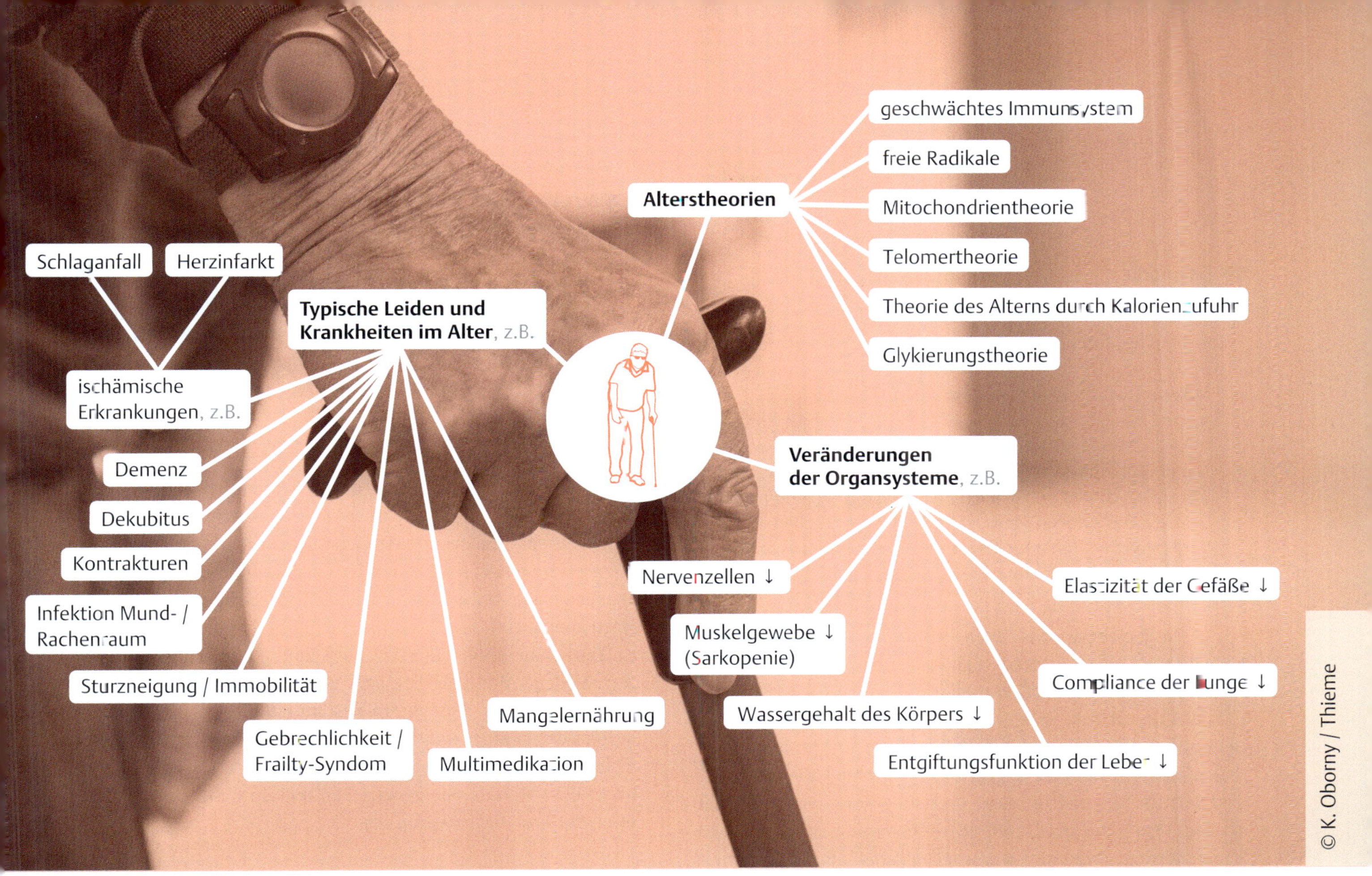

2 Geriatrie

2.1 Was bedeutet „alt“?

Die Weltgesundheitsorganisation (WHO) definiert Menschen als „alt“, die das 60. Lebensjahr vollendet haben, und differenziert dabei zwischen „jungem Alter“ (60–74 Jahre) und „höherem Alter“ (ab 75 Jahren). Allerdings spiegelt diese Definition nicht unbedingt das Altersempfinden der einzelnen Personen wider. Fest steht, dass der Lebensabschnitt „Alter“ heute im Vergleich zu früher deutlich länger ist.

Lag die durchschnittliche **Lebenserwartung** in Deutschland bei den 1960 Geborenen noch bei etwa 70 Jahren, ist sie bei den im Jahr 2020 Geborenen auf 81,5 Jahre angestiegen. Die durchschnittliche Lebenserwartung der Frauen liegt dabei mit 84 Jahren über jener der Männer mit 79 Jahren. Der Trend geht weiterhin nach oben.

Aber nicht nur der Einzelne wird älter, sondern auch die deutsche Gesamtbevölkerung. Das liegt zum einen an der steigenden Lebenserwartung, zum anderen daran, dass die Geburtenrate sinkt. Diese Entwicklung führt zu einer Verschiebung des Durchschnittsalters der Bevölkerung nach oben, die auch als **demografischer Wandel** bezeichnet wird.

Geriatrisches Assessment. Um den Alterungsprozess angemessen beurteilen zu können, wird ein **geriatrisches Assessment** durchgeführt, ein diagnostischer Prozess zur systematischen Erfassung medizinischer, psychischer und sozialer Probleme des alten Patienten. Als Qualitätsmanagementinstrument ist es für eine angemessene Planung von Pflege und Behandlung wichtig.

In unterschiedlichen Testverfahren werden Daten erhoben, die Auswirkungen auf Pflege, Betreuung, Umfeld, medizinische Versorgung haben. Wichtige Parameter sind die Erfassung basaler Funktionen wie Nahrungsaufnahme, Selbstversorgung und Kontinenz. Die Mini-Mental-State-Examination (MMSE) erlaubt eine (grobe) Einschätzung kognitiver Fähigkeiten in Bezug auf Orientierung, Merken, Sprache, Gedächtnis und Aufmerksamkeit. Andere Tests beschäftigen sich mit sozialen Fragen, Mobilität, der Ausführung bestimmter Tätigkeiten und Depression.

2.2 Alterungsprozess

2.2.1 Alter und Altern

Definition

Alter und Altern

Die Begriffe „Altern“ und „Alter“ dürfen nicht verwechselt werden:

- **Alter** meint den **aktuellen Zustand** bzw. einen Abschnitt im Leben. Das Alter kann durch das Datum im Kalender genau definiert werden (**kalendarisches Alter**) oder anhand des Gesundheitszustands abgeschätzt werden (**biologisches Alter**).
- **Altern** beschreibt den biologischen, psychischen und sozialen **Prozess des Älterwerdens**. Er verläuft nicht bei allen gleich und ist auch nicht streng festgelegt, sondern wird in seinem Verlauf von vielen Faktoren beeinflusst.

Alter. Das **kalendarische**, auch biografische oder chronologische **Alter** spielt in unserem täglichen Leben eine wichtige Rolle. Es wird durch unser Geburtsdatum bestimmt. Das kalendarische Alter ist u. a. gesellschaftlich, sozial und juristisch von Bedeutung (z. B. Volljährigkeit, Rentenalter, Strafmündigkeit).

Das **biologische Alter** dagegen berücksichtigt die körperliche und geistige Leistungsfähigkeit und die gesundheitliche Situation. Ihm liegen die fortschreitenden Abbauprozesse des menschlichen Körpers zugrunde, womit nicht Verfalls- oder Krankheitsprozesse gemeint sind, sondern die natürlichen physiologischen Vorgänge. Diese werden mithilfe verschiedener Theorien beschrieben.

Das biologische Alter ist im Gegensatz zum kalendarischen Alter eine relative Bewertung, da es den Alterungsprozess der jeweiligen Person im Vergleich zum durchschnittlichen Verlauf des Alterns betrachtet. Liegt das biologische Alter über dem kalendarischen Alter (d. h., sind die Alterungsprozesse der betrachteten Person schon weiter fortgeschritten als bei den meisten Personen mit demselben kalendarischen Alter), spricht man von „vorgealtert“, liegt es darunter spricht man von „rüstig“ oder „jünger wirkend“.

Altern. Dieser Prozess äußert sich durch eine nachlassende Leistungsfähigkeit, die sich sowohl durch **physische** (körperliche) als auch **psychische** (geistige) Veränderungen bemerkbar macht. Alterungsvorgänge treffen jeden. Sie sind unumkehrbar und nicht zu verhindern. Allerdings verlaufen sie bei jedem unterschiedlich und werden sowohl von äußeren Faktoren (z. B. UV-Licht, Rauchen) als auch von inneren Faktoren (genetische Veranlagung) beeinflusst.

Fazit – Das müssen Sie wissen

Alter und Altern

Altern beschreibt den **Prozess** des Älterwerdens und ist ein natürlicher Vorgang. **Alter** dagegen bezeichnet den aktuellen **Zustand** des Alters bzw. einen Lebensabschnitt. Alter kann über den Kalender bzw. den Zeitpunkt der Geburt genau definiert werden (**kalendarisches Alter**) oder anhand des Gesundheitszustands und der Leistungsfähigkeit abgeschätzt werden (**biologisches Alter**).

2.2.2 Alterstheorien

Auch wenn wissenschaftliche Fortschritte dazu beigetragen haben, die Gesundheit des Menschen länger zu erhalten, ist Altern nach wie vor Teil des menschlichen Lebens. Die Frage, welche Faktoren nun eigentlich genau für den Alterungsprozess verantwortlich sind, wird mit verschiedenen **Alterstheorien** zu beantworten versucht. Dass das „Warum“ noch nicht endgültig geklärt ist, kann man schon allein daran erkennen, dass es mehr als 300 verschiedene Alterstheorien gibt. Vorgestellt werden im Folgenden die Theorien zum Altern des Immunsystems, zum Altern durch freie Radikale und die Glykierungstheorie. Allerdings kann nicht eine Theorie allein den Alterungsprozess erklären, vielmehr bildet eine Vielzahl von genetischen und umweltbedingten Faktoren die Grundlage des Alterns.

Altern des Immunsystems

Dieser Theorie nach nimmt im Alter die Reaktionsfähigkeit des Immunsystems ab, weil zwar die Anzahl der T-Gedächtniszellen im Laufe des Lebens ansteigt (Alterung des Immunsystems), diese aber nur auf ganz bestimmte Antigene antworten. Um neuen Erregern begegnen zu können, sind naive T-Zellen notwendig. Deren Anzahl geht aber im Alter zurück. Diese Entwicklung macht ältere Menschen anfälliger für Keime, mit denen sie bisher nicht in Kontakt gekommen sind, als jüngere Menschen, die noch über eine größere Zahl naiver T-Zellen verfügen. Auch schlafende Infektionen, wie eine Tuberkulose und Gürtelrose, können wieder ausbrechen und der Spiegel der Antikörper für bereits durchgemachte Infektionen sinkt.

Altern durch freie Radikale

Verschiedene Theorien schreiben den **freien Radikalen** eine tragende Rolle beim Altern zu. Freie Radikale sind Moleküle mit einem oder mehreren ungepaarten Elektronen, z. B. das Superoxidanion oder das Hydroxylradikal. Sie entstehen bei der Energiebildung in den Mitochondrien und sind sehr reaktionsfreudig. Freie Radikale setzen Oxidationsreaktionen in Gang, die zu einer Schädigung von Zellstrukturen, Eiweißen oder Chromosomen führen können.

Allerdings verfügt der Körper über Schutzmechanismen, mit denen die schädliche Wirkung der freien Radikale aufgehoben werden kann. Diese sog. **Antioxidanzien** („Radikalfänger“) verhindern die schädigende Oxidation der Biomoleküle durch die freien Radikale. Ihre Bildung scheint aber mit steigendem Alter nachzulassen. Werden mehr freie Radikale gebildet, als durch die Antioxidanzien abgefangen werden können, spricht man von **oxi-**

dativem Stress. Antioxidanzien können auch mit der Nahrung aufgenommen werden, z. B. Vitamin C und E.

Die Radikalbildung spielt in mehreren Alterstheorien eine wichtige Rolle:

Mitochondrientheorie

Grundlage dieser Theorie ist die Annahme, dass sich im Laufe der Zeit Abfallprodukte in den Mitochondrien ablagern. Diese Ablagerungen gelangen beim Abbau der Mitochondrien in die Lysosomen und sammeln sich dort an. Dadurch wird die Funktion der Lysosomen beeinträchtigt, die dann körperfremde Substanzen und überalterte Zellorganellen nur noch eingeschränkt abbauen können. Dadurch wiederum wird die Leistungsfähigkeit der Mitochondrien beeinträchtigt, in denen daraufhin mehr freie Radikale entstehen. Durch den oxidativen Stress werden die Mitochondrien geschädigt, sodass diese immer weniger ATP bilden können, was letztlich zum Zelltod durch Energiemangel führt.

Telomertheorie

Diese Theorie geht davon aus, dass durch die freien Radikale die Abläufe während der Zellteilung gestört werden. Bei jeder Zellteilung verkürzen sich die Enden der Chromosomen, die Telomere. Sobald sie eine gewisse Länge unterschreiten, kann sich die Zelle nicht mehr teilen. Dann kommt es entweder zu einem Wachstumsstopp oder der programmierte Zelltod (Apoptose) tritt ein. Laut dieser Theorie können insbesondere freie Radikale aber auch z. B. Strahlung diesen Alterungsprozess der Telomere beschleunigen.

Ernährungstheorie der Kalorienreduktion

Bei Menschen, deren **Kalorienzufuhr** pro Tag den Bedarf nicht überschreitet, scheint die Lebenserwartung höher zu liegen als bei solchen, die langfristig über den Bedarf hinaus „nach Belieben" essen. Die Theorie besagt, dass durch eine verminderte Nahrungs- bzw. Kalorienaufnahme auch der oxidative Stress in den Mitochondrien reduziert wird und Alterungsprozesse auf zellulärer Ebene langsamer verlaufen. Deshalb wird diese Theorie auch als „Theorie des ernährungsbedingten Alterns" bezeichnet.

In Studien konnte nachgewiesen werden, dass es dabei nicht ausschließlich auf eine Verringerung der Kalorienzufuhr ankommt, sondern auch darauf, wie diese zustande kommt. Insbesondere eine Reduktion der Proteinaufnahme scheint sich vorteilhaft auszuwirken, da der Proteinabbau den oxidativen Stress verstärkt. Ebenfalls lebensverlängernd wirkt wahrscheinlich eine Verminderung des Kohlenhydratanteils der Nahrung. Eine ausschließliche Reduktion des Fettgehalts hingegen scheint den oxidativen Stress nicht zu reduzieren.

Glykierungstheorie des Alterns

Die Glykierungstheorie macht für die altersbedingten Veränderungen sog. **Advanced Glycation Endproducts** (AGEs) verantwortlich. Diese Substanzen entstehen durch nichtenzymatische Reaktionen zwischen Kohlenhydraten und Proteinen. Bei oxidativem Stress z. B. können die AGEs allerdings auch wesentlich schneller und dann auch aus kurzlebigeren Molekülen, wie z. B. Fetten oder Aminosäuren, gebildet werden. Sie entstehen aber nicht nur im Körper, sondern können auch mit der Nahrung aufgenommen werden. Besonders starke AGE-Bildner sind Fruktose, Getreideprodukte und andere Nahrungsmittel mit hohem glykämischem Index. Aber auch Lebensmittel mit vielen gesättigten Fettsäuren wie Fleisch, Wurst und Käse gehören in diese Liste. Darüber hinaus sind AGEs in der Lage, **oxidativen Stress** zu erzeugen und damit körpereigene Moleküle indirekt zu schädigen.

Unterschiedlichste chronische Erkrankungen können mit hohen AGE-Werten in Verbindung gebracht werden, v. a. Diabetes mellitus Typ 2, aber auch Osteoporose, Arthritis, Neuropathien oder Herz-Kreislauf-Erkrankungen.

Transferbeispiel

Ein Fall aus der HP-Praxis: „faltiges" Problem

Eine 75-jährige Patientin, sehr fit und agil, kommt in die Praxis. Sie hat eine Osteoporose, die gut behandelt wird und sich in den letzten Jahren nicht verschlimmert hat. Ihr eigentliches Problem ist ihre hartnäckige Verstopfung. Sie hatte schon ihr Leben lang damit Probleme, aber mit zunehmendem Alter wird es schlimmer.

Auf die Frage, was sie denn sonst noch belastet, antwortet sie, dass sie sich in ihrer Haut gar nicht mehr wohlfühle. Sie finde, dass sie extrem faltige Haut habe und deutlich älter aussehe als ihre Freundinnen. Sie möchte gerne wissen, ob es in der Naturheilkunde ein Rezept dagegen gibt.

Sonst ist sie gesund, es gibt keine weiteren Erkrankungen, sie nimmt keine Medikamente, raucht und trinkt nicht. Und nachdem sie vor Jahren gehört hatte, dass Bewegung der Feind der Osteoporose sei, geht sie täglich walken.

Auf die Frage nach ihren Ernährungsgewohnheiten sagt sie, dass sie seit Jahren viel Obst und Vollkornprodukte esse, um die Verstopfung in den Griff zu bekommen. Auch habe sie immer wieder das Gefühl, zu unterzuckern, und nehme dann Rosinen oder Studentenfutter zu sich. Außerdem könne sie sich nur von Käse- und Wurstbroten ernähren. Sie koche nicht sehr gern und esse kaum Gemüse.

Die körperliche Untersuchung ergibt keine Auffälligkeiten, Blutdruck und Puls sind normal, sie ist 1,65 m groß und wiegt 57 kg. Der Blutzuckerwert liegt bei 160 mg/dl, sie gibt, an vor ca. 2 Stunden Trockenobst gegessen zu haben und eine Banane. Da dieser Wert zu hoch ist, wird eine weitere Abklärung in Bezug auf einen beginnenden Diabetes mellitus Typ 2 veranlasst.

Sie bekommt eine Ernährungsberatung und versteht, dass sie sich zu einseitig ernährt, welche Bedeutung beispielsweise die AGEs haben und in welchen Teufelskreis sie geraten ist. Dass AGEs auch einen Einfluss auf kollagene Strukturen und damit auf den Zustand der Haut haben, beeindruckt sie besonders.

Da die Patientin sehr motiviert ist, setzt sie die Empfehlungen sofort um. Sie erhöht den Gemüseanteil ihrer täglichen Kost drastisch und setzt auf pflanzliche Proteine und Öle, den Fleischkonsum schraubt sie zurück, auch den Verzehr von Obst. Geblieben ist nur ein Apfel am Tag.

Ihre geliebten Brote isst sie zum Frühstück, aber nicht mehr tagsüber. Sie überprüft in den ersten Wochen regelmäßig ihren Blutzucker, wenn sie sich unterzuckert fühlt, und stellt dabei fest, dass sie eigentlich im hochnormalen Bereich liegt und nichts essen muss. Ein großes Glas Wasser, ein Stück Gurke oder ein paar Walnüsse reichen auch. Sie hat sich auf 3 Mahlzeiten täglich ein-

gestellt und fühlt sich gut. Die Umstellung hat ca. 6 Wochen gedauert.
Die Obstipation ist nach der Ernährungsumstellung deutlich besser geworden, sie nimmt zusätzlich noch Akazienfasern ein, die das Wachstum von „guten" Darmbakterien fördern. Auch die Blutzuckerwerte haben sich verbessert. Sie achtet auf den glykämischen Index der Nahrungsmittel. Nach 8 Wochen fühlt sie sich wie ausgewechselt und erzählt stolz, dass eine Freundin sie gefragt habe, ob sie sich habe liften lassen ...
Eventuelle personenbezogene Daten fiktiv, Fallbeispiel frei erfunden.

Fazit – Das müssen Sie wissen

Alterstheorien

Die Alterungsprozesse sind das Ergebnis genetischer und äußerer Einflüsse. Alterstheorien stellen Hypothesen über diese Zusammenhänge her. Eine wichtige Rolle scheinen z. B. eine nachlassende Anpassungsfähigkeit des Immunsystems und eine vermehrte Bildung von freien Radikalen und AGEs (Advanced Glycation Endproducts) zu spielen. Eine weitere Alterstheorie stellt in den Vordergrund, dass die Telomere der Chromosomen im Alter immer kürzer werden. Dadurch können sich die Zellen nicht mehr teilen.

2.3 Veränderungen der Organsysteme im Alter

Wann und wie schnell altersbedingte Veränderungen eintreten, ist von Mensch zu Mensch unterschiedlich. Die altersbedingten Veränderungen umfassen nicht nur äußerliche Merkmale, sondern äußern sich auch durch nachlassende Organreserven bei Belastung und eine sinkende Kompensationsfähigkeit bei Erkrankungen der Organsysteme.

Eine fortschreitende Altersgebrechlichkeit, das **Frailty-Syndrom** (Kap. 2.4.6), umfasst die physische, psychische und soziale Gebrechlichkeit eines alten Menschen. Kriterien für Gebrechlichkeit und Schwäche sind:

- unfreiwilliger Gewichtsverlust (10 %/Jahr)
- Muskelschwäche
- Erschöpfung
- herabgesetzte körperliche Aktivität
- Gang- und Standunsicherheiten, dadurch erhöhte Sturzgefahr

Je mehr dieser Kriterien erfüllt sind, desto mehr drohen Hospitalisierung und Mortalität. Eine Beurteilung ist für den geriatrischen Patienten sehr wichtig, damit rechtzeitig gegengesteuert werden kann.

2.3.1 Herz-Kreislauf-System

Im Alter nimmt die Elastizität der Blutgefäße ab. Die Ursachen dafür liegen zum einen in den häufig auftretenden arteriosklerotischen Veränderungen der Blutgefäße, zum anderen in der altersbedingten Zunahme des Bindegewebsanteils der Gefäßwand. Durch diese Umbauprozesse werden die Gefäßwände steifer, und der Widerstand im Blutgefäßsystem steigt. Um das Blut gegen diesen erhöhten Widerstand zu pumpen, muss das Herz einen größeren Druck erzeugen. Die Folge ist ein **Anstieg des Blutdrucks**.

Die Wand der linken Herzkammer reagiert auf die stärkere Belastung mit einer Verdickung (**Linksherzhypertrophie**). Durch diese Veränderungen nimmt außerdem die Kontraktionskraft des Herzmuskels ab. Dies macht sich insbesondere unter körperlicher Belastung bemerkbar. Die notwendige Steigerung der Kontraktilität und der Herzfrequenz bei Anstrengung sind nur noch begrenzt möglich. Die maximale Belastbarkeit bzw. die maximale Herzfrequenz sinken somit im Alter.

Auch die **Blutdruckregulation** verändert sich im Alter: Beim Übergang vom Liegen zum Stehen kommt es zu einer Ansammlung des Blutes in den Beinvenen, zugleich sinkt der Blutdruck in der oberen Körperhälfte ab. Normalerweise setzt nun sofort eine Reaktion des Sympathikus ein: Der Blutdruck und die Herzfrequenz erhöhen sich rasch, um einer Ohnmacht (Synkope) entgegenzuwirken. Bei älteren Menschen setzt diese sympathische Reaktion häufig erst **zeitverzögert** ein. Dies stellt eine besondere Gefahr dar, da der zu niedrige Blutdruck zu Schwindelgefühlen führt und die Sturzneigung verstärkt.

Fazit – Das müssen Sie wissen

Veränderungen des Herz-Kreislauf-Systems im Alter

Mit zunehmendem Lebensalter kommt es häufig zu

- einer Abnahme der Elastizität der Gefäßwände,
- einem Blutdruckanstieg,
- einer Verdickung des linken Herzmuskels (Linksherzhypertrophie),
- einer Abnahme der Kontraktionskraft des Herzmuskels,
- einer verminderten Herzfrequenzsteigerung unter Belastung (Absinken des Maximalpulses) und
- einer verzögerten Orthostasereaktion.

2.3.2 Atmungssystem

Im Alter nimmt die **Compliance** der Lunge ab, da sich die elastischen Rückstellkräfte vermindern. Das Lungengewebe kann sich bei Ausatmung nicht mehr so stark zusammenziehen, weshalb sich das **Residualvolumen** erhöht. Auch die Elastizität der Rippenknorpel nimmt altersbedingt ab. Der Brustkorb kann nur noch eingeschränkt erweitern werden, und auch die Atemmuskulatur verliert an Kraft. Insgesamt muss im Alter deshalb zum Ausatmen mehr Kraft aufgewandt werden.

Da das Flimmerepithel im Bronchialsystem zurückgeht und die Aktivität des Hustenreflexes abnimmt, kann Sekret, dass sich in den Bronchien ansammelt, nicht mehr so gut durch Abhusten beseitigt werden. Dadurch steigt das Risiko einer Atemwegsinfektion an.

In der 2. Lebenshälfte beginnt sich auch der Innendurchmesser der Bronchien zu verkleinern, wodurch sich der **Atemwiderstand** erhöht. Dies führt zusammen mit der altersbedingten Rückbildung des Bindegewebes dazu, dass die Kollapsneigung der Bronchiolen und der Alveolen zunimmt. In den Lungen wird weniger Sauerstoff ins Blut übernommen, wodurch die Sauerstoffsättigung des Blutes (in Ruhe und bei Raumluft) im Alter auf Werte bis zu 93 % abnehmen kann.

Fazit – Das müssen Sie wissen

Veränderungen des Atmungssystems im Alter

Am Atmungssystem sind folgende altersbedingte Veränderungen zu erwarten:

- verminderte Dehnbarkeit und nachlassende Rückstellkräfte der Lunge
- eingeschränkte Beweglichkeit des Brustkorbs
- schwächere Atemmuskulatur
- reduzierte Gasaustauschfläche

2.3.3 Verdauungssystem

Typische altersbedingte Veränderungen am Verdauungssystem sind zum einen der Zahnverlust und der Zahnfleischschwund im Mundraum. Zum anderen treten im Alter häufig Verstopfungen und verschiedene Schweregrade der Stuhlinkontinenz auf.

Ab dem 60. Lebensjahr steigt das Risiko einer **leichtgradigen Stuhlinkontinenz** an. Bei der Kontinenz spielen verschiedene Mechanismen eine Rolle, u. a. die Spannung der Schließmuskeln, die betreffenden Nervenstrukturen und die Gefäßschwellkörper des Analkanals. Dabei ist besonders wichtig, dass diese Mechanismen auch einer Druckerhöhung im Bauchraum standhalten, z. B. bei sportlichen Aktivitäten oder plötzlichem Husten. Alle 3 Mechanismen lassen im Alter in ihrer Funktion nach.

Merke

Stuhlinkontinenz

Es gibt 3 verschiedene Schweregrade:

- **Grad I** (leichte Form): Es kommt zu unkontrolliertem Abgang von Darmwinden (Meteorismus). Häufig wird dabei die Unterwäsche leicht verschmutzt.
- **Grad II** (mittelschwere Form): Es kommt zu unkontrolliertem Abgang von dünnflüssigem Stuhl, gelegentlich auch zu unkontrolliertem Abgang von geformtem Stuhl.
- **Grad III** (schwere Form): Geformter Stuhl und Darmwinde gehen vollständig unkontrolliert ab.

Auch Verdauungsschwierigkeiten können das Risiko für eine Stuhlinkontinenz erhöhen. Gerade eine **Obstipation** tritt im Alter häufiger auf. Dafür gibt es verschiedene Gründe. Ein **Nachlassen der Darmbewegungen** führt dazu, dass der Stuhl nicht ausreichend schnell weitergeleitet wird. Der Stuhl verweilt dadurch länger im Mastdarm, wobei ihm viel Wasser entzogen wird. Er dickt ein, wodurch sich sein Transport weiter verzögert. Durch den eingelagerten Stuhl erweitert sich das Rektum, sodass es sich schlechter kontrahieren kann. Ein anderer Grund für die Verstopfung kann aber auch sein, dass sich der Enddarm zu stark verengt und der Stuhl daher schlecht abgehen kann. Zudem nehmen ältere Menschen oft weniger Flüssigkeit und Ballaststoffe zu sich, was ebenfalls die Entstehung einer Obstipation begünstigt.

Die Magen- und Darmschleimhaut bildet sich im Alter zurück, wodurch weniger Verdauungssekrete gebildet werden. Die Nahrung wird dadurch weniger gut aufgeschlossen und ihre Bestandteile in geringerem Umfang resorbiert.

Die Leistungsfähigkeit von **Leber** und **Pankreas** nehmen ab. Als Folge davon verschwindet die Blutglukose langsamer aus dem Blut und es kommt häufiger zu Blutzuckerspitzen. Durch die sinkende Leistungsfähigkeit nimmt auch die Entgiftungsfunktion der Leber ab. Hiervon betroffen sind u. a. Medikamente, Alkohol und Giftstoffe.

Fazit – Das müssen Sie wissen

Veränderungen des Verdauungssystems im Alter

Verstopfungen werden mit zunehmendem Alter häufiger, was vor allem auf verlangsamte Darmbewegungen zurückzuführen ist. Die Entgiftungsfunktion der Leber lässt nach.

2.3.4 Niere und Harnsystem

Niere. Im Alter lässt die Nierenfunktion nach. Die Anzahl der Nierenkörperchen nimmt ab, so besitzen 80-Jährige nur noch rund zwei Drittel der ursprünglich vorhandenen Glomeruli. Der renale Blutfluss sinkt, was eine reduzierte glomeruläre Filtrationsrate (GFR) zur Folge hat. Beim gesunden älteren Menschen hat dies keine Auswirkungen; sobald allerdings ein Flüssigkeitsmangel eintritt, kann es schnell zu einer akuten Niereninsuffizienz kommen. Die reduzierte GFR ist auch der Grund dafür, dass Medikamente, die über die Niere ausgeschieden werden, bei älteren Menschen geringer dosiert werden müssen als bei jüngeren.

Beckenboden. Die Muskulatur des Beckenbodens bildet sich im Alter zurück. Dadurch erhöht sich das Risiko einer **Harninkontinenz**. Bei Frauen führt der erniedrigte Östrogenspiegel nach der Menopause zu einer verminderten Durchblutung und einer verringerten Elastizität des Beckenbodengewebes, sodass der Beckenboden noch weiter geschwächt wird.

Die Beckenbodenmuskulatur hat entscheidende Funktionen: Sie stützt die Organe des Bauchraums und des Beckens und ist Teil der Verschlussmechanismen von Blase und Darm beteiligt (▶ **Abb. 2.1**). Zudem stabilisiert sie die Lendenwirbelsäule sowie das Kreuz- und das Steißbein.

Harnblase. Die Ruhespannung der Harnblasenmuskulatur nimmt zu, während das Fassungsvermögen der Harnblase abnimmt. Die Folge ist ein häufigeres Wasserlassen, auch in der Nacht. Die Blasenentleerung ist insgesamt verlangsamt, ihre Steuerung ist beeinträchtigt („Wasserlassen auf Raten").

HP-Praxis

Harninkontinenz

Die **Dranginkontinenz** ist die häufigste Form der Inkontinenz in höherem Alter. Die Patienten leiden unter dem Gefühl des Harndrangs, das sie nicht unterdrücken können und dessen Ausmaß so extrem ist, dass sie es noch nicht einmal mehr auf die Toilette schaffen.

Abb. 2.1 Wichtige Muskeln und bindegewebige Strukturen am Beckenboden.

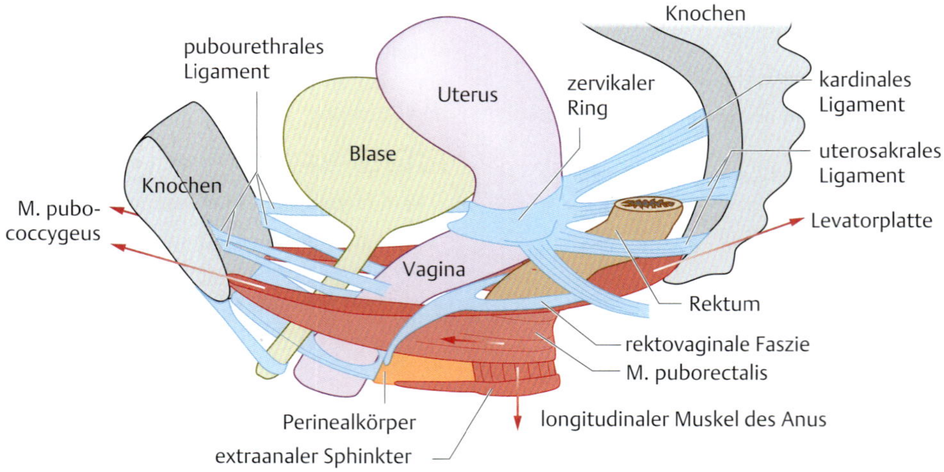

Abb. aus: Liedl B, Gunnemann A, Wagenlehner F. Muskulatur. In: Jocham D, Miller K, Burger M, Schrader M, Hrsg. Praxis der Urologie. 4. Auflage. Thieme; 2020

Prostata. Bei über 70 % der 70-jährigen Männer findet sich eine Prostatavergrößerung. Ursache ist die altersbedingte Umstellung der Geschlechtshormone, durch die das Wachstum der Prostata stimuliert wird.

Fazit – Das müssen Sie wissen

Veränderungen der Niere und des Harnsystems im Alter

Die Nierenfunktion nimmt im Alter ab, was eine verringerte glomeruläre Filtrationsrate (GFR) zur Folge hat. Die Rückbildung der Beckenbodenmuskulatur kann zu einer Harninkontinenz führen. Das Wasserlassen erfolgt häufiger und in kleineren Portionen, Wasserlassen zu beginnen, kann schwierig sein, und der Urin kann „nachträufeln". Häufig tritt eine Prostatavergrößerung auf.

2.3.5 Wasserhaushalt

Mit zunehmendem Alter sinkt der Wassergehalt des Körpers von 60 % auf zum Teil weniger als 50 %. Gleichzeitig reduziert sich das Durstempfinden, was zusammen mit den geringeren Flüssigkeitsreserven das Risiko einer Austrocknung (**Exsikkose**) erhöht.

Gemäß der Empfehlung der Deutschen Gesellschaft für Ernährung (DGE) sollten Personen über 65 Jahre etwa **2,3 l Flüssigkeit** am Tag zu sich nehmen. Davon sollten mindestens 1,5 l über Getränke aufgenommen werden (an heißen Sommertagen etwa 2 l). Etwa ein Drittel kann aus festen Nahrungsmitteln, wie beispielsweise Obst und Gemüse, stammen. Bei einem Mangel an Flüssigkeit trocknen Haut und Schleimhäute aus, die Verdauung kommt zum Erliegen und Infektionen der Harnwege werden begünstigt.

HP-Praxis

Flüssigkeitsverlust erkennen

Bei **starkem** Flüssigkeitsmangel beobachtet man schnell **Hautveränderungen**, im Sinne eines erniedrigten Hautturgors, d. h. einer verminderten Spannung der Haut. Dies kann man überprüfen, indem man die Haut vorsichtig zu einer Falte zusammenschiebt (▶ **Abb. 2.2**). Ist der Hautturgor erniedrigt, wird die Haut nur sehr langsam oder gar nicht in ihren ursprünglichen glatten Zustand zurückkehren. Typisch für einen Flüssigkeitsmangel sind außerdem eine **trockene Mundschleimhaut** oder **Schwierigkeiten beim Sprechen** (die Stimme wirkt kraftlos und heiser).

Bei **ausgeprägten Mangelzuständen** kommt es zu einem erniedrigten Blutdruck, Verwirrtheit, einer erhöhten Herzfrequenz sowie einer stark verminderten bis komplett unterdrückten Urinausscheidung.

Fazit – Das müssen Sie wissen

Veränderungen des Wasser- und Elektrolythaushalts im Alter

Ältere Menschen haben weniger Flüssigkeitsreserven im Körper und ein geringeres Durstempfinden. Daher kommt es schneller zu einem kritischen Flüssigkeitsmangel (Exsikkose).

Abb. 2.2 Flüssigkeitsverlust erkennen.

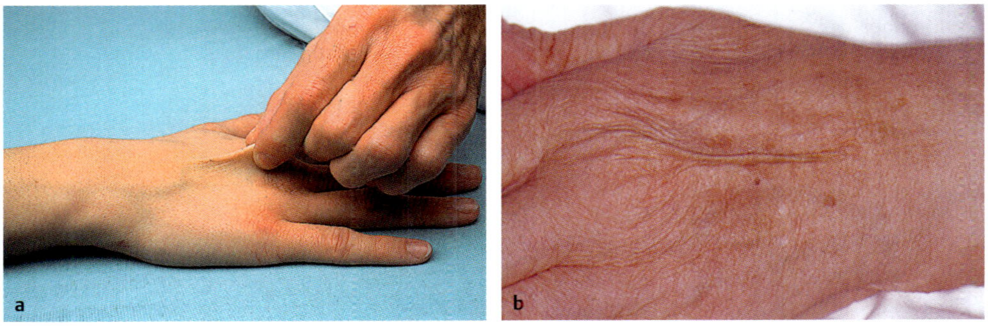

a Prüfung des Hydratationszustandes durch Anheben der Haut am Handrücken.
b Stehende Hautfalte bei Exsikkose.
Abb. aus: Blickdiagnosen. In: Füeßl H, Middeke M, Hrsg. Duale Reihe Anamnese und Klinische Untersuchung. 6. Auflage. Thieme; 2018

2.3.6 Hormonsystem

Auch das Hormonsystem stellt sich im Laufe des Lebens um, wovon eine Reihe von Organen bzw. Körperfunktionen betroffen sind. Die auffälligsten Auswirkungen zeigen die Veränderungen der Sexualhormone.

Sexualhormone. Bei **Männern** lässt im Alter die Produktion des Sexualhormons Testosteron nach, wodurch es zu einer Vergrößerung der Prostata kommen kann (s. o.). Dennoch sind Männer häufig auch noch in hohem Alter zeugungsfähig.

Bei **Frauen** dagegen zeigen sich häufig gravierendere Veränderungen (▶ **Abb. 2.3**). Nach der Menopause, im Klimakterium („Wechseljahre") fällt die Produktion von Östrogenen und Progesteron im weiblichen Körper stark ab. Körperliche Veränderungen sind v. a. auf den Östrogenmangel zurückzuführen.

HP-Praxis

Östrogenmangelsyndrom

Die 3 wichtigsten Symptome eines Östrogenmangelsyndroms sind **Blutungsstörungen** (vor Eintreten der Menopause), **Hitzewallungen** und ein **Abbau des Scheidengewebes**. Außerdem kann es zu Schlafstörungen, einer verminderten Leistungsfähigkeit, Herz-Rhythmus-Beschwerden, Gelenk- und Muskelbeschwerden sowie Harnwegsproblemen kommen.
Früher behandelte man die Beschwerden der Menopause durch die Gabe von Hormonen. Studien ergaben, dass diese **Hormonsubstitution** das Krebsrisiko um ein Vielfaches erhöht. Deshalb geht man heute sehr vorsichtig damit um.

Wachstumshormon. Im Alter fällt die Produktion des Wachstumshormons ab. Die Folgen sind ein Verlust von Muskelmasse und Muskelkraft, ein Anstieg des Körperfettanteils sowie eine verringerte Knochendichte mit erhöhtem Risiko für Knochenbrüche. Die Verabreichung von Wachstumshormonen kann diese Problematik maßgeblich verbessern, muss aber individuell angepasst und regelmäßig kontrolliert werden.

Insulin. Die Insulinproduktion bleibt zwar auch im Alter stabil, jedoch dauert die Synthese in der Bauchspeicheldrüse etwas länger. Auch der Wirkeintritt ist verzögert. Daher weisen ältere Menschen häufig einen leicht erhöhten Blutzuckerspiegel auf. Bei gesunden älteren Menschen bleibt das in der Regel ohne Folgen.

ADH. Bei älteren Menschen kommt es zu einer verminderten ADH-Ausschüttung und zu einer verminderten ADH-Wirkung (ADH-Resistenz), sodass der Körper bei Zuständen mit erhöhtem Wasserbedarf nicht mehr richtig gegenregulieren kann: Alte Menschen haben weniger Durst.

Fazit – Das müssen Sie wissen

Veränderungen des Hormonsystems im Alter

Sowohl bei Männern als auch bei Frauen lässt die Produktion der **Sexualhormone** nach. Vor allem bei der Frau macht sich dies durch die Wechseljahre (Menopause) bemerkbar.
Die Ausschüttung des **Wachstumshormons** verringert sich. Die Folgen sind ein Verlust von Muskelmasse, der Anstieg des Körperfettanteils und eine verringerte Knochendichte.
Der verzögerte Wirkeintritt des **Insulins** führt häufig zu einem leicht erhöhten Blutzuckerspiegel.

Abb. 2.3 Hormonsituation im Klimakterium.

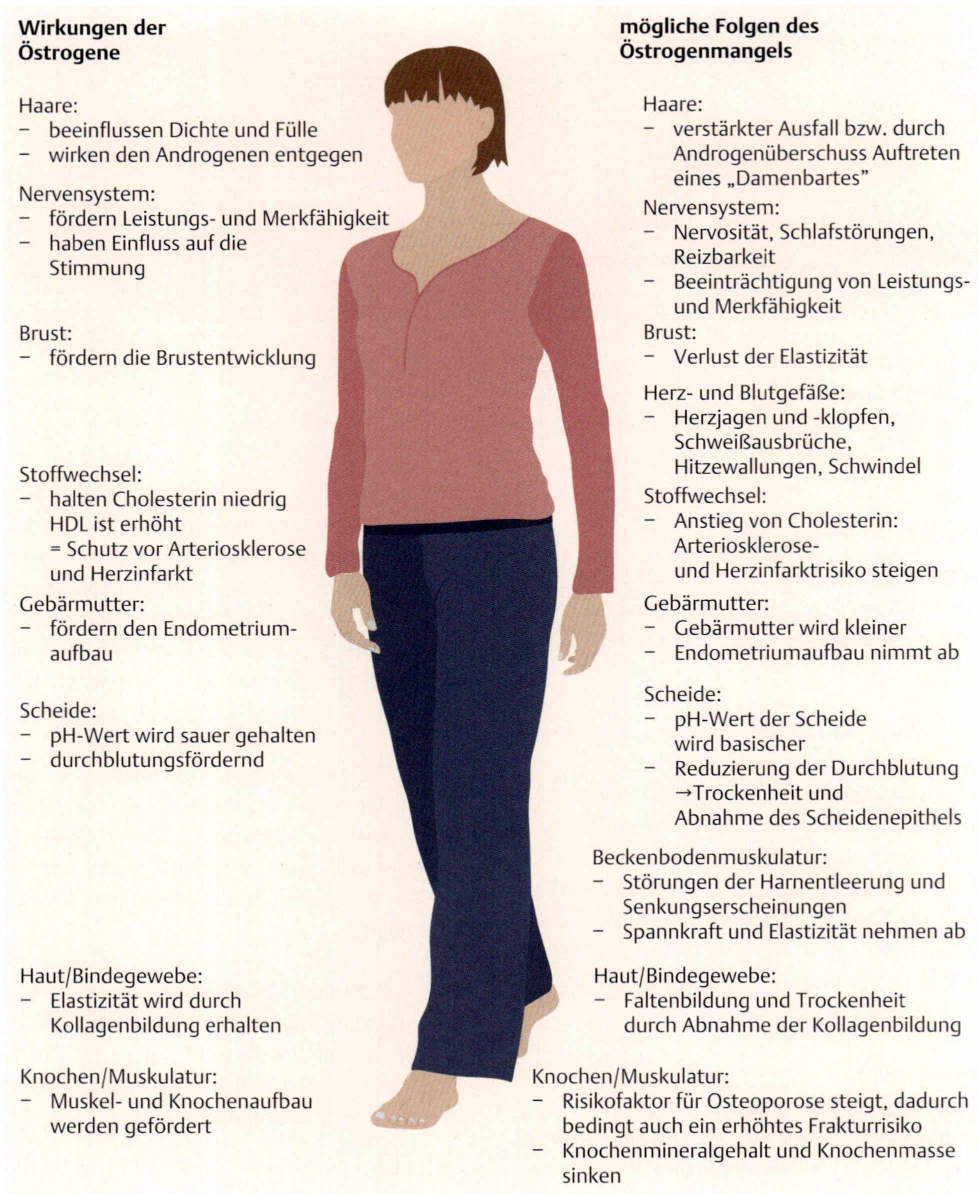

Der Östrogenmangel führt zu vielseitigen Veränderungen im weiblichen Körper. *Abb. aus: Skibbe X, Löseke A. Organisches Syndrom. In: Skibbe X, Löseke A, Hrsg. Gynäkologie und Geburtshilfe für die Pflege. 4. Auflage. Thieme; 2021*

2.3.7 Blut- und Immunsystem

Mit zunehmendem Alter wird das Immunsystem schwächer, sodass Infektionen häufiger auftreten und zum Teil auch einen schwereren Verlauf nehmen. Ein Grund für die abnehmende Leistung des Immunsystems ist die **Abnahme des blutbildenden Knochenmarks**, das im Lauf des Lebens zunehmend durch Fett bzw. Bindegewebe ersetzt wird. Dadurch kann bei älteren Menschen die Zahl der Leukozyten dauerhaft knapp unter dem Normalwert liegen. Solange der ältere Mensch gesund ist, ergeben sich hierdurch keine Nachteile. Im Infektionsfall antwortet das Immunsystem allerdings verzögert und weniger stark. So kann z. B. der für eine Infektion typische Anstieg der weißen Blutkörperchen (Leukozytose) bei älteren Menschen völlig fehlen. Bei starken Blutverlusten werden die roten Blutkörperchen (Erythrozyten) langsamer nachgebildet, sodass eine Blutarmut (Anämie) schneller auftritt und länger anhält.

HP-Praxis

Beratung: Impfungen ab 60 Jahren

Insbesondere die Grippe, ausgelöst durch Influenzaviren, kann bei älteren Menschen aufgrund des schwächeren Immunsystems einen schweren Verlauf nehmen. Aus diesem Grund wird von der Ständigen Impfkommission (STIKO) für alle **Personen über 60 Jahre** neben weiteren Impfungen, wie z. B. gegen Pneumokokken und Pertussis, eine Grippeimpfung empfohlen. Da sich die Grippeviren ständig verändern, wird der Impfstoff jährlich an die aktuelle Virusvariante angepasst. Daher ist jedes Jahr im Herbst eine neue Impfung notwendig.
Zudem empfiehlt die STIKO eine Impfung gegen Gürtelrose und aktuell eine Impfung gegen das Coronavirus (Covid-19). Bei anderen Impfungen sollte kontrolliert werden, ob sie aufgefrischt werden müssen, z. B. Tetanus und Diphtherie.

Fazit – Das müssen Sie wissen

Veränderungen des Blut- und Immunsystems im Alter

Durch die Abnahme des blutbildenden Knochenmarks ist die Immunantwort im Alter verzögert und abgeschwächt. Auch Erythrozyten werden bei Blutverlust langsamer nachgebildet.

2.3.8 Bewegungsapparat

Jenseits des 60. Lebensjahrs kommt es zu einem Verlust von Motoneuronen. Es kommt dadurch zur Ausbildung größerer motorischer Einheiten, da andere Axone die nicht mehr innervierten Muskelfasern mitversorgen. Der Verlust von Motoneuronen kann so recht lange kompensiert werden. Allerdings geht die Bildung der größeren motorischen Einheiten auf Kosten der **Feinmotorik**, da Bewegungen nicht mehr fein reguliert werden können. Große motorische Einheiten erzeugen zwar eine große Kraft, aber auch grobe, ruckartige Bewegungen. Diese Abbauprozesse sind an der Beinmuskulatur wesentlich ausgeprägter als an den Armen und anderen Körperteilen.

Im Laufe der Jahre kommt es zudem zu einem fortschreitenden **Verlust von Muskelgewebe** und damit auch von **Muskelmasse**. Im Alter von 70 Jahren ist die Muskelmasse um ca. 30 % zurückgegangen. Dadurch ergibt sich ein allgemeiner Kraft- und Leistungsverlust sowie die Neigung zu Fehlstellungen in den Gelenken, da die Stabilisierung durch die Muskeln geringer wird. Die Veränderungen der Muskulatur im Alter bezeichnet man auch als **Sarkopenie** (Kap. 2.4.8).

Zu den Ursachen zählen

- eine verminderte körperliche Betätigung,
- eine Veränderung der Ernährung,
- die schlechtere Durchblutung des Muskelgewebes,
- ein veränderter Stoffwechsel und
- der relative Anstieg des Fett- und Bindegewebsanteils.

Vor allem durch sportliche Aktivitäten lässt sich das Nachlassen der körperlichen Leistungsfähigkeit im Alter hinauszögern. Ausdauertraining führt dazu, dass sich die Leistungsfähigkeit und die Herzfrequenz erhöhen, sich die Sauerstoffaufnahme verbessert, der Blutdruck und das Körpergewicht sinken und sich die Lungenfunktion verbessert. Mit Krafttraining kann dem Muskelabbau entgegengewirkt und die Muskelkraft verbessert werden. Sport beugt so zahlreichen Herz-Kreislauf-Erkrankungen vor und verzögert den altersbedingten Abbau von Muskelmasse.

Durch einen veränderten Knochenstoffwechsel nimmt der Kalksalzgehalt der Knochen ab, es kommt zu einer **erhöhten Brüchigkeit**. Der Knorpelüberzug der Gelenke nutzt sich im Lauf des Lebens ab, was nicht selten mit schmerzhaften Funktionseinschränkung des Gelenkes (Arthrose) verbunden ist.

Im Alter nimmt die Körpergröße ab. Dies ist zum Teil darauf zurückzuführen, dass die Bandscheiben an Flüssigkeit verlieren bzw. die Fähigkeit nachlässt, während der Ruhephasen wieder Flüssigkeit aufzunehmen. Dadurch reduziert sich das Volumen der Bandscheiben und damit auch die Körpergröße.

Fazit – Das müssen Sie wissen

Veränderungen des Bewegungssystems im Alter

Im Alter nehmen Muskelmasse und Muskelkraft ab, die Knochen werden brüchiger. Die Körpergröße verringert sich, da die Bandscheiben weniger Flüssigkeit speichern.

2.3.9 Nervensystem

Mit zunehmendem Alter gehen Nervenzellen verloren. Auch beim gesunden älteren Menschen treten die für die Alzheimer-Demenz (Kap. 2.4.1) typischen veränderten Nervenzellen auf, wenn auch im geringeren Ausmaß. Auch das Hirngewicht nimmt um 40–50 % ab (Altersatrophie), dafür nimmt der Gehalt an Wasser (Liquor) im Gehirn zu. Trotzdem ist ein Nachlassen der intellektuellen Fähigkeiten nicht alterstypisch. Allerdings nimmt durch eine verzögerte Nervenleitgeschwindigkeit das Reaktionsvermögen ab. Die Folge sind langsamere Entscheidungen in unübersichtlichen Situationen, verzögerte Orientierung oder erschwerte Gedächtnisbildung.

Auch wenn die **kognitiven Fähigkeiten** (Erkennen, Verstehen oder Lernen neuer Sachverhalte) im Alter nachlassen, sollte man die Tatsache nicht außer Acht lassen, dass ältere Menschen den jungen in vielen Bereichen weit überlegen sein können. Dies betrifft v. a. das Lösen von Aufgaben, die ein hohes Maß an Erfahrungs- und Allgemeinwissen oder Sprachverständnis erfordern – und damit von Kenntnissen, die erst im Laufe des Lebens erworben werden.

Demenz. Demenzsyndrome müssen von normalen Alterungsprozessen des Gehirns abgegrenzt werden. Es handelt sich um Syndrome, bei denen sich die individuellen kognitiven Fähigkeiten durch den fortschreitenden Abbau von Hirngewebe stark verschlechtern.

Die häufigste Demenzform ist die **Alzheimer-Krankheit** (Morbus Alzheimer). Die Erkrankung beginnt mit leichten Störungen der Merkfähigkeit und des Kurzzeitgedächtnisses. Sie äußern sich z. B. durch das Vergessen von Verabredungen oder Erledigungen. Im Verlauf kommen Störungen anderer kognitiver Bereiche hinzu. Zuerst zeigt sich meist eine erst zeitlich, dann auch räumliche Desorientierung. Später fällt auch das abstrakte Denken schwerer und das Erkennen von Dingen oder Personen lässt nach, genauso wie die kognitiven Fähigkeiten. Im fortgeschrittenen Stadium wird auch das Langzeitgedächtnis in Mitleidenschaft gezogen, und die Patienten verlieren die Fähigkeiten, die sie im Laufe ihres Lebens erworben haben. Häufig verändert sich auch ihre Persönlichkeit.

Schlafverhalten. Eine weitere Veränderung im Alter betrifft das Schlafverhalten. Der Schlaf älterer Menschen ist störanfälliger als der jüngerer Menschen. Ältere Menschen brauchen oft recht lange, um einzuschlafen, und oft reichen schon geringe Geräusche, um sie wieder aus dem Schlaf zu wecken. Aufgrund dieses Schlafdefizits neigen sie dann vermehrt dazu, tagsüber einzunicken. Durch diese kurzen „Nickerchen" wird der versäumte nächtliche Schlaf nachgeholt.

Transferbeispiel

Demenz?

Die neurologische Erkrankung des Alters ist die Demenz. Von ca. 50 Demenzformen ist die Alzheimer-Demenz die häufigste. Eine Patientin, 65 Jahre, hat Angst vor dieser Krankheit und möchte wissen, worauf sie achten muss. Sie hatte neulich ihren Wohnungsschlüssel verlegt und ewig gesucht. Das machte ihr ein ganz mulmiges Gefühl. Wie beraten Sie die Patientin? Welche Fragen stellen Sie?

- Den Schlüssel verlegen und suchen passiert ganz vielen Menschen und ist erstmal noch nicht besorgniserregend. Achten soll sie auf Ungewöhnliches wie, dass sich der Schlüssel im Kühlschrank wiederfindet.
- Fragen Sie nach Wortfindungsstörungen. Sie sollten über das „Wie hieß denn gleich noch Frau ... ähm ..." hinausgehen. Benennt die Patientin Dinge anders? Sagt sie z. B. „Zimmer-Uhr" statt „Küchenuhr"?
- Passiert es ihr, dass sie plötzlich bekannte Wege nicht mehr kennt oder sich nicht mehr an das Gespräch mit der Nachbarin am Morgen erinnert?
- Weiß sie welcher Tag heute ist, oder kann sie berichten, was sie für morgen vorhat?
- Kann sie immer noch nach bekannten Rezepten kochen oder backen oder hat sie sie plötzlich vergessen und auch andere alltägliche Dinge stellen sie vor neue Herausforderungen?
- Meidet sie Gesellschaft und zieht sich zurück, weil sie nicht auffallen will, oder hat sie plötzlich seltsame Gedanken in Bezug auf Menschen, die ihr nahestehen? Ist sie misstrauisch, zunehmend ängstlich oder traurig?

Im Gespräch stellt sich heraus, dass alles nicht zutrifft und dass „zerstreuter werden" einfach zum Alter dazugehört.
Eventuelle personenbezogene Daten fiktiv, Fallbeispiel frei erfunden.

Fazit – Das müssen Sie wissen

Veränderungen des Nervensystems im Alter

Die kognitiven Fähigkeiten lassen bei älteren Menschen nach. Das Erkennen, Verstehen oder Lernen neuer Sachverhalte wird schwieriger. Der Schlaf wird störanfälliger.

2.3.10 Sinnesorgane

Auge. Ab dem 40. Lebensjahr wird das Sehen in der Nähe schwieriger, was sich v. a. beim Lesen bemerkbar macht. Diese **Alterssichtigkeit** (Presbyopie) ist ein natürlicher Vorgang und wird dadurch verursacht, dass die Linse mit zunehmendem Alter an Elastizität verliert. Dadurch kann sie sich nicht mehr so verformen, dass Objekte im Nahbereich scharf auf der Netzhaut abgebildet werden können. So rücken die Bereiche, auf die das Auge scharf stellen kann, immer weiter in die Ferne. Mit einer Lesebrille kann diese Fehlsichtigkeit gut ausgeglichen werden.

Weitere Veränderungen betreffen die **Pupillen**, die im Alter langsamer auf veränderte Lichtverhältnisse (Wechsel von Hell zu Dunkel oder umgekehrt) reagieren, und die Lichtempfindlichkeit der **Netzhaut**. Sie führen dazu, dass die Anpassung des Sehens im Dunkeln langsamer vonstattengeht. Die Bewegungen der Augen sind auch nicht mehr fließend und glatt, sondern ruckartiger und dadurch weniger fein einstellbar.

Bei vielen älteren Menschen findet sich im Randbereich der Hornhaut ein harmloser weißlicher Ring aus Lipideinlagerungen, ein Arcus senilis („Greisenbogen").

Gehör. Viele ältere Menschen leiden unter einer mehr oder weniger ausgeprägten **Schwerhörigkeit**, die v. a. hohe Frequenzbereiche betrifft. Eine Schwerhörigkeit ist allerdings nicht unbedingt als natürlicher Alterungsprozess zu werten. Zwar degenerieren im Alter die Haarzellen – für das Entstehen einer Schwerhörigkeit sind jedoch in erster Linie Risikofaktoren und genetische Faktoren verantwortlich.

Gleichgewichtsorgan. Auch die Leistungsfähigkeit des Vestibularorgans lässt im Alter nach. Ältere Menschen müssen sich deshalb mehr auf ihre Sehfähigkeit verlassen, um Haltung und Gleichgewicht zu wahren. Problematisch dabei ist, dass eine visuelle motorische Kontrolle wesentlich länger dauert als diejenige, die durch das Gleichgewichtsorgan vermittelt wird. Durch diese „längere Leitung" wird der Gang unsicherer, und es kommt leichter zu Stürzen.

Sensomotorisches System. Die Sensomotorik beschreibt das Zusammenspiel von sensorischen und motorischen Funktionen unseres Körpers, das unsere Bewegungen steuert und kontrolliert. Ab etwa dem 60. Lebensjahr lassen diese fein abgestimmten Vorgänge nach. Es kommt zu Störungen der **statischen Haltungskontrolle**, da die aktuelle Stellung der Gelenke schlechter wahrgenommen wird. Auch die **dynamische Haltungskontrolle** leidet unter den Alterserscheinungen, d. h. die Wahrnehmung der Gelenk-, Sehnen- und Muskelveränderungen während einer Bewegung. Die Ausführung gezielter Bewegungen wird schwieriger und die Koordinationsfähigkeit lässt nach, wodurch sich ebenfalls das Sturz- und Verletzungsrisiko erhöht.

Fazit – Das müssen Sie wissen

Veränderungen der Sinnesorgane im Alter

Ab dem 40. Lebensjahr wird das Sehen in der Nähe schwieriger (Alterssichtigkeit). Die Anpassung der Pupillen an veränderte Lichtverhältnisse verlangsamt sich. Das Gehör verschlechtert sich, wobei v. a. höhere Frequenzen betroffen sind. Die Kontrolle der Haltung und Bewegung sowie des Gleichgewichts verschlechtert sich.

2.3.11 Haut, Haare und Nägel

Haut. Im Alter bildet sich das subkutane Fettgewebe zurück. Die Haut wird schlaffer, weniger elastisch und empfindlicher für Verletzungen. Durch die Abnahme der Talgdrüsen ist die Haut des älteren Menschen trockener. Die Hautalterung verläuft von Mensch zu Mensch unterschiedlich und hängt sowohl von inneren Faktoren (genetische Veranlagung) als auch von äußeren Einflüssen bzw. dem individuellen Risikoverhalten ab. Bei den äußeren Faktoren sind insbesondere **UV-Strahlen** (Sonnenlicht) von Bedeutung. Darüber hinaus können auch Hitze, Kälte, trockene Luft, Infrarotstrahlung, Zigarettenrauch oder Umweltschadstoffe Alterungsprozesse beschleunigen.

Zeichen der **Hautalterung** sind:

- vergröberte Hautfalten und -furchen
- erhöhte Hauttrockenheit ggf. mit Juckreiz
- vermehrte Gefäßzeichnung (Teleangiektasien)
- Pigmentveränderungen („Altersflecken")
- Alterswarzen

Haare. Die offensichtlichste Veränderung der Haare ist der zunehmende Pigmentverlust im Alter, was sich durch **„Grau- oder Weißwerden"** der Haare äußert. Verantwortlich für die Färbung der Haare ist das Pigment Melanin, das in Melanozyten gebildet wird. Im Alter verringert sich die Melaninproduktion, weshalb es zu einem Verlust der Haarfarbe kommt. Außerdem werden die Haare im Alter brüchiger.

Eine weitere Veränderung ist **Haarausfall**, wobei dieser hauptsächlich genetisch festgelegt ist. Bei der Frau ist er oft Zeichen der Hormonveränderung nach der Menopause.

Nägel. Im Alter verlangsamt sich das Wachstum der Finger- und Fußnägel. Durch die veränderte Struktur und den geringeren Wassergehalt der Nägel werden diese immer brüchiger. Die Nageldicke verändert sich bei Finger- und Fußnägeln unterschiedlich: Fingernägel neigen eher dazu, immer dünner und flacher zu werden. Fußnägel hingegen verhornen stark und werden dicker. Dabei kann es gar zu einer Krümmung im Sinne einer Krallenbildung kommen, sodass ältere Menschen oft gar nicht mehr in der Lage sind, ihre Fußnägel selbst zu schneiden.

Fazit – Das müssen Sie wissen

Veränderungen von Haut, Haaren und Nägeln im Alter

Die Hautalterung macht sich insbesondere durch Faltenbildung und eine erhöhte Hauttrockenheit bemerkbar. Die Haare werden aufgrund der nachlassenden Melaninproduktion weiß oder grau. Finger- und Fußnägel wachsen im Alter langsamer und werden brüchiger.

2.3.12 Geschlechtsorgane

Weibliche Geschlechtsorgane. Die weiblichen Geschlechtsorgane verändern sich mit zunehmendem Alter folgendermaßen:

- Die Gebärmutter verkleinert sich.
- Der Menstruationszyklus läuft nicht mehr ab und die Fortpflanzungsfähigkeit endet.
- Die Scheidenschleimhaut bildet sich zurück und trocknet aus.
- Der Beckenboden wird schwächer, Beckenhöhlenorgane sinken ggf. ab.

Männliche Geschlechtsorgane. Die Veränderungen der männlichen Geschlechtsorgane im Alter äußern sich hauptsächlich in

- einer Vergrößerung der Prostata durch relatives Östrogenübergewicht und
- dem Nachlassen der Fortpflanzungsfähigkeit.

Transferbeispiel

Prüfungsfrage in der mündlichen Prüfung

Prüfer: „Sexualität im Alter kann unter Umständen problematisch werden. Wie begleiten Sie einen Patienten, der Probleme mit der Sexualität hat?"

HPA: „Wichtig ist, darüber zu reden und Raum zu schaffen für alle Dinge, Erfahrungen, Ängste, die mit dem Thema zusammenhängen. Dazu nehme ich mir mindesten eine Stunde Zeit."

Medizinische Probleme müssen entsprechend an Fachärzte – Gynäkologe bzw. Androloge oder Urologe – weitergeleitet werden. Dazu gehört auch, zu prüfen, inwiefern sexuelle Probleme evtl. Nebenwirkungen eingenommener Medikamente sein können. Ggf. können die verschreibenden Ärzte die Medikation dann umstellen. Mit dem Partner zu sprechen, ist oft die größte Herausforderung. Ein solches Gespräch kann in der Praxis vorbereitet werden, um Unsicherheiten abzubauen. Eventuell kann auch ein erfahrener Sexualtherapeut hinzugezogen werden oder ein Paartherapeut.

Eventuelle personenbezogene Daten fiktiv, Fallbeispiel frei erfunden.

2.4 Häufige Krankheitsbilder im Alter

2.4.1 Demenz

Definition

Demenz

„Demenz" ist der Oberbegriff für Krankheitsbilder, die mit Gedächtnisstörungen und einer Veränderung von Hirnfunktionen einhergeht und kognitive, emotionale und soziale Fähigkeiten betreffen. Die Symptome dauern länger als 6 Monate an.

Grundlagen. Es gibt unterschiedliche Demenzformen.

- Die häufigste ist die **Alzheimer-Demenz** mit ca. 60 %. Ursache sind Eiweißablagerungen in Form von Plaques aus Beta-Amyloiden und Fibrillen aus Tau-Proteinen, die zum Untergang von Neuronen und zur Schrumpfung des Gehirns führen. Im Vordergrund stehen anfangs die Gedächtnisstörungen. Es zeigt sich ein schleichender Beginn mit langsamer Verschlechterung.
- **Vaskuläre Demenz**: Die Durchblutungsstörungen finden sich häufig in den tiefen Hirnstrukturen und die Größe des betroffenen Gebiets bestimmt die Ausprägung der Demenz. Anders als bei Alzheimer stehen anfangs Symptome wie Verlangsamung, Stimmungsschwankungen und Denkschwierigkeiten im Vordergrund. Die häufigste Form, die subkortikale Enzephalopathie (Morbus Binswanger), betrifft das Marklager des Gehirns.
- **Mischformen** beider Demenzen machen 20 % aus.
- **Lewy-Körperchen-Demenz** (10–15 %): Bei dieser Demenzform verursachen Veränderungen an den Nervenzellen der Großhirnrinde den Untergang von Neuronen. Die Lewy-Körperchen sind spezielle Einschlüsse in den Neuronen. Von der Symptomatik her gibt es Ähnlichkeiten mit der Alzheimer-Demenz, typisch sind allerdings optische Halluzinationen, Störungen der REM-Phase und Parkinsonsymptome.
- **Frontotemporale Demenz** (5 %): Im Gegensatz zur Alzheimer-Demenz stehen nicht die Gedächtnisverluste im Vordergrund, sondern eine starke Veränderung der Persönlichkeit und des Sozialverhaltens. Auch das Sprachvermögen und das Sprachverständnis können betroffen sein. Der Beginn der Erkrankung liegt meist zwischen 50 und 60 Jahren.
- **Demenz bei Alkoholabusus**: Demenz bei Alkoholabusus: Korsakow, durch Thiaminmangel. Andere Ursachen sind: Hirntumor, Neuro-Lues, AIDS, MS, Schädel-Hirn-Trauma, Hypothyreose.

Lerntipps

Häufigste Formen

Die häufigste Form ist mit 60 % die Alzheimer-Demenz (Kap. 2.4.1), die zweithäufigste die vaskuläre Demenz mit 15 %.

Anamnese. Gibt es Auffälligkeiten in Bezug auf Gedächtnisverlust in Verbindung mit Störungen alltäglicher Abläufe (z. B. liegt der verlorene Schlüssel im Kühlschrank oder bekannte Wege werden nicht mehr erinnert)? Gibt es Hinweise auf Veränderungen der Persönlichkeit und des sozialen Verhaltens? Auch seltsame Wortneubildungen können ein Hinweis sein.

Symptome. Die Symptome von Demenzerkrankungen sind Gedächtnisverlust (v. a. das Kurzzeitgedächtnis ist betroffen), Sprachstörungen und der Verlust motorischer Funktionen. Auch die zeitliche und örtliche Orientierung wird zunehmend schwieriger oder unmöglich. Der Alltag ist kaum noch zu bewältigen. Persönlichkeitsveränderungen können auftreten, dazu gehören Aggressionen, Gereiztheit, Starrsinn, aber auch sozialer Rückzug.

Merke

Die 6 A bei Alzheimer

- **A**mnesie
- **A**phasie
- **A**gnosie
- **A**praxie
- **A**ggression
- **A**pathie

Da die Behandlung einer Demenz möglichst früh beginnen sollte, ist es wichtig auf Warnsignale zu achten. Da das Kurzzeitgedächtnis zuerst betroffen ist, werden kurzzurückliegende Ereignisse vergessen. Gewohnte Tätigkeiten können plötzlich nicht mehr ausgeführt werden.

Diagnostik. Wichtige Hinweise ergeben sich aus der Eigen- und Fremdanamnese.

Einen orientierenden Überblick erlauben Testverfahren wie der **MMSE** (Mini-Mental State Examination, ▶ **Abb. 2.4**), der wichtigste einer Reihe von Demenztest-Verfahren zum Erkennen kognitiver Defizite. Hier werden dem Patienten unterschiedliche Fragen gestellt bzw. Arbeitsblätter gegeben. Die Aufgaben betreffen die Bereiche Orientierung, Aufmerksamkeit, Rechenfähigkeit, Merkfähigkeit, Sprache, Erinnerungsvermögen.

Ein weiteres bekanntes Testverfahren ist der **DemTect** (Demenz-Detektions-Test) mit Aufgaben wie: Wörterlisten wiederholen, Zahlenreihen rückwärts wiederholen, Zahlen ausschreiben, aufzählen, welche Dinge es in einem Supermarkt gibt.

Zur Diagnostik gehört eine neurologische und psychiatrische Untersuchung. Bildgebende Verfahren wie CT und MRT können eingesetzt werden, um die atrophischen Areale zu lokalisieren bzw. um andere Ursachen auszuschließen.

Therapie. Die medikamentöse Therapie erfolgt mit Antidementiva. Cholinesterasehemmer verzögern den Abbau von Acetylcholin. Dadurch kann die mentale Leistungsfähigkeit verbessert oder länger erhalten werden. Andere Medikamentengruppen mildern auffälliges Verhalten wie Aggression, Erregung, Depression, Antriebsstörungen. Große Bedeutung hat die psychosoziale Therapie unter Einbeziehung von Angehörigen/Pflege. Den Patienten soll so lange wie möglich die Teilnahme am Alltagsleben ermöglicht werden.

Abb. 2.4 Mini-Mental-State-Examination.

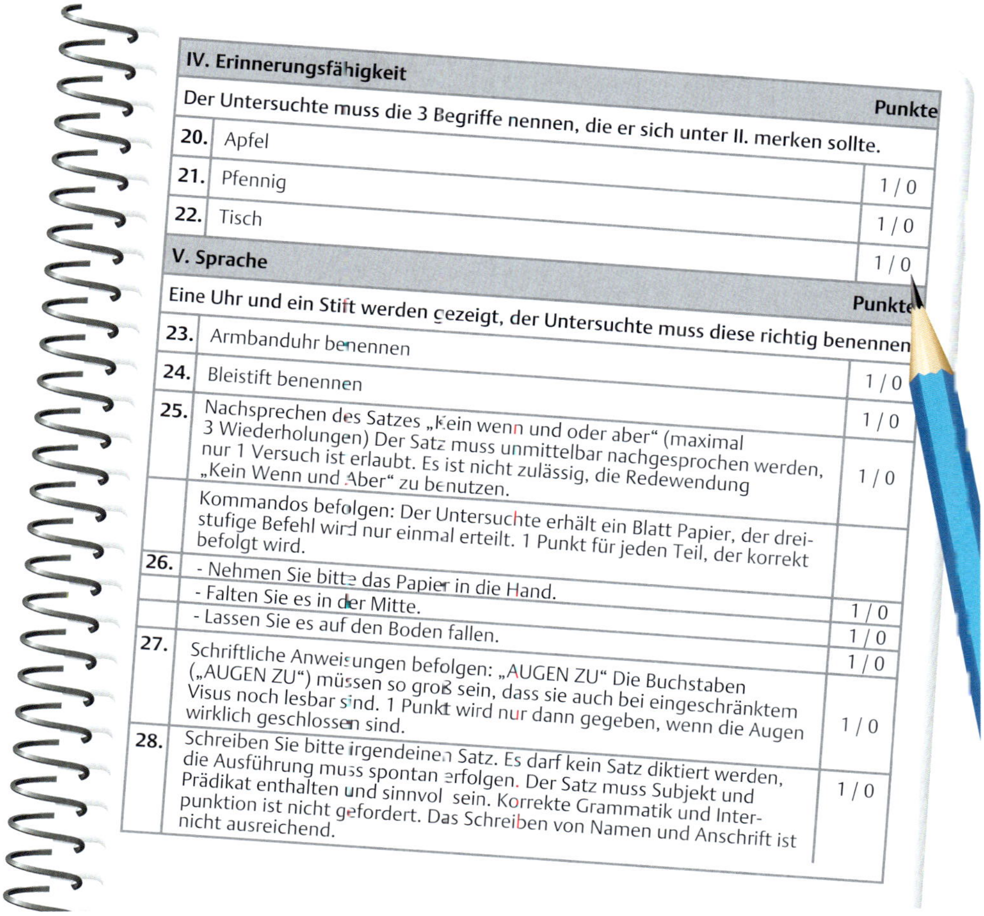

	IV. Erinnerungsfähigkeit	
	Der Untersuchte muss die 3 Begriffe nennen, die er sich unter II. merken sollte.	Punkte
20.	Apfel	1 / 0
21.	Pfennig	1 / 0
22.	Tisch	1 / 0
	V. Sprache	
	Eine Uhr und ein Stift werden gezeigt, der Untersuchte muss diese richtig benennen	Punkte
23.	Armbanduhr benennen	1 / 0
24.	Bleistift benennen	1 / 0
25.	Nachsprechen des Satzes „Kein wenn und oder aber" (maximal 3 Wiederholungen) Der Satz muss unmittelbar nachgesprochen werden, nur 1 Versuch ist erlaubt. Es ist nicht zulässig, die Redewendung „Kein Wenn und Aber" zu benutzen.	1 / 0
26.	Kommandos befolgen: Der Untersuchte erhält ein Blatt Papier, der dreistufige Befehl wird nur einmal erteilt. 1 Punkt für jeden Teil, der korrekt befolgt wird.	
	- Nehmen Sie bitte das Papier in die Hand.	1 / 0
	- Falten Sie es in der Mitte.	1 / 0
	- Lassen Sie es auf den Boden fallen.	1 / 0
27.	Schriftliche Anweisungen befolgen: „AUGEN ZU" Die Buchstaben („AUGEN ZU") müssen so groß sein, dass sie auch bei eingeschränktem Visus noch lesbar sind. 1 Punkt wird nur dann gegeben, wenn die Augen wirklich geschlossen sind.	1 / 0
28.	Schreiben Sie bitte irgendeinen Satz. Es darf kein Satz diktiert werden, die Ausführung muss spontan erfolgen. Der Satz muss Subjekt und Prädikat enthalten und sinnvoll sein. Korrekte Grammatik und Interpunktion ist nicht gefordert. Das Schreiben von Namen und Anschrift ist nicht ausreichend.	1 / 0

Abb. aus: GGP – Fachzeitschrift für Geriatrische und Gerontologische Pflege 2018, Pflegerische Interventionen – Assessmentinstrumente in Geriatrie und Gerontologie, 02(02): 75–77. [Nach: Folstein MF et al., 1975]

2.4.2 Dekubitus

Definition

Dekubitus

Ein Dekubitus ist ein Wundliegen der Haut durch Druck und entsprechende Mangelversorgung des Gewebes.

Grundlagen. Vorrausetzung für die Entstehung ist eine Immobilität des Patienten, wobei ein höheres Lebensalter mit entsprechenden Veränderungen an Haut, Gefäßen und Nerven begünstigend wirkt.

Durch den Druck auf bestimmte Hautstellen entsteht bei falscher Lagerung eine Minderdurchblutung. Dieses führt zu einer Entzündungsreaktion mit Ödembildung bis hin zu nekrotischen Veränderungen, den Druckgeschwüren.

Prädilektionsstellen sind im Bereich von Knochenvorsprüngen: überall dort, wo die Haut nicht so gut abgepolstert ist, wie bei den Dornfortsätzen, den Schulterblättern, dem Kreuzbein und den Fersen.

Anamnese. Hautveränderungen und schlecht heilende Wunden bei bettlägerigen, in der Regel älteren, Patienten.

Symptome. Die Einteilung der Symptome erfolgt nach **Schweregraden**:

- **Grad I**: Die Haut über einem Knochenvorsprung ist gerötet.
- **Grad II**: Eine beginnende Zerstörung von Gewebe in dem Bereich, entweder als flaches Ulkus oder als Blase.
- **Grad III**: nekrotische Schädigung aller Gewebsschichten
- **Grad IV**: Die Schädigung geht in die Tiefe bis in die Knochen.

Diagnostik. Die Diagnose erfolgt über die Anamnese und das klinische Bild.

Therapie. Die Therapie besteht in der chirurgischen Entfernung des abgestorbenen Gewebes und einer entsprechenden phasenabhängigen Wundversorgung. Eine Vermeidung von Infektionen durch geeignete Desinfektion ist, wie die Nutzung spezieller Wundauflagen zur Wundkonditionierung, Standard in der Versorgung.

Die wesentliche Säule ist die Dekubitusprophylaxe. Dazu gehören das regelmäßige Umlagern und eine regelmäßige Inspektion der Haut. Jede Hautveränderung muss ernst genommen und abgeklärt werden. Hautpflege sollte mit speziellen verordneten Cremes erfolgen, die die Poren nicht verstopfen. Gängige Hausmittel wie Zinksalben oder Vaseline sind absolut ungeeignet.

Geeignete Matratzen sollen individuell angeschafft werden, nicht immer ist die weiche Variante die geeignete.

Andere Maßnahmen sind, genügend zu trinken, einer Mangelernährung vorzubeugen und, wo immer es geht, Bewegung, aktiv oder passiv, in den Pflegealltag einzubauen.

HP-Praxis

Dekubitusbehandlung

Die Behandlung von Dekubitusfällen gehört nicht in die HP-Praxis, hier sind die behandelnden Ärzte, die Pflegefachkräfte und bei häuslicher Pflege auch die Angehörigen gefragt.

2.4.3 Kontrakturen

Definition

Kontrakturen

Eine Kontraktur ist die Schrumpfung oder Verkürzung von Gewebe und damit einhergehender Bewegungseinschränkung und Gelenkversteifung (weitere Informationen dazu in Lernmodul 11 „Bewegungs- und Stützapparat“).
Alte Menschen gelten als Risikogruppe, weil sich Erkrankungen mit Kontraktionsgefahr häufen.

Grundlagen. Verkürzte Muskeln, Sehnen und Bänder und Schrumpfungsprozesse im Bereich der Gelenkkapsel führen zu einer irreversiblen Versteifung von Gelenken.

Besonders betroffen sind ältere Menschen, bei **Immobilität** oder als **Schlaganfallfolge**. Eine häufige Kontraktur ist der Spitzfuß als Beugekontraktur.

Die **Beugekontraktur** kann eine Schlaganfallfolge sein, kann aber auch dadurch bedingt sein, dass über eine längere Zeit der Auflagedruck einer Bettdecke auf den Fuß zu einer Verkürzung der Achillessehne und einer Versteifung des Fußgelenkes führt. Auch der Hallux valgus, als **Streckkontraktur**, kommt im Alter häufig vor.

Neben körperlichen Problemen können auch Depressionen und eine Demenz ursächlich für Kontraktionen sein.

Anamnese. Gibt es Phasen von Immobilität durch Verletzung und Schlaganfall? Bestehen Vorerkrankungen aus dem rheumatischen Formenkreis oder verursachen chronische Schmerzen eine Schonhaltung? Bestehen Narben oder gab es Verbrennungen mit Substanzverlust der Haut?

Symptome. Die Kontraktion kann jedes Gelenk betreffen, mit typischen Schmerzen und Bewegungseinschränkungen, beispielsweise Hinken. Bei einem Spitzfuß kann der Fuß nicht mehr physiologisch abgerollt werden, allenfalls ist Gehen auf Zehenspitzen möglich.

Diagnostik. Die Diagnose erfolgt über das klinische Bild und Funktionstests.

Therapie. Passive und aktive Bewegungsübungen durch Physiotherapeuten und Fachkräfte.

HP-Praxis

Dekubitus und Kontrakturen

Alte Patienten mit Kontrakturen kommen in der Regel nicht mehr in die HP-Praxis. Hier sind Physiotherapeuten, Orthopäden und Pflegefachkräfte gefragt.
Wichtig ist bei Kontakt zu Patienten mit alten und pflegebedürftigen Angehörigen, auf die Themen Dekubitus und Kontakturgefahr hinzuweisen. Während ein Dekubitus als Pflegefehler schnell auftreten kann, entwickelt sich eine Kontraktur über einen längeren Zeitraum. Wichtig sind in beiden Fällen die sorgfältige Pflege und Prophylaxe.

2.4.4 Infektionen in Mund- und Rachenraum

Infektionen in diesem Bereich können jedes Lebensalter betreffen. Im Alter gibt es allerdings deutlich mehr Risikofaktoren, die diese krankhaften Prozesse auslösen: chronische Krankheiten und deren Folgen, langjährige Medikamenteneinnahme, ein geschwächtes Immunsystem – alte Menschen sind dadurch deutlich anfälliger für Infektionen.

Oft tragen alte Menschen Zahnprothesen, die vielleicht nicht richtig sitzen oder nicht entsprechend gereinigt werden. Auch ein Nährstoffmangel in Bezug auf Vitamin C, Eisen und Vitamin B begünstigt pathologische Prozesse. Häufig kommen bakterielle Infektionen und Pilzinfektionen (Candida albicans) vor.

2.4.5 Sturzneigung und Immobilität

Definition

Sturzneigung und Immobilität

Im Alter erhöht sich die Sturzneigung drastisch mit behandlungsbedürftigen Verletzungen und Frakturen.

Grundlagen. Für eine erhöhte Sturzneigung im Alter gibt es unterschiedliche Gründe:

- **körperliche Prozesse**: Abbauprozesse an Muskeln und Nerven, Nachlassen von Kraft und Beweglichkeit und eine Verschlechterung des Gleichgewichtssinns oder Synkopen, Kreislaufregulationsstörungen
- **nicht angepasste Wohnverhältnisse**: Stolperfallen durch Teppiche oder Stufen, rutschige Böden, niedrige Toilettensitze, fehlende Handgriffe in Sanitäranlagen
- **Nebenwirkungen** von Medikamenten, Elektrolytverschiebungen

Anamnese: Welche Medikamente werden genommen? Wie viel Wasser wird täglich getrunken?

Symptome. Die Symptome sind vielfältig. Oft kommt es zu Frakturen, besonders der Oberschenkelhalsbruch, aber auch Kopf- und Schulterverletzungen, Schädel-Hirn-Traumen sind möglich.

Durch die Immobilität und Hospitalisierung besteht die Gefahr, an einer Lungenentzündung zu erkranken, oft mit tödlichem Ausgang.

Diagnostik. Eine Laboruntersuchung sollte die Elektrolyte, den Vitamin-D-Spiegel und den Blutzucker testen. Weitere Diagnostik durch: neurologische Untersuchungen, Ruhe-EKG, Langzeit-EKG und Blutdruckmessung, Schellong-Test, ein geriatrisches Assessment in Bezug auf Beweglichkeit, Sehvermögen und kognitive Fähigkeiten.

Therapie. Therapeutische Ansätze sind Physiotherapie, Gangschulung und Gehtraining, moderates Krafttraining. Wichtig ist, die Wohnumgebung sicher zu gestalten mit Hilfsmitteln, Stolperfallen zu beseitigen und für gute Beleuchtung zu sorgen.

HP-Praxis

Ganzheitliche Behandlung

Viele Patienten von Heilpraktikern sorgen für eine ganzheitliche Behandlung ihrer Eltern. Oft sind Hausbesuche die einzige Möglichkeit, den Kontakt zu halten.

Unterschiedliche ganzheitliche Therapieformen können bei alten Menschen nebenwirkungsfrei und sanft für Schmerzlinderung und Wohlbefinden sorgen, ein wichtiges und großes Thema ist die Ernährungsberatung und Nahrungsergänzung.

2.4.6 Gebrechlichkeit und Frailty-Syndrom

Definition

Gebrechlichkeit/Frailty-Syndrom

Das Frailty-Syndrom betrifft meist ältere Menschen, und ist gekennzeichnet durch einen fortschreitenden Verlust körperlicher und mentaler Leistungsfähigkeit.

Grundlagen. Bei einem Frailty-Syndrom kommt es zu einem Ungleichgewicht zwischen Stressfaktoren und Belastbarkeit. Körperliche Erkrankungen, Verlust von Partnern, Einschränkungen im Alter können die Pflegebedürftigkeit erhöhen und die Lebenserwartung drastisch reduzieren. Es besteht ein erhöhtes Risiko für Stürze, Krankheiten und Tod. Ein weiterer Faktor, der die Gebrechlichkeit fördert, ist der Verlust von Muskelmasse, die Sarkopenie. Frailty betrifft die körperliche und psychische Gesundheit und den sozialen Kontext.

Anamnese. Verlangsamen und verändern sich körperliche Prozesse und Denkabläufe? Besteht eine ungewollte Gewichtsabnahme?

Symptome. Frailty-Kriterien nach Fried:

- Muskelschwäche
- unfreiwilliger Gewichtsverlust
- herabgesetzte körperliche Aktivitäten
- Erschöpfung
- Unsicherheiten beim Gehen und Stehen, langsameres Gehen

HP-Praxis

Frailty-Syndrom

- Pre-Frailty bedeutet: 1–2 Kriterien sind erfüllt.
- Frailty: Mehr als 2 Kriterien sind erfüllt.

Diagnostik. Die Diagnose umfasst die Frailty-Kriterien, Gewichtskontrolle, Körpergröße, Tests zur Muskelkraftbestimmung, Ernährungsstatus. Im Labor sollten Vitamin D, Folsäure, Elektrolyte und Entzündungsparameter untersucht werden. Wenn Diagnose und Therapie im Stadium von Pre-Frailty ansetzen, ist die Entwicklung aufhaltbar bzw. umkehrbar.

Therapie. Die therapeutischen Ansätze umfassen den körperlichen, seelischen und sozialen Bereich. Krafttraining, Gedächtnistraining, soziale Netzwerke, Ernährungsberatung, Sarkopenieprophylaxe durch Proteine, Nahrungsergänzung, Gebisssanierung.

Ein leichtes Übergewicht im Alter bedeutet eine niedrigere Mortalitätsrisiko.

2.4.7 Multimedikation im Alter

Definition

Multimedikation im Alter

Mit zunehmendem Alter erhöht sich die Zahl der Diagnosen und der eingenommenen Medikamente drastisch bei veränderter Pharmakokinetik.

Grundlagen. Organfunktionen lassen im Alter nach, dadurch entstehen in zunehmendem Maße Krankheiten, die medikamentös behandelt werden müssen. Durch die veränderte Funktion wirken diese Medikamente aber anders als bei jungen Patienten, Nebenwirkungen und Wechselwirkungen sind deutlich erhöht.

Anamnese. Wie viele unterschiedliche Diagnosen gibt es? Welche Medikamente werden wann und wie eingenommen? Gibt es regelmäßige Evaluationen durch den behandelnden Arzt?

Symptome. Zusätzlich zu den Symptomen der Grunderkrankungen können Schwindel, Übelkeit, Benommenheit, Kopfschmerzen und Blutungen auftreten. Auch eine erhöhte Sturzneigung kann eine Folge sein. Diese Beschwerden treten oft neu auf.

Diagnostik. Die Diagnostik sollte am besten vom Hausarzt – unter strenger Hierarchisierung der Krankheitsbilder – vorgenommen werden.

Therapie. So wenig wie möglich, so viel wie nötig! Regelmäßige Überprüfungen sowohl von Indikation als auch Behandlungsziel. Kontrolle der Nierenfunktion und der Leberwerte sollte in regelmäßigen Abständen erfolgen.

HP-Praxis

Medikamente

Der Heilpraktiker sollte wichtige Medikamentengruppen in Bezug auf Wirkung und Nebenwirkungen kennen. Bei Verdacht auf Medikationsprobleme **muss** der Patient zum behandelnden Arzt geschickt werden.

2.4.8 Sarkopenie

Definition

Sarkopenie

Sarkopenie bedeutet weniger Muskelmasse durch altersbedingten Abbau der Skelettmuskulatur.

Grundlagen. Ursache dieses verstärkten Abbaus ist ein Zusammenspiel unterschiedlicher Faktoren. Die genetische Disposition spielt eine Rolle, aber auch hormonelle Veränderungen und Immobilität. Auch eine Mangelernährung besonders in Bezug auf Proteine und/oder eine Abnahme der Proteinsynthese gelten als mögliche Ursachen (▶ **Abb. 2.5**).

Anamnese. Gibt es Probleme mit der Ernährung oder Erkrankungen, die zu Immobilität oder Auszehrung führen, beispielsweise Krebserkrankungen? Auch Adipositas und die rheumatoide Arthritis sind mit einem erhöhten Risiko verbunden.

Symptome. Motorische Einschränkungen in Bezug auf Kraft und Geschwindigkeit, es besteht auch eine erhöhte Sturzneigung.

Diagnostik. Zur Diagnose erfolgt die Testung der Muskelmasse und der Muskelkraft. Auch die Gehgeschwindigkeit wird geprüft.

Therapie. Auch hier sind Bewegung, moderates Krafttraining und Ernährung/Nahrungsergänzung die therapeutischen Maßnahmen.

2.4.9 Mangelernährung im Alter

Definition

Mangelernährung

Mangelernährung oder Malnutrition bedeutet eine qualitative und quantitative Unterversorgung mit Nährstoffen und Energie, die zu Substanzverlust führen.

Grundlagen. Im Alter kommen unterschiedliche Faktoren zusammen, die eine Mangelernährung bedingen:

- Körperliche, altersbedingte Veränderungen beeinträchtigen das Geschmacks- und Geruchsempfinden und erschweren das Kauen. Appetit und Durst lassen in der Regel nach. Ein erhöhter Salzkonsum in Verbindung mit geringer Flüssigkeitsaufnahme verstärkt die Problematik.
- Krankheiten der Verdauungsorgane, aber auch Demenz und Depression können eine Mangelernährung begünstigen.
- Oft sind es auch soziale Faktoren, die eine Rolle spielen: der Tod des Partners, der vielleicht immer gekocht hat, neue Lebenssituation in Heim oder Pflege oder Altersarmut.
- Auch eine schlechte Infrastruktur mit zu langen Wegen oder Hindernissen können die Besorgung frischer Lebensmittel erschweren.
- Weitere wichtige Ursachen sind ein schlechtsitzender Zahnersatz oder Infektionen im Mundraum, die eine Nahrungsaufnahme erschweren.

Abb. 2.5 Einflussfaktoren für eine Sarkopenie.

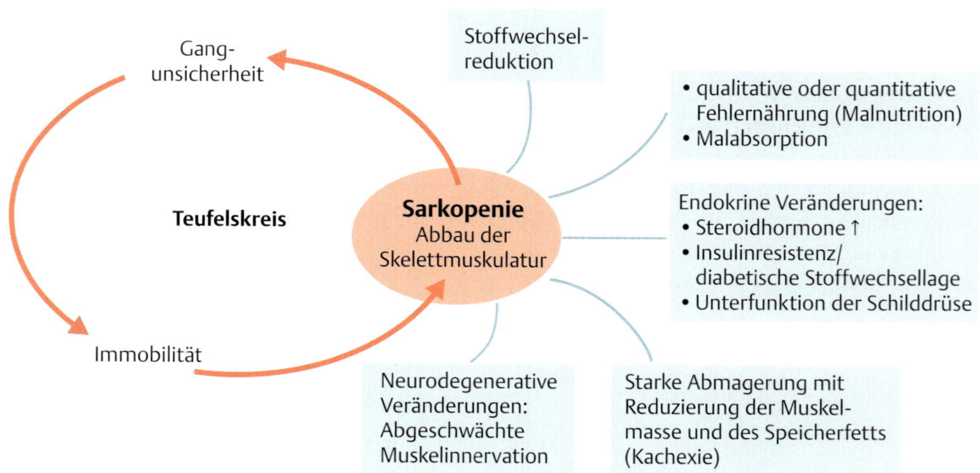

Anamnese. Besteht ungewollter Gewichtsverlust oder bestehen Schwierigkeiten bei der Nahrungsaufnahme? Bestehen Darmerkrankungen bzw. gastrointestinale Störungen? Gibt es Hinweise auf eine demenzielle Entwicklung?

Symptome. Gewichtsverlust und Appetitlosigkeit sind offensichtliche Symptome, oft in Verbindung mit Schwäche und Müdigkeit. Im weiteren Verlauf kommt es zu einer Abnahme der Muskelmasse (Kap. 2.4.8). Da Proteine und Mikronährstoffe fehlen, besteht eine erhöhte Infektanfälligkeit und eine verzögerte Wundheilung. **Komplikationen** sind Sturzkrankheiten und eine erhöhte Sterblichkeit.

Diagnostik. Das Gewicht sollte regelmäßig bestimmt werden. Durch regelmäßiges Messen des Umfangs der Oberarme kann ein Muskelschwund festgestellt werden.

Laboruntersuchungen können einen Hinweis auf Vitaminmangel und Elektrolytverschiebungen geben.

Therapie. Die Ernährung sollte protein- und vitaminreich sein und reich an Omega-3-Fettsäuren sein. Bei Schluckstörungen hilft es, die Speisen zu pürieren, auch Obst, Gemüse und Kräuter können so besser aufgenommen werden. Als Erstversorgung kann hochkalorische Trinknahrung eingesetzt werden. Zusätzlich sollte eine angemessene Flüssigkeitsaufnahme trainiert und auch kontrolliert werden.

2.4.10 Osteoporose

Während Frauen mit entsprechender Disposition postmenopausal eine Osteoporose entwickeln, betrifft die senile Osteoporose im Alter Frauen und Männer. Sie entsteht langsamer und manifestiert sich ab dem 70. Lebensjahr.

Die Abbauprozesse betreffen sowohl die Spongiosa als auch die Kortikalis der Knochen v. a. von Oberschenkelhals, Wirbelkörpern und Humerus. Bewegungsmangel, eine kalziumarme Ernährung und Mangel an UV-Licht (Vitamin D) sind wichtige Ursachen für diese Entwicklung. Im fortgeschrittenen Stadium reicht ein Bagatelltrauma, damit der geschwächte Knochen bricht. Typische Verletzungsmuster sind der Oberschenkelhalsbruch, der Beckenbruch, die distale Radiusfraktur oder die Fraktur des proximalen Humerus, auch Spontanfrakturen sind möglich.

Lerntipps

Häufiges Thema

Dieses Krankheitsbild ist häufig Thema in Prüfungen, es wird ausführlich in Lernmodul 11 „Bewegungs- und Stützapparat" behandelt.

Merke

Leichtes Übergewicht

Ein leichtes Übergewicht steht Seniorinnen meist sehr gut. Nicht nur in Bezug auf die Haut, die praller wirkt. Ein geringer Anteil von Östrogen im Fettgewebe bewirkt einen guten Osteoporoseschutz.

Abb. 2.6 Morbus Parkinson.

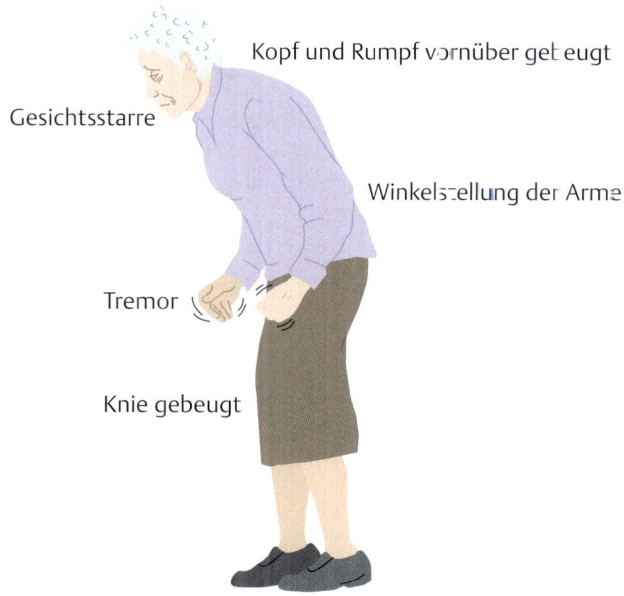

Klassische Symptome des Morbus Parkinson. *Abb. aus: Rettig J. Funktionen der Basalganglien. In: Behrends J, Bischofberger J, Deutzmann R et al., Hrsg. Duale Reihe Physiologie. 4. Auflage. Thieme; 2021*

2.4.11 Morbus Parkinson

Morbus Parkinson zählt neben der Alzheimer-Demenz und dem Schlaganfall zu den häufigsten Erkrankungen des Nervensystems (► **Abb. 2.6**). Parkinsonpatienten haben ein erhöhtes Demenzrisiko im Alter, besonders bei den 70-Jährigen ist, unabhängig von der Krankheitsdauer, ein rasanter Anstieg zu verzeichnen.

Der Grund für diese Entwicklung ist, dass nicht nur die dopaminergen Zellen im Gehirn, die zu den motorischen Einschränkungen führen, degenerieren, sondern auch die nichtdopaminergen Nervenzellen betroffen sind.

Typische Symptome sind:

- Verlangsamung der Bewegungen (Hypokinese)
- Muskelsteifigkeit (Rigor)
- Zittern (Tremor)
- gestörte Haltungsstabilität

Ausführliche Informationen zu Morbus Parkinson finden Sie in Lernmodul 12 „Nervensystem".

2.4.12 Schlaganfall

Ein Schlaganfall kann im Prinzip in jedem Alter auftreten. Im hohen Alter ist allerdings das Risiko, nach dem Ereignis ein Pflegefall zu sein und nicht mehr in das häusliche Umfeld entlassen werden zu können, sehr groß.

Wichtiger als das Alter ist allerdings das Ausmaß der Vorerkrankungen. Besondere Bedeutung für die weitere Prognose haben Herzinsuffizienzen, Schäden durch Diabetes mellitus, aber auch andere funktionelle körperliche und seelische Einschränkungen des alten Menschen.

In der Nachsorge ist die **Sturzprophylaxe** von enormer Bedeutung. Die meisten Frakturen durch Stürze passieren erst nach der Behandlung bei der Entlassung. Ausdauer-, Kraft- und Bewegungstraining sind Säulen der Rehabilitation ebenso wie eine Osteoporoseprophylaxe mit Vitamin D und Kalzium.

Ausführliche Informationen zum Schlaganfall sind im Lernmodul 12 „Nervensystem" zu finden.

Merke

Ischämische Krankheitsbilder

Generell treten im Alter vermehrt ischämische Krankheitsbilder auf, also nicht nur Schlaganfall, sondern z. B. auch Herzinfarkt, periphere arterielle Verschlusskrankheit (pAVK) und venöse Thromboembolien.

Fazit – Das müssen Sie wissen

Wichtige geriatrische Krankheitsbilder

- **Demenz:** Schleichender Verlust wichtiger Gehirnfunktionen, u. a. mit Gedächtnisverlust. Häufigste Form: Alzheimer-Demenz.
- **Dekubitus:** Sogenanntes "Wundliegen" bei Immobilität. Einteilung in 4 Schweregrade. Grad IV bedeutet eine Schädigung bis auf den Knochen.
- **Kontrakturen:** Verkürzung von Muskeln, Sehnen und Bändern – oft als Folge eines Schlaganfalls.
- **Infektionen im Mundraum:** Bakterielle Infektionen und Pilzinfektionen bei einer Vielzahl an Risikofaktoren, z. B. ein geschwächtes Immunsystem.
- **Sturzneigung und Immobilität:** Körperliche Veränderungen und auch eine unangepasste Umwelt (z. B. Stolperfallen im häuslichen Umfeld) können zu Stürzen mit der Folge eingeschränkter Mobilität führen.
- **Gebrechlichkeit und Frailty-Syndrom:** Verlust körperlicher und mentaler Leistungsfähigkeit in Stresssituationen.
- **Multimedikation im Alter:** Einnahme von häufig 5 oder mehr Medikamenten gleichzeitig, bei veränderter Pharmakokinetik.
- **Sarkopenie:** Abbau der Skelettmuskulatur mit der Folge einer Gangunsicherheit und daraus resultierender Immobilität.
- **Mangelernährung im Alter:** Appetitlosigkeit und ungewollter Gewichtsverlust führen zur Abnahme der Muskelmasse, zu erhöhter Infektanfälligkeit und einer verzögerten Wundheilung.
- **Osteoporose:** Abnahme der Knochenmasse mit der Folge einer gesteigerten Anfälligkeit für Knochenbrüche.
- **Morbus Parkinson:** Erkrankung des Nervensystems mit Störungen der Bewegungsabfolge.
- **Schlaganfall:** Akut einsetzende ischämische Durchblutungsstörung des Gehirns oder akute Blutung im Gehirn. Häufige Folge ist eine Gewebszerstörung und daraus resultierende Pflegebedürftigkeit mit erhöhtem Sturzrisiko.

2.5 Vertiefungsfragen zur Geriatrie

Vertiefungsfragen

Frage 1

Es kann durchaus eine Diskrepanz geben zwischen biologischem und biografischem Alter. Entwickeln Sie ein Beispiel aus dem medizinischen Alltag.

Musterlösung:

Eine Einschätzung ist durchaus sinnvoll, wenn es um die aktuelle Belastbarkeit eines Menschen geht, z. B. im Hinblick auf anstehende Operationen oder invasiven Therapien.

Hier punktet eventuell ein deutlich älterer Mensch mit gutem Allgemeinzustand, guter Ernährungslage, in einer glücklichen Beziehung lebend, im Gegensatz zu einem kalendarisch deutlich jüngeren Patienten, der vielleicht Raucher ist, immobil und gestresst.

Dass Altern unter Umständen mit vielen körperlichen Problemen einhergehen kann, ist bekannt.

Frage 2

Versetzen Sie sich die Situation alter Menschen und versuchen Sie, sich vorzustellen, welche sozialen Krisen sie durchlaufen.

Musterlösung:

Ein entscheidender Zeitpunkt im Alter ist die Berentung. Sie ist vielleicht herbeigesehnt, aber in der Realität können daraus Krisen sowohl für den Berenteten als auch den Partner entstehen. Scheidungsraten steigen im Rentenalter an.

Der Tod des Lebenspartners ist eine schwere Krise, die Sterberate von frisch verwitweten Menschen ist über die folgenden 3 Jahre erhöht. Es kommt zur Vereinsamung durch fehlende Kontakte oder zu chronischen Erkrankungen, die eine gesellschaftliche Teilhabe limitieren oder zu einer Fixierung auf diese Leiden führen.

Frage 3

Ein Kriterium des Frailty-Syndroms ist die Stand- und Gangunsicherheit mit Sturzgefahr. Überlegen Sie möglichst konkret, welche Faktoren zu Unfällen durch Stürze führen.

Musterlösung:

Oft passieren Unfälle im Wohnumfeld, zu den Auslösern gehören Stolperfallen wie Teppiche, glatte Treppenstufen oder Böden, zu niedrige Toilettensitze ohne Abstützmöglichkeiten, Bade- und Duschunfälle.

Dann ist sicherlich die körperliche Verfassung wichtig. Hier spielen vor allen Dingen fehlende Muskelkraft und Schwäche eine große Rolle, aber auch Gleichgewichtsstörungen, Kreislaufregulationsstörungen, Synkopen, Nebenwirkungen von Medikamenten, Elektrolytentgleisungen, Polyneuropathien. Schlaganfälle können ursächlich sein.

Frage 4

Das Herz durchläuft unterschiedliche Alterungsprozesse, die sich in der Ruhe nicht bemerkbar mache, nur bei Belastung.

a) Welche Erkrankungen sind Risikoerkrankungen für eine Herzinsuffizienz im Alter?
b) Wie kann eine Prophylaxe aussehen?
c) Erläutern Sie die Ursachen für eine isolierte systolische Hypertonie im Alter.

Musterlösung:

a) Die großen Probleme sind Diabetes, Übergewicht und Bluthochdruck, die oft auch gemeinsam auftreten.
b) Die Prophylaxe bedeutet hier eine Änderung des Lebensstils in Bezug auf Bewegung und gesunde Ernährung. Durch tägliches Training wird außerdem einem Muskelschwund vorgebeugt.
c) Arterien/Arteriolen sind im Alter nicht mehr so elastisch und erschlaffen nicht rechtzeitig in der Diastole. Dadurch entsteht in der Systole ein deutlich höherer Druck. Eine isolierte systolische Hypertonie bedeutet einen hohen systolischen Blutdruck, während der diastolische normal bleibt.

Frage 5

Beschreiben Sie, warum es im Alter zu Schwierigkeiten mit der Atmung kommen kann, besonders in Bezug auf die Exspiration. Welche Ventilationsstörung kann sich daraus entwickeln?

Musterlösung:

Im Alter sorgen nachlassende Rückstellkräfte und eine verminderte Elastizität für eine Erhöhung des Residualvolumens, d. h., es verbleibt mehr Luft in der Lunge als die normalen ca. 1,5 Liter. Auch die Atembewegungen sind deutlich eingeschränkt und die Ausatmung ist erschwert. Es entsteht eine obstruktive Ventilationsstörung und es kann sich ein Altersemphysem entwickeln.

Frage 6

Erklären Sie, warum die Lunge das entscheidende Organ ist, wenn sich ein alter Mensch den Oberschenkelhals gebrochen hat?

Musterlösung:

Ein Oberschenkelhalsbruch bedeutet Klinikaufenthalt und Bettlägerigkeit. Durch das Liegen werden die unteren Lungenfelder schlechter belüftet und durchblutet. Bakterien können sich dort leicht ansammeln und vermehren und eine Lungenentzündung verursachen (hypostatische Pneumonie).

Frage 7

Ein großes Problem im Alter ist eine Mangelversorgung und daraus resultierend eine Schwäche und eine deutlich reduzierte Abwehrlage. Nennen Sie Gründe für eine Mangelernährung.

Musterlösung:

Der Kalorienbedarf reduziert sich im Alter auf ca. 70 % verglichen mit den Vorjahren. Der Eiweißbedarf bleibt unverändert. Eine Mangelernährung kann entstehen, weil zu einseitig gegessen wird. Besonders ältere Menschen, die allein leben, sind gefährdet.
Ein nicht unerheblicher Faktor für eine Mangelernährung sind eine schlechtsitzende Zahnprothese oder ein Zahnverlust, die eine normale Ernährung verhindern.
Andere Gründe sind eine eingeschränkte Mobilität, die das regelmäßige Einkaufen von Lebensmitteln unmöglich macht, dadurch werden eher ungesunde Fertigprodukte und Konserven verwendet.
Mangelerkrankungen sind beispielsweise die Eisenmangelanämie und Vitamin-B_{12}-Mangel-Anämie.

Frage 8

Obstipation aufgrund einer verlangsamten Darmfunktion ist im Alter häufig. Beschreiben Sie, welche Probleme damit einhergehen.

Musterlösung:

Durch die Obstipation entwickelt sich nicht selten ein Laxanzienabusus. Die daraus resultierende Hypokaliämie verschlimmert das Grundproblem der Darmträgheit und kann zu schwerwiegenden Herzrhythmusstörungen oder zu Nierenversagen führen.

Frage 9

Auch die Verdauungsdrüsen nehmen im Alter in ihrer Leistung ab. Skizzieren Sie besondere gesundheitliche Probleme, die damit einhergehen können.

Musterlösung:

Nicht nur der Verdauungsprozess ist durch die eingeschränkte Funktion gestört, auch Medikamente werden langsamer abgebaut. Das ist besonders im Hinblick auf Kumulationsprozesse kritisch zu bewerten. Auch Alkohol wird entsprechend weniger vertragen und toleriert.

Frage10

Sie betreuen einen älteren Patienten und wissen, dass er nicht genug trinkt. Wie könnte Ihre therapeutische Intervention aussehen?

Musterlösung:

Ein alter Trick ist die Verordnung von pflanzlichen Arzneimitteln in Tropfenform. Diese müssen dann 4-mal täglich in einem großen Glas Wasser aufgelöst und getrunken werden. Auch mit Schüßler-Salzen kann entsprechend verfahren werden. Die Patienten trinken so zusätzlich ca. 1 l Wasser.

Eine ebenso bewährte Methode ist ein „Wasserbuch". Der Patient erhält ein schönes Schreibheft. Auf einer Seite (pro Tag, mit Datum versehen) werden Wassergläser gemalt. Der Patient kann dann entweder ein Häkchen in das Wasserglas setzen oder er kann in das Glas schreiben, wie viel, wann und was (Tee, Wasser, Schorle, Kaffee, Brühe) er getrunken hat. Dieses Heft bringt der Patient zur nächsten Untersuchung mit.

Handy-affine ältere Patienten kommen gut mit einer „Wasser-App" zurecht, mehrmals am Tag ertönt dann ein Geräusch, das wie das Eingießen von Mineralwasser oder wie ein Wasserfall oder Gläserklirren klingt. Das erinnert den Patienten daran, etwas zu trinken.

Frage 11

Die Kreuzschmerzen der alten Männer: Ca. 70 % der Senioren haben eine Prostatahyperplasie und müssen häufiger nachts Wasser lassen, oft dauert es länger, weil Harnstottern eine Folge der großen Prostata ist. Welche Veränderungen lassen einen malignen Verlauf vermuten bzw. können auf ein Prostatakarzinom hinweisen?

Musterlösung:

Oft sind es die Kreuzschmerzen der „alten Männer", die hellhörig werden lassen und unbedingt abgeklärt werden müssen, besonders dann, wenn es keine Rückenvorgeschichte gibt. Das Prostatakarzinom im fortgeschrittenen Stadium metastasiert vorwiegend in Wirbelsäule, Becken und Rippen.

Dann gelten natürlich auch eine schmerzlose Hämaturie und eine hart höckerige, indolent tastbare Prostata als ernstzunehmende Hinweise.

Frage 12

„Die alte Frau mit seltsamen Hauterscheinungen" ist ein beliebtes Thema in mündlichen Prüfungen. Die Symptome werden beschrieben als kleine Hautknubbel und Ekzeme. Es besteht Juckreiz und Kratzspuren sind zu sehen. Nun, wir nehmen die Lösung mal vorweg: Die alte Frau mit den Hauterscheinungen in mündlichen Prüfungsfragen hat meistens eine chronische lymphatische Leukämie (CLL) (s. Lernmodul 8 „Atmung, Lunge, Blut, Immunsystem"). An welche anderen Krankheitsbilder denken bei den beschriebenen Symptomen? Welche Untersuchung erhärtet den Verdacht.

Musterlösung:

Sollte sie keine anderen Symptome zeigen, könnte es sich um senilen Pruritus, Austrocknungsekzeme und Alterswarzen handeln. Auch ein Diabetes Typ 2 kann mit Hauterscheinungen einhergehen. Bösartige Veränderungen sind das Basaliom, das spinozelluläres Karzinom und das Melanom. Auch die Krätze als Infektionskrankheit kann in Erwägung gezogen werden.

Bei einer CLL findet sich eine generalisierte Lymphknotenschwellung, die Lymphknoten sind hart und indolent. Vermutlich wird sie auch eine blasse Haut und blasse Schleimhäute haben.

Frage 13

Ein Problem im Alter ist die Sarkopenie (Muskelabbau und schwindende Muskelkraft).

a) Welche anderen Ursachen für einen Muskelschwund, unabhängig vom Alter, kennen Sie?
b) Beschreiben Sie die Folgen der Sarkopenie im Alter.
c) Welche Empfehlung haben Sie für einen alten Patienten?

Musterlösung:

a) *Andere Ursachen sind Mangelernährung, bösartige Erkrankungen, chronische Infektionen wie AIDS oder chronische Entzündungen von Herz und Lunge. Dann gibt es eine Reihe neuromuskulärer Erkrankungen, beispielsweise MS, ALS, Polyneuropathien und die spinale Muskelatrophie. Ein weiterer Grund kann eine Adipositas sein.*
b) *Im Alter ist durch fehlende Muskelkraft die Gefahr von Unfällen durch Stürze sehr groß. Ganz alltägliche Bewegungen und Betätigungen werden plötzlich zur Herausforderung und sind nicht mehr möglich. Die Folge ist eine zunehmende Immobilität und der Beginn eines Teufelskreises.*
c) *Bewegung ist nicht nur der „Feind" von Osteoporose und Arthrose, sondern auch des Muskelschwunds. Mit Bewegung ist nicht nur Spazierengehen gemeint, sondern gezieltes Krafttraining oder Bewegungstraining (z. B. im Wasser), am besten in Gruppen unter Anleitung eines Trainers oder Physiotherapeuten. Sehr wichtig ist in diesem Zusammenhang auch eine gesunde Ernährung mit hochwertigen Eiweißen und die Substitution von Vitamin D.*

Frage 14

Im Alter kommt es zu einem Untergang von Geschmacksknospen. Wie können Sie dies ganz einfach testen?

Musterlösung:

Viele Senioren salzen immer stärker nach – das ist oft das erste Anzeichen – mit Folgen, die der Gesundheit nicht zuträglich sind. Die Kombination aus viel Salz und wenig Trinken fördert eine Exsikkose und eine Elektrolytentgleisung.

Frage 15

Sexuelles Verlangen und die Fähigkeit zum Geschlechtsakt bleiben lange erhalten, das Ganze braucht aber einfach mehr Zeit. Nennen Sie internistische Erkrankungen, die einen negativen Einfluss auf die Sexualität im Alter haben.

Musterlösung:

Die wichtigsten Krankheiten sind Diabetes, Bluthochdruck und Depressionen. Limitierend sind aber auch Erkrankungen, die zu einer stark eingeschränkten Beweglichkeit führen, oder wenn Bewegungen Schmerzen verursachen, wie bei rheumatischen Beschwerden. Im Alter nehmen Krankheiten zu und damit auch die Medikamente, die genommen werden müssen, dazu gehören Lipidsenker, Blutdrucksenker und Psychopharmaka. Diese können sich negativ auf die Erektionsfähigkeit oder auch auf die Libido auswirken.

Eventuelle personenbezogene Daten fiktiv, alle Fallbeispiele frei erfunden.

Sachverzeichnis